American College of Emergency Physicians®
ADVANCING EMERGENCY CARE

John E. Campbell
Lawrence E. Heiskell
Jim Smith
E. John Wipfler III

事態対処医療
Tactical Medicine
ESSENTIALS

監訳 事態対処医療研究会
編集 布施 明 日本医科大学・齋藤大蔵 防衛医科大学校

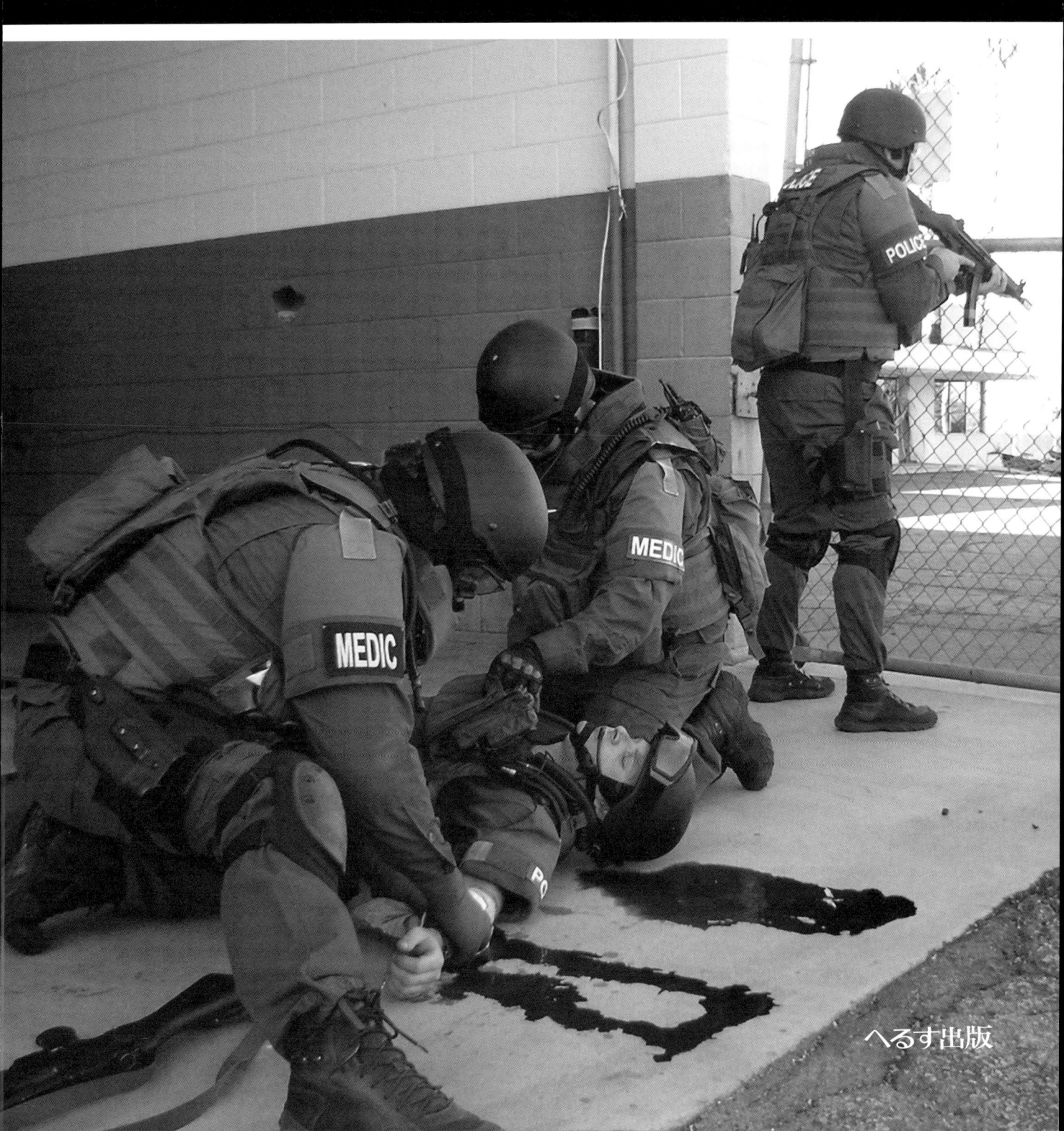

へるす出版

ORIGINAL ENGLISH LANGUAGE EDITION PUBLISHED BY
Jones & Bartlett Learning, LLC
5 Wall Street
Burlington, MA 01803

Tactical Medicine Essentials
by John E. Campbell, Lawrence E. Heiskell, Jim Smith and E. John Wipfler III
Copyright © 2012 JONES & BARTLETT LEARNING, LLC. ALL RIGHTS RESERVED

Japanese translation rights arranged with
Jones and Bartlett Learning, LLC
through Japan UNI Agency, Inc., Tokyo

「事態対処医療」日本語版の出版に寄せて

　平成7年3月、東京でオウム真理教による地下鉄サリン事件が発生し、死者13名、負傷者6,000名を超える大惨事となったが、当時、我が国ではこうした大量破壊兵器とも言える化学剤を使用したテロ事件は、同集団による前年の松本サリン事件以外に経験がなく、事態対処や救助活動に当たった警察官や消防隊員等にも多くの被害が出た。当時の警察は、高度な科学技術を使用したテロの知見に乏しく、そのため、被害防御のための資機材や装備も無く、また、活動中に被災した場合の処置方法等についても十分な知識や経験も無かったのである。このことは、被害者の治療に当たった救急医療の現場においても同様であり、事態対処に当たる要員への被害防御のための適切なアドバイスもなされず、治療においても混乱が見られたのである。

　警察活動では、それまでも活動中に銃創、刺創、切創、打撲創や爆傷、熱傷等の被害を受け、警察官が死亡したり負傷し障害を残す事例が多くあったが、こうした化学剤による被害の経験は初めてであった。このため、その後、警察においてNBCテロに対する研究と対処のための装備資機材の充実や対処専門チームの創設などの改善が見られたが、事態対処に当たる警察と医療の連携や事態対処要員への医療支援は、従来からの形態の負傷の分野も含めまだ不十分な面が多いと言えよう。

　警察をはじめ法執行機関や消防、防災機関が、国民の生命、身体の安全を守るべく、危険な現場においても初動活動を遂行するためには、十分な防護体制を確立することに加え、万が一負傷するようなことがあった場合に迅速に救命活動が行われることが重要である。米国では、このような警察をはじめとする法執行機関の活動に伴う隊員の救急救命のための医療専門分野の活動は20年以上の歴史を有しており、ひとつの専門分野として分化確立していることは大いに見習うべき点と言える。我が国においても、こうした米国の先進的な動きを見据え、救急医療分野及び外傷治療領域においても、警察官をはじめとする事態対処要員の確実な救命を目指す「事態対処医療」の確立が望まれるところである。

　今回、我が国の「事態対処医療研究会」のメンバーが中心となって、米国救急医学会が責任編集した事態対処医療の教科書、「事態対処医療」が翻訳され、事態対処の場面で救急救命医療に当たる我が国の関係者に広く理解されることは、今後の救急医療分野及び外傷治療領域の発展のためにも大いに意義深いことと言える。

　今回の翻訳本の出版が、テロをはじめとする事件事故や災害により被害を受けた国民や、これを救うべく事態対処に当たる警察をはじめとする法執行機関や消防、防災機関の要員の、迅速かつ効果的な救急救命医療に大いに資するものとなることを心より期待するものである。

元警視総監
元内閣危機管理監　伊藤　哲朗

「事態対処医療」日本語版出版にあたって

　「事態対処医療」とは、米国の用語"Tactical Emergency Medical Support（TEMS）"を翻訳したもので、本邦では「事態対処」に適用される救急医療の新領域である。

　米国の危機管理関係者が広く認知しているTEMSは、緊急性の高い災害・テロなどに遭遇し救急医療や外傷医療を必要とする現場で活躍するすべての要員に理解されており、日本でも今後必須となる領域であることは間違いない。

　このたび「事態対処医療研究会」が、このTEMS実践の手引書として米国救急医学会が作成したテキスト「Tactical Medicine Essentials」を翻訳し出版する運びとなった。

　我が国の病院前（プレホスピタル）救急医療は、1991年の救急救命士法制定以降、メディカルコントロール体制が確立し、質の高い医療が現場で提供されるようになってきている。プレホスピタルも救急医療の一分野であるという認識は定着し、さらにドクターヘリ、ドクターカーによって医療チームが現場で救急医療を行うことが日常的になってきている。

　また2000年代半ばに当時の国立病院東京災害医療センター院長辺見弘先生のご尽力により、災害派遣医療チーム（Disaster Medical Assistance Team：DMAT）が創設され、災害現場等で発災急性期から医療チームが出動する体制構築がなされた。ただ、その運用においてDMATは災害のほか事故については出動するが、事件への出動は慎重にならざるを得ない側面を有している。

　そのような中で2008年、秋葉原無差別殺傷事件の現場にDMAT要請がなされ本学から救急医2名が出動した。彼らは事件現場の保安に関する情報を共有する制度のないまま目の前にいる傷病者に対してトリアージと医療処置を実施するという事態に直面した。あらためて警察との医療連携が必要であると認識せざるを得ない事件であった。そして4年間の試行錯誤の後、2012年に警察組織と医療機関との間に医療に関する協定が初めて締結された。ようやく本邦でも法執行機関と医療機関の連携の必要性が認識されるに至り、その気運は高まりをみせてきている。

　以上のような経緯から、米国の先進的な事態対処医療のテキストを翻訳し、その概要を把握するとともに、本邦での事態対処医療実践への取り組みができることを目指したのが本書である。

　米国にはこれまでに出版された事態対処医療に関連するいくつかのテキストが存在するが、日本に事態対処医療を紹介するにあたり、写真、図表が豊富で初心者にもわかりやすく、バランスのとれた内容となっているのが特長である米国救急医学会作成のテキストを翻訳することとなった。

　まず本書の第1部では事態対処医療の総論として、その歴史、任務内容、装備、武器概論、運用などが明快に解説されている。また、第2部からの各論では、傷病者評価、出血の制御、気道管理、ショックの管理、後送のほか、武器、兵器による爆傷、銃創などの外傷の理解を深める仕組みになっている。

　本書の作成にあたり、読者が精読することによって「事態対処医療」の理解を深めるのみならず、編集においては手引書としての使用にも十分耐えうるよう極力配慮した。米国の事態対処の翻訳のため、内容の一部においては本邦との具体的な取り扱いの相違も散見されるが、事態対処という緊迫した現場に据えなければならない基本的な医療概念は共通するものと考える。読者諸氏にとって本書が「事態対処医療」の理解への扉となり、更に日本での事態対処医療の実践、発展の一助となることを信ずるものである。

　このたびの出版に際して、本邦初の事態対処医療の翻訳・編集作業が難航したにもかかわらず無事に上梓するはこびとなったのは、防衛省、自衛隊、警察はじめ事態対処医療に関わる諸先生方の並々ならぬ熱意とご協力の賜物である。事態対処医療研究会を代表して深く感謝申し上げます。また、出版を推し進め、翻訳

の精度を上げながらの編集作業を担当していただいた市村夫美江氏に、深謝いたします。

本書が警察・海上保安庁等の法執行機関および防衛、防災などの危機管理行政機関に従事する方々にとって、事態対処医療を知り、理解し、有益に実践できる端緒となることを願ってやまない。ならびに事態対処医療に関心をもたれている医療関係者の方々を含め、皆様方のお目に留まり、日本の事態対処医療の発展に寄与することになれば幸いである。

2015年5月吉日

日本医科大学大学院医学研究科救急医学分野准教授
（日本医科大学付属病院　救命救急科　災害・危機管理部門長）
事態対処医療研究会　幹事

布　施　　明

謝辞

本書の翻訳、刊行にあたり、調査、研究、会議開催において、第44回（平成25年度）三菱財団社会福祉事業・研究助成「日本における『事件現場医療派遣チーム』の運用システムの確立、及び、啓発・普及に関する研究」からの助成を賜りました。

ここに心より謝意を表します。

翻訳者一覧

監　訳　事態対処医療研究会

編　集　布施　明・齋藤大蔵

翻訳責任者（担当章順）

布施　明	日本医科大学大学院医学研究科救急医学	（1・2・15・16・22・23・25 章、Appendix B）
奥村　徹	警視庁警務部 警察学校診療所	（3・24 章）
清住哲郎	防衛省統合幕僚監部	（4・12・19・21 章）
徳野慎一	東京大学大学院医学系研究科	（5・6・8・9・17 章、Appendix A）
齋藤大蔵	防衛医科大学校防衛医学研究センター外傷研究部門	（7・10・14 章）
大西光雄	大阪大学大学院医学系研究科	（11・13・18・20・26 章）

翻訳者（担当章順）

布施　明	日本医科大学大学院医学研究科救急医学	1 章
増野智彦	日本医科大学大学院医学研究科救急医学	2・15 章
奥村　徹	警視庁警務部 警察学校診療所	3・24 章
清住哲郎	防衛省統合幕僚監部	4 章
照井資規	陸上自衛隊衛生学校	5・8 章
徳野慎一	東京大学大学院医学系研究科	6・17 章、Appendix A
齋藤大蔵	防衛医科大学校防衛医学研究センター外傷研究部門	7・10 章
後藤浩也	自衛隊中央病院	9 章
大西光雄	大阪大学大学院医学系研究科	11・13・18 章
兼崎陽太	柏原羽曳野藤井寺消防組合	12 章
藤田真敬	航空自衛隊航空医学実験隊	14 章
五十嵐豊	日本医科大学大学院医学研究科救急医学	16・22 章、Appendix B
鶴岡　信	JA とりで総合医療センター	19 章
入澤太郎	大阪大学大学院医学系研究科	20 章
田中博之	独立行政法人国立病院機構京都医療センター	21 章
石井浩統	日本医科大学大学院医学研究科救急医学	23 章
吉田直人	足利赤十字病院救命救急センター	25 章
若井聡智	独立行政法人国立病院機構大阪医療センター	26 章

翻訳協力　警視庁

はしがき

　事態対処医療（Tactical Emergency Medical Service；TEMS）チームの創設20周年にあたり、米国そして世界中でTEMSという特殊な活動を行う仲間に挨拶ができるのは、光栄であり、名誉なことである。

　司令官の故Dave Rasumoff博士と私が1989年にロサンゼルスではじめて正式なTEMSコースを施行して以来、我々は長い道のりを歩んできた。John Kolman大尉（退役）とNational Tactical Officers Association（NTOA）の継続的な指導のもと、私の部局とピマ郡保安官事務所の共催によって、1990年にアリゾナ州ツーソンにおいて2度目のTEMSコースが開催された。より詳しい情報と訓練を引き続き求められ、本コースの素晴らしい成功に感謝した。

　NTOA出版の『Tactical Edge』誌で、我々は専門チームとともに、TEMSの特別コラム「警戒線の内側」を始めた。「TEMS」という用語をつくったのは、1990年の最初のコラムであった。続く20年間のコースを通して、本書の共著者を含む多くの専門家が、事態対処医療の発展に貢献した。

　1990年代の初め、事態対処医療について教えることを目的に、いくつかの正式な訓練プログラムが始まった。麻薬対策事態対処運用医療支援（Counter Narcotics Tactical Operations Medical Support；CONTOMS）コースを開発し教えるために、民間と軍双方の大勢の献身的な専門家とともに仕事ができたことは幸運であった。

　Heckler and Koch社が提供するコースなど別の成功したプログラムは、個々にそして組織により生み出された他のプログラムと同様に、現在、事態対処医療インターナショナルスクールとして知られている。

　ここ数年、全米そして国際的にも、事態対処医療要員（tactical medical provider；TMP）は事態対処ユニットにますます付加価値をもたらしている。事態対処医療は、さまざまな点（予防医学、モニタリング、隊員の健康、そして必要に応じて簡素な状況のもとでケアすること）で各SWAT・特殊作戦任務において成功する能力を高める。

　事態対処医療は、私が米国陸軍特殊部隊の医師および兵器専門家として最初に学んだ軍用モデルに基づいている。救急医療とシステムに関する多くの我々の知識同様、最高の実践はしばしば軍の戦場経験から発せられる。

　我々の知識体系が拡大し、しかるべきピア・レビューによって吟味されていくにしたがい、本テキストの4人の共同執筆者は、包括的に事態対処医療の基礎を記述するために多くの仲間とともに働いた。John Wipfler博士、Lawrence Heiskell博士、Jim Smith署長、およびJohn Campbell博士は、ここ数十年の経験と新興科学の発展をうまく取り込み、彼らの新刊書『Tactical Medicine Essentials』を通してそれをTEMSに適用した。本テキストは、初心者から最古参の隊員まで、事態対処指揮官、オペレーター、および医療従事者に非常に貴重な手引きとなっている。チームの健康と最善のケア実践のために、必要に応じて賢明に活用されたい。

Richard Carmona 中将（退役）
第17代米国公衆衛生局長官
アリゾナ州ピマ郡保安官代理
保安官事務所
アリゾナ州ツーソン

序文

　1980年代、世界中で採用されることになる外傷診療教育プログラムが開発された。このプログラムは、John E. Campbell博士によって開発され、もともと「Basic Trauma Life Support；BTLS」として知られていたものである。現在、「International Trauma Life Support；ITLS」としてCampbell博士は今日まで、引き続きテキストの編集委員を務めている。数年前、Campbell博士は、救急医療体制（emergency medical services：EMS）のいくつかの領域で、教育の必要性をさらに認識した。それは大量破壊兵器（weapons of mass destruction；WMD）と事態対処医療に関連することから、博士はとりわけEMSにおける知識と技術の全般的な不足について心配していた。当時、大多数のEMS専門職は、重大事案に対応する十分な準備ができておらず、訓練もなされていなかった。

　2000年に、Campbell博士の仕事仲間であるJim Smith署長、ベテランの警察官、大学の教育関係者、そしてパラメディック（日本にはない高度な救急救命士）が、これら2領域のコース概要とカリキュラムを開発した。WMDプログラムにおける最初の共同作業の後、事態対処医療プログラムの必要性はさらに認識された。友人として、Campbell博士とJohn Wipfler博士は一緒に働いており、あらかじめ事態対処医療プロジェクトに関して共同で作業することを話し合っていた。救急医であり、レベル1外傷センター准教授、事態対処医、フライトドクター、災害医、および米国陸軍医療部隊の少佐（退役）としての17年以上のキャリアからWipfler博士は他に類を見ない基礎知識と技術を教示してくれた。執筆陣をまとめたのは、事態対処医療を創始し、指導し、16年以上にわたり教えている救急医で予備警察官のLawrence Heiskell博士である。Marty Greenberg博士、Glenn Bollard博士、および米国海軍特殊部隊Mike Meoli隊長が特別に編集にたずさわったが、このチームは、過去5年苦労して事態対処医療プロバイダーのための訓練プログラムを考案してきた。

　開発の過程で、カリフォルニア州保安官の規範とトレーニングに関する委員会（California Commission on Peace Officer Standards and Training；POST）のKenneth Whitmanとカリフォルニア州救急医療サービス機関（California Emergency Medical Authority；EMSA）のDan Smileyは、カリフォルニア州全体で最初の事態対処医療の中核となる標準化されたトレーニングの推奨案（Tactical Medicine Core Competencies and Standardized Training Recommendations）を開発するために、Heiskell博士とWipfler博士に18政府機関メンバー委員会に参加するよう依頼した。結果的にそれは、州全体での事態対処医療トレーニングの最初の一里塚となった。本テキストは、これらの推奨案と2010年3月に成立したガイドラインを取り入れている

　我々は、米国救急医学会（American College of Emergency Physicians；ACEP）とその事態対処医療部門の340人を超えるメンバーの支援に深く感謝する。本テキストの各章が、ACEPメンバーの多数のボランティアによって広範囲に見直され編集されたことで、よりよい教育資源となった。

　我々は、さまざまな立場から本テキストに力を貸してくださった多くの素晴らしい編集委員、査閲者、仕事仲間、そして友人に心より感謝申し上げる。Jones & Bartlett Learningの優秀な編集および制作スタッフ、特にChristine Emerton、Laura Burns、Jennifer Deforge-Kling、Susan Schultzに感謝する。とりわけ、多くの救命が期待される教育的資源作成の作業を支え、それに耐えてくれた我々の家族に感謝したい。事態対処医療要員が、特殊火器戦術部隊（SWAT）と特殊作戦チームのために、安全に、手際よく、有能で、自信をもって事態対処医療を行うことを容易にするという目標は、今日まで存続し、これからも続くことを願う。

はじめに

　救急医療支援の概念は、現在、事態対処医療として知られている活動的な分野にまで発展した。医療支援が必要なことは疑いの余地なく明白であり、SWATや執行機関の特殊作戦の歴史上かつてないほど、現在、ますます重要となっている。本テキストは、事態対処医療の提供者がその知識と技術を向上させる際に素晴らしい資料となるであろう。著者らは、我々の実際の数十年の経験を提供した。

　本書には、事態対処医療のあらゆる面が詳細に説明されている。日常的な医学上の問題から、事態対処下で生じうるより複雑で重症のけがや病気まで、すべての取り扱い方法に関する情報が網羅されている。

　命を救って、負担を減らすことは、あらゆる法執行機関の目標である。本テキストは、どのようにこれを成し遂げるかについて教示する。至近距離からの医療支援を受けることができる独特の配置状況で、法執行機関、その特殊作戦チーム/SWAT、可動型現場チーム、爆発物処理班、警察犬ユニット、およびその他の集団と仕事をするあらゆる事態対処医療提供者のための有益なツールとなるであろう。

Ron McCarthy
ロス市警SWAT（退官）
カリフォルニア州ロサンゼルス

目　次

「事態対処医療」日本語版の出版によせて ……………………………………………………………… iii
「事態対処医療」日本語版出版にあたって ……………………………………………………………… v
はしがき ……………………………………………………………………………………………………… viii
序　文 …… ix
はじめに ……………………………………………………………………………………………………… x

第1部　総　論 …………………………………………………………………………………… 1

第1章　事態対処医療要員の歴史と任務 …………………… 2
- はじめに …………………………………………… 2
- 事態対処医療の歴史 ……………………………… 3
- 一般の救急医療サービス ………………………… 4
- 法執行機関の概要 ………………………………… 5
- SWATユニットの歴史 …………………………… 5
- 事態対処医療ユニットの始まり ………………… 5
- SWATユニットにおける役割 …………………… 5
- 事態対処医療要員の責任と役割 ………………… 7
- 二系統の指揮 ……………………………………… 8
- 指揮系統─法執行機関事案管理システムと米国危機管理システム ……………………… 9
- 事態対処医療要員の訓練 ………………………… 10

第2章　事態対処医療要員の安全と健康 …………………… 16
- はじめに …………………………………………… 16
- 健康と心身の健全 ………………………………… 16
- ストレスマネジメント …………………………… 21
- 惨事ストレスマネジメント ……………………… 23
- 個人情報保護 ……………………………………… 26

第3章　SWATユニットの基本 ………… 28
- はじめに …………………………………………… 28
- SWATユニットの使命 …………………………… 28
- 各種活動 …………………………………………… 28
- 武器と器材 ………………………………………… 30

第4章　事態対処医療要員の装備 ……… 38
- はじめに …………………………………………… 38
- 事態対処医療要員の制服 ………………………… 38
- 事態対処用個人防護具 …………………………… 40
- 基本的な医療装備─4レベルシステム ………… 48
- 事態対処用医療資材 ……………………………… 51

第5章　火器の安全な取り扱いと射撃技術 …………………………… 60
- はじめに …………………………………………… 60
- 火器概要 …………………………………………… 61
- 射撃技術 …………………………………………… 69
- 拳銃の安全な取り扱い …………………………… 69
- 火器の安全化 ……………………………………… 70

第6章　従来の脅威と武器 ……………… 75
- はじめに …………………………………………… 75
- 身体と心 …………………………………………… 76

鋭利な刃物　77
火器　78
従来の爆発物の種類　78
仕掛け爆弾　80

第7章　医療情報と医療支援　83
はじめに　83
安全な訓練のための医療計画の立案　83
事件現場の医療計画立案　86
任務または訓練中の医療支援計画の立案　87
医療記録　88
医療計画　89
任務終了後の医療計画立案　91

第8章　自己防衛と近接戦闘術　93
はじめに　93
自己防衛の原則　93
戦闘時の生理学　97
拘束具とその使用法　100
武器とTEMSユニット　100

第9章　事態対処運用　104
はじめに　104

出動　104
出動隊形　105
事態対処計画立案　107
TEMSユニットの配置　108
突入　109
突入チームの運用　110
TEMS実技　112
任務の完了　115
任務後デブリーフィング　115

第10章　SWAT出動の種類　118
はじめに　118
共通の単純な構造　118
情緒不安定者　119
銃乱射犯　120
逃亡した脱走犯や被疑者　122
マスギャザリング（群衆）　123
暴動　123
無防備な状態のSWAT隊員と
　バイスタンダー　124
要人警護　124
危険性の高い受刑者の移送時の医療　127

第2部　各論（損傷の評価と管理）　131

第11章　事態対処現場での傷病者評価　132
はじめに　132
現場の安全　132
事態対処傷病者評価：Call-A-CAB'N Go　134
後送中の傷病者評価　142
遠隔からの傷病者評価　145
立てこもり事案での医療　147
トリアージ　148

第12章　出血の制御　153
はじめに　153
出血の同定　153
出血の治療　155

第13章　基本的な気道管理　162
はじめに　162
気道閉塞の原因　162
用手的気道確保　163
基本的な気道補助器具　165

換　気 ………………………………………… 167
　　気道の吸引 …………………………………… 171

第14章　高度な気道管理 ……………… 175
　　はじめに ……………………………………… 175
　　気道閉塞 ……………………………………… 175
　　経口気管挿管 ………………………………… 176
　　マルチルーメンエアウエイ ………………… 180
　　シングルルーメンエアウエイ ……………… 182
　　用指挿管 ……………………………………… 184
　　経鼻挿管 ……………………………………… 186
　　外科的・非外科的気道確保 ………………… 187
　　迅速気管挿管 ………………………………… 191

第15章　ショックの管理 ………………… 195
　　はじめに ……………………………………… 195
　　循環血液量減少性ショック ………………… 195
　　循環血液量減少性ショックの治療 ………… 196
　　輸液投与 ……………………………………… 197
　　骨髄輸液 ……………………………………… 200

第16章　離脱と後送 ………………………… 203
　　はじめに ……………………………………… 203
　　離　脱 ………………………………………… 203
　　用手離脱手技の概観 ………………………… 205
　　後　送 ………………………………………… 210
　　航空医療搬送 ………………………………… 211

第17章　銃創、爆傷、低致死性兵器
　　　　　　による損傷 ……………………… 216
　　はじめに ……………………………………… 216
　　弾道学 ………………………………………… 216
　　銃創の評価と管理 …………………………… 218
　　爆　傷 ………………………………………… 220
　　爆傷の評価と管理 …………………………… 221
　　低致死性兵器による損傷 …………………… 222

第18章　体幹部損傷 ………………………… 225
　　はじめに ……………………………………… 225
　　ロード＆ゴーの胸部外傷 …………………… 225
　　ロード＆ゴーの腹部外傷 …………………… 234

第19章　頭部・頸部・脊柱損傷 ………… 239
　　はじめに ……………………………………… 239
　　頭部・頸部・脊柱のロード＆ゴー外傷 …… 239
　　応急処置を行ってから搬送する外傷 ……… 245

第20章　四肢外傷 …………………………… 251
　　はじめに ……………………………………… 251
　　ロード＆ゴーの適応となる四肢外傷 ……… 251
　　治療後に搬送する外傷 ……………………… 257

第21章　軟部組織の損傷 ………………… 261
　　はじめに ……………………………………… 261
　　ロード＆ゴー症例 …………………………… 261
　　治療後に搬送する損傷 ……………………… 267

第22章　環境による緊急症 ……………… 276
　　はじめに ……………………………………… 276
　　寒冷曝露 ……………………………………… 276
　　毒咬傷 ………………………………………… 285
　　有毒植物 ……………………………………… 293

第23章　事態対処現場での投薬治療 … 296
　　はじめに ……………………………………… 296
　　薬剤投与を考えるとき ……………………… 296
　　薬剤投与における5つの
　　　「適切さ（right）」 ………………………… 297
　　事態対処現場での薬剤管理 ………………… 297
　　事態対処現場での鎮痛薬 …………………… 299
　　薬剤の保管方法 ……………………………… 301

第24章　大量破壊兵器 …………………… 303
　　はじめに ……………………………………… 303

化学、生物、放射線、核の脅威 ‥‥‥‥ 303
事態対処医療要員にとっての現場の安全 ‥‥‥ 304
化学兵器 ‥‥‥‥‥‥‥‥‥‥‥‥‥‥ 304
生物剤 ‥‥‥‥‥‥‥‥‥‥‥‥‥‥‥ 310
核兵器 ‥‥‥‥‥‥‥‥‥‥‥‥‥‥‥ 314
自爆テロ ‥‥‥‥‥‥‥‥‥‥‥‥‥‥ 317

第25章　危険物および不法薬物密造所
‥‥‥‥‥‥‥‥‥‥‥‥‥‥‥‥‥‥ 323
はじめに ‥‥‥‥‥‥‥‥‥‥‥‥‥‥ 323
危険物 ‥‥‥‥‥‥‥‥‥‥‥‥‥‥‥ 323
危険物事案のための防護具 ‥‥‥‥‥‥ 324
不法薬物密造所 ‥‥‥‥‥‥‥‥‥‥‥ 326
迅速除染 ‥‥‥‥‥‥‥‥‥‥‥‥‥‥ 328

第26章　事態対処医療における諸問題
‥‥‥‥‥‥‥‥‥‥‥‥‥‥‥‥‥‥ 331
はじめに ‥‥‥‥‥‥‥‥‥‥‥‥‥‥ 331
拘束下にある傷病者の対応 ‥‥‥‥‥‥ 331
興奮性せん妄 ‥‥‥‥‥‥‥‥‥‥‥‥ 333

現場での被疑者に対するスクリーニング検査
‥‥‥‥‥‥‥‥‥‥‥‥‥‥‥‥‥‥ 334
犯罪現場で考慮すべきこと ‥‥‥‥‥‥ 335
死亡時の身体所見 ‥‥‥‥‥‥‥‥‥‥ 336

付録A　警察犬の管理 ‥‥‥‥‥‥‥ 339
警察犬の緊急医療装備 ‥‥‥‥‥‥‥‥ 339
警察犬の緊急事態ための準備 ‥‥‥‥‥ 339
イヌの事態対処評価 ‥‥‥‥‥‥‥‥‥ 339
疼痛管理 ‥‥‥‥‥‥‥‥‥‥‥‥‥‥ 341
骨　折 ‥‥‥‥‥‥‥‥‥‥‥‥‥‥‥ 341
高温による緊急事態 ‥‥‥‥‥‥‥‥‥ 342
中　毒 ‥‥‥‥‥‥‥‥‥‥‥‥‥‥‥ 342

付録B　事態対処医療（TEMS）記入用紙 ‥‥‥‥‥‥‥‥‥‥‥‥ 343

重要語句 ‥‥‥‥‥‥‥‥‥‥‥‥‥ 345

索　引 ‥‥‥‥‥‥‥‥‥‥‥‥‥‥ 359

※本文中の青いゴシック文字は重要語句であることを意味しています。用語掲載の章末に解説されています。また同じ解説文が巻末にまとめて掲載されています。

事態対処医療
Tactical Medicine
ESSENTIALS

第1部
総　論

第 1 章　事態対処医療要員の歴史と任務 …… 2	第 6 章　従来の脅威と武器 …………… 75
第 2 章　事態対処医療要員の安全と健康 …… 16	第 7 章　医療情報と医療支援 …………… 83
第 3 章　SWAT ユニットの基本 …………… 28	第 8 章　自己防衛と近接戦闘術 …………… 93
第 4 章　事態対処医療要員の装備 …………… 38	第 9 章　事態対処運用 …………… 104
第 5 章　火器の安全な取り扱いと射撃技術 …… 60	第 10 章　SWAT 出動の種類 …………… 118

第1章 事態対処医療要員の歴史と任務

学習目標

- 事態対処医療を定義することができる。
- 事態対処医療（TEMS）を定義することができる。
- TEMSの歴史とその発展を考察することができる。
- 一般の救急医療システムを説明することができる。
- 法執行機関の組織と役割を説明することができる。
- SWATユニットの歴史を考察することができる。
- SWATユニットにおける任務を考察することができる。
- 出動前後、および出動中の事態対処医療要員（TMP）の任務と責任をリストアップすることができる。
- 二系統の指揮を定義することができる。
- 事態対処医療要員訓練の要素を説明することができる。

はじめに

SWAT（Special Weapons and Tactics、特殊火器戦術部隊）ユニットは法執行機関の特殊部隊であり、凶悪な被疑者の立てこもり、人質救出、軍事兵器を所持する被疑者、組織的な犯罪、化学物質や爆発物を含む不法物質、テロ行為、爆発物の脅威、要人警護、暴動などのクリティカルインシデント（危険度の高い事案）に対処する。（図1-1）

事態対処医療（tactical emergency medical support；TEMS）は、SWATユニット隊員の安全、健康と総体的な良好な活動を保持するために必要とされるサービスであり、緊急医療支援である。

事態対処医療はSWATユニットの訓練や出動（クリティカルインシデントの）中に行われる病院前救急診療である。訓練や出動の間、SWATユニットの隊員に、事態対処医療要員（tactical medical provider；TMP）と呼ばれるTEMSの訓練を受けた隊員が帯同する。

事態対処医療要員の任務はSWATユニットの健康を支援し、事態対処現場ではSWATユニット隊員から被疑者まで区別なく必要に応じて救急医療処置を行うことである。

事態対処医療要員になるための訓練は過酷であるがやりがいがある。事態対処医療要員は法執行機関と救急医療サービス（emergency medical services；EMS）の架け橋として行動する。この訓練は身体的にも精神的にも過酷である。事態対処下において医療処置を提供するために必要とされる技術を習得するには、体調を万全に維持しなければならない。遭遇する状況やストレスに対処するために、精神もまた油断のなく注意を払った状態に維持しなければならない。

本章ではTEMSの歴史、現代の救急診療システム、SWATユニット

現場では

SWATユニットは他の名称で呼ばれることがある。地域での役割や他の要素も含んで、SWATユニットは、例えば特殊対応チーム（special response team；SRT）、あるいは緊急対応チーム（emergency response team；ERT）といった、より一般的な名称で呼ばれることもある。SWATユニットの隊員はSWAT隊員あるいは事態対処要員と呼ばれる。

第 1 章　事態対処医療要員の歴史と任務

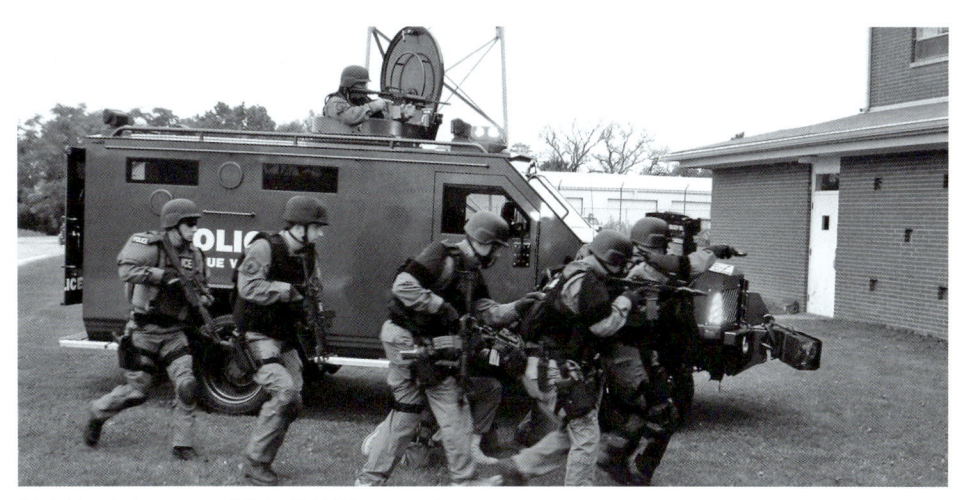

図 1-1　トレーニング中の SWAT ユニット

の任務、事態対処医療要員の任務と責任、二系統の指揮の概念について考察する。

事態対処医療の歴史

Napoleon Bonaparte と外科医の Dominique Jean Larrey が、戦闘部隊に初めて現代的な現場医療後送システムを統合したとされている。ナポレオン軍で負傷した兵士は戦闘中に医療処置がなされ、専用の荷馬車で医師が同乗して後送された。戦闘域での医療処置を準備して有効に活用したことが、Napoleon の初期の戦績に寄与したことは紛れもない。

のちに南北戦争中、Clara Barton が戦闘域から搬送中や搬送前に負傷兵に医学的安定化処置を施すことの有用性を証明した。迅速に兵士の処置を行うという考え方は、現代の軍事や一般の病院前救急診療システムの発展の新たなステップとなった。

第一次、第二次世界大戦では衛生部隊（ambulance corps）が発展し、負傷兵を迅速に処置し、前線から離れた病院へ搬送した。しかし 1950 年代の朝鮮戦争で、軍事医学研究者は、戦闘域に近い病院へ搬送したほうが生存率のよくなることを認識した（**図 1-2**）。ヘリコプターや他の新たな技術は、数千の兵士を救う移動式陸軍外科病院（Mobile Army Surgical Hospital；MASH ユニット）をもたらした。

長年にわたり、Delta Force や SEAL といった米国の特殊部隊は、ドイツの GSG9 やロシアの Spetsnaz のような世界の軍事・警察特殊運用チームと同様に、任務遂行中の医療支援について特別に訓練され装備した隊員を有してきている。医療支援は、任務成功に貢献している。

その後、他の特殊運用軍事チームが創設されているが、その多くも独自の医療部隊を所持している。そして重要なことが真実として明らかになった。それは、チームが医療処置をすることができなければ、そのチームは真に機動的で自己完結したユニットではないということである。

市民の傷病に対する救急処置は、残念ながら同様のレベルまでは進展しなかった。1960 年代前半になってようやく、米国の緊急搬送サービスやケアが多様になった。地域によっては資器材を載せた現代的な救急車両を有し、訓練を積んだ初期治療対応が可能な隊員が配置された。また、インターンや初期の病院前救護要員が同乗する病院の救急車両も、少ないながら都市郊外では運用された。多くの地域では、柩を運ぶのに転用できる霊柩車を利用して、救急処置や救急サービスが運用されていた。他の地域では警察や消防が簡易ベッドや初期応急キットを積んだステーションワゴンを使用していた。車両には運転手と基本的な応急処置の研修を受けた者が乗車することが多かった。急病人を搬送するのにわずかではあるが民間救急車が有用な地域もあり、同様のスタッフを配置し、病院に患者を搬送する手段としていた。

多くの地域には正式な病院前救急診療や搬送の体制はなかった。負傷した人は現場で警察か消防隊員に

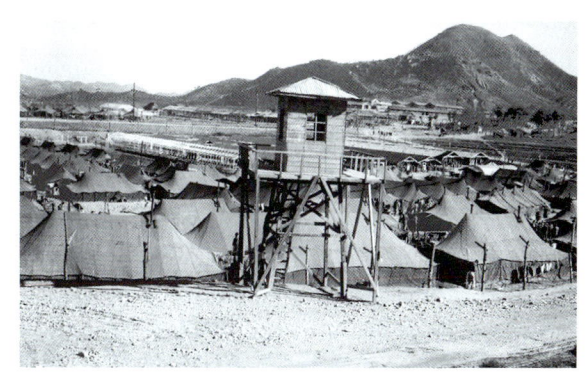

図 1-2　朝鮮戦争で使われたような仮設病院は、負傷者に対してより迅速に処置ができるように設置された。

よって基本的な応急処置がなされ、警察や消防の車両で病院へ搬送されていた。病人は親戚や近隣者が病院へ運び、かかりつけ医か当直の病院医師が診察し、必要な際に専門医や手術室のスタッフが招集された。大都市の中心市街地を除いて、多くの病院には今日のように有用な救急科のスタッフはいなかった。

EMSシステムは、その始まりは「白書」で知られている『偶発的な死と後遺症─現代社会で無視された疾患（原題"Accidental Death and Disability；The Neglected Disease of Modern Society"）』が出版された1966年にさかのぼる。全米科学アカデミーの外傷とショック委員会／学術研究会議が作成したこの報告書は社会と議会に、多くの地域できわめて不適切な病院前救急診療と搬送が行われていることを明らかにした。その結果、議会は2つの連邦機関にこれらの課題について回答することを要求した。こうして、財源を確保し、病院前救急診療のシステムを改善し発展するためのプログラムが創設されたのである。

1969年にEugene Nagel博士は、心臓のモニタリングや静脈輸液などの高度な緊急診療技術を含めて、マイアミの消防士に訓練を始めた。Nagel博士は伝送システムを開発して、消防士が患者の心電図をJackson記念病院の医師に伝送し、病院から電話指導を受けることを可能にした。

1973年、EMSシステム法でEMSシステムに必要な構成が既定され、地域でのシステムの発展と外傷処置も強調された。同法はEMSシステムを組織するとともに均一化させ、マイアミ、シアトル、ピッツバーグ、イリノイにおける外傷システムの先駆的プログラムができた。

地域それぞれに必須の標準的ケアを盛り込んで、多くは独立した高度なEMSの訓練をつくった。1977年、最初のパラメディック（日本にはない高度な救急救命士）のための国家標準プログラムが、Nacy Caroline博士の尽力のもと、米国運輸省によって開発された。

1980～1990年代を通して、EMSは発展を続け、多くの訓練された隊員を育てた。その後、連邦の財源とスタッフは減少し、EMSの財源の責任は州へと移行した。国家高速道路安全管理委員会はEMSシステムを維持するために"10のシステム要素"を提言した。責任の所在が変わったことにより、主に財源の問題から迅速な発展は大きく後退した。地域における長期的な財源戦略の必要性は明白であり、多くの州は連邦からの財源はなくならないものと考えていた。しかし残念ながら、連邦のEMSに関する財源はなくなってしまったのである。

一般の救急医療サービス

今日の救急医療サービス（emergency medical services；EMS）システムには、ヘルスケアスタッフが含まれており、彼らはそれぞれの地域や管轄区域で、傷病者に対する救急処置や搬送を、責任をもって担当している。地域のEMSシステムは適切な救急医療処置に必要な病院前や院内の診療の多くを供しており、救急医療サービスはその一部である。病院前救急診療やそれを行うスタッフの基準はそれぞれの州で法律によって規定されており、多くは州のEMS事務所が統制している。

救急車のスタッフは4つの研修、資格レベルに分類されている。EMR（emergency medical responder、いわゆる消防隊員）、EMT（emergency medical technician、いわゆる救急隊員）、AEMT（advanced emergency medical technician、いわゆる救急救命士）、そしてパラメディック（日本にはない高度な救急救命士）である。EMRはごく基礎的なトレーニングを受け、救急車到着前にケアを行う。EMRは救急車では助手の役割も担っている。EMTは、自動体外式除細動器（automated external defibrillator；AED）、呼吸補助器具の使用、限定した投薬の補助を含む一次救命処置（basic life support；BLS）の研修を受ける。AEMTは、静脈輸液や限定した緊急薬剤の投与を含む二次救命処置（advanced life support；ALS）の特別な観点からの研修を受けている。パラメディックは、気管挿管、緊急薬剤、心臓モニタリングや高度な評価や診療技術を含むALSの研修を広範に受けている。

EMSシステムにはメディカルディレクターの医師がいて、現場で応急処置を行う救急医療要員を認証する権限をもっている。現場で遭遇する外傷、病状、疾病に対する救急医療要員の適切なケアをメディカルディレクターが決定し、服務規定やプロトコールに反映させている。プロトコールは救急医療要員の実践の観点から述べられた包括的なガイドである。服務規定

はプロトコールの一部であり、EMTが特定の主訴や状態に対して何をなすべきかが指示されている。

メディカルディレクターは、医療組織、病院と救急医療要員を実践の中でつないでいる。診療上の問題が生じたり、手順の相違が考慮される場合には、救急医療要員の決定や行為はメディカルディレクターに照会される。適切な研修標準に確実に達するために、メディカルディレクターは救急医療要員に必要な継続教育と研修を個々に決定し、承認する。

法執行機関の概要

法執行官（警察官からSWAT隊員まで）は、法執行の権限を与えられ、秩序を保っている。犯罪行為を予防、防御、発見、捜査、告訴するなどの任務を遂行する状況下で、法執行官は武装し、交渉や実力行使を行う権限を有している。法執行機関は多くの職位と役職をもっている。役職名は米国内でさまざまであるが、基本的な職務として下記のものがある。

- 巡査：巡査は法執行機関の"目と耳"であり、部門で最大の構成である。巡査は通常、配属された地域をパトロールし、任務中、地域の緊急時に対応する。多くの場合、彼らが現場での初期対応要員となる。
- 刑事（捜査官）：巡査から昇進し、指定された事件（放火、強姦、児童虐待、殺人等）で刑事犯を起訴するために詳細な捜査を指揮する。
- 巡査部長：巡査や刑事を管理、調整する。
- 郡保安官：日常的に管轄内のすべての部署と職員を管理、指導、調整、指揮する。
- 特殊部隊：この法執行機関の部署は、SWAT、内務調査、拘留などが含まれ、特殊な研修を受けた隊員によって構成されている。

SWATユニットの歴史

1966年以前、被疑者が武器を保持して立てこもるような危険な状況の出動でもSWATユニットを活用する法執行機関はほとんどなかった。普通の巡査が、準備、研修、装備もないなかでこのような状況に対応し、持ち合わせのもので解決していた。

歴史的な事件がいくつも起きたことにより米国で、法執行機関で特殊研修を受けたユニットへの関心が高まった。1965年にワッツ市（現在はロサンゼルス市の一部）で起きた暴動では1,000名以上が負傷し、34名が死亡した。1966年8月1日、テキサス大学の時計台での退役兵士による銃撃事件では、14名が殺害され32名が負傷した。1960年代半ばに起きた社会不安と多くの暴動は全米の法執行機関に衝撃を与え、このような暴動にどのように対応すべきかについて考慮せざるをえなくなった。

1967年、ロサンゼルス市警は米国で初めて、危険度の高い事件を指揮・処理するために特別に訓練した常設のSWATユニットを創設し、創設時よりSWATユニットにパラメディックを配属した。この数十年間、TEMSの考えを取り入れているSWATユニットの数は増加してきている。加えて、連邦捜査局（Federal Bureau of Investigation；FBI）の人質救出チームと連邦の特殊運用チームは、TEMS要員を常に配備している。

事態対処医療ユニットの始まり

米国の法執行機関でTEMSプログラムが有益であると評価されるようになり、全米で1989年、1990年に緊急医療支援に関しての概念を深めるための会合がSWATユニットで開催された。1991年に、この課題に関して、初めて全米EMS医学会の会合でまとまって発表がなされた。1993年1月、事態対処緊急医療に関する部会が米国救急医学会のカリフォルニア支部で発足した。最初の米国SWAT医師カンファレンスは1993年3月に開催された。事態対処医療の研修プログラムも1990年代初めに開始された。

今日では、研修コースと事態対処医療のカンファレンスは以前よりも頻回に開催されている。TEMSは今後も進展する特殊領域であり、法執行機関が救命の目的とSWATユニットによる可能な限り安全なクリティカルインシデントの解決のために活用できるものとなってきている。

SWATユニットにおける役割

世界中のSWATユニットの任務構成は類似している。それぞれのSWATユニットの隊員は、急襲、逮

捕、救出、交渉やTEMSなどの専門的で特別な分野をもっている。SWAT隊員の多くは複数の領域を訓練し、いくつかの役割を必要時、専門外でも担うことができる。出動（任務）中、それぞれのSWAT隊員には特別な任務、役割を与えられている（図1-3）。

出動時に次のSWATユニットの役割が通常ある。

- インシデントコマンダー：上位の法執行機関管理者が、インシデントコマンドセンターから全体の運用を監督する。
- 事態対処運用リーダー：通常は中位の法執行機関の副官が担当する。事態対処運用リーダーはインシデントコマンドセンター、あるいはその近くに別途設けた事態対処運用センター（tactical operations center；TOC）から詳細を指図する。
- チームリーダー：突入チームの中央に配置されることが多く、建物への突入の際にSWATユニット隊員に指図する。
- 緊急対処チーム：少なくとも事態対処医療要員2名と5～7名のSWAT隊員からなるグループで、SWATユニット全体の詳細な事態対処計画が発動した際に、迅速に対応できるように準備する。
- 狙撃員：被疑者に近接して隠れた場所に位置し、通常2名以上の狙撃員が観察して情報提供、安全確保、脅威の非武力化を行う（図1-4）。
- 狙撃監視員：狙撃員とともに行動し、安全の確保に努める。
- 先頭隊員（ポイントマン）：突入チームを出撃エリアへ誘導し、最初に建物や構造物に突入し、戦闘の端緒を開く。
- 破壊員：ドアや壁をこじあける金属製の重いラムやその他の道具（例：かなてこ、爆破突入器具、水圧ラム）を携行する（図1-5）。
- 突入チーム：通常4～5名のSWAT隊員が突入チームとなる。突入チームは被疑者を発見、逮捕して、建物内の安全を確保する責任を有している。任務によっては、人質の救出や空間の安全確保の役割を担うこともある。
- ガスマン：状況によって、ガスマンは銃撃したり、被疑者を建物外へ出させるために建物内へ化学剤を投げ込んだりする。
- 後方警戒員：突入チームの背後の安全を確保する。
- 事態対処医療要員（TMP）：事態対処医療要員はSWAT出動前、中、後の医療支援を行う。包括的に任務を行えるようにSWATユニットの中のサブユニットとして組織される。事態対処救急医療処置はALSトレーニングを受けたSWAT隊員によっても行われる。

前述した役割に加えて、状況に応じてSWAT任務中に特別な役割を担ういくつかの付加的な任務がある。次の役割は個々の状況に応じて派遣されるもので、すべてのSWATユニットにあるものではない。

- 交渉チーム：重大局面での交渉や心理学の特殊研修を受けた法執行官のグループ。交渉チームはSWATが関与する事件の多くの解決を助け、SWATユニットの不可欠な要素となっている。
- 警察犬を取り扱う警官（K-9隊員）：建物の探索や逃走者の逮捕、薬物や爆破物のにおいによる探索に用いられる犬を訓練し、現場へ赴かせる法執行官。

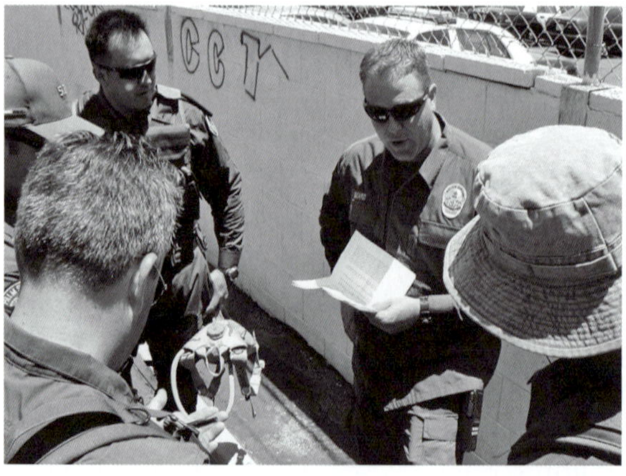

図1-3　出動（任務）中、それぞれのSWAT隊員は特別な任務、役割を与えられている。

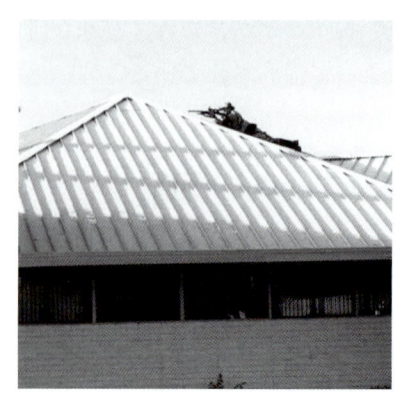

図1-4　狙撃員は被疑者を観察できる隠れた場所に位置し、迅速に脅威の非武力化を行う。

- **救出チーム**：最初の突入チームを援護し補佐する準備をして待機しているSWAT隊員のバックアップチームで、理想的には事態対処医療要員を含む。
- **警戒警備チーム**：制服の巡査あるいは秘密捜査官によって付加的に構成され、通常は外側警戒線区域の安全を確保するために必要とされる。捜査現場から逃亡する被疑者がないように万全を期し、内側警戒線区域の危険な場所に一般人が入ることを防ぐ。
- **爆発物処理班**：特別に訓練を受けた法執行官と公安職員によって構成され、爆発物探知と処理のために特有の資器材と防護装備を有している。

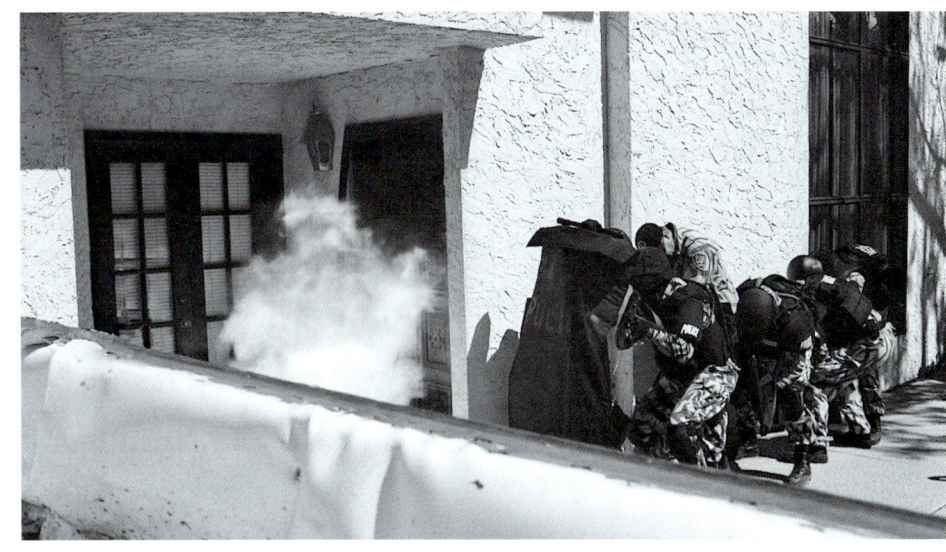

図1-5 破壊員は爆破によって建物の突入を行うことがある。

事態対処医療要員の責任と役割

　事態対処医療要員の特殊な役割は、出動のタイプや事態対処医療要員の処置レベル（BLS～ALS）によって多岐にわたっている（**図1-6**）。事態対処医療要員の基本的な役割は、内側警戒線（区域）の内側や近辺で救急処置を施すことである。二つ目の役割はSWATユニットの健康と安全を最大限に守ることである。

　出動前、TEMSユニットは次の役割を担っている。
- SWATユニットの訓練に加わること
- 予防医学、健康管理、損傷処置の提供をすること
- 訓練中のSWAT隊員の傷病に対して医療を提供すること
- SWATユニットの訓練や任務中に予測される脅威や危険に対して対処すること
- SWAT隊員に応急救護手当や事態対処中の処置を教育すること
  - 心肺蘇生法、応急救護手当、銃創、現場医療、事態対処下に関係した医学的なトピックス
  - "隊員が負傷した"場面での緊急対処訓練、救出その他を想定した訓練（**図1-7**）
- SWAT隊員の事前の健康状態を把握し、備えること
- TEMSや一般的な法執行機関の健康課題に関連する方針が最適となるような勧告を作成すること
- 法執行機関に影響するような医学的事項の情報源として奉仕すること

任務中、TEMSユニットは次の役割を担っている。
- 必要時に救急医療処置を提供し続けることができるようにすること（理想的にはすべての負傷したSWAT隊員に対して30秒以内に対応できるようにする）
- 任務遂行計画立案に参画し、医学的な脅威を評価し、適切な助言を行う一方で、SWATユニットが任務に専念できるように、危険にさらされるような情報を見落とさないこと
- 搬送方法、病院の選定と連絡、搬送ルート計画立

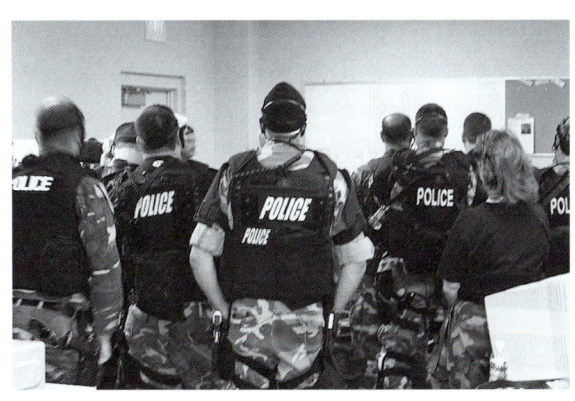

図1-6 事態対処医療要員は出動前、中、後で重要な役割を果たす。ここではSWATとTEMSユニットが任務前のブリーフィングに参加している。

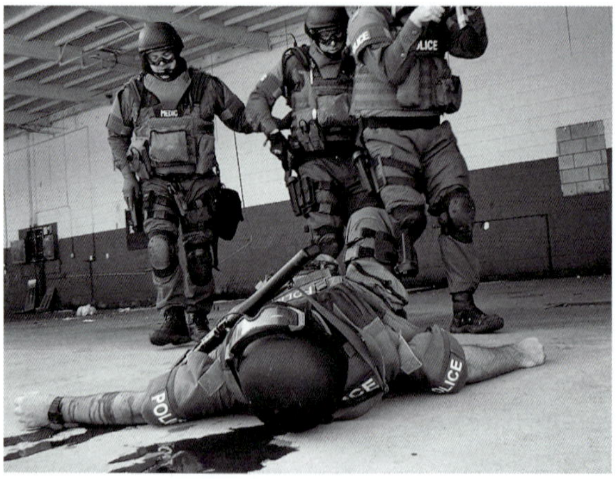

事態対処医療 Tactical Medicine Essentials

図1-7 訓練中の隊員が負傷したときの演習を行うTEMSユニット。

案など、任務に関連した緊急医療後送、搬送を事前準備し手配すること
- SWAT隊員、他の法執行官、公安職員に対して予防的な、あるいは迅速な医療を適切に提供すること
- バイスタンダー（発見者や同伴者など現場に居合わせた人）、被疑者らを含む者に、必要時にはSWATユニットのリーダーの判断のもと、現場で二次救急処置とトリアージを行うこと
- SWATユニットのリーダーあるいは指揮官の指示で、拘束に先だって"評価と危険物除去"を行うこと
- インシデントコマンダーに対して、医学的事項を助言するとともに、SWATユニットのリーダーシップにかかわる医学的な問題を常に相談できる状態を維持すること
- 危険にさらされている区域で負傷者の遠隔評価を行い、インシデントコマンダーに負傷状況（生存の可能性）を伝えること
- 迅速な医療支援が心理的にもよい効果をもたらして、SWATユニットの遂行能力と士気を改善させること
- 地域のEMSシステム、病院、他の公安機関、法執行機関とも連携して機能すること

任務終了後、TEMSユニットは次の役割を担っている。
- 事件後のデブリーフィングに参加し、任務や訓練の事案、行った処置の分析で指揮官を補佐し、TEMSユニット、方針、手順の改善を行うこと
- 任務や訓練に関連したすべての医療処置と記録を検証し提出すること
- 病院、医師、家族、警察部門を含めて、負傷したSWAT隊員の治療、リハビリテーション、メンタルヘルスをできるだけ改善する一方、「米国における医療保険の相互運用と説明責任に関する法律」を遵守すること
- 教訓を将来のユニット訓練や準備に活かして、処置の改善や予防医学に資すること

二系統の指揮

　一般的には、事態対処医療要員はEMSメディカルディレクターの日々の指示のもとに活動する。しかし、事態対処運用中は所属法執行機関がすべての状況に責任をもっている。TEMSユニットの救急医療処置要員が、法執行機関と一般の公共サービス機関の双方で構成されている状況では、二系統の指揮が存在する。訓練や出動がかかる前に、だれがTEMSユニットを実際に指揮するのかを決定しておくことは非常に重要である。

　多くの場合、事態対処中は直接、法執行機関の事態対処運用リーダー（通常はSWATユニットの隊長）に事態対処医療要員は報告する。しかし、医療処置や医学的な判断に関するプロトコールは、最終的にはEMSメディカルディレクターに任されている。それゆえに、この二系統の指揮構造は、法執行機関は現場を指揮し、医学的な指示は遠隔的に行われることになるため、ほとんどの事態対処現場で存在するといえる。仮に事態対処医療要員が消防組織に所属し、警察組織に出向している場合、指揮権や指揮命令系統は所属機関にあるが、任務を行う法執行機関の指揮権の優先度が高くなるケースが多くなる。

現場では

　ほとんどの機関では、EMSメディカルディレクターはTEMSユニットに対して最終的な監督権限を有している。補助的な医師が、手順やプロトコールによるオフライン管理、あるいは、口頭や無線によるオンライン管理を供するかたちで、TEMSユニットを医学管理している機関もある。さらに、TEMSやSWATユニットの健康維持も補佐している場合もある。

> **現場では**
>
> 事態対処医療要員やTEMSユニットのような医療提供者が相互援助協定を交わしたり、他の公安機関や州政府機関と医療支援提供について契約を結ぶ場合には、その医療ユニットは州のEMS規則に則って活動しなければならない。

> **現場では**
>
> ほぼすべての状況下で、事態対処医療要員は、複雑で多岐にわたる州のEMSの規則・規制に従わなければならない。加えて、EMSの申請と認証が、適切に州EMS機関から個々のユニット単位に与えられたのち、独自のTEMSユニットに対する医療の作戦・技能・手順（tactics, techniques, and procedures；TTP）が特別に許可される。

まれに現場の指揮と医療指揮が乖離することもあるため、事態対処医療要員は、事態対処現場での傷病者へのアプローチ方法といったような、特定の事態対処医療プロトコールを研修すべきである。さらに、メディカルコントロールとの直接オンラインの通信は事態対処現場では不可能であったり使用できなかったりすることが多い。したがって、混乱した事態対処現場では時に医療処置は戦術的に不得策であるため、SWAT現場指揮官が効果的に統率しユニットの安全を最大限に守るようにすべきである。医学的な手順と傷病者評価は事態対処状況が安定した段階で適切になされるであろう。二系統の指揮は現実へ応用するうえで、非現実的な面がある。

傷病者にとって適切な治療に選択肢がある場合や、不確かな状況で助言を受けるために、口頭、無線、携帯電話などによるオンラインでの医学的な指示がなされるべきである。地域、州、全米のSWATユニットに所属する事態対処医療要員にとって、出動場所が本来のEMSのエリア外である場合には、指揮系統が異なってくる。このような場合に、TEMSユニットに対する医学的指示は広域な権限をもったEMS医師によって出されるべきである。理想的には、医学的指示は事態対処現場のためにあらかじめ定めておいたプロトコールや方針で行われるべきである。

指揮系統—法執行機関事案管理システムと米国危機管理システム

法執行機関事案管理システム（Law Enforcement Incident Management System；LIMS）は、米国危機管理システム（National Incident Management System；NIMS）に基づいている。NIMSは標準化された全米で利用されている管理プロトコールであり、現在、すべての法執行機関の任務で必須のものである。LIMSのもと、法執行機関のインシデントコマンダーはほとんどの出動で指揮者を務める（図1-8）。

NIMSと同様に、LIMS下でそれぞれの法執行機関は類似の事件管理システムを運用しているが、運用や計画立案部門などいくつかの部門を加減している。仮に事件が大きく、複数の機関が関与している場合、この枠組みは法執行機関、EMS、消防、公共機関、公的機関などの機関が統合された指揮構造となる。しかし、法執行機関の管理者だけが法執行機関の運用を指揮、指示できる。

LIMSのもとでは、安全担当者とTEMSユニットが法執行機関のインシデントコマンダーに、安全に関して観察し直接報告することでき、隊員自身や任務遂行を危険にさらすような可能性が大きいと認める場合に

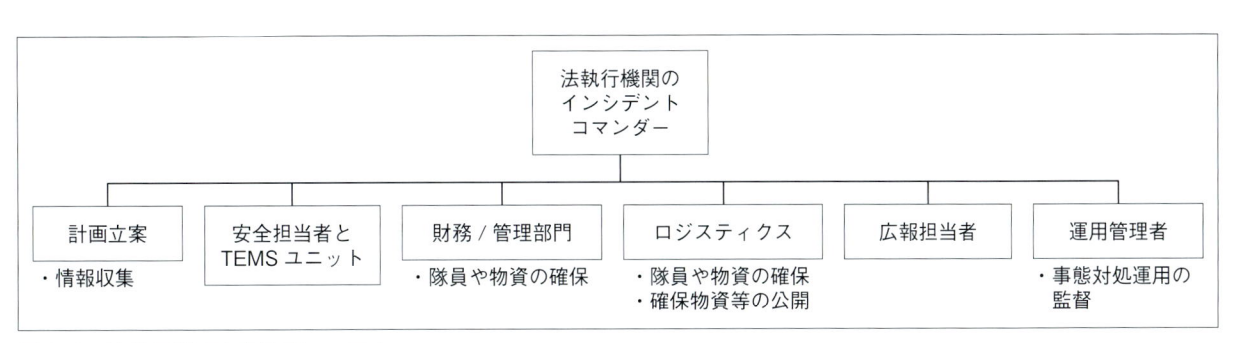

図1-8 法執行機関事案管理システム

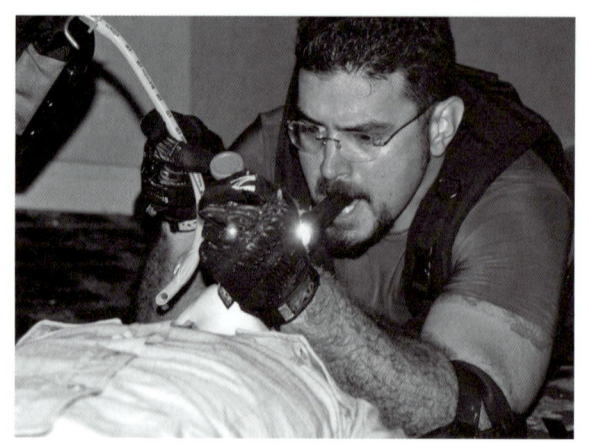

図1-9 合同訓練は事態対処医療要員が事態対処現場で効果的な医療処置を行うことを可能にする。

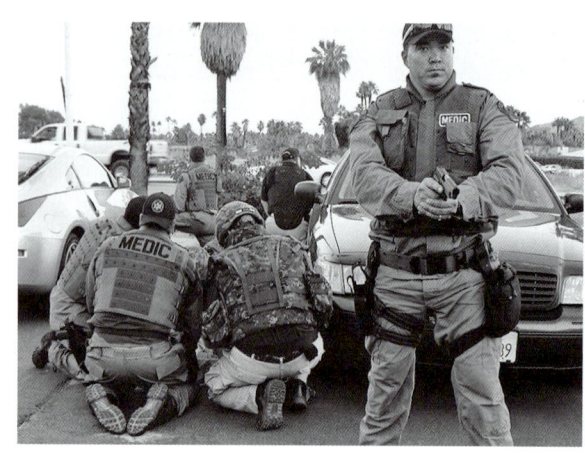

図1-10 法執行機関の研修は事態対処現場で直面する特有の危険や生命への脅威に焦点があてられる。

は、作戦を休止することができる。計画立案部門はインシデントコマンダーに報告し、被疑者を巻き込んだ事件や情報戦を解決するために実現可能な作戦を供することを助ける。ロジスティクスや財務・管理部門は必要な隊員や物資を作戦支援のために確保する。ロジスティクスは法執行機関、EMSなど他の部門にも情報提供する責任をもっている。運用管理官は直接、事態対処作戦を監督し、突入チーム、狙撃員とTEMSユニットが運用管理官に報告する。事態対処医療要員は外部のEMSシステムと連携することが必要である。

事態対処医療要員の訓練

事態対処医療カリキュラム

現在、全米で標準化された事態対処医療要員カリキュラムは存在しないが、SWATユニットリーダーには事態対処医療要員が習得、訓練すべき主要領域に関する総意はある。危険物や血液由来病原体の管理に関する研修に加えて、SWAT特殊部隊の方策、武器訓練、緊急対処訓練が含まれている。

事態対処緊急医療に必須の知識や技術を網羅する研修プログラムを完了したうえで、SWATユニットと基本的な訓練も経験しなければならない。SWATユニットの研修を通して、特殊部隊の能力、武器、戦術を学ぶことになる。多くの連携訓練や実際の出動後に、SWAT特殊部隊の戦術、武器、緊急行動対処訓練や他の多くの重要な項目が習得できる。これらの経験により、事態対処下で迅速、安全、効果的な医療処置を行える知識や技術を真に身につけることになる（**図1-9**）。

法執行機関の事態対処医療要員への訓練

事態対処医療要員に要求される法執行機関の地位や研修は、それぞれの法執行機関、地域のEMS組織やTEMSユニットと関連する地方自治体で共同決定される。十分に訓練され、医療支援を行う公認の法執行官から、基本的な法執行や戦術的な研修をSWATユニットとともに受けた外部の非公式医療隊員まで、選択の幅は広い。これら2つの選択肢の間に予備警察隊員や予備保安官代理、他の法執行機関の地位も入る。

TEMSユニット隊員が法執行機関の訓練を受け認証を受けるための方法はいくつかあるが、地域の政策と実情に合わせ、関係する諸機関により最良の方法について合意されなければならない。共通することは、法執行機関と限られた時間、財源、地域政策のなかで合意して、事態対処医療要員が十分に法執行機関の訓練に参加することである。法執行機関の訓練は、事態対処現場にいる者すべてが直面する特有の危険や生命への脅威に焦点があてられる（**図1-10**）。

最低限必要なことは、作戦面で法執行機関とSWATユニットを基本的に理解することである。事態対処医療要員の基本的な役割は医療支援であるが、制御できない現場では予期しないことが起こることがある。武装したきわめて危険な犯罪被疑者に直面したときに、瞬時の判断が下せるように準備しなければならない。SWAT隊員が状況を打開するのを支援するが、すぐには隊員がいない時間がある。武力の使い方、

第1章 事態対処医療要員の歴史と任務

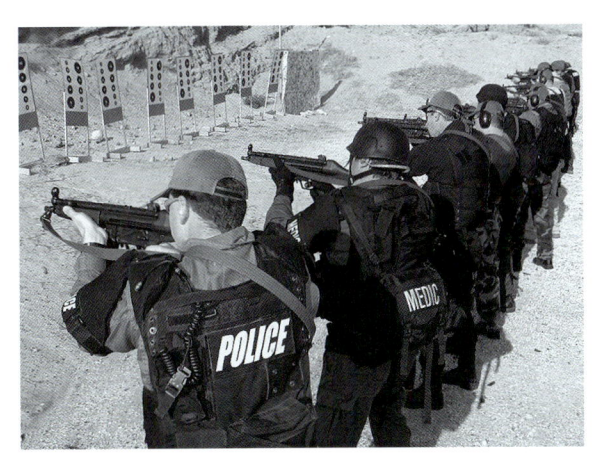

図1-11　狙撃訓練に携わる事態対処医療要員

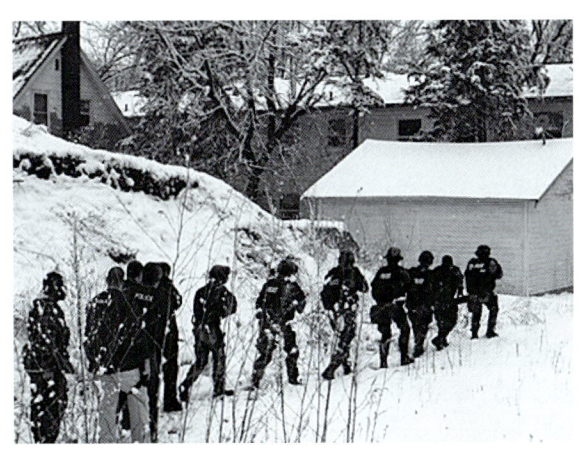

図1-12　武装TEMSユニットは必修の武器訓練はすべて完了しなければならない。

自己防衛法、逮捕、統制する技術や、戦闘技術を知り、習得する必要がある。事態対処現場で必要な付加的な技術は、群衆のコントロール、武器の保持、低致死性武器に対するものが含まれる（図1-11）。

TEMSユニットが自衛のための武器を所持することが認められる場合には、武器使用で求められる初期訓練を受けて認証され、その認証は更新されなければならない。ほとんどの武装ユニットは初等警察アカデミーで法執行官と同様の基準で受ける研修を完了することを要求される（図1-12）。

医療隊員が武装するか否かにかかわらず、すべての事態対処医療要員は最低限、信頼性の高い武器を操作し、解除する技術を習得、維持すべきであり、武器を安全な状態にする技術も同様である。狙撃術の基本訓練に参加することが望ましく、医療隊員はSWATユニットが使用するすべての武器について熟知すべきである。

ユニットの研修

事態対処医療要員は月ごとに所属しているSWATユニットで研修を受講する。SWATユニットは非常勤であり、月に8～16時間の研修を行っている。米国の大きな都市（例：ロサンゼルス、ニューヨーク）では常勤のSWATユニットを有しており、危険度の高い部署で訓練し、毎日、出動がかかっている。事態対処訓練の講習はユニット戦術と資器材について学び、訓練するよい機会を提供してくれる。さらに、負傷した隊員への緊急対処訓練やその他の技術を練習する機会が研修に含まれているので、自らの事態対処医療知識と技術を向上させ維持することができる。

安全のために

事態対処医療要員に対する武器訓練は、事態対処下で武器を"発砲したり、忘れたり"してはならないことを強調しなければならない。事態対処医療要員は武器操作の技術を維持し、教育を受けて改善し続けるべきである。

2つの構成要素、すなわちTEMSユニットと所属するSWATユニットはTEMSの効果的な基礎訓練に必須である。TEMS訓練では、すべての隊員（医療、非医療）がお互いの資器材、技術に慣れるために、SWATの基礎訓練との連携が十分になされるべきである（図1-13）。

SWAT隊員とTEMS隊員の基礎訓練は、事態対処医療要員にとっては戦術的法執行の訓練、SWAT隊員にとっては戦闘下の応急救護手当、そして特殊なものや限定的なものまで事態対処現場の危険（例：危険物、血液由来病原体）に対する研修が含まれるべきである。SWATユニットとの研修と同様に、他の関連機関との研修も考慮されなければならない。

危険物の研修

腐食性の化学物質、放射性物質のテロ、生物・化学兵器、神経剤、毒物、仕掛け爆弾（地雷）や覚せい剤密造所の生成物などにさらされる危険は常に存在し、リスクも高まっているため、自身の被曝や汚染を防がなければならない。同時に原因を見極め、除染し、危険物（hazmat）に曝露した他の隊員を処置できなければならない。適切な資器材を準備し、偶発的に遭遇し

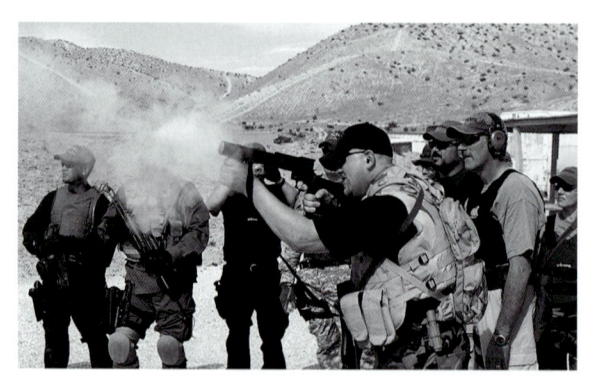

図 1-13 事態対処医療要員は SWAT の戦術と資器材に慣れるために、定期的に指定された SWAT ユニットと訓練すべきである。

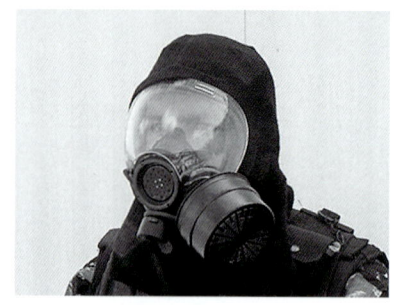

図 1-14 危険物の訓練にはフィルター式呼吸防護具（ガスマスク）を用いた実践訓練が含まれる。

た危険物を取り扱えるように訓練する必要があり、非医療隊員に予防的措置や除染の訓練を行う必要がある。TEMS ユニットは迅速で便宜的な現場除染をいかに行うかを熟知し、実際に消防機関の危険物処理チームによる除染作業に参加すべきである。危険物の追加研修に地域の消防学校や研修専門会社の関与が求められる（**図 1-14**）。

血液由来病原体

血液由来病原体への曝露の可能性は、事態対処現場においてきわめて現実的な脅威である。肝炎、HIV（human immunodeficiency virus、ヒト免疫不全ウイルス）（エイズを引き起こすウイルス）や他のウイルス性疾患への曝露の多くは予防可能であり、個人防護具により危険を最小化しうる。標準予防策は常時活用し、SWAT 隊員への B 型肝炎や他のワクチン接種に対する正確な医療記録を所持する必要がある。破傷風の予防、結核の年次的モニタリングや他の職業病の課題が適切に勧告され、支援され、記録されるべきである。

継続的な医療教育

他の職業の場合と同様に、事態対処医療では常にシ

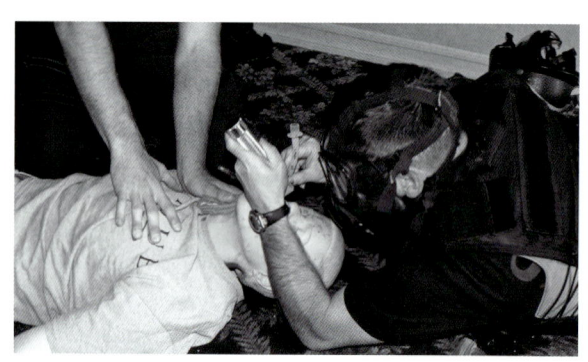

図 1-15 事態対処医療要員は継続教育で知識と技術を向上する機会を得る。

ステムの向上（習得し応用される新しいアイディア、装備、技術）が図られる。医療の専門家は、継続的な医療教育によって技術を一定レベルに維持している。この教育の多くは、継続してきた特有の医療キャリアと関連する。学習を継続し、高度な事態対処医療訓練、カンファレンスや他の知識や技術を改善する方法を活用して、技術を高く保たなければならない（**図 1-15**）。初回からの TEMS 教育の記録も、研修修了と資格認証を継続的に証明するために重要である。

まとめ

確認事項

- SWATユニットは、暴力のリスクがきわめて高い多くのタイプのクリティカルインシデントを取り扱う特殊法執行機関ユニットである。
- TEMSユニットと事態対処医療要員は、事態対処下や研修中にSWATユニットに医療支援を施す
- 現場でユニット隊員の傷病を処置できなければ、そのチームは真に機動性がある自立したユニットとはいえないことは、軍特殊部隊の経験より明らかである。
- EMSシステムはメディカルディレクターの指揮のもと、EMR、EMT、AEMT、パラメディックで構成されている。
- 法執行機関の職員は、巡査、刑事、巡査部長、郡保安官、そしてSWATユニットのような特殊部隊を含んでいる。
- 1960年代の暴動事件を契機に、危険度の高い事件に対処するため訓練された法執行機関特殊部隊が創設された。
- それぞれのSWATユニット隊員は、急襲、逮捕、救出、交渉やTEMSなどの専門的で特別な分野をもっている。SWAT隊員の多くは複数の領域を訓練し、いくつかの役割は必要時、専門外でも担うことができる。
- 事態対処医療要員の特殊な役割は、出動のタイプ、事態対処医療要員が認証を受けて提供可能な処置のレベルによって多岐にわたる。事態対処医療要員の基本的な役割は内側警戒線区域や近辺で緊急処置を施すことである。そしてSWATユニットの健康と安全を最大限守ることである。
- 一般的に、事態対処医療要員はEMSメディカルディレクターの指示のもとに日々の活動を行う。しかし、事態対処運用中は所属法執行機関がすべての状況に責任をもっている。
- 継続教育で高い技術を維持し、高度な事態対処医療訓練に参加したり、知識や技術を高める方法で技術の改善を常に追求する。

重要語句

AEMT（advanced emergency medical technician、いわゆる救急救命士）

静脈ライン確保や一定の緊急薬剤の投与など、とくに二次救命処置の観点からトレーニングを受けたもの。

EMR（emergency medical responder、いわゆる消防隊員）

巡査、消防士、ライフガードや他の救援者であって研修を受け最初に緊急の現場に到着し、初期医療補助を施す個人。

EMT（emergency medical technician、いわゆる救急隊員）

自動体外式除細動器、呼吸補助器具やいくつかの医薬品補助を含むBLSの研修を受けた個人。

HIV（human immunodeficiency virus、ヒト免疫不全ウイルス）

エイズはHIVによって引き起こされ、身体の免疫システムの細胞を損傷し、感染やある種の癌に対抗できなくなる。

SWAT（Special Weapons and Tactics、特殊火器戦術部隊）ユニット

凶悪被疑者の立てこもり、人質救出、軍事兵器を所持する被疑者、組織的な犯罪、化学物質や爆発物を含む不法物質、テロ行為、爆発物の脅威、要人警護、暴動などの種々のクリティカルインシデントに対処する法執行機関の特殊部隊。

インシデントコマンダー

インシデントコマンドセンターから全体の事態対処運用を監督する上位の法執行官。

インジデントコマンドセンター

指揮、連携、統制、通信が集中し現場指揮を置く緊急現場の中心。

ガスマン

狙撃や化学剤を建物の中に投下することによって、被疑者が建物の外に出るように強いるSWAT隊員。

肝　炎

通常はウイルス感染によって引き起こされ、発熱、食欲不振、黄疸、疲労、肝機能の変化をきたす肝臓の炎症。

14 まとめ

救急医療サービス（emergency medical services；EMS）
　傷病者に病院前救急診療を施すいくつかの職種や機関の統合された多機関システム。

救出チーム
　最初に突入する突入チームを援護、補佐する準備をして待機しているSWAT隊員のチーム。

緊急対処チーム
　5～7名のSWAT隊員と少なくとも2名の事態対処医療要員のグループで、SWATユニット全体の詳細な戦術計画が発動した際に、迅速に対応できるように準備する。

警戒警備チーム
　被疑者が逃亡したり現場に居合わせた人が捜査現場に入ったりしないように、外側警戒線区域の安全を提供する制服の巡査や秘密捜査官。

警察犬を取り扱う警官（K-9隊員）
　警察犬を訓練し派遣する法執行官。

血液由来病原体
　ヒト血液に存在し病気を引き起こす病原体。B型肝炎ウイルスやHIVなどが含まれるが、これだけではない。

交渉チーム
　重大局面での交渉や心理学の特殊研修を受けた法執行官ら。

後方警戒員
　突入チームの背後の安全を確保するSWAT隊員。

作戦・技能・手順（tactics, techniques, and procedures；TTP）
　任務を遂行するために事態対処医療要員とSWAT隊員によって活用される医療や他の手順に関する独特の方法、資器材と記述。

事態対処医療（tactical emergency medical support；TEMS）
　SWAT隊員の安全、健康と総体的に良好な活動を保持するために必要とされるサービスであり、緊急医療支援である。特殊武器や戦術の訓練や事態対処遂行中の病院前救急診療。

事態対処医療要員（tactical medical provider；TMP）
　SWAT隊員の健康を支援し、事態対処下では区別なく必要に応じて救急医療処置を行うことを任された医学的に訓練された隊員。

事態対処運用センター（tactical operations center；TOC）
　SWATユニットを含むクリティカルインシデントの現場でSWAT隊員やユニットリーダーが会合し、作戦を立て準備する場所。

事態対処運用リーダー
　インシデントコマンドセンターや事態対処運用センターから出動の詳細を指図する。

静脈輸液
　静脈内への直接の薬剤投与。

先頭隊員（ポイントマン）
　突入チームを出撃エリアへ誘導し、最初に建物や構造物に突入するSWAT隊員。

相互援助協定
　TEMSユニット等の医療要員のグループが他の公安機関や政府機関に対して医療支援を施すために締結された協定。

狙撃員
　正確で長距離の射撃で脅威の非武力化を行うSWAT隊員。

狙撃監視員
　狙撃員を援助し、エリアの安全を提供するSWAT職員。

チームリーダー
　多くは突入チームの中央に配置され、建物への突入の際に個々にSWAT隊員に指図する。

突入チーム
　被疑者の発見、拘束や建物の無力化に一義的に責任のある4～8名のSWAT隊員。

二系統の指揮構造
　現場での法執行機関の指揮系統と、任務遂行中に遠隔で与えられる医学的なTEMSユニット用の指揮系統。

二次救命処置（advanced life support；ALS）
　心電図、輸液・薬剤投与、高度な気道確保といった二次的救命行為。

破壊員
　ドアや壁を破壊するために金属製の重量のあるラムなどを所持したSWAT隊員。

爆発物処理班
　特殊な器材と防護装備を着用し、爆発物の探索と処

まとめ

理を行う特別に訓練を受けた警察官と専門家。

パラメディック（日本にはない高度な救急救命士）

気管挿管、緊急薬剤、心臓モニタリングや他の高度な評価や治療技術を含む、高度救命処置の広範なトレーニングを受けた個人。

標準予防策

すべての体液は潜在的な感染源であると仮定する感染コントロールの概念と実践。

米国危機管理システム（National Incident Management System；NIMS）

国家、州、地域の行政府、私的機関、非政府組織が効果的、効率的に理由、規模、事態の複雑さにかかわらず、国内事案の予防、対応、回復に対しての準備を可能にする国家安全保障省のシステム。

法執行官

犯罪行為を予防、防御、抽出、捜査、告訴するなどの任務を遂行する状況下で、武装し、交渉や一定の条件下での実力行使を行える職員。

メディカルコントロール

無線や携帯電話（オンライン/直接）で直接的に、あるいはプロトコールやガイドライン（オフライン/間接）で間接的に行われるメディカルディレクターが認証した医療的指導。

メディカルディレクター

事態対処下で医療処置を提供する権限を与えられた事態対処医療要員を認証する代表者の医師。

ラ ム

硬化鋼製で側部にハンドルがあり、ドアを開けたり壁を壊す際に用いられる道具。大型のものは4名、小型のものは1～2名で使用する。

第2章

事態対処医療要員の安全と健康

学習目標

- 運動、食事、個人衛生、睡眠など健全な生活を送るうえで必要な要素を説明することができる。
- 休養、趣味、良好な交友関係など、ストレスを解消するうえで必要な要素を説明することができる。
- 惨事ストレスマネジメント（CISM）について知る。事後検証、惨事ストレスデブリーフィング（CISD）、デフュージングを通し、SWATユニットとして助言や介入を必要とするSWAT隊員をどのように見つけ出し、どのように惨事ストレスマネジメントに関与していくのかを説明することができる。
- 「米国における医療保険の相互運用と説明責任に関する法律（HIPAA）」と事態対処医療要員（TMP）への適応について説明することができる。

はじめに

　事態対処医療要員（tactical medical provider；TMP）をはじめとする多くの公安職員は、一般市民を助けてその生命を守ることに使命感を感じている。公安職員は、ひどい交通事故や一般市民を巻き込んだ犯罪など凄惨な現場にしばしば出合う。そのようなストレスの多い出来事の蓄積は、精神的そして肉体的に影響を及ぼすこととなる。職務上のストレスを効果的に軽減する方法としては数多くの方法が知られている。本章では、肉体、精神そして感情の状態を最良に保つための方法を紹介する。

　法執行に伴い職務上経験することになる特有の身体的・精神的ストレス因子、危険因子について知る必要がある。それを認識することにより、自分のみならず同僚SWAT（Special Weapons and Tactics、特殊火器戦術部隊）隊員たちが職務上のストレス因子に直面したり、それを解消したりしている状態を正しく認識し、手助けをすることができるのである。人は職務上のストレスに直面した場合に、健康的または非健康的な方法でそれを処理する自己防衛能力を備えている。しかし、個人の対処能力や精神的影響の大きさに応じて、事態対処医療要員やSWAT隊員の同僚からの助言や、カウンセラー、精神科受診など適切なサポートを受けることが望ましい。自分および同僚の健康状態を日々的確に観察することが、この問題点に対してうまく対応する秘訣である。

　健全な精神状態を保つためには、身体の健康を維持し、適切な睡眠をとり、栄養のある食事をとり、自分にとって大切なことに十分時間をかけることのできる日々のスケジュールを作成し、自己を振り返る時間をもち、必要であれば精神的サポートを受ける時間をもつなど、これらすべてのステップが欠かせない。人生で大切なことをバランスよく成し遂げていくことは価値のあることである。しかし、バランスよく成し遂げていくためには十分な計画立案とエネルギーが必要である。

健康と心身の健全

予防医学の原則

　予防医学の原則を守ることが大切である。予防医学では常識的な判断力を働かせ、ストレスや病気、身体的・精神的変化を知らせる徴候に十分な注意を払い、病気やけがの発生を予防し、悪化を防ぐ。そのためにはSWAT隊員たちの既往歴を把握し、十分な情報の収集により訓練や

実際の現場で起こりうる危険を分析し、SWAT 隊員や指揮官に対して適時的確に予防方法を示す。

SWAT ユニット/TEMS ユニットの健康維持

　法執行機関で長期勤務するためには身体的、精神的、感情的健康を保つことが重要である。タバコをやめ、日々の運動を始め、継続するなどの健康を維持するための決断をし、実行する。悪習を絶ち、善習を実行することは容易ではない。初めは無理に思えるかもしれないが、身体によいことを行い、健康な食習慣を身につけることにより、活力に満ち、健康で、そして何より自分の生活をコントロールできているという感覚をもつことができる（図 2-1）。

　SWAT ユニットや事態対処医療（tactical emergency medical support；TEMS）ユニットは、個人として、そしてプロフェッショナルとしての健康維持の重要性を認識するようになってきている。安全を守る仕事は、やりがいがあり刺激的ではあるものの、肉体的・精神的に緊張を強いられる。個人的そしてプロフェッショナルとしての健康を両立してはじめて、SWAT/TEMS 隊員は効果的で、充実した仕事を長く続けていくことができるのである。

食事と栄養

　バランスのよい栄養をとることは身体を健康な状態に維持するために欠かせない。救急医療従事者や法執行官の多くは、残念ながら適切な食生活を送っているとはいえない。短い食事時間や過密なワークスケジュール、人手不足、超過勤務、その他さまざまな制約のために、身体によいとはいえない食べ物や飲み物で食事を済ませなければならず、結果的に不健康な食生活となる。事態対処医療要員は肉体的にも精神的にも負荷が大きいため、身体を健康に保ち、健康的な食事をとることが重要である。過体重状態であることは職務上負荷となる。

　過去 10 年の研究において、低脂肪、高複合炭水化物の摂取が健康を増進し、長生きするのにもっともよい方法であることが示されている。適度な蛋白質と必須脂肪酸をとることは筋肉量を維持し、脳の働きを保つために必要である。米国学術研究会議は、脂肪の摂取量を全消費カロリー量の 30％以下に制限し、飽和脂肪酸摂取を 10％以下、コレステロール摂取 300 mg/日以下とすることを推奨している。また、複合炭水化物を多く摂取し、適度な蛋白質ならびにアルコールを摂取し、1 日塩分摂取量は 6 g 以下に抑え、適度なカルシウム、フッ化物ならびに 1 日摂取推奨量のビタミン、ミネラルをとることを推奨している。

　加えて、健康な食生活を送るうえで気をつけるべきことは、食事摂取量を控えめにし、たくさんの食品数をとることである。多くの食品をとることで、食事の栄養バランスを適切に保つことができる。また、食事摂取量を制限することで、塩分摂取量は抑えられ、エネルギー過剰となることなく糖類を摂取することができる。4 食品群分類は 20 年前に一般的になった分類法であるが、現在では新しい「食品ピラミッド」と呼ばれる分類法が用いられるようになっている。「食品ピラミッド」の詳細については、米国農務省が作成したウェブサイトが詳しく、推奨される健康的栄養摂取方法に関しても説明されている（図 2-2）。そのなかにおいて、炭水化物、フルーツ、野菜をとることの重要

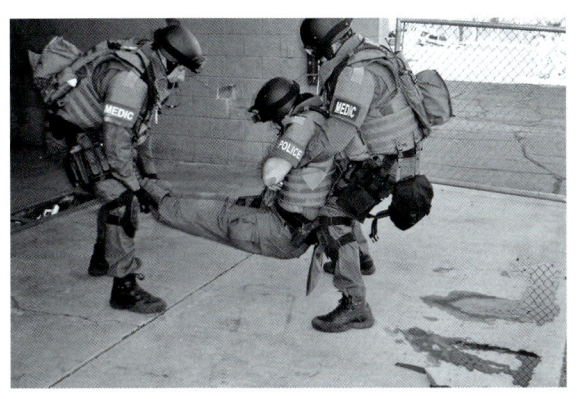

図 2-1　運動をする時間をつくり体調を万全に保つ。よい働きを行うためには身体が健康でなければならない。

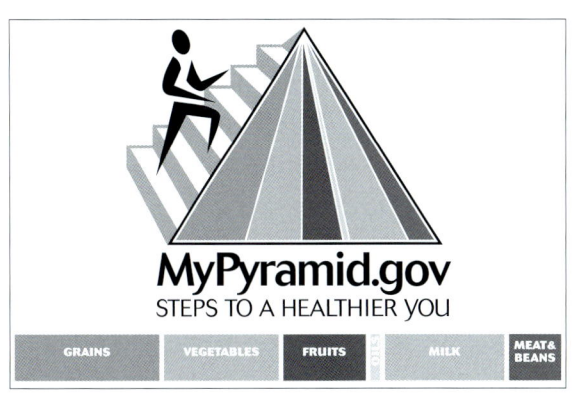

図 2-2　米国農務省作成「食品ピラミッド」では、複合炭水化物やフルーツ、野菜をとることにより健康的な栄養摂取を行うことを推奨している。

安全のために

アルコール摂取は極力避けるべきである。アルコールは気分の変調をきたし、依存性をもつ。過剰なアルコール摂取は身体を傷害し、業務に支障をきたす。アルコールを飲んだSWAT/TEMS隊員が緊急作戦行動に関与することは許されない。

麻薬使用も公安職務に従事する以上、絶対に許されない。多くの法執行機関では職員が麻薬を使用または依存状態でないことを確かめるための麻薬テストプログラムを有している。麻薬の違法使用は自分の生命のみならず、他の隊員や一般市民の生命を危険にさらすことになる。

性を強調しており、動物性食品の摂取、消費を抑えることを推奨している。

業務は忙しく、ストレスの多い場合が多く、そのため食事はファストフードで短時間に済ませることもある。しかし、食事をストレス緩和の手段としてはならない。勤務中であっても、しっかり食事の時間を確保する。間食としてフルーツや低脂肪マフィン、食物繊維の豊富な菓子などを持ち歩く。

脱水とならないようにボトルに入れた水を携行する。のどの渇きを感じたときになって水を飲むのでは、身体の水分量を適切に保つことはできない。1日を通して定期的に水を飲む。人の身体は時としてのどの渇きを空腹ととらえてしまい、エネルギーの過剰摂取となってしまうことがある。例えば、炭酸飲料は身体に必要な栄養素を含んでいない。

もし、体重を落とす、またはより体重管理をしっかり行いたいのであれば、運動をたくさん行い、エネルギーを消費し、身体によい栄養を含む食事を摂るよう心がける。言うは易く、行うは難し。広告宣伝上には劇的なダイエット効果をうたう多くの商品やプログラムが存在し、実際に人気のあるものもあるが、そのなかで長期的に効果のあるものはほとんどない。そのような商品・プログラムを利用した人の多くは、結果的にもともと以上に体重が増加してしまうのである。実際に、長期的に効果のある体重減少プログラムがあるとすれば、それは食習慣を改善し、その習慣を生きている限り継続するというものである。賢く見極め、健康的で効果のある体重減少プログラムとはどのようなものがよいのかを、かかりつけの医師にアドバイスとサポートを求めるのがよいであろう。

運 動

SWAT/TEMS隊員であるためには高い身体能力と強い精神力が求められる。スポーツ選手であると同時に戦士でなければならない。肉体を調子のよい状態に保つには日常的に計画的な運動をすることが必要である。身体的に調子のよい状態とは、見た目にも、気分的にもよい状態であり、任務にいつでも就ける準備ができている状態である。運動をすることは、理想的な体重を保つためにも、身体を健康に保つためにも効果的である。また、危機的状況下で自己防御をしなければならない場合にも役立ち、とくに接近戦になった場合には、身体的状態の善し悪しが生死を分ける因子になるかもしれない。文字どおり、体調を万全に保つことが生命を救うのである。

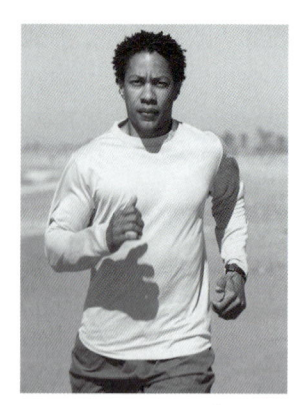

図2-3 ランニングはとてもよい有酸素運動である。

心血管系を健康に保つことは重要なことである。大きなストレスのかかる事態対処下においても、強い心臓があれば活動することができる。健康な心血管系の維持には有酸素運動を行うことが重要である。有酸素運動では、大きな筋肉群をある一定の時間繰り返し使い続ける（図2-3）。米国疾病対策予防センター（Centers for Disease Control and Prevention；CDC）によると、健康な成人では1週間に最低150分程度の強めの有酸素運動を行うことが必要である。これは30分以上のランニングを1週間に5回行うのに相当する。強めの有酸素運動とは、2～3語しゃべるごとに息をつかなければならない程度である。

日々の運動にはウエイトトレーニングも取り入れる（図2-4）。ウエイトトレーニングは年齢とともに減少する筋肉量を鍛え維持するのに役立つ。バランスのよいトレーニングプログラムには、有酸素運動に加えウエイトトレーニングが必要である。気に入ったトレーニングプログラムおよびマシンを探す。トレーニングは、時間の無駄と感じるようなつまらないものであってはならない。

1週間のスケジュールを立てる際には、運動に必要な時間を残しておく。朝起きてすぐに運動をすること

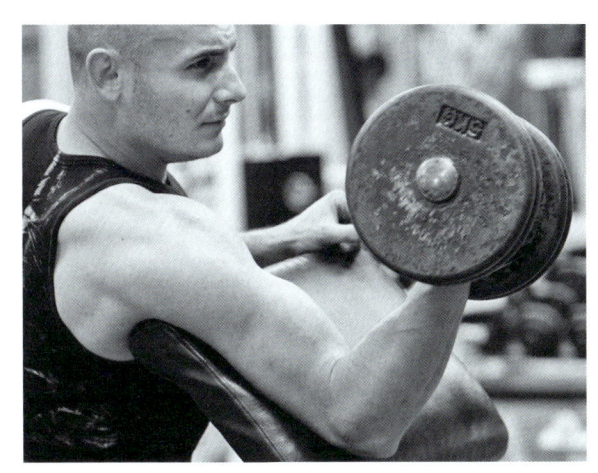

図 2-4 有酸素運動に加えて、ウエイトトレーニングは日々の運動に欠かせない要素である。

現場では

心身の健康状態を維持することは、SWAT/TEMS 隊員にとって欠かせない。心血管系を鍛えることにより現場での持久力が上がるのみならず、運動をすること自体が、仕事に関連したストレスを和らげるよい方法である。また、チームとしてトレーニングをすることはSWAT/TEMS ユニットのチームワークを強化することにも役立つ。

安全のために

ゆっくりとしたペースで開始し、しだいにトレーニングの期間、負荷を強くしていくのがよい方法である。

安全のために

筋肉量を増やす目的で薬や蛋白同化ステロイドなどのホルモン剤を使ってみたいと思うかもしれない。しかし、短期的なステロイド使用による効果に比べて、精巣の萎縮、勃起不全、男性の乳房増大、精神的変化、肝機能障害、心血管系障害など副作用のほうがきわめて大きい。女性ではステロイド使用により肝機能障害、脱毛、ニキビ、男性様禿頭、低い声、ひげの増加、乳房の萎縮などが生じる。これらの副作用は非可逆的な変化であることが多い。

が都合がよく、1日の活力を与えてくれると感じる人もいれば、仕事が終わってから運動することが緊張を解きほぐし、ストレスを緩和するのによい方法だと感じる人もいる。1日の終わりに運動をすることは睡眠を妨げることがある。もっとも自分にあったスケジュールをいろいろ試してみるとよい。

エレベーターを使う代わりに階段を上るなど、1日のうちでできるちょっとした運動を考えてみるとよい。日々行う運動が決まってきたら、トレーニングへの興味が維持できるよう、内容に変化をつけたり、やる気を持続させる工夫を加える。一緒に運動をする仲間や友人をつくる、目標を設定する、トレーニング中にいろいろな映画やスポーツ番組を観る、トレーニングの達成度、目標達成までの過程を記録するなどが運動を継続する動機となる。

運動はどのような体重減少プログラムを選択するにせよ欠かせない要素である。ただ単に摂取カロリーを抑えるだけでは脂肪とともに筋肉量も減少してしまう。摂取カロリーを抑えつつ、十分な運動を行うことによってはじめて、筋肉量を維持したまま、余分な脂肪組織を減少することができるのである。食物のとりすぎは一番の問題である。人は時として満足感をうまく認識できないために、いつ食べるのをやめたらよいかわからないことがある。理想的には、適度にお腹がすいたときにのみ食べ、満足したらやめるのがよい。身体が満足感を感じるためには時間がかかるため、ゆっくり食べることが重要である。しかし事態対処運用中は、ゆっくり食事をすることは困難である。

個人衛生

健康な身体を維持するためには、個人の衛生習慣はきわめて重要である。しかし、その方法を皆が正しく理解しているわけではない。6カ月に一度は歯科を受診し、歯のクリーニングとチェックをしてもらう。歯磨きは最低1日に2回、できれば各食後に行う。虫歯予防のために食事と食事の間にはシュガーレスガムを噛む。歯間の歯垢や食べ物かすを取り除き、歯肉を強く健康に保つために、1日に最低1回はデンタルフロスで歯間を掃除する。歯の感染は痛みを伴い、業務の時間を無駄にすることにつながる。

身体を清潔にすることも大切である。日々のシャワー時に腕、脚、体幹をブラシでこすり、古く乾いた皮膚を取り除くことにより皮膚を健康に保つ。食前、食事を準備する前、トイレ使用後に手をきれいに洗うことは大切である。できる限り手を清潔に保つために手を洗ったあと、ペーパータオルで手を拭き、そのタ

オルを使って水道の蛇口を閉め、ドアを開ける。

　くしゃみや咳による菌の拡散を防ぐために、近くにいる人から顔を背け、肘のくぼみに咳をするのがよい。ティッシュやハンカチを使ってくしゃみや咳をした際には、すぐに手をよく洗うか、抗菌薬入りのローションやウェットティッシュを使用する。手を洗い清潔にすることができない状況では、素手で物を食べてはならない。手や仕事場を清潔に保ち、病気を引き起こす病原菌を殺すため、アルコール入りウェットティッシュを常に携帯することもよい。ビュッフェスタイルの場合には食事を取り分けるスプーンを使用したあとにもアルコール入りウェットティッシュを使用する。常識を働かせ、健康に注意をはらう。病原菌を避けることは健康でいるための重要な要素である。

　若くて、健康な人が重篤な病気や疾患にかかることはまれではあるが、年に一度はかかりつけ医を受診し、それを継続していくことがきわめて重要である。加えて女性の場合は、年に一度産婦人科を受診し、必要な検査を受ける。家族歴や既往歴にもよるが30歳代、40歳代、それ以上の年齢では必要な健康診断と検査を受ける。医師から悪い知らせを受けることを誰もが恐れ、あるいは単に注射が嫌いなために定期的な受診をしないことがある。しかし、事態対処下においてよい結果を出すためには身体が健康でなければならず、そのためには年に一度の予防的な検査を受けることが必要である。

睡眠習慣

　頭を判断力のある清明な状態に、身体を機敏な状態に保つことはきわめて大切である。そのためには、前夜の十分な睡眠時間を保ち、質の高い睡眠をとり、規則正しい睡眠と勤務スケジュール調整を行う必要がある。活力を復活させる質の高い睡眠を得るうえで、運動および適切な食習慣は重要な要素となる。規則的な食事をとることは精神的な敏捷性を保つのみならず、睡眠をとることにも役立つ。就寝前6〜8時間以内はカフェインやアルコールの摂取を避けたほうがよい。

　毎日規則正しい睡眠がとれるように工夫をすることも重要である。30分以内に眠りにつけない場合には、一度眠ることをやめ、テレビを観たり、本を読んだりするなど、睡眠を促すようなことを試してみる。計画を立てる際には、身体を休め、安らかな睡眠がとれる

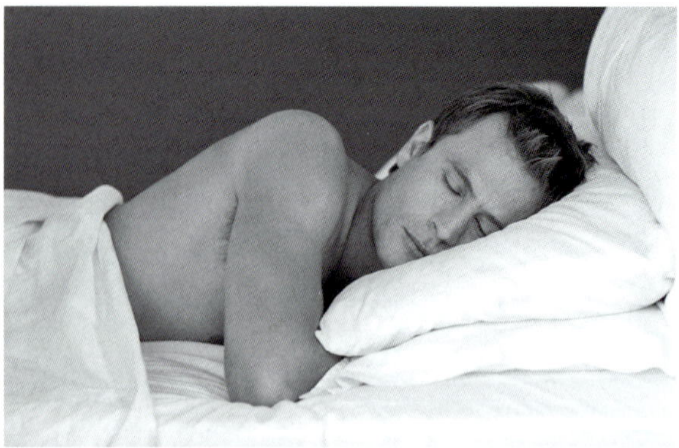

図2-5　超過勤務やシフト変更、会議などのために一定の睡眠時間を確保することは容易ではないが、身体、感情、精神の健康状態を保つためには1日8時間以上の睡眠をとることが勧められる。

ように十分配慮する。とくにシフト制勤務の際には、しっかり計画的な睡眠をとれるようにする。睡眠スケジュールを立てる際には、勤務シフトローテーションとしっかりした仮眠の取り方に気をつける。

シフト制勤務

　救急職員や法執行官の勤務体系はシフト制であることが多い。24時間、365日を通して、人々の安全を絶え間なく守り続けるためには、継続的なシフト体制をひくことが必要だからである。シフト制では日勤、夕勤、夜勤という異なる時間帯での勤務を日々ローテーションしながら働くこととなる（**図2-5**）。3週間より短いサイクルでシフトのローテーションがある場合、勤務者の平均睡眠時間は5時間であり、その睡眠時間では慢性的睡眠不足の状態となり、身体の機能を適切な状態に保つことはできない。

　シフト制勤務者の平均寿命は一般平均より5年程短いが、その原因は慢性的睡眠不足によるものかもしれず、これはタバコを1日1箱吸い続けているのと同程度の健康被害に相当する。また、シフト制勤務者は胃潰瘍に8倍なりやすく、気分変調やうつ病の頻度は15倍程度高いとされ、さらにアルコール中毒や高血圧の罹患率が高く、離婚率も高く、勤務中の事故が多く、女性の場合には妊娠率が下がるとされている。しかし、しっかりとした知識と、知識に基づく行動をとることにより、健康を害し寿命を縮めるリスクを減らすことが可能である。3週間より長いサイクルでシフトのローテーションが行われる場合には、身体を新しいスケジュールに順応させる時間をとることができる。

> **安全のために**
>
> 　人の知的能力は1日の中でも変動し、同じではない。業務遂行力は、その人の1日における体温の変化と一致して変動する。早寝早起きで1日の早いうちに仕事をこなす人（朝型の人）の体温は、一般的に午前中にピークを迎える。一方、夜遅くまで起きて仕事を行い、遅くまで寝ている人（夜型の人）は、1日の後半になって体温のピークを迎える。行動の速さ、正確性、反応時間と体温の間には相関関係が存在する。人は一般的に、体温がもっとも高くなったときにもっとも力を出せる状態となる、つまりその人が起きている時間の中間で効率が上がり、その前後では効率は低下しているのである。

> **安全のために**
>
> 　夕勤や夜勤のシフト時には、たとえ休みの日であっても体内時計を狂わさないようにするために、できる限り同じ時間帯に睡眠をとるように心がける。しかし、実際には多くの人が社会生活上やらなければならないことや、家庭の用事があるために同じ時間に睡眠をとることは難しい。現実的な妥協点としては、スケジュールを調整して最低4時間、一定の時間にアンカー睡眠を確保することである。

　アンカー睡眠は、シフト勤務者が8時間の睡眠時間を確保しつつ、安定した睡眠リズムを保つための方法である。アンカー睡眠では最低4時間、常に一定の時間帯に睡眠を計画的にとる。例えば、午後10時～午前7時までの夜勤である場合、アンカー睡眠は午前8時～正午までの時間として設定する。勤務のある夜には午前8時～午後4時まで8時間の睡眠を一度にとる。勤務のない休みの日には、午前4時～正午までの睡眠をとることにより、日中に自由に使える時間を確保することができる。毎日同じ時間に4時間の睡眠をとることにより、身体の睡眠スケジュールは安定した状態に固定される。残りの4時間の睡眠時間は好きなときにとったらよい。日中には家庭の用事や交友、趣味などやるべきことがたくさんある。睡眠時間を正午までとすることにより、夕方まで寝ているより、時間を有効に使うことができるようになる。

しっかりした仮眠

　短時間の睡眠いわゆる昼寝・仮眠をすることは、心にも身体にも大変よい。仮眠をとることは頭の回転をより敏捷にするために有効な手段であると、多くの専門家が推奨している。しかし、仮眠のとり方にもよい方法と悪い方法がある。仮眠をとる場合には、睡眠後の無気力状態を脱するために仕事を始める最低20分前には目を覚ます。日々のスケジュールに30～45分程度のしっかりした仮眠を取り入れることにより、仕事をきびきびとこなすことができるようになる。一方、仮眠を2時間以上とると、その日の夜の睡眠に悪影響をきたしてしまうため、避けたほうがよい。

　2シフトを連続でこなさなければならない場合や、SWAT出動が予定勤務時間を超えてさらに長引いた場合には、きわめて長い勤務となり、少なからず睡眠不足の状態となるであろう。1日の睡眠時間4～6時間が数日続くと睡眠不足の状態となる。そのような状態ではイライラして、不機嫌となり、怒りっぽく、思考がまとまらず、反応時間は遅くなり、記憶能力が低下するなど、さまざまな変化を生じる。慢性的睡眠不足では実際に倦怠感などの身体に弊害を引き起こす。睡眠不足の状態で12時間以上まとまった睡眠をとることができたとしても、睡眠不足を完全に解消することはできない。

光照射

　1964年に発表されたWilse B. Webb & Harlow Adesの研究によると、昼間のように明るい1,000ルクスの環境下で仕事をしたシフト勤務者は、弱光環境下で作業をした勤務者に比べて、8時間のシフト制勤務時間中、よりきびきびと仕事をこなし、認知能力も優れていた。夜勤ののち、日中に睡眠をとる場合にはできる限り明るい光を浴びるのを避ける。8時間の十分な睡眠をとり目覚めたあとは、1～2時間戸外で明るい太陽光を浴びるか、明るいライトをつけて周囲の明るさを増すようにするのがよい。

ストレスマネジメント

　公安職員の職務はストレスがきわめて多く、日常業務そのもののストレスがすでに高い状態にある。ストレスを引き起こす原因とその対処法を知ることは、仕事をうまくこなしていくうえでも、そして自身の健康や人間関係を保つうえでも重要である。ストレスが原因となり日常生活に支障が生じないようにするために

は、ストレスとはどのようなものか、身体にどのような変化を引き起こすのか、その影響を軽減するにはどうすべきか、ストレスをどのように処理していけばよいのかを知る必要がある。

ストレスは、心身の健康で落ち着いた状態を乱すさまざまな要因により引き起こされる。ストレスを受けた人に生理的、身体的、精神的なさまざまな変化を引き起こすストレス因子には、感情的な要素や身体的要素、その現場の環境や状況などが含まれる。ストレスに対する身体の反応としては、まずストレスがかかったことを知らせる変化に始まり、続いてさまざまな程度のストレスによる反応や逃避反応が生じ、やがて回復する。またはストレスが長期にわたる場合には極度の疲弊状態となる。

ストレスは、倦怠感や、食欲の増減、消化器症状、頭痛など身体的な症状や、不眠、易刺激状態、集中力の低下、過活動状態を引き起こす。さらに、精神的反応として、恐怖感や罪悪感を抱いたり、うつ状態や過覚醒状態となったり、不満、イライラ、怒りっぽい状態となったりする。今日のペースの速い生活環境ではしばしば、休息をもとれず、ストレスから回復する時間もとれない状況となる。長期に及ぶ過剰なストレスは、心疾患や高血圧、悪性腫瘍、アルコール依存、うつ病の発症に強く関与することが明らかとなっている。

ストレスを緩和するにはいろいろな方法があり、前向きで身体によいやり方もあれば、身体に悪く有害な方法もある。ストレスマネジメントとは、ストレスによる反応を軽減また解消するための戦術である。休息の時間をもつ、信仰をもつ、趣味をつくる、良好な交友関係をもつなどはストレスを解消するよい方法である。

休息時間

自身を振り返る時間をもち、1人の時間をもち、その日1日を振り返り考える時間をもつということはあらゆる人にとって必要なことである。そうすることにより、物事を整理し、決めるべきことの善し悪しを判断し、これまでに起こったことを整理し、今後すべきことの計画を立てることができるのである。1人になって、自分の人生と起こったことを振り返ることができる時間と場所をもつ。やるべき仕事が多くても、自分を振り返る時間をもつことは重要である。

宗教心

宗教心は、多くの公安職員の人生にとって大切な役割を果たす。惨事や困難な状況に直面した場合に、宗教的信念をもつことは癒しにつながる。法執行官や救急隊員、消防職員たちの多くは、自らの深い宗教観に従うことで、死生観をもち、人生や物事を適切にとらえることができているのである。

趣　味

仕事に関係のない趣味や関心のあることに使う時間をつくることも、ライフスタイルをバランスよく維持するために大切である。切手収集、木工、車のメンテナンス、また友人とボーリングへ行くなど、仕事とはまったく関連のない楽しみを見つけることが重要である。趣味は人生の幅を広げ、楽しみを与えてくれる。ゆっくりと休息する時間をつくる。森に狩猟に行くのもよいし、スポーツ番組を観たり、ハイキングに行ったり、ジョギングをしたりするのもよい（**図 2-6**）。

長続きする交友関係の形成

交友関係は健康に暮らすための重要な要素である（**図 2-7**）。われわれも人間であり、ほかの人々との親密な交友関係が必要であり、そして、その人々から受け入れられているという感覚をもっていたい。健全な生活を送るうえで、大切な人々との良好で長続きする人間関係を形成することが重要である。交友関係はわ

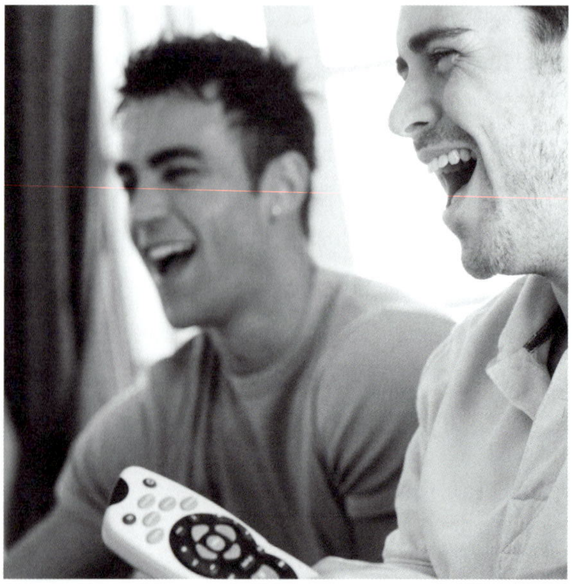

図 2-6　趣味や興味のあることをする時間をつくる。

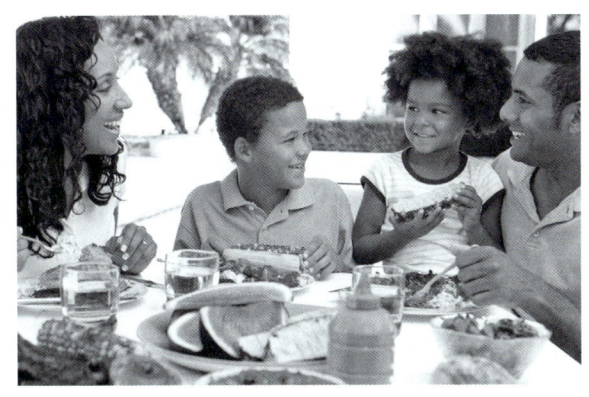

図 2-7 食事を一緒にとることは、健康に暮らすために必要な人間関係を維持し、深めるのに役立つ。

れわれを成長させてくれる。しかし同時に交友関係は、われわれが時間をかけて育てていかなければならないものでもある。よい人間関係を築くことは、人生の達成すべき事柄のなかでも優先順位の高い要素である。

多くの人にとってもっとも大切な交友関係とは、生涯の伴侶やパートナーとの関係である。職務上のストレスが原因となり、配偶者や大切なパートナーに大きな影響を及ぼしてしまうこともある。意見の相違や誤解、欲求の相違などがしばしば関係の悪化の原因となる。大切なパートナーと毎日最低15分以上思っていることを話し合うことが良好な関係を維持するうえで重要である。家庭生活上、差し迫った問題や仕事、シフト制に伴い生じる問題などについても頻繁に話す機会をつくるのがよい。シフト制勤務は夕方や週末、休日の大切な時間の妨げとなったり、勤務に備えて睡眠をとるために日中に部屋を暗くしたり、静かにしていなければならないことがある。このようなことを子どもに理解させるのは困難である。睡眠が十分にとれない状態では、気分にムラが生じたり、慢性的な倦怠感を生じる。

職務上の不安要素は、家庭にも影響を与える。家族は大切な人がけがをしたり、場合によっては生命を落とすのではないかと恐れ、常に不安に感じているかもしれない。職務には危険を伴うが、生命を落とすことは実際にはきわめてまれであることを話し、家族を安心させる。家族が自分自身にも危害が生じるのではないかと心配している場合には、安全を確保する対策を講じて、安心させる。

仕事上の友人だけでなく、仕事とは関係のない友人をもつことが望ましい。しかし、救急医療や法執行官の職に就く人が仕事とは関係のない友人をもつことは、職務上の守秘義務もあり容易ではない。自分たちはある種特殊な閉ざされた社会にいると感じ、仕事の仲間だけで集まるようになってしまいがちである。しかし、仕事上の輪を超えて、他の職種に就く大切な友人を見つけることは素晴らしいことである。

惨事ストレスマネジメント

TEMSおよびSWATユニットの任務では常に、予想を超える可能性をはらんだ状況の中で仕事を行うこととなる。**クリティカルインシデント**（惨事）では、緊急対応を行う職員が、現場またはその後に直面・経験した危険度の高い事案で、自らの内でうまく処理することができずに、自身または他人に対してきわめて強い感情反応を抱くようになることが多いが、クリティカルインシデントを経験した場合でも、精神的に何の反応も生じない、または影響があってもわずかな人もおり、その反応の生じ方には個人差がある。反対に、精神的に大きな影響を受け、それによる障害が長く続いてしまう場合もある。

勤務中に経験したり、目撃したりする事案のうち、きわめて危険な状況や生命の危機を感じた場合には、その出来事は感情的に大きな影響を及ぼす。事案自体の長さもさまざまであり、銃撃のように数秒で終わってしまうものもあれば、救出作戦のように何時間、何日もかかるものもある。精神的に影響を及ぼすクリティカルインシデントには以下のようなものがあげられる。

- 法執行官や他の公安職員が、職務中または職務外で重症のけがを負ったり死亡した事案。
- 作戦行動中にバイスタンダーが巻き込まれ、けがを負ったり死亡した事案。
- 災害や、大きな交通事故、銃の乱射事件などにより、多くの人が死亡したり、負傷した事案。
- 小児や乳児、胎児や妊婦が重症のけがを負ったり死亡した事案。
- マスメディアに取り上げられ社会から注目されることになった事案。誤った行為について一般社会から非難されるような状態。
- 長時間に及ぶ大がかりな捜索救助活動を行ったに

もかかわらず死者が出た事案。
- 自分の対処能力を超えるほどの強い精神的な反応を引き起こす状態。とくに、無力感、ふがいなさ、うまくいかなかったことへの絶望感など、自分ではどうすることもできないような感情を抱く場合。

惨事ストレスマネジメントチーム

救急・消防隊員、法執行官のクリティカルインシデントに対応するため、米国においては職員の中に訓練を受けた惨事ストレスマネジメント（critical incident stress management；CISM）チームが結成されており、カウンセリングを行う体制をとっている。CISMチームは、事前教育や出動前説明、現場でのサポート、クリティカルインシデント後のデフュージング、惨事現場における隊員の任務解除、事案後のデブリーフィング、1対1で行うクリティカルインシデント後のデブリーフィング、ストレス対応事案の経過観察などを行うことができるよう特別な訓練を受けている。その活動の目的は、心的外傷ストレスを負った隊員の精神的な回復を助けるため、隊員を回復に向けた過程に導き、精神的なダメージを改善し、有効な任務遂行を継続できるように支援することである。

SWATユニットが従事する作戦行動のうち、これまでの統計上95％は誰も傷つくことなく、誰も失うことなく終了している。しかし、5％の事案では犯人または隊員のいずれかが重症を負ったり死亡している。そのような現場では、SWAT隊員やTEMS隊員が重度の心的外傷を被る危険性が増すことになる。幸い、現実には長期的な心的外傷後ストレス障害（post-traumatic stress disorder；PTSD）を被る隊員は5％に満たない状態である。

法執行機関や救急組織は、惨事ストレスマネジメントプロトコールをつくり、実際に運用できるよう準備しておく必要がある。クリティカルインシデントに遭遇した場合には、自らの管轄内のCISMチームに直接電話をして、惨事ストレスへの対応方法を尋ねる。または、現場総指揮者や現場のリーダーがCISMチームに支援を要請してもよい。国際クリティカルインシデントストレス財団（International Critical Incident Stress Foundation）は、教育やさまざまな支援を通して警察、消防、救急隊員が被るストレスを軽減できるよう活動を行っている。詳細は財団ウェブサイト（http://www.icisf.org/）を参照。

SWAT隊員が心理的に影響を受けやすい救急事案が存在する。SWATやほかの作戦行動を共にする隊員は、心理的影響を受けやすい事案を経験した際にはカウンセリングを受けることが勧められる。事態対処医療要員は、SWAT隊員が活動中の事案によって精神的影響を受けていないかどうかに注意を払い、影響を受けていそうであればSWAT隊員にCISMチームのカウンセリングを受けるよう強く促す必要がある。SWAT隊員はCISMチームの支援があることを認識し、その活用法をあらかじめ理解していることが望ましい。そして、支援が必要な事態が生じた場合には、SWAT隊員が自ら自発的に支援を受けることを選択するのがよい。しかし、さまざまな理由により支援を申し出ない隊員も存在する（「自分は必要ない」「時間がない」「自分は大丈夫だ」など）。法執行機関の管理職にある人々は、隊員が心理的に影響を受けやすい特殊な事案や悪い結果となった活動事案が発生した場合に、SWAT隊員がデブリーフィングやカウンセリングに参加するよう指示を出すために、必要な知識と隊員への説得に足りる情報をもち、プロトコールを作成しておくことが理想的である（**図2-8**）。SWATユニットは、自分の所属する管轄のCISMチームの活動について、実際にその支援が必要となる前に十分理解しておくことが重要である。

デブリーフィングは、一般に事案発生後24～72時間の間に行う。管轄のCISMチームのコーディネーターは作戦行動を行った法執行機関のリーダーから要請を受け、最大の効果を生むよう72時間以内に惨事ストレス対応を開始できるよう計画を立てなければならな

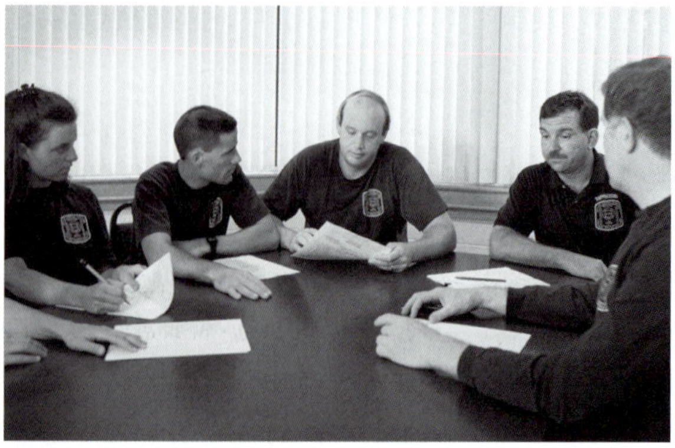

図2-8 惨事ストレスマネジメントの目的は、緊急対応チームの隊員が被る心的外傷を軽減し、効果的な職務を継続できるようすることである。

い。さまざまなカウンセリング手法のなかから、クリティカルインシデントの状況やストレスを被った人に合わせて、ふさわしい方法を選択する。

デブリーフィング

SWATユニットに対するデブリーフィングの方法にはいくつかの種類がある。事案後、一般的にユニットで事後検証と呼ばれる話し合いを行う。このデブリーフィングの方法では、事後に事案に対する対応を集めて検証し、その事案から得られた教訓を生かして、その後の対応を改善することを目標として話し合いを行う。クリティカルインシデントに対するデブリーフィングは、一般のデブリーフィングとは別に話し合いの機会を設定する。

惨事ストレスデブリーフィング（critical incident stress debriefing；CISD）は、特別に訓練を受けたチームが主導し、外傷事案や凄惨な現場に出動したメンバーとともに仲間うちだけで行う話し合いである。CISDは、一般に事案発生後24〜72時間の間に行う。事態対処医療要員を含む事案に関与したすべての隊員に参加を呼びかける。参加者には話し合いの内容に関して厳密な守秘が求められる。このデブリーフィングでは、クリティカルインシデントに伴うストレスを軽減するためにどのような対応をするのがよいかを参加者に提示する。話し合いはユニット全員でも、小グループでも、個人的なかたちでもよい。CISDの中で話し合われる内容は、実際に現場で起こった事のユニット内での共有、クリティカルインシデントを経験後に一般的に生じる変化についてなどであり、個々人が事案に関してさまざまな話ができる機会を与える。この方法は、ユニットが経験したクリティカルインシデントによる弊害を軽減し、隊員個人の精神的健康状態を改善するのに効果的である。

デフュージング

デフュージングは、CISDを短くした方法であり、事案後できる限り速やかに行う。デフュージングはストレス反応を生じる可能性のある事案が生じた際に速やかに行う小グループでの話し合いである。適切にデフュージングを行うことにより、長いデブリーフィングを行う必要が減少し、またデブリーフィングを行う場合でも、その効果を強めることができる。デフュージングは、実際に精神的な障害が起こる前に、その影響を無害なものにするために行う。

フォローアップ

SWATユニットと行ったデブリーフィングやほかの話し合いの中で出た会話の内容などにつき、CISMチームのリーダーは情報収集を行う。そして、今後チームに対してどのような支援を行うことが最善か、今後さらに個別の対応が必要なSWAT隊員および事態対処医療要員は誰であり、どのような話し合いの場やカウンセリングを提供することが最良の方法であるかを、CISMチームリーダーの経験と専門知識をふまえて設定する。さらに、ほかの支援が必要であれば、別の部署にも支援を要請する。

精神的に切迫した状態に陥った人は、ある時点で自分にはなんらかの支援が必要であることを感じるであろう。SWAT隊員や事態対処医療要員、その他の職員が専門家のカウンセリングや支援が必要だと感じるようになる症状にはさまざまなものがある。社会への強い不満、希死念慮、自殺企図、自滅的行為（アルコール多飲、不適切な性的行為、衝動的行動、薬物依存）、家族との激しい言い争いや不和、衝動的行動をコントロールできない感覚、著しい睡眠不足などである。

助けを求めることを決断するのはとても大変なことである。常にほかの人の世話をする職務であり、集団で行動することを良しとする公安職員にとって、助けを求めることはきわめて非日常的で、とても困難なことが多く、幸運な場合には、自ら行動を起こし、必要な支援やカウンセリングを探し始めることになる。しかし、支援を求めることができない場合には状況は悪化し、上司が専門家の適切な支援を受けるように指示を出す事態となる。友人や信頼できる同僚が異変を察知し、必要な支援を受けるように助言する場合もあろう。しかし、周囲が変化に気づかなかったり、同僚が忙しすぎたり、助言をためらった場合、結果的に仕事に影響が出るまで事態は悪化してしまう。最悪の事態を避けるためには、以下のことに気をつける。

- **問題が生じていることを認識する。**自分で気づくこともあれば、友人や同僚が気づくこともあろう。決断を下し、行動に移す。
- **身近な、信頼でき、打ち明けられる人に話す。**心理学者や職場に勤務する心理士、または職場とは

関係のない支援者かもしれない。
- **現状に適切に対処し、支援を受けるために情報を得る。**図書館や、インターネットを活用して支援の受けられる方法を探す。国際クリティカルインシデントストレス財団や警察心理学（www.policepsych.com）のウェブサイトは、さまざまな記事や助けとなる情報を提示してくれるであろう。

個人情報保護

TEMSユニットは、個人情報を保護するための対策を事前にとらなければならない。TEMSユニットは個人の重要な情報を知りうる状態にあるため、傷病者の医療情報をできる限り確実に守るための方策を講じておく必要がある。米国における医療保険の相互運用と説明責任に関する法律（Health Insurance Portability and Accountability Act；HIPAA）によって、TEMSの行動が必ずしも制限されるわけではないが、守秘されるべき個人情報（診断や治療内容、生命予後など）の種別が、法令によって定められている。

一般的に傷病者の個人情報は、傷病者の治療に直接かかわる隊員のみが共有しているべきである。しかし、個人情報保護義務が守られない事態が起こりうる。共有される傷病者情報を必要最小限とすることによって、犯罪容疑者に個人情報が利用されて、さらなる危害の発生につながることを防ぐことができる。TEMSリーダーは、隊員が個人情報保護義務に反した場合にはどのような処分をどのように下さなければならないかを知っておく必要があり、その規定の内容について平時の訓練の際に隊員に十分説明しておく必要がある。それにより、チーム全員がいつどのような状況で情報の守秘をしなければならないのかを知り、共有することができるのである。

個人情報保護に関する訓練の際には、さまざまな状況を想定して話し合いを行う。犯人がSWAT隊員やバイスタンダーに危害を加えそうになったり、隊員が精神的な混乱やけがを負ってしまい業務の遂行に支障

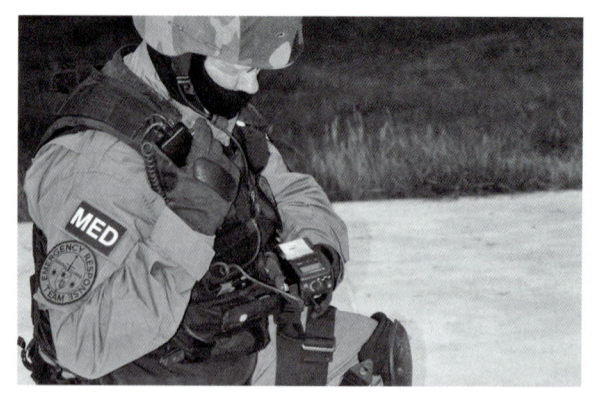

図2-9 傷病者の個人情報を守るために、無線通信で傷病者の氏名は伝えるべきではない。

をきたす可能性がある場合には、個人情報保護義務の例外となりうる。SWAT隊員の業務遂行能力に支障をきたす可能性のある健康状態の異常に関しては、できる限り早期に事態対処指揮官に伝えなければならない。

個人情報を確実に守るために、処置に直接かかわる隊員以外には個人情報を伝えてはならない。傷病者の親類や友人であっても傷病者の個人情報を教えてはならない。また、自分の家族や友人に、傷病者や事案に関することを話してはならない。SWATユニットのデブリーフィングで話し合われた内容や情報、特定の事案に関する図表、傷病者情報に関するレポートなどは個人情報であり守秘しなければならない情報である。

無線交信

作戦行動中に無線交信をする場合、傷病者の氏名は無線で伝えるべきではない（**図2-9**）。家庭用無線と同様、事態対処医療要員の無線通信も無線傍受装置により傍受することが可能であることを忘れてはならない。都市部では警察、救急、消防の無線を傍受している一般市民が実際に何千人といるのである。傷病者の氏名をどうしても伝えなければならない場合には、無線に比べて安全性の高い携帯電話や固定回線の使用を考慮すべきである。

まとめ

確認事項

- 適切な食事、運動、睡眠習慣を身につけ、健康的な生活を続けていくことで、精神的にも身体的にも健康な状態を維持することができる。
- 休息時間を確保したり、信仰や趣味をもったり、良好な交友関係を築くなどにより、ストレスの軽減を図り、ストレスレベルを低く保てるように努力する。
- 惨事ストレスマネジメント（CISM）とは、ストレスの強くかかるクリティカルインシデントに関して、SWATユニットやTEMSユニットが話し合いや、カウンセリングを通じた支援や必要に応じて治療的な介入を受けながら、ストレスの軽減を行っていくことである。
- 事態対処医療要員は、SWATユニットに対するサポートを行うなかで、精神的な要因によって起こるさまざまな問題に対しても支援を行う。

重要語句

アンカー睡眠
シフトローテーション時に、当番・非番の日にかかわらず、必ず特定の時間に最低4時間の睡眠をとること。

クリティカルインシデント
緊急対応を行う職員が現場で直面したり、またはその後に体験する事柄のうち、自らの中でうまく処理することができず、自身または他人に対して、きわめて強い感情反応を抱くようになる出来事。

惨事ストレスデブリーフィング（critical incident stress debriefing；CISD）
特別に訓練を受けたチームが主導し、外傷事案や凄惨な現場に出動したメンバーとともに仲間うちで行うディスカッション。

惨事ストレスマネジメント（critical incident stress management；CISM）
惨事ストレス反応に向き合い、反応を和らげ、心と身体の安らぎを取り戻す過程。

事後検証
事後に事案に対する対応を検証し、その事案から得られた教訓を生かして、その後の対応を改善するために行う。

心的外傷後ストレス障害（post-traumatic stress disorder；PTSD）
ある事案を原因として生じる遅延性ストレス反応。遅延性のストレス反応は、ある出来事に関するさまざまな問題が処理しきれていために生じる。問題が解決できないままでいると仕事の効率は低下し、家庭生活にも支障をきたすなど、短期のみならず長期にわたる障害を生じる。

睡眠不足
1日の睡眠時間が4～6時間の状態が数日続くと生じる。睡眠不足は、仕事の効率低下、運転中の居眠り、記憶力低下、感染、健康障害、睡眠障害などを引き起こす危険性を増加させる。

米国における医療保険の相互運用と説明責任に関する法律（Health Insurance Portability and Accountability Act；HIPAA）
1996年に成立した連邦法。EMSが関連するところでは、傷病者の医療情報の利用を制限し、傷病者の個人情報を侵害した場合には処罰を科すことを規定する法律。

第3章

SWATユニットの基本

学習目標

- SWATユニットのもっとも重要な使命を説明することができる。
- SWATユニットのさまざまな任務と出動基準を挙げることができる。
- SWATユニットが使う強行突入器具を説明することができる。
- SWATユニットが使う低致死性武器を説明することができる。
- SWATユニットが使う近距離衝撃武器を説明することができる。
- SWATユニットが使う電気的制圧器具を説明することができる。
- SWATユニットが使う圧縮空気技術を説明することができる。
- SWATユニットが使う長射程の発射体を説明することができる。
- SWATユニットが使う音響閃光弾（NFDDs）を説明することができる。
- SWATユニットが使う化学剤や発煙筒を説明することができる。

はじめに

　SWAT（Special Weapons and Tactics、特殊火器戦術部隊）ユニットとは高度に訓練された活動部隊で、さまざまな緊急事態対応に専門性をもってあたる（図3-1）。SWAT隊員は、洗練された器具をもち、訓練を積んで法執行機関が対応すべきいかなる危険な状況においても対応できるようになっている。一般的に、任務は非常に複雑で危険性が高く、他の法執行官では手に余る事態に対して対応する。SWATユニットは危機的状況への介入部隊と救出部隊の両方の機能をもっている。また、介入とともに犯罪者グループとの交渉、説得も行う。

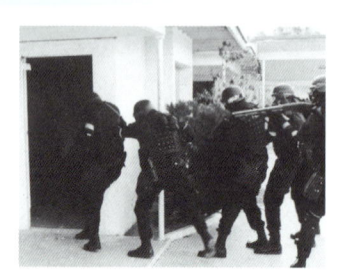

図3-1　SWAT隊員は、高度に訓練された法執行官である。

SWATユニットの使命

　SWATユニットのもっとも重要な使命は単に危険な捜査にとどまらず、重犯罪、立てこもり状況、人質解放、要人警護、テロリズムなどあらゆる危険な法執行作戦を計画し遂行することにある。SWAT隊員の候補者は、最低でも2年間の法執行の常勤での実地経験をもって事態対処運用基本コースへの参加資格を得なければならない。

　SWATユニットの目標は、不要な作戦上の負傷や死亡を伴わずに作戦を終了することにある。犯罪者による脅威を解除し、犯罪者を生け捕りにすることが作戦の最終目標となる。SWATユニット活動の最大の関心事は、被害者、人質、隊員の生命と安全を確保することにあり、それはSWATユニットなればこそできることなのである。事実、SWATユニット出動において95％は、最終的に犯人にも通りすがりの人にも、そして隊員にもいささかの負傷もさせることなく平和的解決に至っている。

各種活動

　SWATユニットは一般の法執行官では手に余る危険な事態において活動することになる。
　ほかにも以下のような事態が想定される。

- 危険な捜査：これには薬物や武器やその他危険な物質の捜査も含まれる。
- ハイリスクな捜査令状による逮捕：重罪の被疑者で銃撃戦やその他、逮捕時に抵抗が予測される場合も含む。
- 武装し危険で犯罪的である立てこもり犯：米国メリーランド州アナランデル郡警察によると、立てこもり犯とはしばしば物理的に構造物や乗り物を要塞化したりすることによって警察の突入を阻み、投降に抵抗する犯罪被疑者をいう。立てこもり犯は武器を所持している場合も、所持が疑われる場合も、武装が不明な場合もありうる。
- 立てこもり事案：メリーランド州アナランデル郡警察によると、犯罪被疑者ではないものの、法的に法執行機関が介入すべき事例で、しばしば自傷、自殺行為を伴い、公開された状況での自己破滅願望をもち、しばしば精神的な基礎疾患を有する者がいる。多くは武装していないが、武装している場合もあり、SWAT隊員や事態対処医療（tactical emergency medical support；TEMS）ユニットにとって潜在的に非常に危険であるともいえる。
- 人質事案：被疑者がたまたまその場所に通りがかった者を監禁する場合であり、法執行機関との交渉に利用するものである。例えば、銀行強盗が5人の従業員と2人の客を金庫に閉じ込め、彼らの要求が通るまで閉じ込めたままにするようなケースである。
- 爆発物や銃器を持った自殺願望者：残念ながら情緒不安定な自殺願望者が、火器や爆発物をもった場合、法執行官に銃口を向けたり爆発させると脅すこともあり、法執行機関による適切な実力行使が要求される。
- 銃乱射事件：職場や作業所、学校において被疑者が、たまたまその場所に居合わせたバイスタンダーに対して、火器を乱射する場合である。法執行機関による緊急対応が要求される。
- 暴動、騒乱：なんらかの抗議、主義主張の示威行動が騒乱や暴動に発展することがある。例としては1992年のRodney King（ロドニー・キング）事件がある（**図3-2**）。
- マスギャザリング（大規模な集会・催し）：政治的な会議、スポーツイベント、デモは暴徒化する可能性がある。
- 要人警護：SWATユニットは、警護車列を組んで、いわゆるVIPの警護にあたることもある。政界の重要人物（米国大統領、各国首相など）、著名財界人、有名芸能人、富豪に至るまで対象の幅がある。
- 麻薬密造所の襲撃：メタンフェタミン（覚せい剤）密造所は米国でも引き続き増加の傾向にある。これらの非合法な工場は発がん性のある原料や副産物も持っている。
- 脱走犯の捜索：受刑者や未決囚が監獄や拘置施設から逃走することもある。脱走犯の捜索は都市部でも人里離れた場所でも起こりうる。再犯のリス

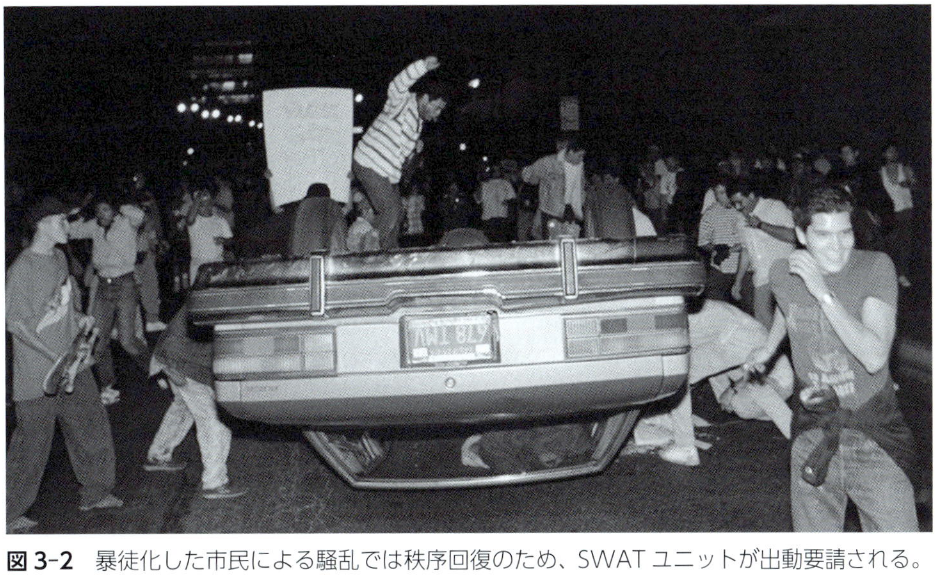

図3-2 暴徒化した市民による騒乱では秩序回復のため、SWATユニットが出動要請される。

クが非常に高い。
- 爆発物の脅威：人込みの中で爆発物の可能性がある荷物が見つかった場合、警察の爆発物処理班により無害化（処理）されなければならない。手製爆弾（improvised explosive devices；IED）や爆破予告電話に対応しての捜査の場合もある。
- 国家的安全保障事案：政府や州行政機関に対する直接の脅威。化学兵器、生物兵器、核兵器関連や複数のテロリストによる同時多発攻撃などが含まれる。
- テロリストによる事件：単独狙撃犯から人質をとって爆発物やマシンガンで大量殺戮をする複数犯まで、報道機関にテロ攻撃であることを広く報道してもらわんがために時機を選び、できるだけ多くの人を狙って行う。

武器と器材

危険な事態対処現場において安全を担保するために、多くのSWATユニットはピストルやライフル類（カービン銃、ショットガン、ライフル）、低致死性武器（警棒、殺傷能力の低いビーンバッグ弾、スタンガンなど）を持っている。大部分のSWAT隊員は最低でもナイフ1本とその他のバックアップの武器を持っている。加えて化学性の武器も、厳しい状況を安全に解決するために配備されている。

自分の担当するユニットの火器や武器に関して熟知しておくべきであるし、安全化についても習得しておくべきである。一般的には突入チームは、M4式カービン銃のM-16や口径.223のAR-15ライフル、5.56mm NATOカートリッジ、40 S+W、9 mm弾を持っている。このほかにもHecker & Koch MP-5サブマシンガン9 mm弾が使われることも多い。射撃手は手動式遊底式かセミオートマチックの口径.223、.308その他のライフルを使っている。多くのSWATユニットは、4〜6種類の異なるライフル類と8〜12種類のピストルを持っている。最低限でもこれらの銃の安全装置の操作方法とマガジンの外し方、理想的には万一必要に迫られた際のためにこれらの武器の使い方についても知っておくべきである。これは法執行官でなく、法執行官としての教育を受けていなかった場合にもいえることである。第5章「火器の安全化と狙撃術」で火器の安全化担保に関して詳しく解説してある。

強行突入器具

それぞれのSWATユニットはさまざまな強行突入器具や防護装備、偵察用具を持っている（図3-3）。詳しい内容は作戦の機密保持のためここでは解説できないが、任務遂行のためには、これらのさまざまな器具について、いずれ学ぶことになるであろう。

これらの器具は、有用ではあるがSWAT隊員や被疑者を負傷させうる。こういった負傷の評価と治療に関しては、本書第2部「損傷の評価と管理」に記載してある。

強行突入器具は、ドアから突入するための単純な重い金属製のラムから鍵やヒンジを破壊する特殊な専用弾薬を装填したショットガンや爆発物まである。ガソリン発電機を用いた電動丸鋸も使われる。また必要に応じて金属切断トーチを使って侵入路を確保することもある（図3-4）。

ドアに使うラムは重さと力でドアを破る器具である。これらの重い器具は不適切に使用すると筋骨格系に外傷を生じさせる（図3-5）。鍵やヒンジを破壊する特殊な専用弾薬を装填したショットガンによる突入では、小さな飛翔物による傷や眼外傷を生じやすく眼の保護は必須である。爆発物による突入では爆弾の破片による外傷やまれには爆傷を負うこともある。丸鋸では飛んできた高温の金属片でやけどを負ったり、飛び火したりすることもあり、また高速度で飛んできた破片により眼外傷を負うこともある（図3-6）。これ

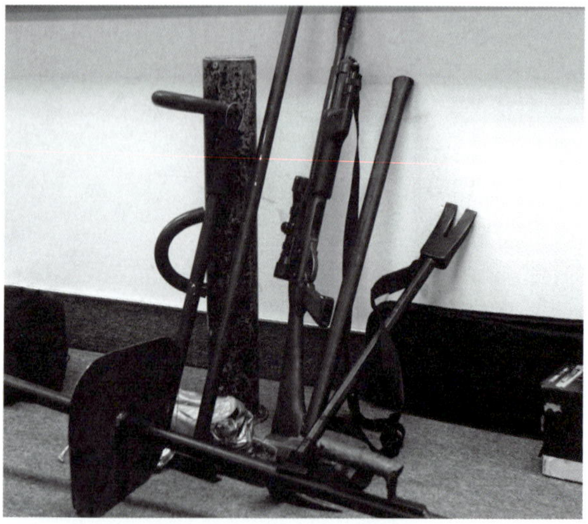

図3-3 突入用ショットガンやその他の戦術的突入器具は、屋内にSWATが強行突入する際に使用される。

第3章 SWATユニットの基本

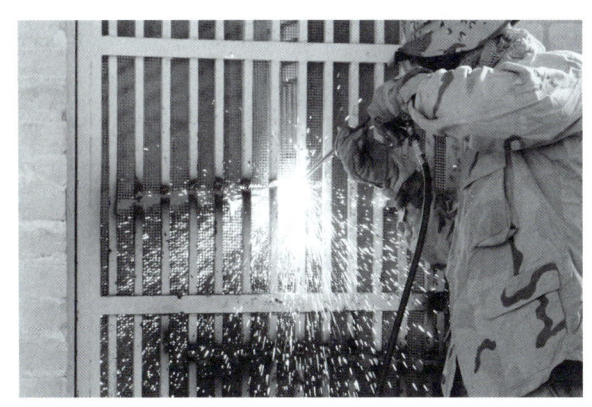

図3-4 SWATユニットは建物内に突入する際、金属製の障害物を迅速に切るため、金属切断トーチを使う。

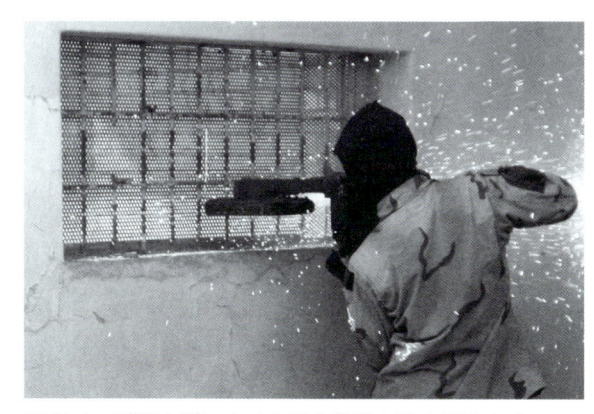

図3-6 電動丸鋸により金属の障壁を除き侵入する。

ら突入のための器具使用時には、眼と耳の防護は必須である。

1階の窓はしばしば大きな金属機器を使って破壊される。残ったガラスの端を除いてきれいにして突入路を安全にする。これは、「破壊し、かき払う（break and rake）」という言い方をする。裂傷や眼外傷はこういったときに生じるので、腕まで覆う皮の手袋や眼保護具によってSWATユニットおよびTEMSユニットを守る。

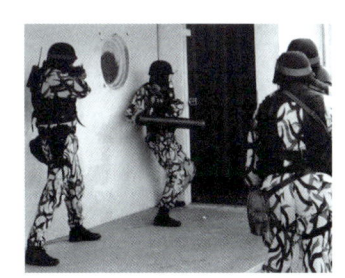

図3-5 ドアの鍵をラムで破壊して迅速に突入できるようにする。

SWATにおける爆発物による突入への留意点

SWATユニットの突入チームは、爆発物により突入路を確保し、銃眼、監視孔を確保する。このようにして、チームの突入を可能とし、ドアや壁の向こうの内部の様子を観察することができる（図3-7）。爆発物を使ってドアを開けたり壁に穴を開けることは、被疑者を圧倒して、SWATユニットを迅速に突入させ、かつ迅速に人質を救出し、ひいては危険な被疑者を迅速に無力化、逮捕することができる。

爆発装置は、雷管、導火線、各種高性能爆薬、爆発物を適正な場所に向けて穴を開けるために金属や液体を使った装置からなる。最大限、犯人を圧倒し突入チームの力を高めて任務を完遂するため、正確な時間に爆発させるよう遠隔装置（空気、ストロボ、電気を使ったもの）も使われる。

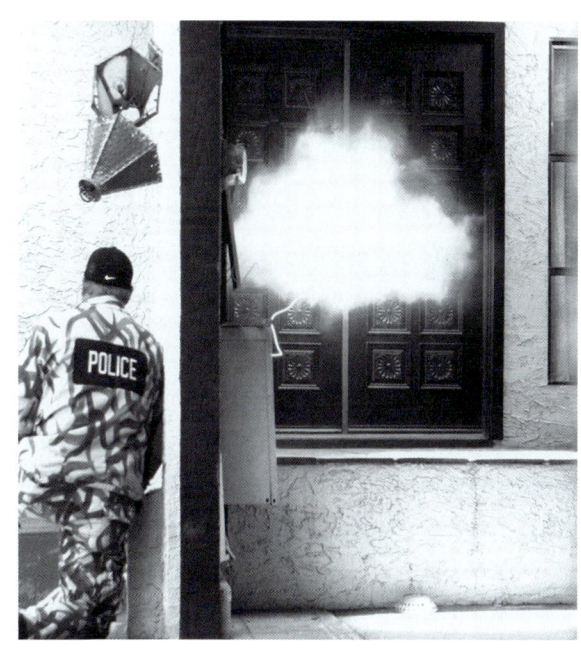

図3-7 SWATユニットはしばしば突入のため、爆発物を使う。

外傷は近くのSWAT隊員のほか、爆発物を仕掛けた場所に近寄りすぎた者に起こりうる。爆傷は、まず空気の入っている身体的構造物、すなわち鼓膜や肺の損傷、腹腔内出血や腸管破裂を引き起こす。そのほかにも、クラッシュ（圧挫）症候群や飛んできた破片による外傷、熱傷、眼外傷などが起こりうる。また、中毒を起こす危険な化学物質にさらされることもある。近年のSWATユニットが使う爆発物は危険なものであり、容易に致死的な外傷や死をもたらす。

低致死性武器

低致死性武器は、望ましくない状況にSWAT隊員をさらす危険を低減しつつ被疑者を無力化するために使うものである。通常、このタイプの武器は身体を貫

通することはないが、例外として小さな釣り針型のプローブを撃つスタンガンがある。昨今、低致死性武器は法執行機関においてより使われるようになってきており、新しいデバイスや改良されたデバイスも次々に現れている。困難な状況打開のためにSWAT隊員によって使われていたこれらのデバイスは、最近では巡査にも日常的に使われるようになってきた。

現在、SWATユニットではこのような低致死性武器をクリティカルインシデントの作戦に組み入れることは標準となっている。低致死性武器によって多くの市民の生命が救われ、SWAT隊員にとっても被疑者にとっても致命的な接近戦や外傷が減る結果となっている。

低致死性武器がなければ法執行官は、火器によって致命傷を与えるような、より攻撃的な手段に頼らざるをえない。「低致死性」という言葉の意味は、これらの武器は身体を大きく傷つけることなく被疑者を無力化し、制御下におくように作られたものではあるが、まれには被疑者が死に至ることもありうる、という意味である。

低致死性武器による傷害を正しく認識し、対応できるようにすべきである。すべての治療は負傷者の全身的評価に始まる。病院やその他の医療機関への搬送はケースバイケースで考えられるべきである。これらの外傷の評価と治療に関しては、第17章「銃創、爆傷、低致死性兵器」で詳述する。

近距離攻撃用武器

近代的な法執行官は、人々を法令順守させるために、他にもさまざまな武器を持っている。もっとも単純な武器は拳や手掌根部で、被疑者を打撃できる。肘、膝による攻撃や頭突きも行われる。いくつかの法執行機関では鉛の手袋や、サップスといわれる鉛を詰めた皮の棍棒を正式採用している。法執行官が近距離用の武器である拳銃や補助的な武器を持っている場合、「無防備」であるとはみなされないが、もしも被疑者がそれらの武器を奪えば、致死的なことになる。

もっとも一般的な護身具は、ASP（Armament Systems and Procedures社製）といわれる伸縮警棒である。この警棒は常にベルトに装着されていて、すぐに取り出せるようになっており、手首のひと振りで音を立てて伸びるようになっている。この動きと音によって、被疑者の動きを止め指示に従わせるようにする（図3-8）。

その他の護身具には、木製警棒やその進化形のMonadnock® Side Handle（PR-24）という2フィートの長さの警棒で直交する持ち手が端に付いている警棒がある。このPR-24にはさまざまな使い方がある。これらの護身具や武器は、法執行官や事態対処医療要員（tactical medical provider；TMP）であっても、適切なトレーニングを受け許可を得ないと所持、使用できない。もし、使用が許可された場合には、正しい打撃部位を理解し、頭部、頸部、性器など打撃を避けるべき部位についても知識がなければならない。攻撃的な武器は防衛に使うものであり、被疑者を拘束し指示に従わせる手段として一撃を与えるために使うものである。

電気的制圧器具

スタンガンは、低致死性の武器のうちでもよく使われる武器で、電気信号によって神経と筋を無能化させることによって、筋肉を動かせなくするものである。スタンガンには2種類あり、携帯型の電極を直接接触させて電流を流すものと、圧縮窒素でピストル様に電極のプローブを35フィート（約10m）先まで飛ばすものがある。これらのプローブは、着衣や皮膚に突き刺さり導線によって本体とつながり、低電流高電圧の刺激を与える。TASER®は電気的制圧器具のなかではもっとも市場に出回っているTASER International社製の製品である。TASER®の刺激は80〜125 μC（マイクロクーロン）で5秒持続する（いったん引き金を引くと5秒刺激が持続する）。この刺激により制御できない筋収縮に至り、まともに筋肉を動かせなくなる。

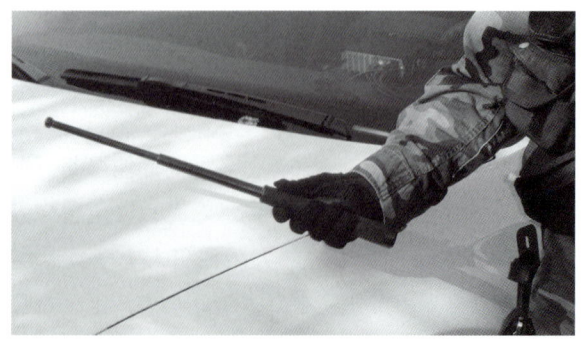

図3-8　伸縮性特殊警棒は広く携帯されている護身具である。

この過程は痛みを伴い、被疑者は痛みに耐えかねて、そのまま卒倒することが多い（**図3-9**）。

圧縮空気技術

ペイントボールや圧縮空気技術は、最近の20年間でその重要性を増してきた。SWATユニットでは、年々使用例が増えてきている。口径.68のペイントボールや撃たれた場所がわかるように塗料で色付けした液体を充填したプラスチックの模擬弾Simunitionが実際的戦闘訓練では用いられる。最近は数社が法執行官のための特製弾を供給している。ガラス弾という窓を割り、屋内立てこもり犯の注意をそらすためのものもある。

口径.68のプラスチック被覆弾には、オレオレジンカプシカム（oleoresin capsicum；OC）（催涙スプレー成分）、もしくはより新しいN-ペラルゴニルバニリルアミド（pelargonyl vanillyamide；PAVA）カプサイシンⅡを使ったものがある。これらの弾は、あらゆる粘膜、眼、肌にひりひりする刺激を生じさせる。OCは法執行官がベルトに装着している缶入りのものと同じである。機動隊やパトロール隊、SWAT隊員、刑務官は、人々を法令に従わせ、不適切な行動を止めるため、これらの「ペッパーボール」を使う。ペイントボールマーカーや銃によるペイントボールと同様、これらはセミオートマチックの高圧エアランチャーで撃つ。プラスチックボールは衝撃で割れてOCの粉や液体がターゲットにかかり、眼、鼻、口の刺激症状を起こすことによって被疑者を従わせる。

安全のために
SWAT隊員が低致死性武器の適応と思われる被疑者に対応するときには、いつでも通常の武器が使えるように、常に背後に武装した隊員を配置しておく。

長射程の発射体

低致死性発射体には、ショットガンで使うビーンバッグ弾（**図3-10**）やゴム弾、木製弾がある。大部分はショットガンまたは長射程の武器として作られた39 mmか40 mmのグレネードランチャー（てき弾筒）で撃つ。初期のビーンバッグ弾は、#9鉛弾を詰めて縫った四角の布袋を入れたものであったが、現在のものは靴下を小さくしたような形で、弾道の安定と正確性を目的とした布製の尾がついていたりする。

ビーンバッグ弾の存在理由は、銃撃することで被疑者を遠ざけることと通常の火器よりも被疑者にとってより安全だということにある。ビーンバッグ弾は、多くのエネルギーを対象に与えるが、より広い範囲にエネルギーが分散されるので、それだけ深刻な穿通性外傷を起こす可能性が低い。衝撃で痛みを与え、被疑者が抵抗できないようにする。ビーンバッグ弾の製造元は、本来の標的である体幹部ではない、頭部、頸部、骨盤部に向けて使わないよう勧奨している。

音響閃光弾

音響閃光弾（noise-flash distraction devices；NFDD）は閃光性火薬による閃光と大きな音を生じる

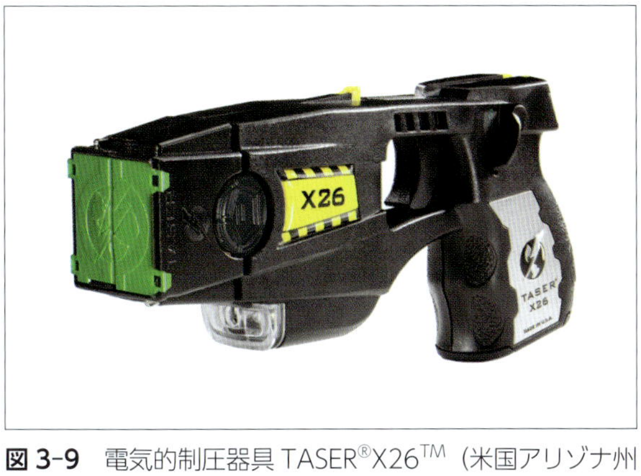

図3-9 電気的制圧器具 TASER®X26™（米国アリゾナ州スコッツデイルのテーザーインターナショナル社提供）

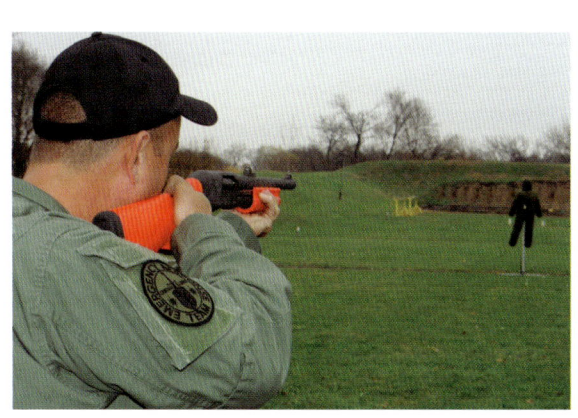

図3-10 低致死性武器として改造されたショットガン。散弾などの実弾を間違えて入れないように、わかりやすい色をしている。

ことによって、被疑者の動きを止め、気を散らせ、方角をわからなくさせてしまう。しばしば、フラッシュバングとも、閃光音響弾（flash-sound diversionary device；FSDD）とも呼ばれる。震盪グレネードというのは間違いで、正しく使われる場合、震盪は生じない。NFDD は数秒間、被疑者の動きを止めることができるので、その間により多くの突入チームの隊員を安全に室内に突入させ、事態に対処することができる（図 3-11）。Defence Technology®（Def-Tec）#25 はよく使われる FSDD で、およそ 100 万 cd（カンデラ）の光と 175dB（デシベル）の音を出すことができる。

低致死性化学剤

低致死性化学剤やガスは、事態対処現場ではしばしば使用される。化学剤の目的は致死的にならないように被疑者を無力化させることにある。群衆管理にも用いられ、立てこもり犯を投降させ、過激で攻撃的な被疑者を無動化し、煙を使って視界を遮る。化学剤は携帯スプレー、大きなエリアをカバーする噴霧器、グレネード（手榴弾）、ペイントボール、12 ゲージショットガン、39 mm もしくは 40 mm 弾などさまざまな方法で散布される。

弾道の偏差、風向き、被疑者の健康状態、個人や群衆の動きなどを、事前に確認しておく必要がある。被疑者が教育を受けており、用意周到であれば、例えば濡れタオルで顔を覆うであるとか、ガスマスクを使って化学物質への曝露を防ぐ手立てをとり、化学剤の効果を下げる。化学剤が致死量を上回る濃度になったり、部屋の中の酸素濃度が低くなるほど化学剤が使われれば、死亡者が出る可能性がある。よく使われるのは、オレオレジンカプシカム（OC）、2-クロロベンザルマロノニトリル（CS）、塩化フェナシル（CN）、ヘキサクロロエタン（HC）などである。

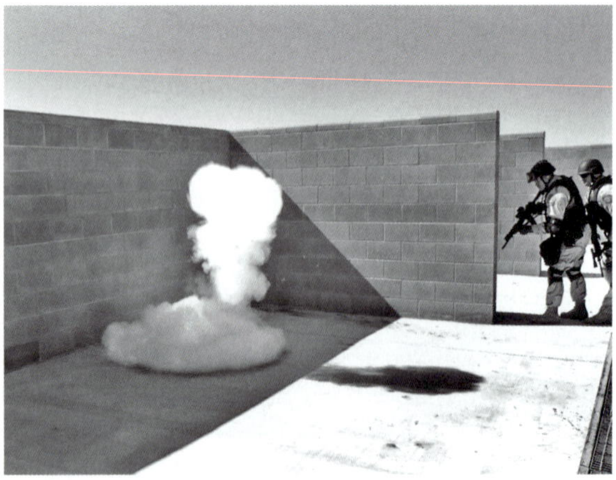

オレオレジンカプシカムスプレーはカイエンペッパーの派生物である。1973 年から使われており、炎症剤に分類される。100% 有効ではないが、暴力行為や、被疑者を命令に従わせるにはしばしば有効である。若干のヒトやイヌには無効であることが知られている。また、情緒不安定者には基本的に無効である。

OC は法執行官にとって、標準的でもっとも一般的な化学剤である（図 3-12）。即効性の流涙、不随意の閉眼、気道浮腫、粘液増加、激しい顔面の灼熱感、協働運動不全などの症状が出る。OC は、髭剃り後や色白の肌、日に焼けた肌ではより効果が高く出る。症状は 30 分ほどでしだいに寛解し、慢性症状は通常ない。ごくまれにアレルギー反応を起こすか重症気管支喘息でなければ、致死的にならない。

いくつかの OC 剤には、マーカーとして染料が配合されている。これにより正確な被疑者の特定ができる。また、いくつかのものはアルコール基剤であり、火がつけば、被疑者の衣服や皮膚を燃やすことになる。そのため火気に近い場所や、スタンガンその他の電気的制圧器具が使われている際にはアルコール基剤のものは使用を避ける。

OC 剤は、噴霧器、液体スプレー、あるいは泡剤として散布される。OC 剤は、個人を対象にする場合に比べると群衆に対する使用は適当でない。散りぢりにさせるというよりも、作用が早いので、その場で倒れてしまう。OC 剤は催涙ガスが配合されていることもある。

塩化フェナシル（phenacyl chloride；CN）催涙ガス（CN 剤）は催涙ガスの一種で、エアロゾルとして手榴弾などで投射される。鼻の刺激、流涙、皮膚の灼熱感、不随意の閉眼を呈する。1,000 人に 1 人の割合で、この剤に対するアレルギーがあるといわれ、めったに使われない。

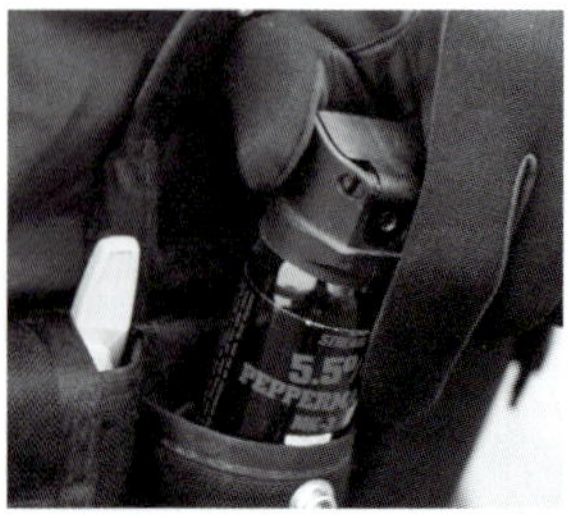

2-クロロベンザルマ

図 3-11 NFDD は、花火のように爆発するが、閃光と 170dB の音を発して、被疑者たちを陽動する。

図 3-12 OC スプレーは有効な低致死性武器である。

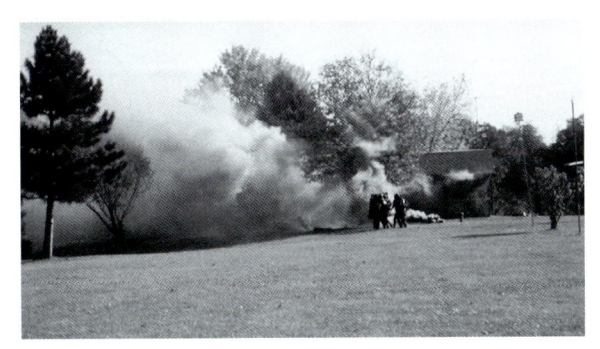

図 3-13 煙幕はSWAT隊員の侵入路を見えなくする。

ロノニトリル（2-chlorbenzalmalononitrile；CS）催涙ガスは、強力な催涙・刺激剤である。細かな黄色の粉状で、刺激的な胡椒のようなにおいがする。剤により鼻の刺激、流涙、不随意の閉眼、粘液分泌の増大を示す。唾液の過分泌や胸部絞扼感、パニック発作も起こす。

ヘキサクロロエタン（hexachloroethane；HC）は、発煙弾ともいわれ、さまざまな色に着色された固体である。煙のようなにおいで、煙幕として使われる（**図3-13**）。発煙弾やその他の煙剤は、事態対処現場では、被疑者に突入チームが接近するのを見えなくしたり、注意をそらさせたり、その他の戦術に用いられる。HC剤は、その他の低致死性化学剤とともに使われる。

発煙弾や同様の化学剤では固体に火を付けて使用するので、火事を起こしたり、熱傷を負うことがある。通常はグレネードの中で個体が燃えて剤が分散する。グレネードは非常に熱くなり、火花や炎が出るため、火事を起こすこともある。熱傷を防ぐため、グレネードが熱いうちは手で触れてはならない。とくに軍用グレネードの場合、煙を吸い込むと肺水腫を起こしたり、その結果心不全を引き起こす場合もある。

これらのガスは酸性である。煙を吸わないようにする。火災や煙の毒性、煙が室内の酸素と入れ替わってしまい酸素濃度が下がるといった危険があるため、発煙弾は室内では使ってはならない。

※**訳注**：本章の記載はあくまでも米国の現状とそれをふまえたものであり、わが国の現状とは異なるものと心得られたい。

まとめ

確認事項

- 現代的なSWATユニットは、高度に訓練された強健な法執行官であり、通常訓練を受けただけの法執行官では手に負えないような複雑で危険な任務に出動する。
- SWATユニットの目標は、不要な人命の損失やけがなしにユニット、人質、バイスタンダー、被害者の安全性を保ちつつ、特殊任務を完遂することである。実際に、SWAT出動事例の95%以上は、被疑者にも隊員にもけがをさせることなく平和的解決に至っている。
- SWATユニットは、危険な捜査、危険な逮捕、立てこもり、人質事案、自殺願望者、銃乱射事件、暴動、騒乱、マスギャザリング（大規模な集会・催し）、要人警護、車列警護、麻薬密造所の襲撃、脱走犯の捜索、爆発物の脅威、国家的安全保障事案、テロリストによる事件など、さまざまな任務にかかわる。
- 強行突入器具、防護装備、監視のための器具は、SWATユニットがビルや構造物に迅速に突入する助けとなる。
- 低致死性武器は、望ましくない状況にSWAT隊員をさらす危険を低減しつつ、被疑者を無力化するために使う。
- 警棒、ASP、PR-24や木製警棒は、制圧のための近距離攻撃用武器である。
- スタンガンなどの電気的制圧器具は、高い電圧の電気エネルギーで随意運動を行えなくする。
- 圧縮空気技術には、ガラス弾のように被疑者の注意をそらしたり、催涙スプレーのようなセミオートマチックの高圧エアランチャーのようなものがある。
- 長射程の発射体には、低致死性発射体としてビーンバッグ弾などのショットガンやグレネードランチャーで射出するものがある。
- 音響閃光弾（NFDD）は、170dBの大音響と白い閃光を生じる弾で被疑者の注意をそらせたり混乱させたりするものである。
- 低致死性化学剤は、一時的に群衆や被疑者を無力化する刺激物である。しかし、これらの化学物質は、重篤な副作用も起こしうる。
- 煙剤は、視界をさえぎって敵から身を隠すための剤で、吸入による障害とともに熱傷を起こしうる。

まとめ

重要語句

2-クロロベンザルマロノニトリル（2-chlorbenzal-malononitrile；CS）催涙ガス
強力な催涙・刺激性の化学剤である。細かな黄色の粉状で、刺激的な胡椒のようなにおいがする。

N-ペラルゴニルバニリルアミド（pelargonyl vanillyamide；PAVA）カプサイシンⅡ
刺激性の粉で、法執行機関において被疑者を命令に従わせるのに使われる。

圧縮空気技術
口径.68のペイントボール用の銃を使い、さまざまな内容を詰めた弾を撃つもの。もっとも多く使われているのがオレオレジンカプシカム（OC）で、粉状もしくは液状の刺激物で被疑者の動きを止めたり後退させたりする。

塩化フェナシル（phenacyl chloride；CN）催涙ガス
催涙ガスの一種で、エアロゾルとして手榴弾や投射体として用いられる。指示に従わない被疑者に対して確実に効果がある。

オレオレジンカプシカム（oleoresin capsicum；OC）スプレー
カイエンペッパーの派生物で炎症剤に分類される。被疑者を命令に従わせるために使う。

音響閃光弾（noise-flash distraction devices；NFDD）
閃光性火薬で閃光と大きな音を生じることによって、被疑者の動きを止め、気を散らせ、方角をわからなくさせてしまう。その間に突入チームの隊員を危険にさらすことなく安全に室内に突入させ事態に対処することができる。しばしば、フラッシュバングとも、閃光音響弾（FSDD）とも呼ばれる。

警棒
法執行官が被疑者を従わせるのに使うプラスチックもしくは木製の棒。

伸縮警棒
ASPとして知られている。低致死性の携帯用武器。

立てこもり事案
罪を犯しているとは考えられないものの、法執行機関が正式に介入する事案。しばしば精神疾患を伴い、自殺をほのめかしたり、自己破滅的行動をとる者が多い。

立てこもり犯
警察がすぐにはアクセスできないような、物理的に構造物や車両や要塞化された場所にとどまり、そこから出てくるようにとの警察の説得にも従わない犯罪被疑者。しばしば武装し、もしくは武装しているものと考えられるか、武器にアクセスできる場所にいるか、武器の所持が不明な場合もある。

低致死性武器
望ましくない状況に隊員をさらす危険を低減しつつ敵を無力化するように設計された武器。通常使用においては、TASER®などのスタンガンより飛ばした釣り針型の電極によるものを除けば、穿通外傷は生じない。

発煙弾
ヘキサクロロエタン（HC）は、様々な色に着色された固体である。煙のような臭いで、煙幕として使われ、作戦行動の目隠しとなる。

ビーンバッグ弾
鉛の小さな粒を包んだ袋の弾。指示に従わない被疑者に向けて撃ち、痛みや打ち身を生じさせ、被疑者を逮捕し、困難な状況を打開する。

要人警護
いわゆるVIPの個人警護。

第4章

事態対処医療要員の装備

学習目標

- 事態対処医療要員（TMP）の制服について説明することができる。
- 事態対処医療（TEMS）の隊員が装着すべき識別章や名札の重要性について説明することができる。
- さまざまな過酷な気象状況に対する装備品について説明することができる。
- 事態対処医療要員の事態対処用個人防護具と防弾具について説明することができる。
- TEMS特有の事態対処現場で使用する医療装備について説明することができる。
- その他、理解しておくべき医療装備について説明することができる。

はじめに

SWAT（Special Weapons and Tactics、特殊火器戦術部隊）や事態対処医療（tactical emergency medical support；TEMS）のユニットが適切な資器材を装備していなければ、事態対処を成功させることはできない。

SWATやTEMSの隊員は各自、いつでも求められた役割を遂行できるよう、準備万端でなければならない。事態対処医療要員（tactical medical provider；TMP）は、救命に必要となるさまざまな医療装備を携行する必要がある。

本章では、事態対処現場に携行する服装と装備について述べる。

事態対処医療要員の制服

一般的にSWATやTEMSの制服には、ポリエステルと綿の混紡で耐久性のある活動地域の気象にあった生地を選ぶ。出動服（battle dress uniform；BDU）のシャツとズボンには、厚手の冬用に加え、薄手で通気性のよい夏用がある。BDUの下に着るTシャツや下着は、黒か暗い色調のものが多い。下着はポリプロピレンやサーマックス®のような保温性に富み、汗の吸湿速乾性や断熱性が高いものでなければならない。そうすることで熱傷や凍傷を予防できる。綿は不適切である。火災や爆発に際して熱傷を最小限にするため、アウター（外衣）やインナー（下着）の生地に耐火性のあるノーメックス®を用いているSWATもある。

ほとんどの事態対処医療要員は、ともに活動するSWAT隊員と色もかたちも同じ制服を着ている。これは、危険度の高い任務における誤認を最小限にし、テロリストや犯人から事態対処医療要員がとくに狙われることのないようにするためである。また、同じ制服を着ることでチームとしての一体感が高まるという効果も期待できる。制服の外側やヘルメットに小さく控え目に医療チームである徽章〔スターオブライフ、ミドリ十字、カドゥケウス（ケリュケイオン）の杖など〕を着けて、現場

現場では

各地のSWATユニットにより差はあるが、隊員1人に対し、制服は1〜2着必要である。2着用意しておいて、1着は訓練用、2着目は実際の出動用としておくのがよい。

で彼らに近づけば事態対処医療要員であるとわかるようにしているSWATユニットもある。これらの徽章（パッチ）は、ベルクロ式で必要時には素早く取り外すことができなければならない。保安上の理由から、医療従事者が、それとわからないようにしているSWATユニットもある。徽章を着ける場合もSWAT隊員の徽章と似たようなものにして、医療者とわかる表示は小さく目立たないようにしておく（図4-1）。鮮やかな赤十字や、その他の目立つ徽章は事態対処医療要員を際立たせてしまうので、事態対処現場では適切ではない。

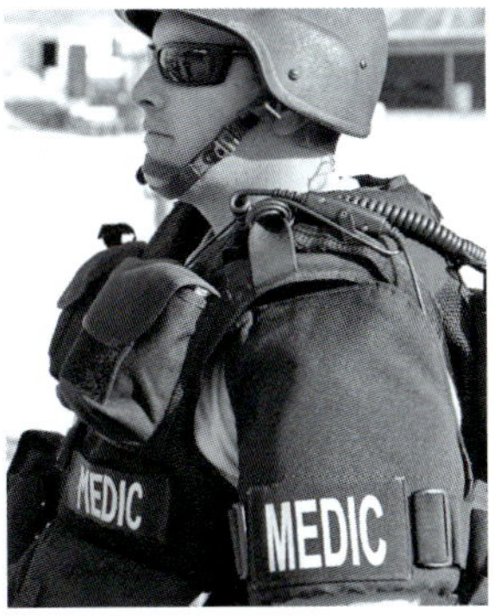

図4-1 徽章やパッチはSWAT隊員のものに似せて、事態対処医療要員が医療者であるとすぐにわからないようにし、必要時はすぐに取り外すことができるようにしておく。

追加の識別章

たいていの場合事態対処医療要員は、自分の所属する法執行機関の徽章を制服の上に着けて、どの機関の一員であるか適切かつ簡便に認識できるようにしている。これはとくに現場で複数の機関が活動している場合に重要である。徽章は制服の肩に着けることが多い。防弾ベストの上に着る外衣の前や後に表示することもある。その他名札などもどこかに着けている。事態対処医療要員はすべてのSWAT隊員をひとりひとり把握していなければならない。そのため、実際の出動中は通常、名札は役に立たない。

事態対処現場で使用する医療用ベストには、MEDIC、MEDやその他の事態対処現場の医療者であることを示す標識を着けることが多い。複数のSWATユニットに事態対処医療要員が対応する場合には、それぞれのSWATユニットごとに別の制服を着用するか、着脱式のベルクロの徽章を用いて、どのSWATユニットと行動を共にしている事態対処医療要員であるか、明確にわかるようにする。

過酷な気象に対する装備品

事態対処医療要員は、事態対処現場で予想される環境状態に合わせて、複数の制服を準備する。適切な服装であれば快適かつ安全に任務を遂行することができる。例えば、湿度が高く雨の多い気象に適した服装として、迷彩のレインポンチョやカッパ、雨覆いのついたバックパック、防水性の帽子などがあげられる。

過酷な気象条件に対する装備品は以下のとおり。

- 靴：防水で足音をたてない、足首を適切に固定でき、牽引力があって屋内外で使用できるもの。先の硬いブーツなどが爪先のけがを予防するために好まれる。
- 靴下：薄い吸湿速乾性のある裏地と厚手の外側の2層からなるもの。
- 下着：綿はブリーフ以外の下着には用いない。下着には化繊の吸湿速乾性のある素材を用いる。
- 寒冷地の服装：断熱性のある帽子、手袋、ネックウォーマー、断熱性のある上着、パーカー、ブーツ。気象条件に合わせて脱いだり着たりできるようできるよう、4枚重ねにしておく。
- 雨天時の服装：防水の制服、ポンチョかレインコートとレインパンツ。医療装備やバックパックが濡れないよう、防水バッグも必要。止血帯や包帯など、医療パックに入っているすべての医療資材は防水のバッグかケースに入れて密閉しておかなければならない。
- 暑熱地の服装：温度と湿度が高い環境では、軽く、非吸収性で、速乾性のシャツやパンツを着れば涼しくなる。リブ編みのシャツを防弾ベストの下に着る。帽子を日差し除けに使う。

寒冷地の服装

寒冷地の服装は防風・防水の4枚重ねがよい。重ね着をすることで、天候や環境条件の変化に対応できる。推奨される4枚重ねは以下のとおり。

1. 一番内側は、速乾性のある化繊の長そでで足首まで長い下着
2. 2枚目は厚手のパイル地の上着とズボン

> **安全のために**
>
> 制服の見えるところに名前を表示するかどうかは意見の分かれるところであるが、実任務中は被疑者や犯罪者、関係者との接触が多いことから、名前が見えているというのは不適切であろう。

3. 3枚目は非常に寒い場合で、ダウンか空気の層があって断熱性に優れたパーカーとパンツなど。
4. 4枚目、一番外側は防風・防水の上着とズボン。

断熱性の高い帽子をヘルメットの下に被っておくとよい。また、ネックウォーマーのような首に巻けるもの、フェイスマスクのように顔を覆えるもの、頭から首まですっぽりかぶる目出し帽（バラクラバ）なども有用である。断熱性と防水性に富んだ手袋と靴はとくに重要である。それでも寒い場合は、電気カイロや使い捨てカイロの助けを借りる。いついかなるときも、指先の感覚と機能を保っておく必要があり、例えばポケットにカイロを入れておけば手指を温めて、いつでも使えるように準備しておくことができる。

暑熱地の服装

暑熱地では、それに見合った服装をしなければならない。通気性がよく薄い色の服装、すなわち防弾ベストの内側にはリブ編みの素材を着て空気の循環をよくし、汗が乾きやすいようにする、身体を冷却できるような特殊な素材のシャツを着るなどの工夫をする。新しい素材のシャツは、汗をよく吸収して蒸発を早め、身体を速やかに冷却することで熱中症を防ぐ。

事態対処用個人防護具

事態対処用個人防護具（tactical personal protective equipment；TPPE）は、事態対処時に医療的な脅威と暴力的な脅威の双方から事態対処医療要員を守る（図4-2）。すなわち頭部外傷を防ぐための防弾ヘルメットも感染防御のためのニトリル手袋も両方がTPPEに含まれる。TPPEは実際の出動時はもちろん、訓練においても装着することが大切である。訓練で経験したようにしか行動できない。TPPEを装着して訓練をしていれば、実際の出動時においてもTPPEを適切に使いこなすことができる。

実働・訓練を問わず、常にTPPEを装着することで、外傷と感染を防ぐ。表4-1は標準的なTPPEの一覧である。第25章「危険物および不法薬物密造所」に危険物を対象とした特殊な防護装備の記述があるので参照されたい。

防弾ベスト

防弾ベストは小火器からの弾丸や破片を防ぐことができるよう設計されている。防弾ベストの形状や大きさは、予想される脅威（たとえば武器の種類・口径）と装着の仕方（外側から見えるように着るのか、上着の下に着込んで隠すのか）に応じて選択する。軍属ではない救急医療サービス（emergency medical service；EMS）や消防隊においても、犯罪多発地域への出動に際しては銃創を警戒して防弾ベストの装着を標準としているところがある。ほとんどの法執行機関において、要員の防弾ベスト装備は規則化されていることが多い。

軟性防弾衣は、ポリエチレン繊維でできており、制服の下に隠して装着するか、制服の上に装着して弾丸を防ぐ。軟性防弾衣の例としては、スペクトラ™（Spectra™、Allied-Signal社製）、ケブラー®（Kev-

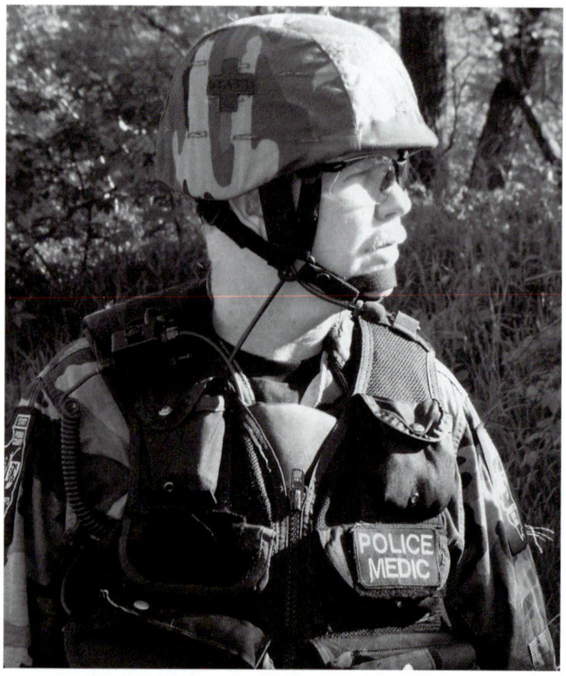

> **安全のために**
>
> 綿の服は着心地がよいが、寒冷および暑熱地においては使用しない。活動中に綿生地が大量の汗を吸ってベタベタになっている状態をさして、「綿に殺される」と表現する。寒冷地において濡れたシャツのまま長時間じっとしていると、低体温症をきたす。暑熱地で汗の蒸発が悪いと、熱がこもってしまい熱中症になりやすくなる。新素材の化繊の吸湿速乾性のある下着は一年中着られる。

図4-2　防弾ヘルメットと防弾ベストは事態対処用個人防護具の一部である。

表4-1 事態対処用個人防護具（TPPE）の一覧

- 肩当てのある防弾ベスト
- 防弾ヘルメット
- バラクラバ（黒）
- ゴーグル
- 耳栓
- 内側手袋
- 外側手袋
- 医療用防護具
- 膝当て
- フィルター式呼吸防護具（APR）
- 水筒、給水装置
- 強力な懐中電灯

APR：air-purifying respirator
Modified from Wipfler Ⅲ J and Greenberg M. Building a TEMS Team. The ITAO News. 2005; 1(4): 6-9. Reproduced with permission of the Illinois Tactical Officers Association.

lar®、DuPont社製）、トワロン®（Twaron®、AkzoNobel社製）などがあげられる。

米国司法省国立研究所（National Institute of Justice；NIJ）は防弾ベストを試験して、対脅威レベルに応じて分類し（もっとも低いタイプⅡAからもっとも高いタイプⅣまで）、どのような武器から発射された弾丸をどの防弾ベストであれば防ぐことができるのかを明らかにしている。軟性防弾衣の対脅威レベル別分類を以下に示す。

- タイプⅡA：銃身4インチ（約10cm）の小火器から発射された9mmフルメタルジャケット弾や.357マグナム弾、ソフトポイント弾に対して有効。ほとんどのフルメタルでない9mm弾、.44マグナム弾、12グレーンの00号バックショット弾など規準外の弾丸にもおそらく有効。
- タイプⅡ：タイプⅡAより頑丈で、銃身5インチ（約13cm）の小火器から発射された9mmフルメタルジャケットの規準弾のほか.357マグナム弾、銃身6インチ（約15cm）の小火器から発射されたソフトポイント弾に対して有効。12グレーンのショットガンのスラグ弾やさまざまな9mmフルメタルジャケット弾に対してもおそらく有効。
- タイプⅢA：16インチ（約40cm）カービン銃から発射された9mmフルメタルジャケットの規準弾のほか銃身6インチからの.44マグナム弾に対して有効。

特殊部隊員は防弾衣に防弾板を挿入することもある。これは鉄、セラミック、アルミニウム、チタニウムなどでできており、軟性防弾衣に挿入して体幹前面を補強する。防弾板は、以下の対脅威レベルに対して有効である。

- タイプⅢ：防弾板を挿入。M4やAR15といった一般的なライフル弾、センターファイアーのライフル弾に有効。
- タイプⅣ：もっとも防護レベルが高い。M1ガーランドなどのライフルから発射されたAP（徹甲）弾に対して有効。

タイプⅢやタイプⅣの防弾衣は、ライフルや初速の早いピストルの弾を防ぐことができるよう、頑丈な鋼鉄、セラミック板などが挿入されており、非常に重い。旧式のタイプⅣ防弾衣は重すぎて、一般的には使用されない〔全重量は40ポンド（約18kg）に及ぶ〕。新式の防弾ベストと防弾板は技術革新により軽量化が進んでいる。最新式になると、重量は17.5ポンド（約8kg）のものもあり、イラク戦争ではAK-47やSKSライフルといった自動小銃に対して有効性が証明された。

防弾衣のほかに、防刃ベストという防護具もある。もともとは刑務官が使用していたもので、ナイフや急ごしらえの武器（代用ナイフ）、スクリュードライバーのように先の尖ったものなどを防ぐことができる。NIJ基準0115.00の防刃ベストは刃物タイプ用とくぎタイプ用に分類される。

刃物タイプ用の防刃ベストは包丁やアウトドアナイフなどのような品質のよい刃物製品に対して有効である。このような武器はしばしば街中で見かける。くぎタイプ用の防刃ベストは更生施設の収容者が使うような即席の武器に対して有効である。特注の防弾ベストでなければナイフには有効でない。

安全のために、防弾ベストが必要である。連邦捜査局（Federal Bureau of Investigation；FBI）の分析によれば、銃に撃たれた場合、防弾衣を装着していれば生存率が14倍になる。法執行官はピストル、ショットガン、一部の自動小銃（SWATで一般的に使用されているMP5サブマシンガンなど）を防ぐことができるレベルの最低でもタイプⅡの防弾衣を装備することが望ましい。事態対処医療要員も少なくとも、レベルⅡの防弾ベストを装着すべきである。SWATユニットや多くのTEMS隊員は、重量はあるがより防護力のあるタイプⅢの防弾ベストを装備している。ライフル弾

> **安全のために**
> 防弾ベストでは、ナイフの貫通を防げないことがある。自分たちが装備している防弾衣の能力と限界を熟知しておく必要がある。

に備えて、セラミック板などを使用したタイプⅣの防弾ベストを装備することもある。

防弾ヘルメット

防弾ヘルメットは頭部を外傷から守る（**図4-3**）。ヘルメットは多くの職業の現場で使用されており、狭い現場や天井の低い構造物（装甲車両の出入り口など）で活動する際、ちょっと頭をぶつけたり擦り傷を負ったりするのを防ぐ。もちろん、最大の脅威は弾丸である。タイプⅢのヘルメットであれば、もっとも威力のあるライフル弾を除くすべての弾丸を防ぐことができる。タイプⅢヘルメットは爆発に伴う破片や、爆風、ナイフその他の武器による攻撃にも有効である。

ヘルメットが重く、大きいと扱いにくい。しかしながら、新素材とサスペンション機構を採用した新型のヘルメットは軽くて、より快適である。サスペンション機構により、ヘルメットの外側は適切な位置に固定され、頭部はヘルメットの内側に直接触れない。弾丸がヘルメットに当たった場合、しばしば跳ね返されるが、ヘルメットは内側に変形する。ヘルメットの内側と頭部の間に適切な隙間があれば、深刻な頭部外傷（意識障害、頭蓋骨骨折、その他の重症頭部外傷など）を回避することができる。

事態対処現場では安全を確保するために、たいてい遮蔽物の陰に隠れて行動するが、しばしば物陰や木の陰から覗いて敵をうかがう必要が生じる。このとき頭部の一部が危険にさらされる。また多くの頭部外傷は装甲車両への乗り降りに際して生じている。防弾ヘルメットはこのような状況で威力を発揮する。理想的なヘルメットは防弾性に優れ、軽量で、聴診器や無線機の使用を妨げず、4点支持で確実かつ快適に固定でき、防弾のフェイスシールドが付属している。フェイスシールドはヘルメットの前面に装着し、顔面を小石や破片から守る。

バラクラバ

顔面、頭部、頸部を保護するために、バラクラバを使用する（**図4-4**）。目的は3つあり、その第一は覚せい剤密造所の火災・爆発や化学火災からの防護（バラクラバがノーメックス®などの耐火素材の場合）、第二は防寒、第三はSWATやTEMSの隊員を被疑者やメディアから秘匿することである。もし被疑者に隊員個人が特定されてしまえば、将来復讐などの危険にさらされる可能性がある。ほとんどの出動は重篤な外傷を受けることなく終わるが、凶暴な被疑者に対しては事態対処運用にかかわる隊員の個人秘匿には十分に注意をはらう必要がある。

眼球防護（ゴーグル）

事態対処現場において、眼球の防護は非常に重要である。すなわち射撃や医療手技の実施に際して視野視力を適切に維持できるかどうかは死活問題にほかならない。視野視力が障害されるということはすなわち、

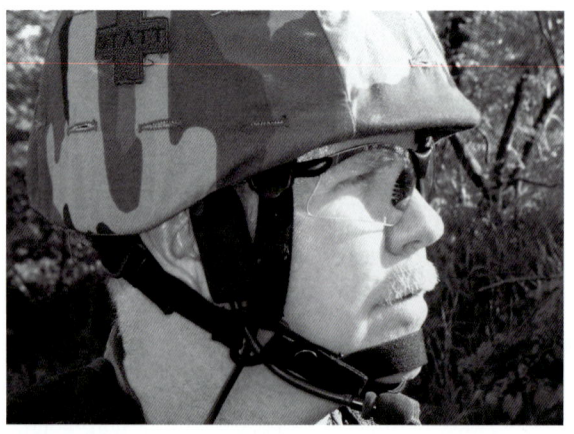

図4-3 防弾ヘルメットは弾丸、爆発、その他の破片から頭部を守る。

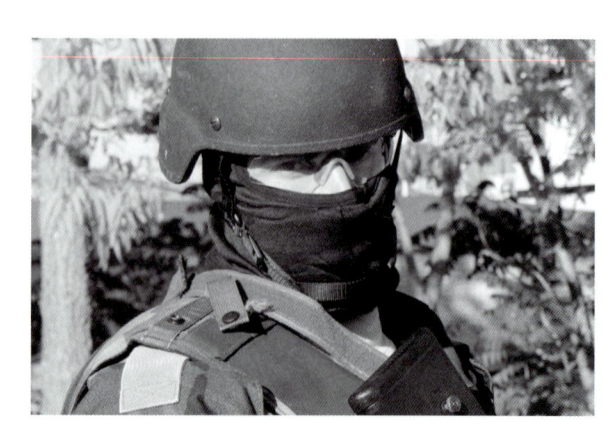

図4-4 バラクラバは顔面、頭部、頸部を保護し、隊員の個人識別を秘匿する。

SWAT ユニットとしての任務遂行ができないことを意味する。粉塵などの異物や外傷が原因で、SWATやTEMSの隊員が任務中に眼の痛みや視力の低下をきたした場合、任務の遂行は困難であり、不必要な外傷や死亡を招くことにもなりかねない。そのため、眼球の防護を決しておろそかにしてはならない。飛散防止性のあるポリカーボネート製レンズのゴーグルや眼鏡が、飛散物、粉塵、弾丸の破片、直接の衝撃その他の危険に対する目の防護具として非常に重要である。ゴーグルや眼鏡は事態対処医療要員にとって、処置中に顔にかかる血液・体液から眼を守るという意味もある。

眼を守るには2つの基本的な方法がある。すなわち眼外傷を予測して回避・予防することと、飛散防止性のある眼鏡やゴーグルを装着することである。理想的なゴーグルは、横方向を含めてすべての方向から飛んでくる飛散物から眼を守ってくれるものである。この観点からはラップアラウンド形状のゴーグルが効果的であるが、レンズ周辺部の視界がゆがむという欠点がある。防護ゴーグルは粉塵や真鍮のケーシング（薬莢。SWATの使用する武器から発生する）を完全に遮断できなければならない。またロープによるラペリング降下やパラシュート降下、突風への遭遇といった過酷な環境においても正しく顔面にフィットして、ずれないものでなければならない。また十分な大きさがあり、周辺の視野がクリアに確保できるものでなければならない。

レンズの色は環境に合わせて選択する。黄色、琥珀色のレンズは夜間の行動に適している。暗いレンズは明るい太陽光の下での行動に適している。暗い色のレンズはLEDを使った低致死性閃光弾に対する防護にもなる。物陰、木陰、建物の中などでの活動が予測される場合には、視界の妨げとなるので暗い色のレンズは使用しない。結局のところ、もっとも汎用性がある

> **安全のために**
> 破損や紛失に備えて、予備の防護用ゴーグルや眼鏡を携帯する。

のは、色の影響を受けず、暗くもなりすぎず、実際の視界が確保できる透明のレンズである。

新型の事態対処用ゴーグルはポリカーボネート製で飛散防止性に優れ、低速度または中速度の飛散物を防護できるものが多い。群衆整理や暴徒鎮圧の際には、ポリカーボネート製のフェイスシールドをヘルメットに取り付けて、小口径の拳銃弾や爆発物の破片に対し防弾性を高めることもある。ポリカーボネート製のレンズはクリアな視界を保ち、快適に目を防護することができる。

ゴーグルや眼鏡では、湿気で曇って視界が悪化することがあるが、これは安全上深刻な問題である。眼球防護具を含むすべての装備は、訓練において実際に使用してみなければならない。曇り止め剤（軟こうやスプレー）の使用を試み、さまざまな条件下で有効に機能するか確認すべきである。曇りがとれない場合、換気をよくすることで対応可能かもしれない。

防 音

事態対処医療要員は、銃声、音響閃光弾（noise-flash distraction devices；NFDD）やフラッシュバング、爆発物による突入などさまざまな大音響に繰り返しさらされる。例えば、多くのSWATユニットが使用している5.56 mm弾使用のメッサー4（M4）、アーマライト15（AR15）、M16ライフルなどの銃声はすさまじく、直後から持続する耳鳴りと数分に及ぶ聴力低下をきたし、長期にわたる聴覚への影響は避けられない。

消音装置なしでライフルを発射した場合、隊員は160～170 dBの大音響にさらされる。また、このような影響は屋内などの閉鎖環境において、さらに深刻と

> **安全のために**
> 太陽光などがゴーグルや眼球防護具に反射して、SWAT隊員の位置が被疑者に露見することがある。頬の側面までを覆うような形状カーブレンズにしたり、非反射性素材をフレームやレンズにコーティングしたゴーグルを使用することで、反射を押さえることができる。

> **安全のために**
> 視力矯正が必要な場合には、度入りの防護眼鏡が入手可能である。

なる。

大音響に繰り返しさらされると、そのたびに聴力は低下する。聴力の回復は望めないことが多く、大音響への反復的な曝露は累積して聴力低下をきたす。ついには聴覚を失うこともある。

聴力低下をきたすと任務遂行は困難となり、隊員を続けることはできない。事態対処現場で周囲の脅威を聞きとることは必須の能力である。無線や他の通信機器も適切に扱うことができなければならない。したがって、訓練中・出動中を問わず、常に適切な防音装具を装着し、聴力を守ることが非常に重要である。

防音には、いくつかの方法がある。小さな耳栓を指先で丸めて耳孔に入れると、中で膨らんで耳孔が塞がり、騒音を遮断できる。耳孔の型をした専用の耳栓を用いれば、より確実に音を遮断できる。

耳孔の型をした専用の耳栓では、プラスチックの部品を耳の穴と外側に装着するため、丈夫で何度でも使用することができる。

もう1つの方法は、ヘッドホンタイプのイヤーマフである（図4-5）。単純に着けるだけのものと電気的なものがあり、騒音を15～35 dB軽減することができる（図4-6）。

市販されている耳栓やイヤーマフには、騒音を電気的に一瞬でカットできるカットオフ機能を持ったものがある。聴力は通常か増幅されているにもかかわらず、銃撃や大音響にさらされる場合には、騒音を遮断できる。

多くの部隊において、訓練中は防音装具を使用しているが、実際の出動時には装着しないということが見受けられ、これは改めるべきである。騒音から耳を守りつつ、事態対処現場での聴覚も維持できるような新しい装具が次々と考案されている。

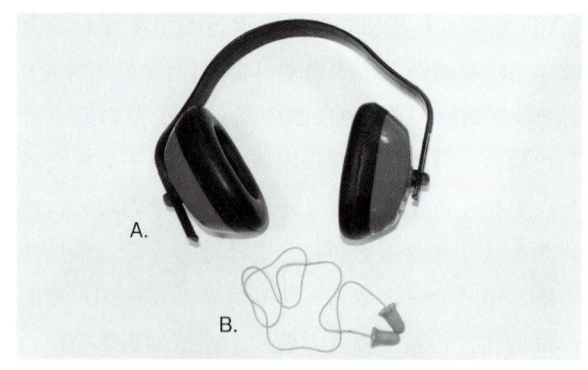

図4-5 2種類の防音装具。A：頭部に装着するイヤーマフ。B：耳栓

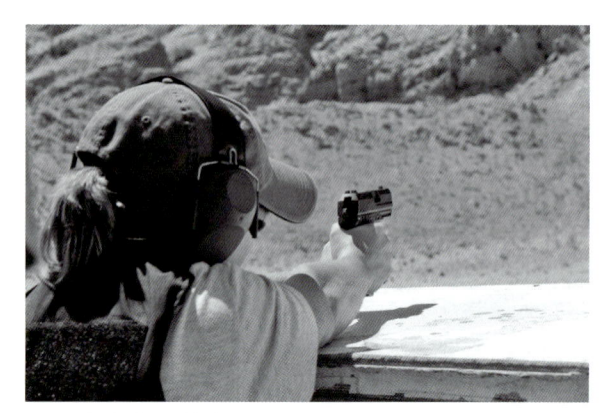

図4-6 頭部に装着するイヤーマフ

安全のために

無線が通じないまたは使えない場合に備えて、手信号を身につけておく必要がある。

電気的なイヤーマフには、無線機のスピーカーとマイクが内蔵されているものもある（図4-7）。これらの装具では、部隊の無線機に直接接続し、耳の防護、騒音のノイズキャンセリング、無線通信が同時に可能である。

電気的なイヤーマフはヘルメットや無線機との整合性がなければならない。より高額ではあるが、これらの装備は非常に有用で、SWATユニットで多用されるようになっている。

手袋

血液・体液に対する感染防御の手段として、手袋の装着は必須である。環境にもよるが、一般的にはニトリル手袋を感染防護用として出動中を通して装着する

安全のために

イラクやアフガニスタンからの帰還兵の多くが聴力障害に悩まされている。事態対処現場における大音響への曝露は避けられないため、SWATやTEMSの隊員は聴力障害をきたさないよう、防護策をとる必要がある。労働安全健康協会（Occupational Safety and Health Association；OSHA）の基準CFR1910.95「業務上騒音曝露」では、雇用者は騒音に関して聴力保全プログラムを策定するよう定めている。

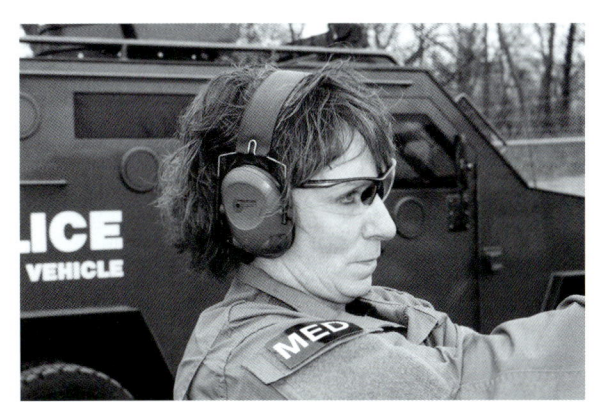

図4-7 イヤーマフには、大音響を電気的にカットオフできるものがある。

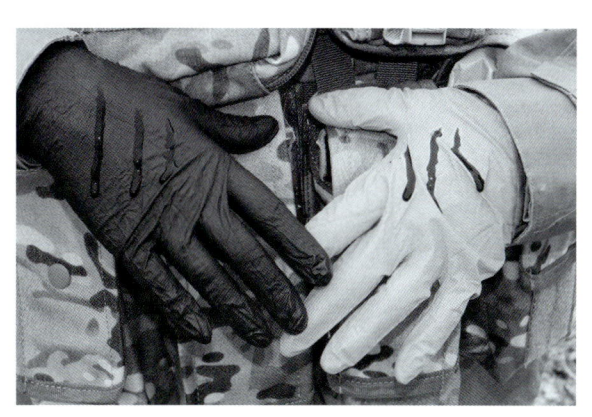

図4-8 暗い色のニトリル手袋では血液が目立たないという欠点があり、血液への曝露に気づきにくくなる。

(**図4-8**)。ニトリル手袋は、丈夫で化学物質に対する耐性にも優れ、暗い色のものもあって出動中に目立たなくてすむため事態対処医療要員に人気がある。

ニトリル手袋の上に、皮製、ノーメックス®製、防刃性のあるケブラー®製の手袋を装着する。2種類の手袋を重ねて装着することで、傷病者の捜索、武器の除去、衣服の除去などさまざまな事態対処現場の作業においても、内側の薄い手袋は、破れずにすみ、すり切れたりしない。一方、繊細な作業（静脈路の確保、その他の医療的な処置）が必要な場合には、外側の皮（または他の素材の）手袋を素早く脱ぐことで対応でき、内側のニトリル手袋は感染防御の役目を果たす。

寒冷地においては、大きいミトン型の手袋を用い、簡易カイロを中に入れて手を温める。簡易カイロは安価で4～6時間は使用でき、無毒である。寒冷地での作戦に際しては、簡易カイロを大量に用意して隊員に配布し、暖をとることができるようにする。

医療用防護具

被害者の医療処置を行う前に、まずは自分自身と仲間の安全を確保しなければならない。安全の確保には**個人防護具（personal protective equipment；PPE）**も含まれ、血液・痰・吐物などの体液を介しての感染を防護する。PPEを装着する場合には、標準予防策が参考となる。適切なPPEとして、効果的に頭や顔を覆うもの、眼球保護具、フェイスマスク（目・鼻・口への体液の飛散を防ぐ）が必要である。

先述したように、手袋は必須である。予防機能を高めるため二重に装着することが望ましい。内側の手袋は装着したままで、次の傷病者に移るたびに外側の手

安全のために

傷病者が感染性疾患に罹患しているか否かを外見から判断することはできない。すべての傷病者は感染源であるとの考えに立ち、常に適切な感染防護措置をとらなければならない。

袋を交換すればよい。

除染や出血の多い傷病者に対応する場合には、プラスチックまたは防水性のあるエプロンやタイベック®スーツを着用し、血液や化学物質が衣服の下まで染み込まないようにする。

防水ブーツか靴カバーも必要である。ゴアテックス®裏地の頑丈な皮製ブーツが水・血液その他の液体を寄せつけず、TEMSの活動環境にはもっとも適している。

隊員の皮膚に擦過傷や開放創がある場合には、任務の前に防水性のある被覆材で被覆して、創部を介した感染を防がねばならない。コロジオンは透明な軟膏で、擦過傷の被覆に有用である。オプサイト®などの透明シール材も使いやすい。

基本に忠実で適切な防護策を講じていれば、結核、肝炎、HIV（human immunodeficiency virus、ヒト免疫不全ウイルス）などの重篤な感染症への曝露を防ぐことができる。

膝当て

膝当ては膝を防護するためのもので、特に傷病者の処置にあたって、地面を這ったり、膝立ちで移動しなればならない場合に有用である。膝当ては地面に散ら

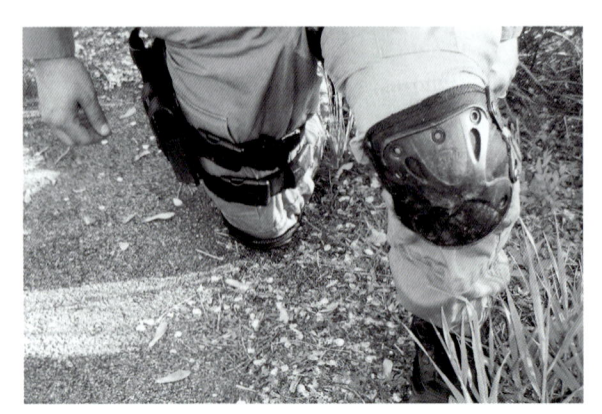

図4-9 膝当てにより、膝立ち移動に際して、疼痛・外傷の軽減を図ることができる。

ばっている血液や破片（石やガラス）からも身を守ってくれる。石やガラス片は予期せぬ外傷や血液曝露の原因となる（**図4-9**）。

腹這いで肘と膝をついた状態で移動したり、傷病者の処置をする場合には、膝当てに加え、肘当てを使用しているTEMSユニットも多い。

膝当てと肘当ては、ずれないように装着し、実際に事態対処現場で使う前に、必ず試用してみることが大切である。

硬いプラスチック製の部分やクッション材はもちろん、幅広の伸縮性バンドの部分も重要である。新型の肘当て・膝当てでは、外側は硬く、内側はジェル状で軟らかいものもある。肘当て・膝当ての装着によって、関節の可動域が制限されたり、循環障害をきたさないようにし、装着時間が長くなると痛みも伴うため、長時間の装着は避けるが、有用であることに変わりはない。

給水装備

給水装備は、脅威からの「防護具」として似つかわしくないように思えるかもしれないが、実はSWATユニットが必ず直面する脅威に対抗する唯一の現実的な手段なのである（**図4-10**）。

その脅威とは脱水と熱中症である。時間との闘いの中で全力を発揮せねばならず、ストレスが多く、危険であるというSWAT隊員の過酷な環境のためである。重い制服と装備のため、発汗による蒸発と熱放散は阻害され、熱中症の危険が高まる。

脱水になると、倦怠感、思考力の低迷が出現し、力が入らず、活動能力が著しく低下する。また、時には悪化して、より重症の熱中症を呈することもある。健康で若く、体力のある隊員であっても、熱中症を過小評価すると死に至ることもある。

軽度の脱水によっても活動能力は損なわれる。喉が渇いてから水を補給するのは間違いであり、遅すぎる。

軽度の脱水は、わずかな倦怠感や思考力の低下をきたす。SWATやTEMSの隊員が全力を発揮できるためには、早期の水分補給を行い、脱水を防がなければならない。

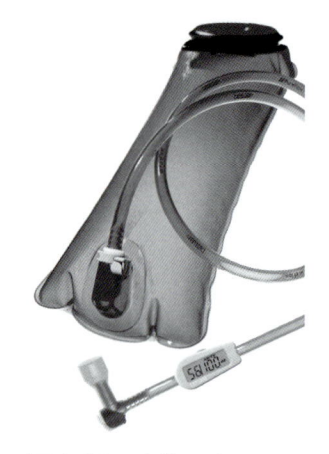

図4-10 水筒、キャメルバック（Camelbak®）式水筒を用いて、訓練中や作戦中の水分補給を行う。

事態対処現場における水分補給と熱中症対策のガイドラインについては、第22章「環境による緊急症」を参照されたい。

よくある失敗は、十分に水分を補給しないことである。この失敗にはいくつかの要因があり、排尿回数を減らしたいという気持ち、計画性のなさ、任務中は飲み水を携行する余裕がないこと、感染リスクに対する恐怖などがあげられる。人間の身体は、ストレス状況下でより多くの水分を必要とする。そのため任務遂行中の高度なストレス環境下における水分補給は、きわめて重要となる。

水とオレンジジュースの混合またはスポーツドリンクが電解質の補給によい。可能であればカフェインを含む飲み物は、利尿作用があり脱水を助長するため、避ける。

飲み物は冷たいほうが口当たりがよく、吸収も早い。

任務開始前に前もって水分を補給し、出動中も十分に水分補給して脱水にならないようにする。任務の山場では、1時間あたり1リットル以上の水分を補給することが推奨される。

このような環境下における事態対処医療要員の任務の1つは、SWAT隊員が速やかに水分を補給し、適切な電解質を補って、熱中症や脱水をきたさないようにすることである。

バックパック型やキャメルバック（Camelbak®）式水筒が一般的となりつつあり、すべてのTEMSユニッ

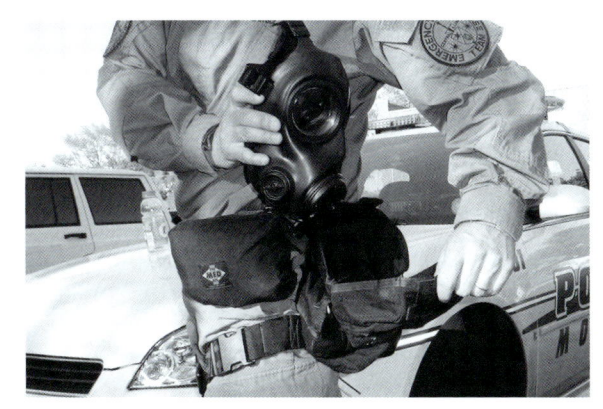

図4-11 APRにより化学剤を防ぐことができる。

トで常時使用されるべきである。

ガスマスク、フィルター式呼吸防護具

ガスマスクまたはフィルター式呼吸防護具（air-purifying respirator；APR）は、基本装備の1つで、常時、直ちに装着でき、着け心地がよく、効果的なものでなければならない（図4-11）。

SWAT隊員は、仕掛け爆弾や覚せい剤密造所の毒物、催涙ガスや法執行機関が使用する化学剤など、さまざまな化学物質に曝露される可能性がある。

SWATユニットによってガス（催涙ガスまたは他のガス）が被疑者の潜む屋内に投入されれば、被疑者と突入するSWAT隊員はすぐさま毒物に汚染される。緊急の医療処置が必要になったとしても、APRを装着せずに接近すれば、痛みと、流涙と、呼吸困難と精神的な影響で、満足な観察処置は不可能であろう。

APRを装着すると、若干の閉所恐怖感、呼吸の制限、意思疎通の障害を伴うため、使用に先だって十分な訓練が必要である。十分に訓練を行って、適切に空気浄化装置付きのフルフェイス型APRを装着することができれば、タンクローリーから化学物質が漏れたり、オレオレジンカプシカム（OC）や2-クロロベンザルマロノニトリル（CS）といった毒ガスが使用されて隊員が倒れているといったような危険な環境においても、医療処置を迅速かつ適切に実施することが可能である。

強力な懐中電灯と照明具

任務は、夜間や明かりの少ない屋内で実施されることが多い。事態対処現場で安全に作戦を遂行するために、隊員はあらゆる装備を暗がりで使いこなせる必要

> **安全のために**
> APRに矯正レンズを装着して、視力を確保することが可能である。

がある。

そこで、強力な懐中電灯や他の照明具、暗視装置やサーモグラフィーなどの出番となる。

照明にはいくつかの分類と使用形態がある。携帯型のライト、頭部やヘルメットにストラップで装着するタイプのライトなど。

夜間や弱光環境で照明具を使用する場合には、必ずSWATのインシデントコマンダーかリーダーの許可を得なければならない。照明の使用により、使用者の場所が特定されるからである。

暗がりでは、被疑者はSWATユニットの接近に気づいていないかもしれない。しかし誤って小さな懐中電灯を一瞬光らせただけで、恐ろしい結末を迎えることになるかもしれない。照明具を使用する前には、現在の状況と作戦を必ず確認しなければならない。

照明具は複数準備すべきである。少なくとも携帯型と頭部装着型の強力な懐中電灯を2組ずつ。武器に装着するタイプのライトは武器の一部として扱い、事態対処医療要員の照明具として使用したり、事態対処現場の照明手段としては用いない。

赤または青のレンズを懐中電灯の1つに装着しておく。夜間視力を維持しながら弱光環境で隠密行動をとる際に有用である。SWATユニットやTEMSユニットは、暗視装置やサーモグラフィーを活用して、弱光環境での事態対処運用に役立てるべきである。

暗視装置

暗視装置にはいくつかの種類がある。事態対処医療要員にとっても暗視装置は有用であり、脅威の近くにいて照明が使用できない場合に傷病者を観察したり、遠くから傷病者を評価することができる。

暗視単眼鏡、暗視双眼鏡、暗視ゴーグルなどをSWATユニットは使用している。これらの装置はかすかな赤外線光かわずかな明るさを必要とするが、実際のところ星明かりさえあれば、数百ヤード（2〜300m）離れても対象物や人物を識別することが可能であ

事態対処療法 Tactical Medicine Essentials

> **安全のために**
> 赤外線マーカーは、SWAT隊員を暗がりで識別するのに有用である。小さな赤外線ライトのマーカーを肩またはヘルメットに装着して光らせておく。

る。

暗視単眼鏡を用いれば、もう片方の目で暗がりを同時に確認することができるため、傷病者に安全に近づいたのち暗がりの中で、挿管、静脈路確保といった手元での医療処置をもう片方の目の助けを借りて行うことが可能である。暗視装置を使えば、倒れている隊員を離れたところから観察評価することもできる。

赤外線ライトは、人間の目には見えないが、現場を照らし出し、400ヤード（約366 m）離れていても対象物や人物を識別することができる。

サーモグラフィー

サーモグラフィーは、人物や発砲が発する熱をとらえ、温度が高いほど画面上により白く表示する。捜索救助や逃亡犯の追跡に際して、サーモグラフィーを使用すると、森や草原の中から人間の温度を素早く探知することができる。消防はサーモグラフィーを多用している。屋内の温度の高い場所を特定し、煙が充満した部屋の中からの要救助者捜索を指揮するのに役立つ。

新型の装置は非常に小型化されており、片手で携行できる。非常に感度が高く、かすかな温度の違いも感知できるため、捜索救助はもちろん市街地や森林地帯での被疑者捜索にも威力を発揮する。被疑者を容易に発見できるため、夜間作戦の安全性が非常に高まる。SWATやTEMS隊員は、サーモグラフィーの助けを借りて、被疑者や傷病者の位置を探し出すことができる。

基本的な医療装備—4レベルシステム

救急医療に必要となる医療資器材の種類と量にはいろいろなバリエーションがあり、医療資器材を現場に持ち込む方法もTEMSによってさまざまである。

所属する機関の標準に従う。必要な医療装備は、事態対処医療要員の訓練レベル、経験、技量、携行できる大きさ、任務の種類、最悪の場合の想定傷病者数、医療支援態勢、緊急離脱や緊急後送が必要となる可能性、医療処置の継続見込みなどにより変化する。

医療装備が多すぎると、事態対処医療要員はすぐに疲弊してしまい、倒れている隊員を建物から搬出できなくなってしまうかもしれない。

逆に、小さなウエストポーチに最低限の医療装備しか携行せずに多数傷病者のいる大きな建物に侵入してしまうと、すぐに装備が足りなくなって補充が必要となる。戦闘が長引いて負傷者を速やかに離脱させられない場合は、なおさらである。

慎重に計画を立てて現実的に、また個人の好みも入れて、どのような医療装備を携行するか決定する。

以下は「TCCC（tactical combat casualty care）」の概念（第11章「事態対処現場での傷病者評価」参照）に基づく4レベルシステムで、世界中のTEMSユニットで採用されている。

- レベル1：SWATとTEMSの隊員両方が個人で携行する外傷基本キット。簡便ですぐ役立つものだけが入っており、外傷包帯と止血帯が通常含まれている。その他の追加装備として鼻咽頭エアウェイ、感染防護ニトリル手袋、CPRマスク（cardiopulmonary resuscitation mask）が含まれることもある。SWAT隊員が自己救護または同僚（バディ）救護に用い、すべてのSWATとTEMSの隊員は各自装備の同じ場所に携行する。
- レベル2：事態対処医療要員が医療用ベスト、ベルト、大腿ポーチなどに入れ、任務中身に着けて常に携行する医療装備（図4-12）。
- レベル3：医療用バックパック。たいていは事態対処医療要員のそばにあるが、常に背中に背負っているわけではない。地面や、突入時には、突入口のすぐ外に置いておく。
- レベル4：高度医療に

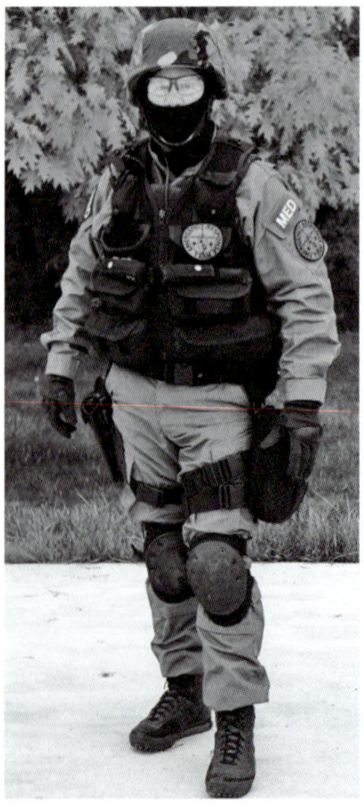

図4-12 レベル2の装備。任務中身に着けて、常に携行する。

論 点

内側警戒線（区域）の中に持ち込む医療装備はどのようなものであるべきか？　任務により状況は異なるので、非常に難しい質問である。迅速に現場から離脱して後送するためにもっとも重要なのは、気道の管理と止血であり、現場に携行する装備はシンプルなほうがよいという考え方がある一方、さまざまな傷病者に長時間対応できるよう、できるだけ多くの医療装備と医療資材を携行すべきだとの考え方もある。

脅威が持続していたり、搬送手段がないために、速やかな離脱が任務上実施できない場合には、少しでも負傷に対する処置を実施することが、傷病者の予後改善につながるであろう。

別の考え方として、携行すべき医療装備は、時間的な問題による手技の制約や通常必要となる装備を考慮して選択する必要がある。また、それぞれの事態対処現場に合わせて、装備品のリストは独自に作成すべきである。

表4-2　一般的な個人用ファーストエイドキット（IFAK）の内容

- 事態対処用止血帯　1
- 事態対処用圧迫包帯　1
- 28Fの経鼻エアウエイ
- ニトリル手袋（2組）
- CPRマスク（小型）
- バンドエイド®
- アセトアミノフェン（タイレノール®）
- イブプロフェン
- その他の救急用品

Modified from Wipfler Ⅲ J and Greenberg M. Building a TEMS Team. The ITAO News. 2005; 1 (4): 6-9. Reproduced with permission of the Illinois Tactical Officers Association.

対応した医療パック。通常は別途安全に保管しており、出動時に携行する。大きくてかさばるので、指揮所かSWAT車両の中に置いておき、作戦中に被害が出る場合や、現場での高度な医療処置が必要となった場合に備えるのがよい。

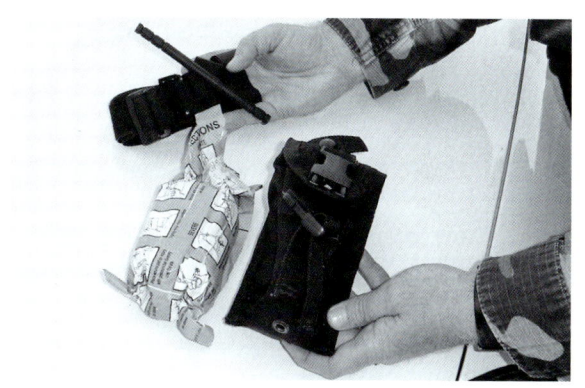

図4-13　IFAKは常時携行する。

レベル1

SWATとTEMSの隊員は個人用ファーストエイドキット（individual first aid kit；IFAK）を携行する。内容はすぐに役立つ応急救護物品で、どの事態対処医療要員も身体の同じ場所に装備する。**表4-2**にIFAKの一般的な内容品を示す。

すべてのSWAT隊員と事態対処医療要員はIFAKを取り出しやすいポーチに収納し、数秒で取り出せるよう、身体の前面に装着する。実は、ほとんどのSWAT隊員はIFAKに理想的なポーチをすでに装備している。ダブルマガジン弾倉ポーチである。4インチ（約10 cm）の事態対処用圧迫包帯、事態対処用止血帯、感染防護手袋と他の小物を入れた小さな防水バッグが、ちょうどこのポーチに収まる（**図4-13**）。

事態対処用圧迫包帯は、緊縛用の器具が付いている伸縮包帯があらかじめガーゼに装着されているものである。真空パックされており、滅菌済みで、軽く、簡便に使用できる。事態対処用止血帯は救命器具である。止血帯の詳細については本章で後述する。同じ部隊においては、すべての隊員が同じ型の事態対処用止血帯を装備し使用する。

SWAT隊員は、だれが応急手当てをする場合でも素早く対応できるように、レベル1のIFAKを身体の同じ場所に装備しておく。事態対処医療要員もレベル1の医療装備を携行するが、予備の包帯や止血帯も別途携行する。

レベル2：医療用ベスト、多機能ポーチ、ベルト、大腿ポーチ

レベル2・3・4の装備は事態対処医療要員のみが使用する。レベル2の医療装備はTEMS隊員が任務行動中、身に着けて使用する。重要な点は以下のとおり。レベル2の医療用ベストは、レベルⅢまたはレベルⅣの防弾ベストの上から装着できるよう十分な大きさがあるか、もしくは防弾ベストと一体化させたものでなければならない。大腿ポーチを使用すると、ひと塊で手に取れるので、忘れ物なく素早く装着することができる。**表4-3**に、ベスト、大腿ポーチ、ベルトを含む

事態対処療法 Tactical Medicine Essentials

表 4-3　最低限のレベル 2 事態対処用医療装備

[医療用ベストと万能ポーチ]	[大腿ポーチ]
・聴診器×1 ・ニトリル手袋×2 組 ・防護シールドつきのフェイスマスク×1 ・外傷はさみ ・医療用テープ×1 巻 ・折り畳みナイフ×1 ・止血帯×2 ・事態対処用圧迫包帯×2 ・軽傷用キット：アルコール綿、消毒薬、バンドエイド®、ステリストリップ™、ベンゾイン、バシトラシンまたは他の抗菌薬軟膏 ・市販薬：アセトアミノフェン、イブプロフェン、制酸剤 ・眼球防護具：ゴーグル、ポリカーボネートの透明な眼鏡 ・耳栓、イヤーマフ（通常型または電気式） ・身分証明書証、徽章 ・携帯電話、ポケットベル、事態対処用ヘッドセット付きの携帯無線機 ・強力な懐中電灯（×2、リチウム電池）：携帯型×1、頭部装着型×1 ・双眼鏡、夜間暗視装置 ・防水性の筆記具 ・書類：SWAT 隊員の略称、病歴、アレルギーの一覧 ・デジタルカメラ（証拠保全、記録、興味深い症例、教育用） ・個人線量計（放射線被ばくの可能性がある場合） ・手錠の鍵、プラスチック製拘束具を切断できる切断具 ・予備の電池	・気道管理セット： 　・挿管セット；気管チューブ（6.5、7.5）、スタイレット×1、成人用経口エアウエイ、喉頭鏡（ブレード 3 番）、カフ用注射器（10 mL）、チューブ固定具、声門上気道確保器具と適切なカフ用注射器 　・バッグマスク、フェイスマスク 　・外科気道セット；消毒剤、輪状甲状靱帯切開用フック、メス、気管チューブまたは気管切開チューブ（6.5）、ガーゼ（4×4 インチ）、固定用ストラップ 　・留置針〔14 G、3.5 インチ（胸腔穿刺用）〕×4 　・予備の圧迫包帯 　・アッシャーマンチェストシール（Asherman Chest Seal™）×4 [ベルト（ベスト下部に装着する）] ・万能工具（プライヤー、小型ノコ、ドライバーほか） ・携帯・振動式の金属探知機 ・APR（適切な NBC フィルター付き） ・手錠、万能拘束具、護身用ピストルとホルスター、予備弾倉、ピストル用ライト、伸縮警棒、催涙剤（支給・許可があった場合）

Modified from Wipfler Ⅲ J and Greenberg M. Building a TEMS Team. The ITAO News. 2005; 1(4): 6-9. Reproduced with permission of the Illinois Tactical Officers Association.

表 4-4　最低限のレベル 3 事態対処用医療装備

・予備の気道管理セット 　・レベル 2 の気道管理セットと同じもの 　・マギル鉗子×1 　・喉頭鏡〔ブレード 1 番と 3 番（小児と成人用）〕 　・気管チューブ各サイズ（小児用から成人用まで） 　・止血鉗子 　・メス×1 　・輪状甲状靱帯切開用フック×1 ・留置針各種（14 G、16 G、18 G、20 G、22 G）と輸液セット ・1 L 輸液（細胞外液または生理食塩水）×2、輸液ルート（手押しポンプ付き）×2、加圧バッグ×1 ・簡易カイロ、冷却パック ・予備の被覆材、止血帯、救急包帯、チェストシール ・ストレッチャーまたは担架（布製で一人で引きずり可能なもの）×1、 　・サムスプリント®×2	・標準予防策に必要な予備の資材（手袋、マスク、眼球防護具） ・パラシュート紐（50 フィート、400 ポンド） ・救急ブランケット、軽量ポンチョ ・予備のヘッドライトと懐中電灯 ・日焼け止め、虫よけ ・GPS 装置（現在地確認と後送用ヘリコプター要請） ・市販薬：アセトアミノフェン（タイレノール®）、イブプロフェン（Motrin®） ・ACLS 用薬剤（耐衝撃容器に保管）：アトロピン、アドレナリン、リドカイン、ニトロスプレー、小児用バファリン（81 mg 錠） ・Mark Ⅰ™神経剤解毒薬キット（アトロピンとベンゾジアゼピン×6 組以上） ・鎮静薬、鎮痛薬 ・抗菌薬 ・大型の白いシーツ ・医療廃棄物入れ、使い捨てのプラスチックコンテナ

Modified from Wipfler Ⅲ J and Greenberg M. Building a TEMS Team. The ITAO News. 2005; 1(4): 6-9. Reproduced with permission of the Illinois Tactical Officers Association.

表4-5　最低限のレベル4事態対処用医療装備

・医薬品各種 ・注射器と注射針各種、アルコール綿 ・縫合セット×2、皮膚接着剤、皮膚ステープル×4、創傷処置資材 ・ガーゼ、膿盆、ニトリル手袋、縫合糸、消毒剤 ・1L生理食塩水×2（洗浄用） ・予備の輸液剤、輸液セット ・歯科セット：鏡、糸ようじ、ちょうじ油、麻酔薬、舌圧子、ワックス、補填剤、シアノアクリルゲル（×14）	・予備の外傷セット：抗菌の濡れタオル、圧迫包帯、被覆材、眼帯、眼球防護具、綿棒、サムスプリント®、抗菌軟膏、バンドエイド®、テープ、ガーゼ、被覆材、洗浄キット、クック気胸キット、体温計、予備の聴診器、外傷はさみなど ・傷病者用タグ、トリアージタグ ・救急ブランケット×2 ・ストロボライト、発煙筒（位置を知らせるため） ・医療廃棄物入れ、プラスチックコンテナ ・SWAT車両に積み込める、SKEDストレッチャーまたは他の携帯用ストレッチャー

Modified from Wipfler Ⅲ J. Combat medicine: new things a tactical officer should know. The ITAO News. 2004; 17 (4): 36-39. Reproduced with permission of the Illinois Tactical Officers Association.

レベル2の医療装備を示す。

レベル3：医療用バックパック

レベル3の装備は中〜大型のバックパックで、必要時に携行する。訓練・出動時を問わず、常に手の届くところに置いておく。**表4-4**にレベル3の医療装備を示す。

レベル4：事態対処用二次救命処置キット

レベル4の医療パックは、普段は鍵をかけて保管しておき、出動時に取り出してSWAT車両に積み込む。装備は指揮所か事態対処運用センターの近傍または中に置いておく。麻酔薬やその他の劇薬も入っているので、麻薬取締局のガイドラインに沿って、適切に鍵をかけて管理しなければならない。

加えてこれらの薬物は、高温や寒冷に晒してはならない。経口・注射の抗菌薬、麻酔薬、ほかの危険な薬物を注意深く扱う必要がある。

表4-5に、レベル4に含まれる一般的な医療装備を示す。

追加のBLS外傷キット

多くのSWATユニットは、簡単なBLS（basic life support）外傷キットをSWAT車両に常時搭載している。その目的は、そこにTEMSがいなくても、必要な救急資材や包帯が手に入り、自分たちで素早く応急処置ができるようにしておくことである。

これらの医療資材は多数傷病者が発生した場合に備えた予備の資器材という位置づけもある。

追加のBLS外傷キットには、応急処置やTCCCを

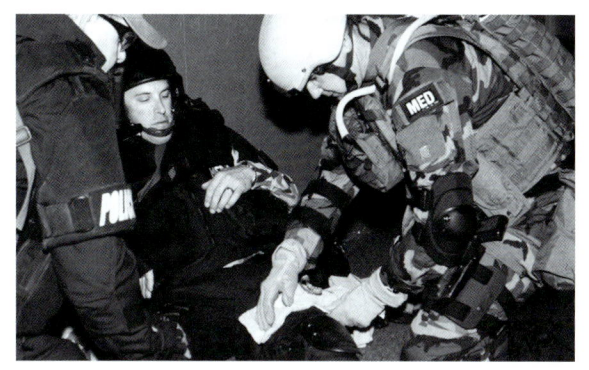

図4-14　圧迫包帯による止血

学んだ者であれば誰でも使いこなすことができる基本的な資材が含まれ、その量は、作戦の長さ、関係者の数、予測される傷病者数などから決定される。

キットには、被覆材、包帯、一般的な病状の訴えに対する市販薬、バックボード、担架、除染用具、その他といった資材に限らず、さまざまな資材が含まれる。

医療チームは、さまざまな任務内容について、また備品管理上の許容量についても議論しておく必要がある。

SWAT車両は暑くも寒くもなる、また、何を装備しておくかは医療チーム、事態対処チームのおかれた個別の状況によりさまざまである。

事態対処用医療資材

任務中に使用する医療資材は環境、傷病者の種類、受傷機転や重症度、場所などによりさまざまである。

以下、事態対処現場でよく使われる特異な資材について述べる。

事態対処用圧迫包帯

身体のどの部位であっても、切れたり傷ついたりして皮膚から出血している場合に事態対処用圧迫包帯を使用する（図4-14）。伸縮性があり、頭部、頸部、体幹、四肢に使用できる。暗緑色など事態対処現場に馴染むような色の包帯が手に入る。

事態対処用包帯には、ほかにもいくつかの種類がある。一般的なものとしては以下がある。

- 救急包帯（イスラエルコンバット包帯）
- オラエス（Olaes™）圧迫包帯
- H & H CINCH 包帯
- 止血包帯

圧迫包帯は効果的で事態対処用医療資材のなかでももっとも重要なものの1つである。なかには3～4インチ（約7.6～10 cm）の棒状の器具が付属しており、その棒をねじって包帯を締めることで止血帯のように使用できるものもあるが、止血帯とまったく同じ機能を期待することはできない。

事態対処用止血帯

四肢（上肢と下肢）からの動脈性および静脈性出血を止血するために用いる。事態対処用止血帯は血管を圧迫し、血流を遮断する。そのため出血は著しく減少するか止まる。

戦闘における防ぎえた死亡で、一番多いのは四肢からの出血である。出血はできるだけ早く止血せねばならない。誰かが負傷者のすぐそばにいて、四肢の外傷に対して素早く安全に圧迫包帯を用いれば、適切に止血が可能で止血帯は不要であろう。

しかしながら、SWAT隊員が単独行動中であったり、部隊から離れたところで銃創や刺創などを四肢に負った場合には、被疑者を確保できしだい、止血帯を用いるべきである。SWAT隊員が圧迫止血や通常の圧迫包帯の使用を試みるのは間違いで、出血は持続し、ショック、意識障害、死に至る危険性が高まる。

止血帯の最大の特徴は、適切に使用すれば止血と創処置が短時間で実施できることである。近年、SWATやTEMSの隊員には個別に止血帯を携帯することが推奨されている。

止血帯にはさまざまな種類がある。

- CAT®（Combat Application Tourniquet）

論　点

止血剤には多くの種類があるが、そのすべての効果が科学的に証明されているわけではない。本テキストが出版される時点で、いまだ多くの止血剤の使用について賛否は分かれている（図4-15）。しかしながら、基礎研究や動物実験においては、止血剤が有効に機能したという報告もみられている。

メディカルディレクターやTEMSユニットの指揮官は、これらの止血剤に関する最新の研究成果を確認したうえで、自分たちのおかれた状況に合わせ、止血剤を止血に用いる場合の有用性と適応について検討しておかなければならない。新素材は当然改良されていくが、事態対処現場で本当に役に立つかどうかは、慎重で公平な研究成果によってのみ明らかにされる。

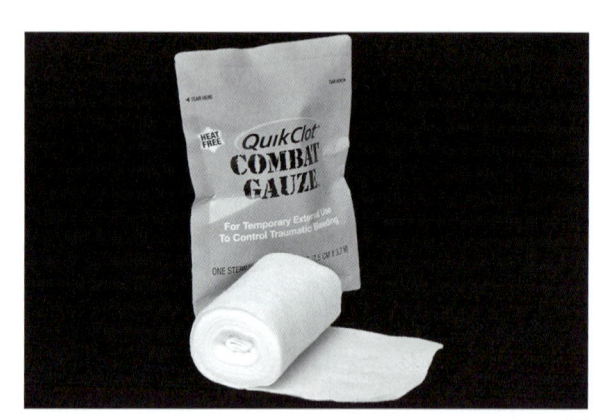

図4-15　止血剤入り包帯の1つであるコンバットガーゼ™（Combat Gauze™）

- SOFTT®（Special Operations Forces Tactical Tourniquet）
- MAT®（mechanical advantage tourniquet）
- NATO、Delfi社製EMT止血帯

すべてのSWAT隊員が自分や同僚の四肢に対し、必要時適切に事態対処用止血帯を使用できるよう、知識、装備、技術を身につけておく必要がある。緊急時に止血帯が手に入らない場合には、衣服や他の装備品を用いて簡易の止血帯を工夫する。

止血剤、止血包帯、出血の制御

創部からの重篤な出血を止血したり、出血を弱めたりする目的で、さまざまな止血剤や止血剤入りの包帯が開発されている。止血剤は凝血塊を形成することで止血効果を高める。止血剤の使用については、判断が

第4章 事態対処医療要員の装備

論 点

米国の多くの州では、胸腔穿刺を実施するには二次救命処置（advanced life support；ALS）の訓練と資格の取得が必要である。しかしながら、米軍では医療者ではない兵士を訓練して、穿通性胸部外傷を負い、バイタルサインが不安定な同僚に対してこの処置ができるようにしている。これは従来の医療の概念を覆すものであって、通常は「高度な処置」と考えられている処置が訓練されているとはいえ非医療者に実際に教えられているのである。

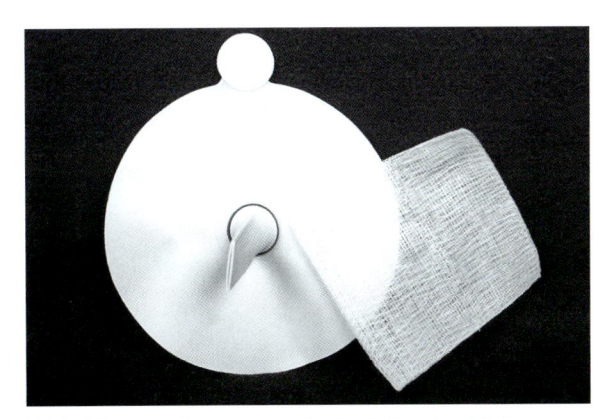

図4-16 アッシャーマンチェストシール（Asherman Chest Seal™）は、胸壁に開いた大きな穴を一方弁つきのシールで密閉被覆したものである。

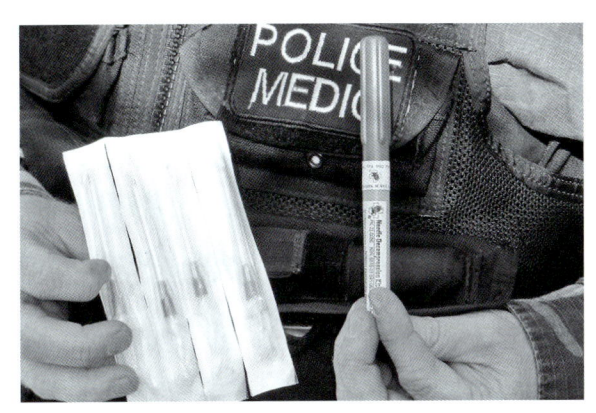

図4-17 適応があれば、3.5インチ（約9 cm）以上の長さの留置針を用いて胸腔の減圧を行う。

難しい部分もあるので、止血剤が部隊に装備された場合には、正しい訓練を積んだうえで、定められた手順に沿って使用しなければならない。

開放弁付きの密閉被覆材（ACS™およびその類似品）

胸部穿通外傷の治療として、一方弁付きの被覆材〔アッシャーマンチェストシール（Asherman Chest Seal™；ACS™）、ボリンチェストシール（Bolin Chest Seal™）など〕や、三辺テーピング法が用いられる（**図4-16**）。負傷者が汗をかいていたり、創部からの出血で皮膚が乾いていないときには、ベンゾインで拭いてACS™が皮膚に接着するようにする。

これらの被覆法は、外の空気が胸腔内に入るのは防ぐが、胸腔内の圧が高まった場合には排気できるという働きをもつ。胸部穿通創の詳細については、第18章「体幹部損傷」を参照されたい。

胸腔内減圧具

戦闘外傷による防ぎえた死亡の第2は緊張性気胸である。緊張性気胸の評価と処置の詳細については第18章「体幹損傷」を参照されたい。適切な訓練を受け、資格を付与された事態対処医療要員は、減圧針を用いて緊張性気胸を治療することができる（**図4-17**）。使用する針の種類については第18章を参照されたい。

気道管理資器材

TEMSユニットはさまざまな種類の気道管理資器材を装備している。酸素マスクから外科気道セットまで幅広い。

犯罪者たちは警察官を銃撃する場合、防弾装備のない顔や頸部を狙う。そのため、SWAT隊員が銃撃された場合には高率に顔面および頸部の外傷を負っており、直ちに気道閉塞の危機にさらされる。事態対処医療要員はこのような状況下において適切に気道を確保できるよう、気道管理資器材を常に準備しておかなければならない。

安全のために

メチシリン耐性黄色ブドウ球菌（methicillin-resistant *Staphylococcus aureus*；MRSA）は、通常使用される多くの抗菌薬に耐性があり、致死的な病態を引き起こす。MRSA感染を防ぐための留意点は以下のとおり。
- 頻回かつ確実な手洗い
- 手洗いができない場合は、手指消毒剤を使用
- タオル、シーツ、運動具、カミソリ、服を共用しない
- SWATの訓練後にはシャワーを浴びる
- 創傷は被覆する

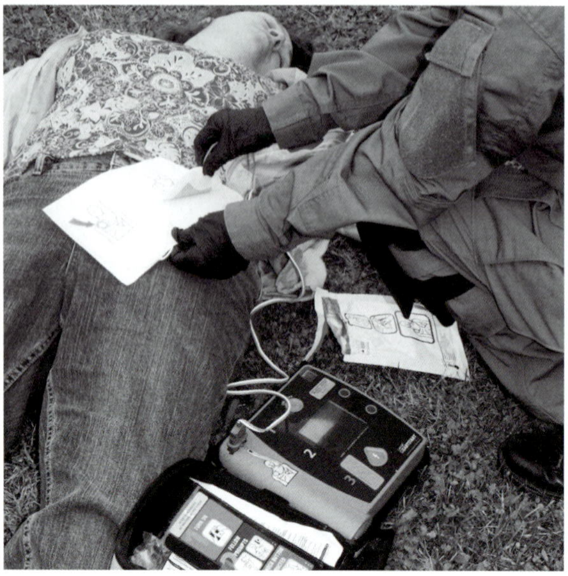

図4-18 AEDは生命を救う。SWATとTEMSの隊員はその使用に習熟していなければならない。あらゆる訓練と出動に際して、AEDを直ちに使用できる状態で現場に準備しておく。

輪状甲状靱帯切開により速やかに外科的な気道確保ができるよう、事態対処医療要員は資格を得て準備しておくことが理想的である。必要な資器材は以下のとおり。

- 気管チューブ
- ナイフかメス
- 輪状甲状靱帯切開用フック
- ベタジン（Betadine®）、消毒用アルコール

事態対処医療要員は、気管挿管、ラリンゲアルチューブ、コンビチューブ™といった声門上気道器具などさまざまな気道確保器具に熟達していなければならない。気道確保手技に関する詳細は、第14章「高度な気道管理」を参照されたい。

自動体外式除細動器

自動体外式除細動器（automated external defibrillator；AED）は、生命を救う医療器具である（**図4-18**）。誰かが突然倒れて意識を失い、脈がない場合には、致死的な不整脈を呈していることが予想される。

残念なことに長年にわたり、SWATユニットの訓練中に心臓突然死が何例か生起している。例えば、SWAT隊員が過酷な活動後に心臓発作や致死的な不整脈をきたして心停止に陥った場合、現場にAEDがあれば、死亡を防ぐことができるかもしれない。消防や警察では運動や過酷な訓練をする場合、AEDを携行するよう推奨している。またSWATの出動現場はストレスに満ちていることから、通りがかりのバイスタンダーなどが心臓発作を起こすことがある。

統計学的には、心室頻拍または心室細動で倒れた傷病者にバイスタンダーか事態対処医療要員がAEDを使用した場合、倒れてから2分以内に電気ショックを実施することができれば救命率は80％である。もしAEDが近くになく、心停止からAEDの使用まで8分かかった場合には、救命率は20％に低下する。2分と8分の違いは大きい。そのためAEDは直ちに使用可能な状態になければならない。このことは、EMSとTEMSの装備に関して州法で規定されていることに留意する。また、いまやほとんどの消防車、救助工作車、多くのパトカーにもAEDが搭載されている。

唯一の欠点として、一般的なAEDは6～12ポンド（約2.7～5.5 kg）の重量があり、常に携行するには重すぎる。バックパックに入るような小型のAEDもある。しかしながら、内側警戒線の中でAEDが必要となることはきわめてまれであるので、AEDは指揮所か待機している救急車に置いておくのが適当と考えられる。

いざというときには、傷病者を速やかに運んでくるか、誰かがAEDを持って走ればよい。最新式のAEDでは2ポンドに満たないものもあり、常時携帯も可能かもしれない。

酸素ボンベ

事態対処医療においては、たいていの場合酸素なしでも対応できる。SWAT隊員は健康で鍛えられたアスリートであり、銃に撃たれても気道や呼吸における当初の問題は、気道の閉塞や肺の虚脱など、機械的な問題である。

このような傷病者は、たいていの場合、病院や救急車までの短時間であれば、21％酸素で換気していれば、全く問題ない。

酸素ボンベを外側警戒線（区域）の中に持ち込むことは利益に比して危険が高すぎるので、通常は意味がない。

高圧の酸素ボンベは、その内圧が3,000psiにも上るため、きわめて危険である。高い圧力はエネルギーとして放出されるので、弾丸や金属の破片がボンベに当たって貫通すれば、大爆発をきたす。酸素そのものも

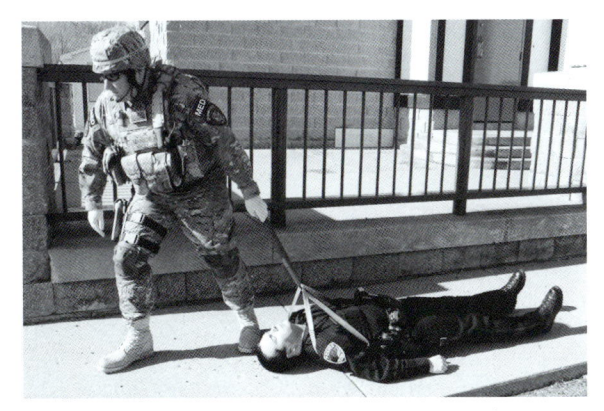

図 4-19 重傷者を離脱させるために、スリングをつないでクモの巣状にして引きずっている。

爆発の危険を高め、熱傷の原因となる可能性がある。

　酸素ボンベを事態対処現場に持ち込むかどうかは、それぞれの部隊の判断による。酸素ボンベは通常、指揮所か救急車のそばに置いておき、事態対処現場では使用しないことが多い。もし高齢者が胸痛を訴えていたり、重症の喘息患者がいるような場合では、傷病者を救急車まで搬送するか、安全を確認しつつ酸素を傷病者のもとへ運ぶことになる。

ストレッチャー・搬送具

　重傷を負ったSWAT隊員を離脱させ、迅速に搬送することは、TEMSユニットの基本的な任務の1つである（図4-19）。脅威を排除できしだい、負傷隊員を危険な現場から遮蔽物の陰まで速やかに移動させなければならない。

　このような場合に負傷者を離脱させ、搬送するための、さまざまな手技や器具が工夫されている。単純に防弾ベストの背部上方をつかんで引きずる「ドラッグハンドル」、倒れている隊員の腕や足をかついで引きずる方法、1人、2人、または4人で抱える方法（図4-20）、クモの巣状のハーネスでひっぱったり運んだりする方法、ストレッチャー（軟らかいナイロン製で、小さく丸めることができ、ある程度丈夫であるもの）を用いる方法、新しい方法として、事態対処医療要員のベルトと負傷者をつないで下肢と下半身の力で引きずる方法、この方法だと両手が自由に使えるので武器を構えて脅威に備えることができる。

　離脱と搬送に関しては、複数の方法と器具を準備しておくことが理想的である。詳しくは、第16章「離脱と後送」を参照されたい。

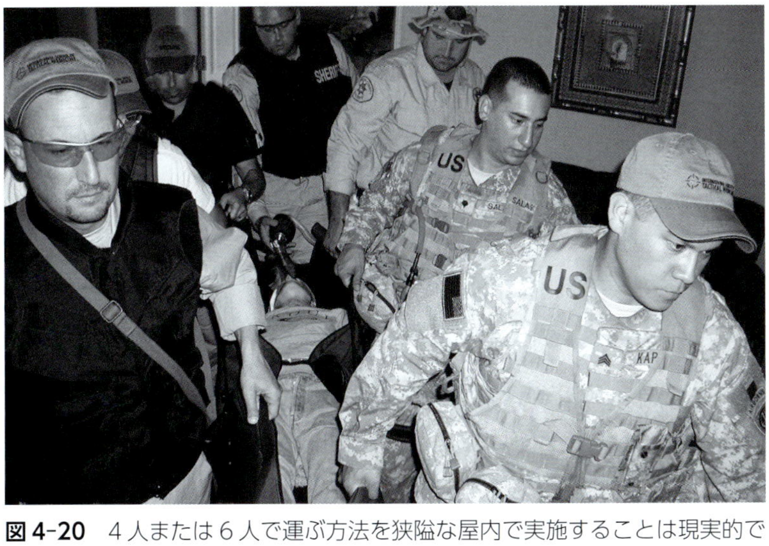

野外用除染具

　事態対処医療要員は常に緊急除染に備えていなければならない。

　予期せぬ仕掛け爆弾にあってスルフォン酸を浴びてしまったり、たまたま覚せい剤密造所に出くわして汚染されてしまった場合には、速やかに衣服と装備を取り去り、大量の水と可能であれば石鹸で適切に除染する必要がある。

　普通の園芸用ホースがあれば、現場で水の出し方を工夫して適切に除染できるように準備する。第24章「大量破壊兵器」で除染の詳細を述べる。

個人線量計

　可能性はきわめて低いが、従来の爆発物に放射性物質を併存させて、放射能を帯びた粉塵が広範囲に広がるように仕組む（ダーティ

図 4-20　4人または6人で運ぶ方法を狭隘な屋内で実施することは現実的でないが、屋外で場所が許せばもっとも簡単な方法である。

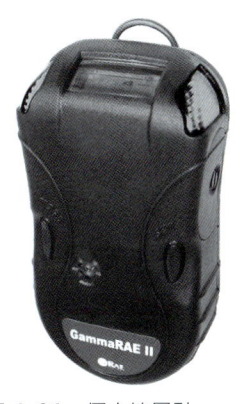

図 4-21　個人線量計

ボム）といった脅威が、最近では懸念される。

SWAT隊員と事態対処医療要員は小型〔数インチ（5～8cm）〕で電子式の個人線量計を弾倉ベストに装着して携行し、放射線を検知できるようにしておいたほうがよい（図4-21）。さまざまな種類があり、高機能のものでは装着している隊員が今までに曝露された放射線量を実際に計測し、限界の線量に達したら警告してくれる。これを個人線量計と呼んでいる。

もう1つは、放射能を含んだ塵などが人込みの中で拡散されて、知らぬ間に多くの人々が放射線に曝露されてしまうという脅威である。

個人線量計などを使用することが、このようなテロ事案を認識できる唯一の方法であろう。核爆発の場合は放射性物質への曝露が広範囲にわたるため、TEMSユニットや他の公安職員は、人々の衣服、車や他の持ち物が放射能に汚染されていないかを検出し、汚染されている場合にどのようにするのか、対応することが求められる。

その他の装備

外科器具

病院前ではまれなことであるが、外科的な処置が必要となる場合がある。たいていの場合、万一SWAT隊員が重篤な外傷（例えば大きな裂創）を負ったとしても、隊員の役目は他の隊員が交代し、負傷隊員は病院へ搬送されて適切な創処置を受けることができる。術野は明るく、X線が使用可能で深部の診断も可能、腱の損傷や金属・ガラス片などの異物にも対応でき、清潔な環境で外科的な処置が適切・容易に実施可能である。

しかしながら、時には創が小さいであるとか、負傷隊員の役目が重要で余人をもって代えがたいであるとか、病院が非常に遠くて搬送に時間がかかるなどの理由から、現場で創処置を行ったほうがよい場合がある。このよう状況がある限り、TEMSユニットはメス、縫合糸、ステープル（皮膚縫合器）、局所麻酔薬、注射器などの外科器具を携行して、現場で創処置ができるよう準備しておかなければならない。

緊急超音波検査

新しい小型携帯型超音波装置は、救急医療におけるさまざまな診断や手技に活用できる。携帯型の超音波装置は電池駆動かAC電源駆動で、小さなラップトップ型のコンピューターに付属しているものもある。超音波装置はきわめて安全で、腹腔内出血（脾損傷、肝損傷、その他の内出血）、心タンポナーデ、うっ血性心不全を診断できる。無脈性電気活動（pulseless electrical activity；PEA）、穿通外傷、血胸、気胸、異物、妊娠合併症、深部静脈血栓などを評価できる。また中心静脈路確保、膿瘍ドレナージ、関節穿刺などの処置を行う際の手助けとなる。

価格は高く、一般的なもので8,000ドルは下らないが、EMSが使用しているモニター付き除細動器LP12より安価なものも登場しており、救急患者の評価にきわめて有用である。

最近は、医師、フライトパラメディック（日本にはない高度な救急救命士）、看護師など救急医療に携わる専門家たちは超音波を日々の診察にも使用しはじめている。多数傷病者事案においても、緊急超音波検査は有用であり、何百人という傷病者の重症度を見分け、貧弱な病院前の環境においてトリアージを完遂することができた例もある。

SWATの通常の捜査や軽微な事案においては、搬送時間も短く、超音波装置の有用性は限定的かもしれない。しかしながら長期におよぶ遠隔地での任務においては、超音波装置の装備を検討する価値がある。

金属探知機

SWAT隊員にとって、最優先事項は現場の安全確保である。被疑者に対応する際には、まず全身を完全に検索して武器がないことを確認してから医療処置に

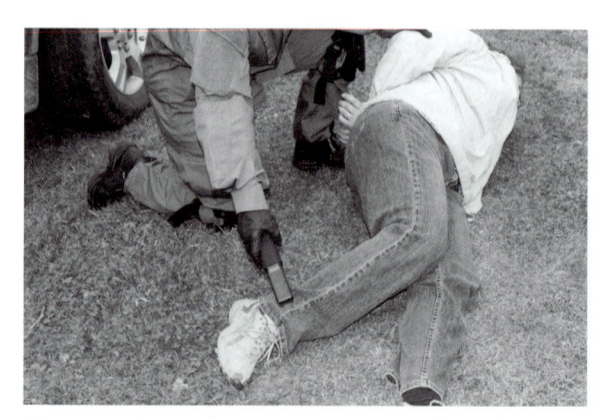

図4-22 小型でバッテリー駆動の金属探知機が被疑者の身体検索に使用される。

かかる。明らかにそれとわかるナイフや銃が前側のポケットに入っているのであれば、簡単に発見し除去できる。発見が困難なのは、小さな手錠の鍵や被疑者の衣服の背側腰部に縫いこまれたヘアピンで、うまく隠されると手掌で行う身体検索では簡単に見逃してしまう。その結果、護送中の警官が被疑者に殺害されるというような事態に陥る。

さらに最悪なのは、被疑者が股間に小さなピストルを隠し持っている場合である。SWAT隊員や事態対処医療要員のなかには股間の検索を社会通念上躊躇する場合があり、とくに被疑者と身体検索の実施者の性別が異なる場合には、注意が必要である。

股間の検索を実施してもセクシャルハラスメント容疑をかけられないように、正しい手技で立会者をおいて、検索を適切に行わなければならない。

鍵、カミソリ、皮下針、ヘアピンなど、あらゆるものが武器となりうるので、携帯型の金属探知機は、近年事態対処医療要員やSWATが被疑者や人質、その他脅威となりうる人物の身体検索をする際の切り札となっている。

もっともよい金属探知機は、小型で、片手で持つこ

> **安全のために**
>
> 携帯型の金属探知機は、プラスチックを探知できない。市販のさまざまな鋭利な刃のついた武器のなかには、金属探知機で探知できないものも多い。

とができ、9ボルトの電池で駆動する。また、警告音や目に見えたり音が聞こえたりするアラームがない。代わりに震動機能がついており、被疑者の衣服から0.5インチ（約1cm）離しても金属が探知された場合は静かに振動する（**図4-22**）。こうすることで、検索を行っている者が金属を発見したことを被疑者に悟られず、戦術的に優位に立てるのである。

金属探知機に音声アラームがついていると、被疑者は最後の砦である武器が発見されたことがわかり、もう逃げられないと思い、暴力的に銃やナイフなどの武器を奪ってでも逃亡しようとするかもしれない。被疑者の武器を静かに発見すれば、SWAT隊員は話をせずとも示し合わせて適切に武器を確保することができる。

まとめ

確認事項

- 事態対処医療要員やSWAT隊員の制服は、防護性に優れ、あらゆる気象状況下において快適で、地域環境によく合ったものでなければならない。酷暑、寒冷に適切に対応した衣服は任務の遂行を強力に支援する。
- 徽章や名札は訓練時には着用することがあり、近づけばわかるように着けることはあっても、通常、実際の出動時に着用することはない。
- 医療者であることを示す表示は敵の標的となりうるので、最低限にとどめる。
- 特殊な気象条件下における衣服と装備には、寒冷環境において汗を素早く蒸発させ、不必要に冷えて凍傷にならないよう工夫された「4枚重ね」システムなどがある。防護手袋、帽子、ネックウォーマー、バラクラバなどはいずれも有用で、必要時に使用する。
- 酷暑地における衣服は、軽量で、通気性がよく、速乾性でなければならない。
- 事態対処医療要員の個人防護具（PPE）は、どの傷病者に対処する際にも着用しなければならない。外見から感染している傷病者を見分けることは不可能である。
- 防弾衣、ヘルメット、フェイスシールドなどの防弾装備は、訓練においても実際の出動時においても必要不可欠である。
- 任務上の必要性と医療的な脅威を勘案して医療資器材を決定する。医療装備は、理想的にはひっそりと確実に、安全性を確保した状態で携行しなければならない。ベスト、ベルト、大腿ポーチ、バックパックに加え、必要時に使用できるよう、近傍に医療装備を用意しておく。
- 事態対処医療要員とSWAT隊員は各々全員が常時IFAKを携行していなければならない。

まとめ

重要語句

CPRマスク（cardiopulmonary resuscitation mask）
携帯式のマスクで、傷病者に対して人工呼吸を行う際の標準予防策として使用する。

暗視装置
夜間での視力を確保するための道具。赤外線は、かすかな光があれば数百ヤード（2～300 m）離れていても、対象や人物を特定できる。

個人防護具（personal protective equipment；PPE）
労働安全衛生庁（Occupational Safety & Health Administration）が求めるPPEを隊員に配布する。感染の危険がある場合に、PPEは感染物質が体内に入るのを防いでくれる。

個人用ファーストエイドキット（individual first aid kit；IFAK）
SWATや事態対処医療要員が使用する応急救護資材。ベストやパンツのポケットの常に同じ場所に装備する。

サーモグラフィー
赤外線エネルギーに基づいて、温度差を検出し画像化する装置。通常視界がはっきりしない環境において、被害者や被疑者の位置を特定するために用いる。

止血剤
止血剤は、凝血塊を形成して止血効果を高める。

事態対処用圧迫包帯
緊縛用の器具が付いている伸縮包帯があらかじめガーゼに装着されている。真空パックされており、滅菌済みで、軽く、簡便に使用できる。

事態対処用個人防護具
事態対処用個人防護具は事態対処現場において、医療的な脅威と暴力的な脅威の双方から事態対処医療要員を守る。透明なゴーグル、防護マスク、ニトリル手袋、頭部から足先までの防護具が含まれる。

事態対処用止血帯
四肢（上肢と下肢）からの動脈性および静脈性出血を止血するために用いる。止血帯は血管を圧迫し、血流を遮断する。そのため出血は著しく減少するか止まる。

赤外線ライト
赤外線を発するライトで、人間には見えない。400ヤード（約360 m）以上離れたところから照射して、SWAT隊員や事態対処医療要員が対象物や人物を識別できる。

軟性防弾衣
防弾性のあるポリエチレン繊維でできており、制服の下に隠して着用するか制服の上から着用する。

ニトリル手袋
内側に装着するラテックス類似物質でつくられた手袋。ゴム手袋よりも丈夫で、化学物質に対する耐性にも優れており、ラテックスアレルギーを引き起こさない。

バラクラバ
黒、または目立たない色の目出し帽。眼・鼻・口以外をカバーする。

鼻咽頭エアウエイ
傷病者の鼻孔から挿入し気道を確保するための呼吸補助器具。

フィルター式呼吸防護具（air-purifying respirator；APR）
空気中の有害物質や汚染物を除去できるフィルターの着いたガスマスク。

防刃ベスト
ナイフや代用ナイフなど鋭利なものや尖ったものを防げるように設計されている。

防弾板
鋼鉄、セラミック、アルミまたはチタン製の板を、軟性防弾衣の前面に差し込んで防護力を高める。対脅威レベルⅢまたはⅣで用いる。

防弾ベスト
弾丸や危険な飛散物を防ぎ、尖ったものが刺さらないようにつくられている。他の防護装備の下に隠して着用する。

第5章

火器の安全な取り扱いと射撃技術

学習目標

- 火器を安全に取り扱うための5つのルールをあげることができる。
- 一般的な拳銃の種類を説明することができる。
- ピストルの特徴について説明することができる。
- ライフル類の特徴について説明することができる。
- 一般的なライフル類の特徴について説明することができる。
- 弾薬の4つの構成部分をあげることができる。
- 一般的な弾丸の種類について説明することができる。
- 射撃技術の基本について説明することができる。
- 負傷したSWAT隊員または被疑者が手にしている火器を安全化する方法について説明することができる。

はじめに

　事態対処医療要員（tactical medical provider；TMP）は、火器の取り扱いに精通していなければならない。事態対処医療要員は、事前のトレーニングや経験、あるいは火器の進歩について知ることにより、火器の取り扱いに習熟していることが重要である。必要とあれば負傷した警官や被疑者の所持する武器等を安全化できるよう、自身の事態対処医療要員としての練度や経験にかかわらず、武器の安全な取り扱いの習熟度を維持していなければならない。本章では、目的達成に向けてふまえるべき事柄について段階的に論じる。

　火器の安全な取り扱いについてトレーニングし、習熟するためには、法的に定められた銃所持に関する講習・教習を、座学を中心として最初に行い、その後、火器を実際に扱う段階的なトレーニングによって教育を徹底し、然るべき監督のもとで、実勤務者が定期的に受けるトレーニングと同様の水準にまで向上させるという段階を経るべきである。事態対処医療要員が習得すべき火器取り扱い技術のトレーニングは、適切な時間と訓練場所で行い、近接戦闘技術に含まれる、より高度な内容や各種の状況を反映したシナリオに基づいて洗練されなければならない。トレーニング中であれ、出動中の事態対処現場であれ、火器取り扱いにおける5つの安全規則は、常に遵守されなければならない。

1. あらゆる火器は弾薬が装填されているものとして取り扱うこと。火器は薬室に弾薬が装填されている場合、いない場合のいずれも、同じやり方で取り扱わなければならない。
2. 引き金には射撃を決断したときにのみ触れること。
3. 銃口は常に、危害を及ぼさない方向に向けておくこと。銃弾で破壊したくないものに対して、銃口を決して向けてはならない。レーザールールに従うべきである。レーザールールとは、銃口から常にレーザーが照射されていると想像して火器を取り扱うことである。自己身体のあらゆる部分、破壊したくない物、または人の身体に対して、そのレーザーが決して照射されることのないように気をつけなければならない。
4. 射撃の対象物とその背景の確認を常に行うこと[訳注1]。
5. 火器を常に適切な管理下に置き、被疑者や火器を取り扱う資格のない者の手に触れることがないようにすること（**図5-1**）。

　5つの安全規則はいくら強調しても、しすぎることはない。火器にまつわる多くの事故は、その所持者が、安全が確保されない場所に保管し

ていたり、ほんの一時の気の緩みにより注意を怠ったことに起因しており、悲劇的な結果をもたらしている。自分が所持する火器が不適切な使用をされないためには、段階をふまなければならない。これは、単に気をつけたり、法令を遵守するにとどまらず、ピストルであれば不意に奪い取られることを防止する機構を有したホルスターを選択して装備するといったことも含まれる。各州で定められた法律に従って運搬を行い、保管設備に保管する[訳注2]。銃の運搬容器は安全で、子どもが誤って開ける恐れがなく、かつ素早く開放できる複数の施錠機能を備えていること。自宅であれ勤務先の警察署であれ、火器は安全に施錠した状態で保管すること。5つの安全規則すべてを常に遵守していれば、ごく一部の例外を除き、火器にまつわる不慮のけがを防ぐことができる。

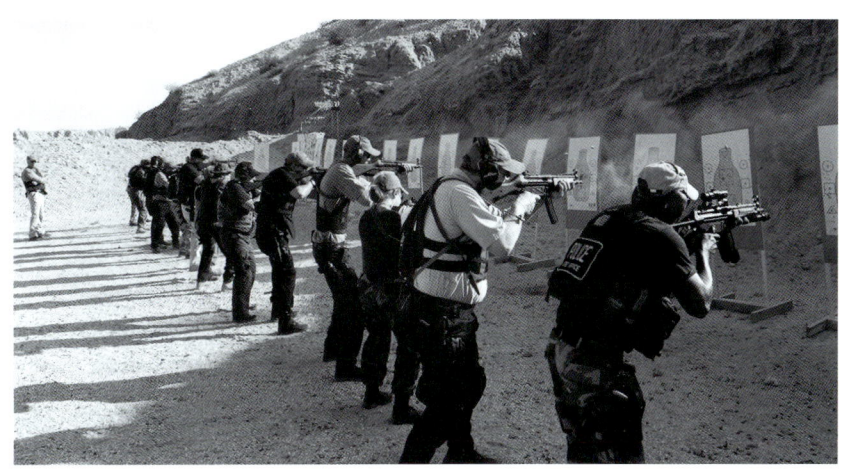

図5-1　SWAT隊員や事態対処医療要員は、火器の安全な取り扱いに習熟し、5つの安全規則を常に遵守していなければならない。

訳注1：「矢先の確認」と呼ばれる。銃弾が命中した際、跳ね返る恐れがないか、撃ち抜いた先に破壊してはならない人や物がないかを確認すること。
訳注2：わが国では火器は、使用場所以外では直ちに使用できないよう分解し、ガンケースに収納して「運搬」しなければならない。直ちに使用できる状態は「携行」とみなされる。銃の保管設備は鋼鉄製に準じた堅牢で、複数の鍵を有する固定されたロッカーと定められている。

火器概要

本節では、法執行機関、市民および犯罪者などによって用いられる火器のさまざまな種類について簡潔に記述する。

一般に、拳銃はライフルよりも破壊力や射撃精度に劣る、しかし、拳銃は身体に着けて隠し持つうえでは容易なものである。拳銃とは、法執行官の射撃でもっともよく使われており、もっとも目にする機会の多い火器である。

安全のために

ライフル並みに強力なピストルも存在することに注意すること。狩猟用として設計された拳銃には、ライフル用弾薬を使用するものがある。

拳銃

拳銃とは、短い銃身を備え、片手で携行や操作、射撃が可能な火器である。拳銃とは隠し持つことが容易なものである。一般的な拳銃の構造は、シングルアクションもしくはダブルアクションのリボルバー、半自動式ピストル、およびデリンジャーである（**図5-2**）。

リボルバーは銃の中心に、回転する円筒を1つ備えており、その円筒に弾薬が保持されている。ダブルアクションリボルバーでは、引き金が引かれると、まず最初に撃鉄が引き起こされ、さらに引き金が引き続けられると撃鉄が解放され、薬室位置にある弾薬が撃発され銃弾が発射される。ダブルアクションでは、引き金が引かれるたびに円筒が回転し、次に発射される弾薬が薬室位置に移動する。撃発から弾薬が発射されるまでは、シングルアクションリボルバーと仕組みは同じである。

シングルアクションリボルバー（カウボーイ拳銃）では、引き金を引く前にまず、親指で撃鉄を引き起こす動作が必要となる。この動作により円筒が回転し、発射を待つ弾薬と銃身と撃鉄とが一直線上に並ぶ（**図5-3**）。撃鉄が起こされたリボルバーは、射撃可能な状態であり、わずかな力が引き金に加えられると撃発

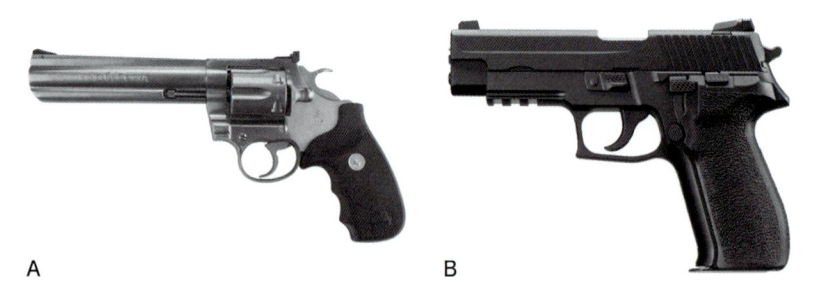

図 5-2 拳銃には主に2つの種類がある。A：ダブルアクションリボルバー、B：半自動式ピストル

する。円筒が時計回りまたは反時計回りのどちらに回転するかは、製造メーカーの設計方針による。シングルアクションの撃鉄が起こされた状態では、引き金は一般的に、非常に軽い力で握把の方向にまっすぐに引くと撃鉄が解放される。この仕組みのため、ほとんどの人は、ダブルアクションよりも、シングルアクションのほうが、命中精度が向上する。

ピストルとは半自動式の火器であり、米国では法執行機関でもっともよく用いられている（図5-4）。ピストルは弾丸の推進に使われた発射薬の燃焼ガス圧もしくは発射反動を、発射済みの薬莢（やっきょう）を薬室から抽出して排出することと、次の弾薬を薬室に送り込むことに用いる。弾倉の一番上にある弾薬を薬室に送り込むためには、スライドを引き、放つ動作が必要である。この動作により、弾倉の一番上にある弾薬が後方から1発のみ取り去られ、前方にある薬室側へと送り込まれることで、弾薬が発射される状態となる。弾倉にある弾薬はすべて、この動作により薬室へと送り込まれる。弾倉は通常、銃本体からの脱着が可能で、弾薬を一杯に詰めた弾倉に交換することができる。ピストルは弾丸を発射するたびに、空薬莢を排出し次弾を薬室に送り込み、発射可能な状態にする。

典型的なピストルは、それぞれの構造、モデルおよび口径に応じた弾薬を6発〜33発保持できる脱着式弾倉を備えている。その一方で、リボルバーはその円筒の中に5〜10発の弾薬しか保持することができない。ピストルのなかには、50〜100発の弾薬を保持できる拡張型弾倉が使用可能なものもある。一般的なピストルには、弾倉の交換を2秒とかからず行えるような機構が備えられている。ほとんどの警官は弾倉をピストルに挿入しておき、2本の予備弾倉を装備ベルトの弾嚢に入れて携行している（図5-5）。

デリンジャーは大変小さな伝統的な拳銃である。デリンジャーは1〜4インチ（2.5〜10 cm）の長さの銃身を備えている（図5-6）。2本の銃身はほぼ並行に、発射方向に並んで取り付けられている。デリンジャーは銃身の最後尾に備えられた蝶番（ちょうつがい）部分で折れる構造をもち、弾薬が装填される薬室は銃身の最後尾にあり銃身を折ることで現れる。それぞれの銃身には一度に1発ずつの弾薬が装填される。引き金機構は独立しており、一度引くと、まず片方の銃身から弾薬が発射され、この後、もう一方の銃身からの発射機能が有効になる仕組みである。

デリンジャー型拳銃は、法執行官の主武器としては使用されないが、予備武器として使用されることや、非番時の武器として用いられることがある。この拳銃は、隠し持つことが容易なことが犯罪者にとって魅力

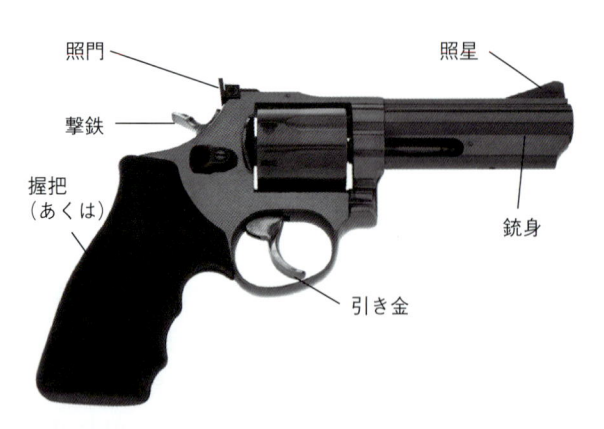

図 5-3 リボルバーは、引き金、撃鉄およびその他の部品から構成されている。

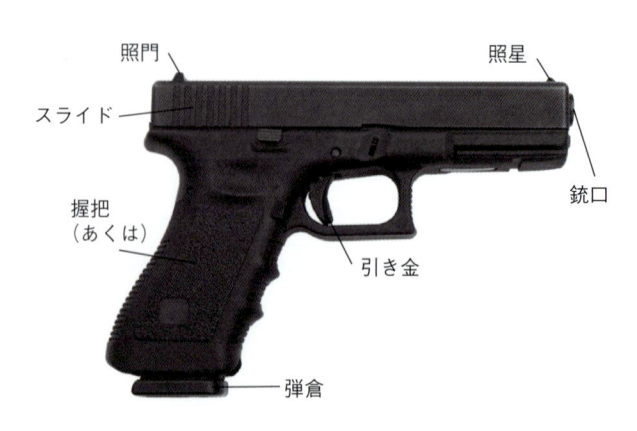

図 5-4 ピストルの図解

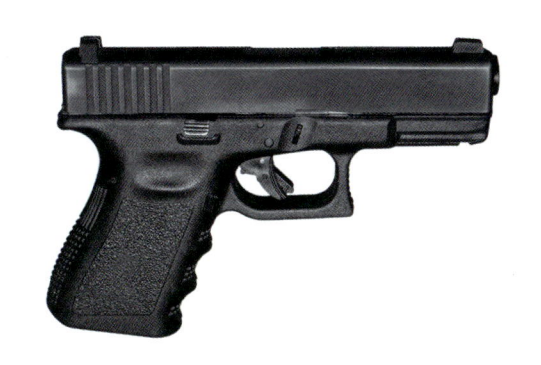

図 5-5 グロック 34 半自動式ピストル。米国のほとんどの法執行官は、この型の拳銃を携行している。

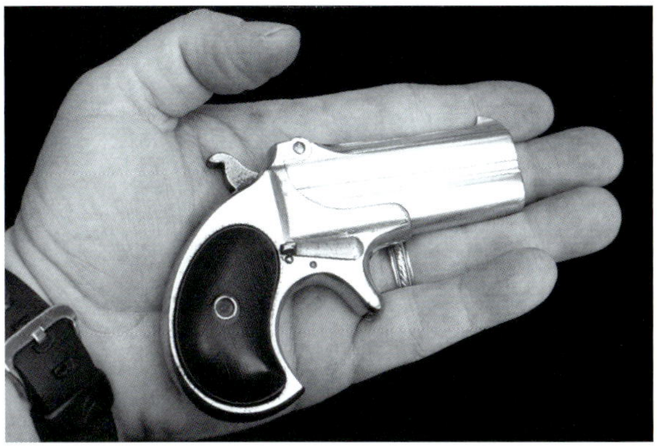

図 5-6 デリンジャーは大変小さく、隠し持って携行することが容易なように設計された拳銃である。

的であり、事態対処医療要員には危険を及ぼす。負傷した被疑者をすでに他の警察官が所持品検査をして拘束したあとでも、所轄の法執行機関の許可があれば、被疑者の全身の凶器検査を初期治療に優先させて行うほうがよい。これらの判断は、当該地域の法執行機関の規定や協定に基づかなければならない。

ライフル類

ライフル類（ロングガン）にはいくつかの形状がある。ライフルは長い銃身を備えた火器であり、銃を肩に固定し両手で操作して射撃する。銃身には腔線（ライフリング）と呼ばれる溝が彫られている（**図 5-7**）。

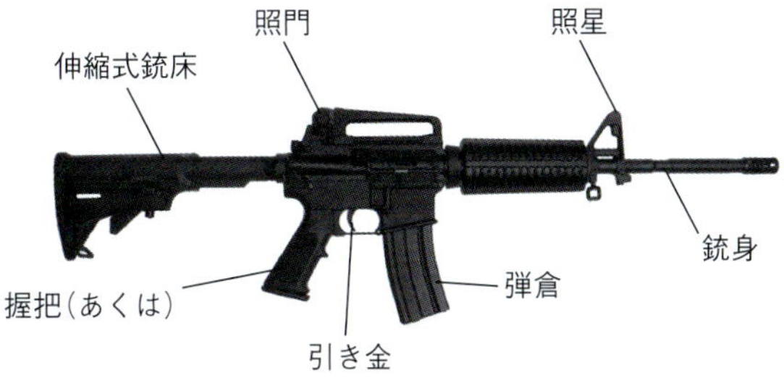

腔線とは、銃身の内側に、薬室側から銃口側へと一貫して刻まれた溝であり、弾丸に回転を与えるためにデザインされている。この回転により飛翔中の弾丸の弾道が安定し、命中精度が向上する。腔線の間隔や条数、ピッチ角は弾丸の性能に変化や影響を及ぼす。ライフルのかたちは、弾薬を薬室に送り込む方法により異なり、単発式、全自動式、半自動式、レバー式、ボルト式およびポンプ式といった種類がある（**図 5-8**）。ライフルは他の種類の銃よりも正確であり強力であるうえに、30 発以上給弾できる弾倉を備えられる種類も数多い。なかには、20〜100 発もの弾薬を給弾できる大容量弾倉を利用できるものがある。ライフルは両手で持ち、さらに肩に銃床を押し当てて固定し、照準するための照準線に近い側の、頰もしくは顔をさらに銃の固定に用いることができるため、他の火器に比べてより正確な射撃を行うことができる。

- **全自動ライフル**：この種のライフルは、引き金を引き続ける間、弾倉に弾薬がある限り、弾丸を自動的に連続して発射し続ける。1 分あたりの発射

図 5-7 全自動ライフル

速度は銃の種類により異なる。例えば、M-16 ライフルであれば、全自動で発射した場合、30 発入弾倉を全弾撃ち尽くすのに、1.5 秒とかからない。全自動ライフルのほとんどは発射方法を切り替えることができる。安全装置の切り換え軸を普段は「安全」にしておき、必要に応じて半自動射撃、3 発制限点射、または全自動射撃を選択する。全自動ライフルやショートライフル（馬上や車上での取り扱いが容易な「カービン銃」）、拳銃用弾薬を射撃する「短機関銃」または「機関拳銃」と呼ばれる銃は、法執行機関や軍隊によって広く使われている。ほとんどの全自動ライフルには、夜間用の暗視照準器、レーザーポインターによる照準器、強力な懐中電灯、銃剣、負い紐およびサプレッサー（減音器）のような付属品を装着することができる。昨今の法執行機関は、巡査またはSWAT（special weapons and tactics、特殊火器戦術部隊）隊員の武器として全自動ライフルを導入したり割り当てたりしている。徹底的な身元調査を受け、指紋登録をし所持許可手数料を支払うのであれば、特別な所持免許を得て一市民であっ

ても全自動ライフルを所持することができる。

- **半自動ライフル**：この種の銃は、引き金を引いた際に1発だけ弾丸が発射される。1発発射されると、自動的に次の弾薬が薬室に送り込まれる仕組みである。次の弾丸を発射したければ、引き金を引く指の力を緩めて、再び引ける位置まで引き金を戻さなければならない。
- **カービン銃**：短くまとめられた銃である。一般的に、20インチ（約50 cm）に満たない長さの普通のライフルよりも短めの銃身を備えている。カービン銃は軍隊の戦車や小型車両で行動する部隊によってよく使用されている。カービン銃はフルサイズのライフル銃よりも取り回しに便利でありながら、かなり頼りがいのある火力を備えたコンパクトな武器である。
- **ショットガン（散弾銃）**：この種の銃は、腔線のない平滑銃身を備えたライフル類であり、さまざまな種類の装弾を発射できる。給弾方法にも、単発式、左右2連、上下2連、単銃身ボルト式、単銃身ポンプ式、単銃身自動式という種類がある（**図5-9**）。ほとんどのショットガンの銃身は取り外しが容易で、かつ平滑銃身である。鹿のような大形獣を仕留めるためのショットガンのように、「スラッグ」や「ロケット」と呼ばれる1発弾丸、もしくは1発弾丸を「サボット」と呼ばれる装弾筒に収めて発射する、銃身に腔線を備える特別なショットガンも存在する。
  - ショットガンの銃身には、通常、銃身の銃口付近に加工された「絞り」もしくは銃口にねじ込む「チョーク」と呼ばれる口径を狭くする仕組みを備えている。チョークは銃口から放たれた

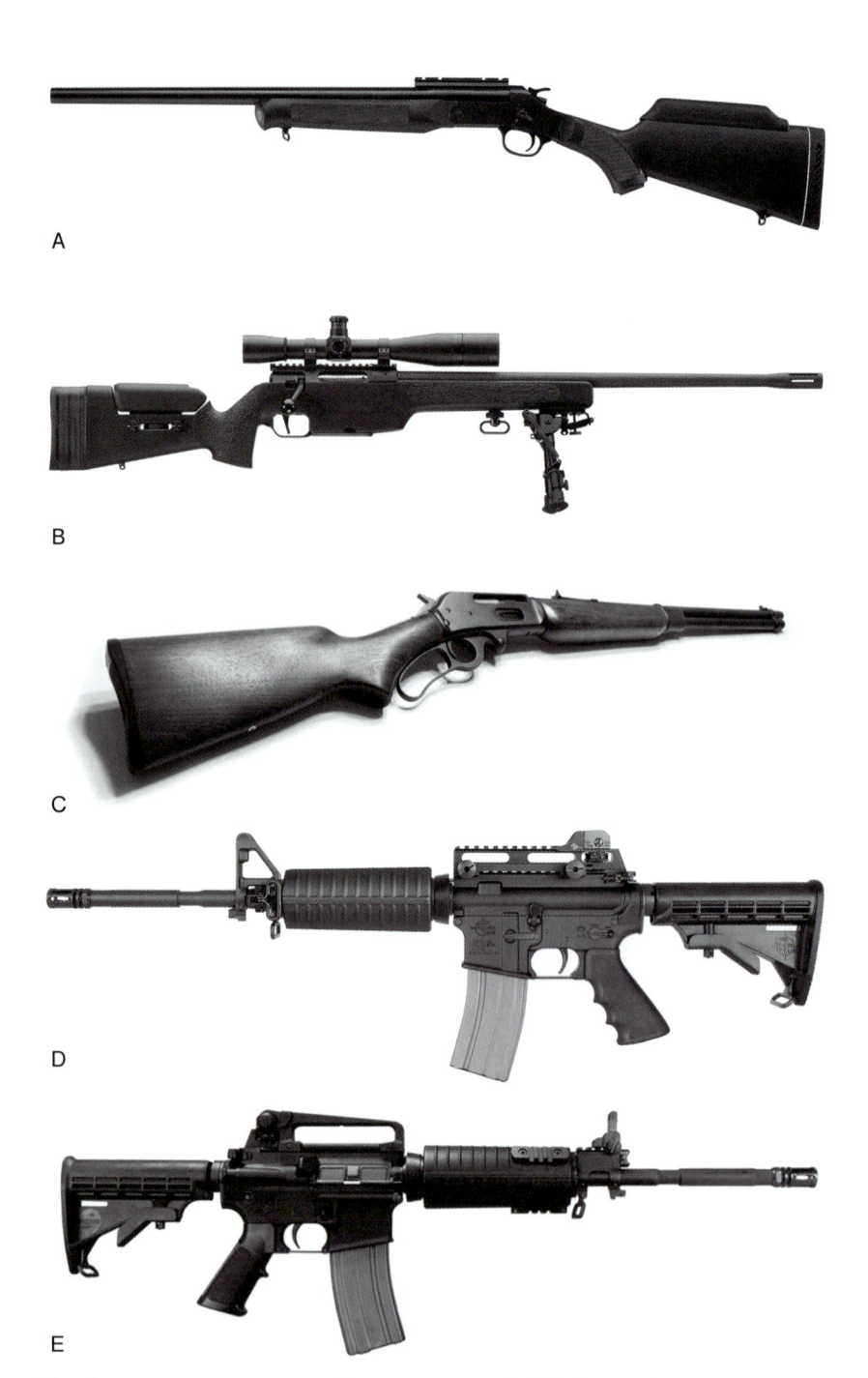

図5-8 ライフルのなかでも一際よく用いられる作動方式。A：単発式ライフル銃、B：ボルト式ライフル銃、C：レバー式ライフル銃、D：半自動式スポーツライフル銃、E：全自動、半自動および全自動発射機能を安全装置の切替によって選択することができるライフル。

散弾が飛翔する際のまとまり具合を形づくるものであり、散弾はチョークにより標的に向かって縦に細長くまとまって飛んでいく。「シリンダーチョーク」または「オープンチョーク」と呼ばれるチョークは、口径と同じ直径の絞りがないもので、薬室から銃口まで銃腔の直径は同

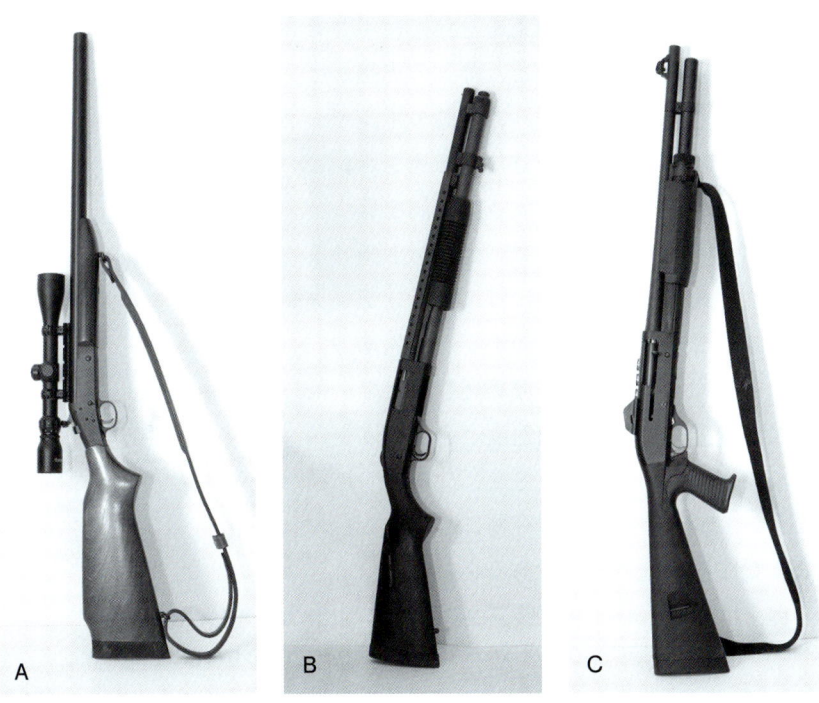

第 5 章　火器の安全な取り扱いと射撃技術

図 5-9　ショットガンの基本的な種類。A：単発式、B：ポンプ式、C：半自動式（防錆処理済）

じである。ゆえにシリンダーチョークは散弾を絞る働きをしないため、銃口から放たれた散弾は、他の種類のチョークを用いたときよりも撒き散らされることになる。

- インプルーブドシリンダーチョークは、ゆるやかな絞りであり、散弾は銃口から放たれる直前で絞られるので、よりタイトな（散弾同士がより近い）パターンの弾痕（ショットパターン）を描く。「モディファイドチョーク」または「インプルーブドモディファイドチョーク」はさらに絞りはきつくなり、よりタイトなショットパターンとなる。
- 「フルチョーク」もしくは「エクストラフルチョーク」は散弾を銃口から放たれたあともまとまった状態に維持させるので、もっともタイトな（散布範囲がもっとも狭い）ショットパターンとなる。ショットガンのなかには可変式チョークや多段階可変チョークを備えるものもある。

火器の口径

火器の口径は発射する弾丸に適した直径につくられている。口径は、ライフルやピストルではインチとmmで、ショットガンでは番径（ゲージ）で標示される。口径を標示する際にインチで表すときは、.cal（口径caliber）の略語がインチの代わりに用いられる。

しかし、0.22インチ（約0.6 cm）口径を「22口径」というように、小数点は口語では省略されることが一般的である。火器の口径はmmでも表現される。例えば、弾丸直径9 mmのピストル弾を発射するピストルを「9 mm拳銃」と呼ぶ。

銃の使用弾薬の表記方法は通常、「7.62×51 NATO」のように「口径×弾薬」によって表現される。「7.62×51 NATO」の表すところは、この弾薬は直径が7.62 mmの弾丸が、長さ51 mmの薬莢に取り付けられており、NATO（北大西洋条約機構）加盟諸国の標準弾薬として使用されていることを示している（NATO第1標準弾）。7.62×51 NATO弾と同じ規格の弾薬を使用する火器としては、「.308 ウィンチェスター」という表記もなされる。

法執行機関がライフル用として標準的に使用している弾薬は、コルト社のAR-15やM-4カービン銃に用いられる「.223 レミントン（5.56×45 mm NATO第2標準弾）」やマークスマンライフル（バトルライフル）に用いられる「.308 ウィンチェスター（7.62×51 mm NATO第1標準弾）」である。法執行機関がピストル用として標準的に使用している弾薬は、9 mmパラベラマム、357Sig、.40 スミス＆ウェッソン、および.45ACPである。自分の所属するチームの武器について習熟するために、射撃場に通うなり、使用してみるなりして腕を磨かなければならない。

弾　薬

弾薬の種類に関する知識は重要である。これらは被疑者や、バイスタンダー、SWAT隊員へ火器の破壊力をもたらすものである。ごく簡単に説明すると、火器に用いられる弾薬は、以下の4つの部分によって構成されている（**図 5-10**）。

- 1発の弾薬は、薬莢、発射薬、雷管、および1つもしくは複数の発射体（弾丸など）の各機能から構成される。

- 薬莢は底部に雷管を備えている。銃の引き金が引かれると撃針が雷管を叩き、叩かれた雷管は発火して無煙火薬によって作られた「ガンパウダー」と呼ばれる発射薬を起爆させ、発射薬の燃焼ガスが銃弾を薬室から銃口へと押し出す。武器のなかには、.22ロングライフル弾のようなリムファイア式弾薬を使用するものがある。リムファイア式弾薬とは、弾丸、発射薬と中空のリム部内側に雷管と同じ種類の、衝撃で発火する火薬が仕込まれており、リムが叩かれることで薬莢が発火する。
- ショットガン用の弾薬を「装弾」という。装弾には銃弾の構造に「ワッズ」と呼ばれる部分が1つ加わる。ワッズとはプラスチックまたは紙で作られた、発射薬と散弾の粒「ペレット」もしくは他の発射体を仕切るものである。

弾丸とは、撃発された発射薬の燃焼によるガスの圧力により銃口から放たれるひとまとまりの物体である。弾丸にはさまざまな形状があり、以下はそのもっとも一般的なものである。

- フルメタルケース、フルメタルジャケット弾：鉛で作られた弾芯を（銅などの）金属で完全に包んだ弾丸である。命中時に大きく膨らむことがないので、打ち抜く力が強く、命中した物体に深く入り込んでいく、軍隊でよく用いられる弾丸である。フルメタルジャケット弾のなかには、装甲を貫通できるよう弾芯が鋼鉄製のものもある。
- ソフトポイント弾（ダムダム弾）：鉛製の弾芯の前面が露出している弾丸である。銅によるジャケットは側面と底部に限られている。ソフトポイント弾は狩猟のためにデザインされており、命中した際に鉛の弾芯が大きく膨らむ（マッシュルーミング現象）ため、弾丸がもつ運動エネルギーが命中した獲物の身体に伝達しやすく、獲物の身体に深く貫通しない。
- ホローポイント弾、エキスパンダー：銃弾の前面に穴が穿たれており、命中した際に、花が咲くように弾丸が広がりやすくしてある。弾丸直径が広がることで、命中した物体への貫通力が弱まり、弾丸がもつ運動エネルギーがより伝達されて、ストッピングパワーが増大する。弾丸を包む銅のジャケットの先端がすぼめられているため、弾丸が命中した際に弾丸直径が確実に拡張される。弾丸を身体に命中させると、弾丸の先端が広がり、運動エネルギーが身体に伝達され、より大きな空洞を穿つ。ホローポイント弾のなかには、プラスチック製のチップを先端の穴に埋め込むことで、飛翔速度と命中精度を向上させ、命中時の拡張を容易にしているものもある。
- フラグメント弾：命中した際に分解し、命中した物体に衝撃と運動エネルギーをすべて伝達するようにデザインされている。フラグメント弾はオーバーペネトレーションや跳弾が望ましくない場合に用いられる。フラグメント弾は犯罪被疑者へ射撃するときはストッピングパワーの増大、現場周辺の市民に対しては、貫通弾や跳弾により害を及ぼす危険性を減らすという利点がある。
- ワッドカッター弾、セミワッドカッター弾：45度の円錐形をした弾体の先端に円盤もしくは円錐が取り付けられている。このかたちの弾丸は、きれいな円形の穴を標的紙に穿つようデザインされている。通常は鉛製で標的射撃に用いられる。
- ラウンドノーズ鉛弾：セミワッドカッター弾よりも空気抵抗が少なくなるよう、鉛を先端が丸くなるよう成型した弾丸である。この弾丸もまた標的射撃に用いられる。

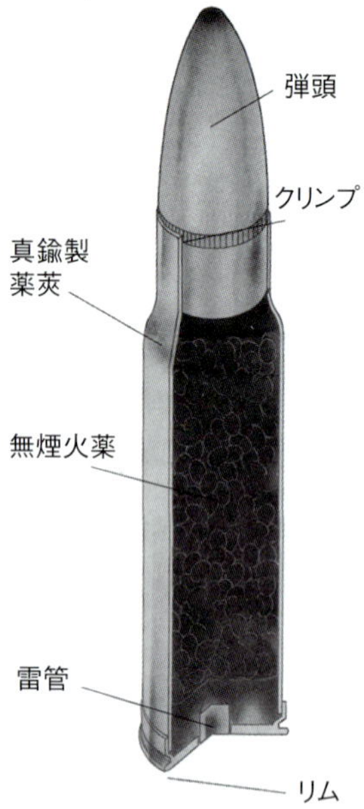

図5-10 1発の弾薬は、弾丸、発射薬、雷管および薬莢の4つの部品から構成される。

ショットガン用弾薬

ショットガン用弾薬は、一般に「装弾」といい、さまざまな種類とサイズが製造されている。もっとも一般的なものは、鉛（鉄製かタングステンポリマー製も増えている）の小さな粒ペレットで作られた「バードショット」やその他、大変小さな粒によるものや、「BB」と呼ばれる七面鳥撃ち用のもの、エンドウマメ大の鹿撃ち用のもの、スラッグやサボットと呼ばれる

一発弾である。鳥撃用の8号散弾では100個以上のペレットが1発の装弾に含まれているのに対して、鹿撃用の2と3/4インチ（約7 cm）もしくは3インチ（約7.6 cm、マグナムロード）の長さの12番散弾である00（ダブルオー）バックショットでは、9～12個のペレットが入っているだけである。散弾の粒のサイズは1インチ（約2.5 cm）の1/100によって測られ、それぞれの大きさは数字と「号」の組み合わせで表示される。

古典的で混同しがちなショットガンに関する専門用語は次のとおりである。散弾の大きさは、数字が大きくなればなるほど、粒の大きさは小さくなる。もっとも小さな散弾は12号であり、直径0.05インチ（約1 mm）である。次に大きな散弾は9号で、直径0.08インチ（約2 mm）である。そして、8と1/2号、8号、7と1/2号、6号、5号、4号、2号、1号、BB、T、と順に大きくなり、一番大きなFは直径0.22インチ（約5 mm）である。

より大きい鹿撃用散弾は「バックショット」といって別に分類される。もっとも小さい鹿弾は4号で、直径0.24インチ（約6 mm）である。鹿弾は大きくなるにつれ、4号、3号、2号、1号、0号、00（ダブルオー）、000（トリプルオー）となる。4号鹿弾は、.22口径よりわずかに大きい。21個の鉛もしくは鉄製の散弾一つ一つは、.22口径の弾丸よりも弾丸直径がやや大きい程度であるものの、一度に撃ち出された際の威力はきわめて大きい。上位4つの大きさの散弾は、ライフルやピストル弾の口径に匹敵する。もっとも大きい000（トリプルオー）は、.36口径もしくは直径0.36インチ（約1 cm）にほぼ等しい。

ショットガンから放たれるスラッグ弾やその他の1発弾には、さまざまな種類がある。ごくシンプルなスラッグ弾は1オンスの鉛でできている。スラッグ弾はきわめて大きな威力があり、鹿狩によく使用される。

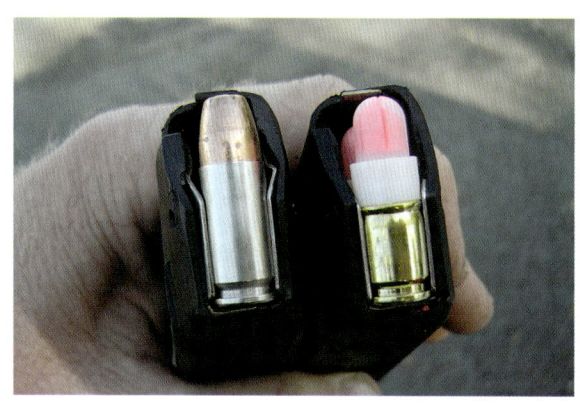

図5-11 実任務用の9 mmジャケット弾ホローポイント弾（左）と訓練用に鮮明な塗料が仕込まれたシムニッション弾（右）。シミュレーショントレーニングを行う際、決して訓練場に実弾を持ち込んではならない。

スラッグ弾よりも小さな1発弾もある。2つのプラスチック製装弾筒「サボット」に挟まれた1発弾は、銃口から放たれるとサボットから分離されて、より正確に、より速く飛んでいく。装弾ケースはプラスチック製であり、雷管、発射薬、（散弾を詰める）カップ、散弾またはスラッグを収める。散弾のなかには、タングステンやビスマス金属といった鉄よりも重い、カモ撃ちに使われるものもある。特殊なショットガン用弾薬として、「ブリーチ弾」（SWATユニットが突入する際にドアの鍵を破壊したり、蝶番を吹き飛ばしたりするために使用する弾薬）や「フレシェット弾」（小さな矢のような発射体であり、複数本束ねられて発射されるもので、軍事用）がある。焼夷剤を爆発させる装弾（信号用または鳥を追い払うために用いる）、照明弾（救難信号用に空中に打ち上げられる高輝度の火の玉）や、ゴム弾や鉛の散弾を袋に入れたビーンバッグ弾のような低致死性の装弾もある（**図5-12**）。

ショットガンの番径

ショットガンの番径（ゲージ）は、ライフルや拳銃のように1/100インチやmmで標示されるのではなく、例外的である。ショットガンの口径は「番径」で測られる。ショットガンの番径は、1ポンドの純粋な鉛球の（1/ゲージ）直径を基準として使用できる装弾の直径を計算する。現代のショットガンには、10、12、16、20、28番径と.410がある。.410口径だけが、例外的に番径ではなく口径で表示される。1ポンドの重さに達するために必要な球数が、口径が大きくなればなるほど少なくてすむため、番径が小さくなるにつれ、

安全のために

プラスチック製で先端に穴が開けられており、穴には塗料もしくは鮮やかな色の液体洗剤が充填されている弾丸が製造されている。この弾丸は命中した場所を表示するためのもので、「フォースオンフォース」のようなシミュレーショントレーニングを行う事態対処医療要員によって用いられている（**図5-11**）。「シムニッション」と「フォースオンフォース」の2種類がある。

ショットガンの口径は大きくなる。例えば、12番径の直径の鉛の球が1ポンドに達するためには12個必要になるといった具合である。米国でもっとも一般的なショットガンは、12番径である。

弾丸重量

弾丸重量を計る単位は「グレン」である。一般的なピストル弾である9mm弾は124グレンである。グレンは古代の小麦を計る単位に由来している。7,000グレン＝1ポンドであり、1g＝15.4グレンである。

拳銃用弾薬の薬莢のなかには、拳銃を小さなショットガンのように使用するためにデザインされたものがあり、「装弾」と呼ばれる。これは1つの薬莢から多量の大変小さな散弾を発射するもので、よく「スネークショット」と呼ばれるものである。その名のとおり、ヘビや害虫のいる地方で使われている。

弾丸の射撃精度と射程

射撃精度と射程は、弾薬ごとに大いに異なるもので、多くの要素が関係している。.22口径のリムファイアロングライフル弾の40グレンの弾丸は、射角45度で発射すれば1マイル（約1.6 km）以上飛ぶ。しかし、8号散弾（小鳥用）では威力も射程も劣り、数百ヤード（2～300 m）も飛ばない。ライフル弾で308winから30-06スプリングフィールドのサイズであれば、1,000ヤード（約900 m）以上の遠方から兵士を殺傷できるだけの射撃精度をもっている。

射撃精度は、使用している弾丸の種類、射撃する銃の工作精度、投射物の速度、気象条件、射手の技量などの多くの要素によっている。ライフルは拳銃よりもはるかに正確に遠方を射撃することができる。

一定の技量にある射手は、常に正確に1マイル（1.6 km）以上離れた人形標的に命中させることができる。よく使用されるライフルの口径は、5.56 mm（M-16用）、.223レミントン（一般人の所持が認められているAR-15）、.270口径、30-06スプリングフィールド、7.62 mm（M-60機関銃に使用される）および、.308狙撃銃用弾薬である。小動物の狩りや公式競技ではない標的射撃によく使用される安価な弾薬が、.22口径ロングライフル弾である。これは小さな40グレンの弾丸をかなり速い速度〔1,300フィート（約400 m）/秒〕で撃ち出すもので、人体であれば、ほとんどの部位を貫通す

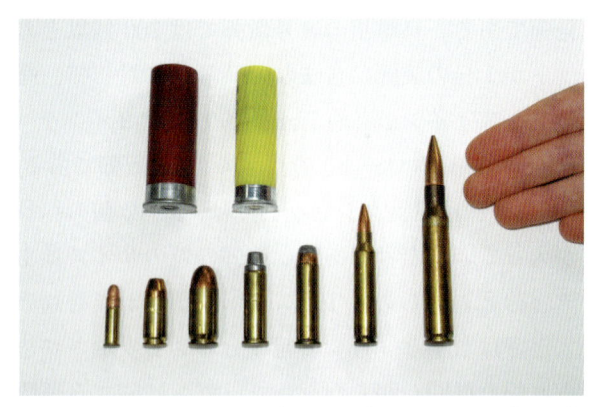

図5-12 弾薬の種類。上段左は2個のショットガンの装弾、12番径（左）20番径（右）。下段左から右へ、.22リムファイアロングライフル、9 mm 拳銃弾、.45ACP、.38スペシャル、.357マグナム、.223（5.56 mm NATO第2標準弾）、.30-06スプリングフィールド。

ることができ、致命傷を負わせることができる。

ショットガンの装弾の中には、さまざまな種類と大きさと数からなる「ショット」という散弾が入っている。鹿弾（バックショット）のショットパターンは1ヤードごとに1インチずつ、大まかに広がっていく。鹿弾（バックショット）は弾速を維持している間は、鳥弾（バードショット）よりもショットパターンは狭い状態でより遠くへと飛んでいく。鹿弾（バックショット）は警察やアメリカ南部で鹿狩をするハンターによってよく使用されている装弾である。

鳥弾（バードショット）は弾速が急速に失われ、ショットパターンもまた拡散していく。鳥弾（バードショット）は射距離10～20フィート（3～6 m）かそれ以下で撃たれた場合は致命傷となる。しかし、60ヤード（55 m）以上離れれば、急激に運動エネルギーは失われる。厚手の衣服は、50フィート（約15 m）の射距離から発射された鳥弾（バードショット）の貫通を阻止することができる。

自分の地域でよく使われる火器について、所属する事態対処チームの装備火器同様に精通すべきである。弾丸の種類やそれ以外の発射物、運動エネルギー、装弾数の違い、体内における銃弾の運動について詳しくなることは、銃弾により生じた外傷を同定するうえで有用である。次節では、火器を使用して正確に標的に射撃する技術と方法について論じる。

射撃技術

射撃技術とは、火器を射撃する際に、弾丸または発射体を当てるべき場所に正確に命中させるために必要とされる技術である（図5-13）。すべての法執行官は火器の基本射撃課程を修了する必要がある。基本射撃課程とは、練度を維持するものであり、各機関によって定められた訓練基準を満たすものである。事態対処医療要員たる者は、射撃技術の認定や訓練を受けている受けていないにかかわらず、SWAT隊員や他の事態対処医療（tactical emergency medical support；TEMS）メンバーと一緒に射撃をしたり、SWATの月例トレーニングに参加することが望ましい。

どのような種類の火器でも正確に目標に命中させられる能力は、任務を安全に成功裡に終わらせるために非常に重要である。われわれのほとんどは、実銃での撃ち合いに巻き込まれることはない。不幸にして生きるか死ぬかの壮絶な銃撃戦に巻き込まれてしまったときに、優れた作戦を用いる技術をもち、正確かつ効果的な射撃を行い、パニックを起こさず冷静に思考できる能力を保ち、より素早く動き、堅固な遮蔽物を探す技術をもつことが生死を分けるだろう。

拳銃の安全な取り扱い

事態対処医療要員は、自己防衛のための武装の許可がある場合もない場合もある。武装が認められている場合は、半自動ピストルであることが多い。したがって本節では、このタイプの拳銃を安全に取り扱い、正確に命中させるために必要不可欠な技術に焦点を当てて記述する。

射撃場での射撃トレーニングであれ、事件現場での出動であれ、火器を取り扱う5つの安全規則が適用される。とくに、火器で武装したSWAT隊員が列をなして家屋に接近するときや、ビルの中に突入して捜索

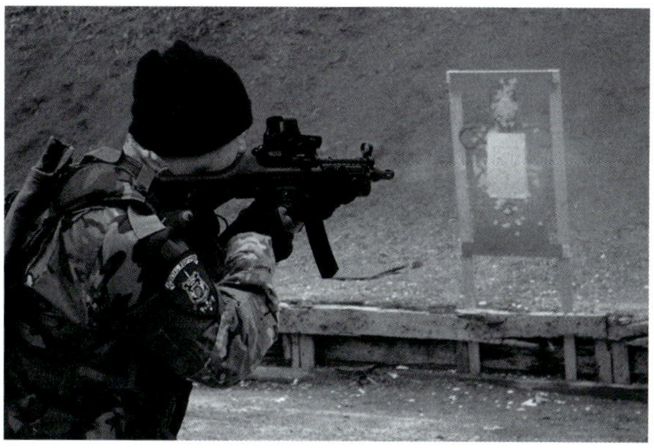

図5-13 射撃技術とは、火器を射撃する際に、弾丸または発射体を標的に正確に命中させるために必要とされる技術である。

するときは、銃は常に安全な方向に向けたままにしておかなければならない。銃口への意識はとくに重要である。訓練中であろうと、実事件の出動中であろうと、一瞬たりとも他のSWAT隊員やTEMS隊員に銃口を向けようものなら、直ちに危険な未熟者として軽蔑されるであろう。たとえあなたが、チームでいちばん最高の射撃をしたとしても、それが不適切かつ危険な銃器の取り扱いであれば、銃器の所持許可は取り消され、TEMSユニットからの解雇さえ言い渡されるかもしれない。

正しい銃器の選定

どのような拳銃を選択するかは、重要な決定である。多くの警官は、良質なピストルと数個の予備弾倉を選ぶ。米国の法執行官は、通常9mmパラベラム、.40もしくは.45口径のピストルを主な武器として携行する。手の大きさは人それぞれであり、好みもまた人それぞれであるため、拳銃の選択もまた十人十色である。

> **安全のために**
>
> 各警察署には射撃指導員が配置されている。射撃指導員は、自分の射撃技術を向上させるために、自分がこれから取り組むべきトレーニングについて教育してくれる存在である。

> **安全のために**
>
> 拳銃を収めるホルスターと弾帯、手錠入れや弾嚢といった付属品、ASP（伸縮警棒）、その他の装備は、対をなすように離して配置し、ピストルを使用する際に邪魔になったり、その動きが制限されないようにしなければならない。適切な装備の配置を決めるためには、訓練に訓練を重ねるしかない。不備や欠点を見つけ出すのは射撃場であるべきであって、路上ではない。自分の弱点を見つけ出し、対応するのは訓練時であるべきであって、実際の任務中であってはならない。

部署によっては、ピストルの選択肢を制限したり支給品を定めたりしているところもあるが、使用する種類に関係なく、その武器に精通していなければならない。正しく整備し、使用後の手入れを行い、適切に保管する方法を学ばなければならない（図5-14）。高品質の武器を使用し、その武器に付着した油や汗、水滴、その他の汚れを取り除いて使用する。

訓　練

ほとんどの拳銃は、きわめて射撃精度が高い。拳銃を目標に向けて引き金を引き、動かさずそのまま弾丸が放たれれば弾丸は目標に命中する。扱いにくいのは判断が生死を左右する戦闘のただなかで目標が変化しつづけるためである。

適切なトレーニングと実践では、技術が継続して上達することを確かなものとする。接近戦で優位に立つためには、経験豊かなインストラクターの指導のもとで移動射撃訓練をすることである。遮蔽物を活用するために素早く動き、移動しながら射撃し、遮蔽物の陰から射撃することを学ぶべきである。360度、周囲を見わたし見上げたり、見下ろして警戒する方法、銃の不具合に対処する方法、あらゆる状況下で迅速に再装填する方法を学ぶべきである。利き腕と反対の手での射撃、膝立ち撃ち、伏せ撃ち、車両の下からの射撃、暗闇での強力な懐中電灯を使用した射撃方法、犯人に撃たれ倒れた後も射撃を続ける方法も必要である。学ぶべき技術や作戦をリストにしてみると、それは長大になる。体の鍛錬と同様に、日常的に学び続け、練習し続けることが大切である。

火器の安全化

負傷したSWAT隊員の火器の安全な取り扱い

火器の脅威は、事態対処運用中に常時存在する。SWAT隊員の発砲か被疑者の不法な発砲かにかかわらない。暴発による銃弾がSWAT隊員またはTEMS隊員に当たるようなこともある。

発射された弾丸が、命中した壁を突き抜け、その壁の向こう側にいるSWAT隊員を傷つけることもありうる。一例として、約10年前のSWATの出動時、SWAT隊の突入チームの狙撃員が家の玄関口から出

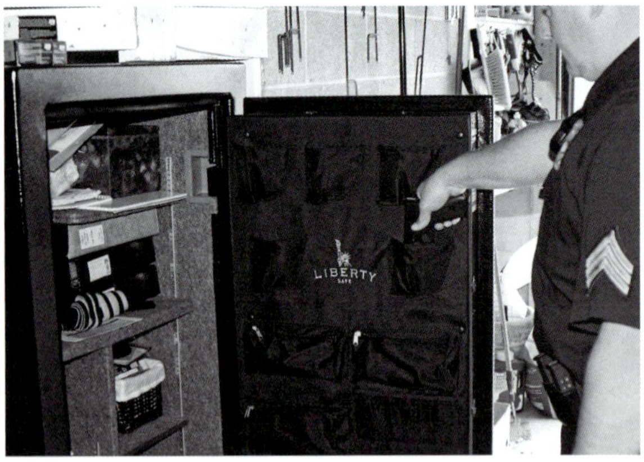

図5-14　適切な火器の保管方法について、知っていなければならない。

てきた犯人を射撃した銃弾が、家の壁を突き抜けて、その家の反対側にいたSWAT隊員を射殺してしまったことがあった。その弾丸は犯人の身体を突き抜け、壁をいくつか突き抜け、家の背部から突入を準備していたSWAT隊員に不運にも当たってしまったのである。

SWAT隊員が深刻な外傷を受け、正常な呼吸ができなかったり、大出血によるショック状態であったり、頭部に受けた外傷により混乱状態になったりすると、爆発や誤射を招きやすくなる。混乱によって、SWAT隊員は適正な判断ができなくなるかもしれない。見当識障害や深刻な外傷によりSWAT隊員が地面に倒れた場合、その隊員は、自分を助けに近づいてくるSWAT隊員や事態対処医療要員を、迫りくる被疑者と思い込んで反射的に射撃してしまうかもしれない。

このような危険をはらむため、SWAT隊員の傷病者にはすべて用心深く素早く接近し、その意識状態を評価しなければならない（第11章「事態対処現場での傷病者評価」にて、傷病者の評価手順について論じている）。

脅威の現状についても考慮されるべきである（例えば、まだ確保されていない犯人が建物の中にいるのか、すべての被疑者が無力化され、事件は解決したのか）。もし、負傷したSWAT隊員を武装しておく必要があって、意識が覚醒していて見当識障害がない場合は、そのまま武器を保持させておかなければならない。しかし、重傷を負っていたり、意識が変容した場合は直ちに、負傷したSWAT隊員からすべての武器を取り除かなければならない。

SWAT 隊員の武器を取り除く最良の方法について、所属する SWAT ユニットでプロトコールを制定し、手順が定められていれば、それらに従う。理想的には、同僚の SWAT 隊員が武器を取り除くべきであり、TEMS 隊員は負傷者の評価と処置に集中するべきである。

火器の保安上、火器を安全に取り扱う 5 つのルールは、いかなる場合も絶対に遵守されなければならない。

1. すべての火器は弾薬が装填されているものとして取り扱う。
2. 自分が射撃すると決断するまで、引き金から指は離した状態にしておく。
3. 火器を、破壊したくないあらゆるものに決して向けてはならない。SWAT 隊員に武器を手わたすときは、銃口が安全な方向に向いていることを確認すること。
4. 脅威が出現したならば、標的とその背景を確認すること。
5. 火器を管理・維持すること。

負傷した SWAT 隊員から武器を取り除き、安全化する方法はいくつかある。1 つの方法は、単純に安全装置を「安全」に切り替えて他の SWAT 隊員に手わたすことである。

その他、TEMS 隊員や SWAT 隊員がとるべき方法は次のとおりである。

1. 安全に武器を取り除くため、銃身を安全な方向に向け、安全装置を「安全」の位置に切り替える。負傷した SWAT 隊員の手と指を武器や引き金から離す。
2. 完全に、火器から弾倉を外す。
3. スライドを開放状態にし、薬室から弾薬を放出させる。
4. スライドを開放状態で固定し、完全に弾抜けがされた状態にしてから手わたす。

火器を手わたす間、銃口を安全な方向に向けていなければならない。SWAT 隊員は安全に火器を受け取り厳重に保管する。負傷した SWAT 隊員が事件現場で銃を発射しているのであれば、その銃と弾薬、そして、すぐ近くに転がっている空薬莢は全部証拠物品として適宜取り扱わなければならない。すべての武器、弾薬、それらの位置を記録、追跡し、保管しておかねばならない。

> **安全のために**
>
> 完全編制の SWAT ユニットによる日常のトレーニングでは、SWAT 隊員が負傷した場合は戦闘を継続し、任務を達成することを期待されていることを教えている。もし、負傷した SWAT 隊員が重傷を負ったり、有効に戦闘できないことが明白である場合は、直ちに武器を取り除かなければならない。事態対処現場で発生したいかなる困難な状況でも、重傷を負った SWAT 隊員は、信頼のおける気心の知れた SWAT 隊員または事態対処医療要員によって武器を取り除かれ、安全な状態にされなければならない。

> **安全のために**
>
> SWAT ユニットが装備するあらゆる武器を安全に取り扱い、安全化できる知識と技術を身につけなければならない。習熟しておく武器とは次のとおりである。SWAT ユニットのライフル、ショットガン、短機関銃、ピストル、バックアップのための武器（小型拳銃等）、ナイフ、てき弾発射筒、唐辛子を主成分とする催涙弾発射筒、スタンガン（TASER®）、発煙弾、（低致死性の）各種ガス弾、（音響閃光弾などの）犯人の感覚を一時的に麻痺させる装備、突入に用いる各種爆発物、その他の武器。

被疑者の火器の安全化

被疑者が負傷していたり、伏せていたり、手錠がかけられている場合でも、まだ、重大な脅威が潜んでいるものとして判断しなければならない。この脅威は、手錠の鍵（その複製）や武器を隠し持っていないか被疑者の全身を検査するまで続く。被疑者はしばしば多種多様な凶器を携行するものである。それゆえに全身のボディーチェックは徹底的に行い、ナイフ、かみそりの刃、拳銃、皮下注射針やその他の有害物を捜し当てなければならない。

被疑者の全身の注意深いボディーチェックが済むまでは被疑者の武装は解かれたと確信してはならない。思い込みは禁物である。全身の注意深いボディーチェックには、金属探知機を用いることが理想である。

全身のボディーチェックで、すべての火器を取り除くことは、言うまでもない。武器に精通しているならば、取り除いた火器は標準化された方法で管理する。精通していないのであれば、まず、引き金に触れないようにして火器を安全な方向に向けた状態にしてお

き、他のSWAT隊員に手わたすか、もしくは近くの平らなテーブルのような安定した場所に、他人のいない安全な方向へ向けて置いておく。

証拠物件として火器を保持するのは、指名されたSWAT隊員が行う。被疑者から銃が取り除かれたあとでも、所持品検査を継続するべきで、こうすることにより、第2、第3の銃やナイフ、その他の凶器が見つかるかもしれない。

> **安全のために**
>
> 「隊員同士の誤射」とは、法執行官が他の法執行官を、銃を携帯している被疑者と勘違いして誤射してしまうことである。隊員同士の誤射はしばしば起きており、常に悲劇的である。

まとめ

確認事項

- 火器を安全に取り扱う5つのルールは、絶対に遵守されなければならない。
  - すべての火器は弾薬が装填されているものとして取り扱う。
  - 自分が射撃すると決断するまで、引き金から指は離した状態にしておく。
  - 火器を破壊したくないあらゆるものに決して向けてはならない。
  - 撃つ前に常に、標的とその背景を確認すること。とくに突然の脅威が出現したときは注意すること。
  - 火器を管理・維持すること。
- 拳銃とは、法執行官の射撃でもっとも多く用いられ、もっとも目にする機会の多い火器である。
- ピストルとは半自動式の火器であり、米国の法執行機関でもっとも用いられているタイプの銃である。ピストルは箱型弾倉を使用しているので、すばやく再装填できる。
- ライフルは長い銃身を備えた火器であり、銃を肩に固定して両手で操作して射撃する。銃身には腔線と呼ばれる溝が彫られている。ライフルはほとんどの拳銃よりも射撃精度が高くて威力が強く、大容量の箱型弾倉を使用できることが多い。
- 射撃精度は、使用している弾丸の種類、射撃するライフルが有する工作精度、投射物の速度、気象条件、射手の技量等の多くの要素によっている。ライフルは拳銃よりもはるかに正確に遠方を射撃することができる。
- 射撃技術とは、火器を射撃する際に、弾丸または発射体を標的に正確に命中させるために必要とされる技術である。
- 火器の脅威は、事態対処運用中にSWAT隊員の発砲か被疑者の不法な発砲かにかかわらず常時存在する。このため、SWATユニットが装備するあらゆる武器を取り扱う方法と安全化できる知識と技術を身につけなければならない。

まとめ

重要語句

グレン
　弾丸重量を測る単位。弾丸が重くなればなるほど、グレンの数字は大きくなる。

拳銃
　片手で持って操作できるよう設計された火器。

口径
　口径とは、火器の銃身の内径である。口径を表示する際はインチの百分率かmmでも表現される。

射撃技術
　射撃技術とは、火器を射撃する際に、弾丸または発射体を標的に正確に命中させるために必要とされる技術である。

照明弾
　高輝度で燃焼する明かりである。信号や照明に用いられる。ショットガンや自己位置を標示するためのサバイバル用の信号ピストルによって使用される。

スラッグ弾
　ショットガンに特有の大きな発射体。鹿などの大型獣猟に好んで使用される。

装弾
　ショットガン用の実包を「装弾」と呼ぶ。円筒形の薬莢の中に、弾丸の代わりに「ショット」と呼ばれる散弾や、「スラッグ」と呼ばれる発射体を収めている。

弾薬
　完成された実包のこと。薬莢に発射薬、雷管、弾丸が組みつけられた発射可能な銃弾

デリンジャー
　小さく、隠し持って携行することが容易な、銃身を1本または2本備えたピストルである。通常、銃身の最後尾の蝶番（ちょうつがい）部分で銃身が折れ、そこに現れる最後尾の薬室に弾薬が装塡される構造をしている。19世紀の有名な懐中ピストルメーカーであるHenry Deringerにちなんで名づけられた。

番径（ゲージ）
　ショットガンの口径。

ピストル
　回転するシリンダーに弾薬を収める構造ではない拳銃。

フレシェット弾
　鉄製で先端と後端が尖った、飛翔時に安定するよう、矢のような外観をもつ発射体で、ショットガンもしくはその他の火器から発射され、軍隊で使用される。

ライフル
　銃を肩に固定して両手で操作して射撃するようにデザインされた火器。弾丸の飛翔を正確にするため、銃身の内側には螺旋状の腔線と呼ばれる溝が彫られている。

リボルバー
　回転するシリンダーに穿たれた穴に弾薬を収める構造の拳銃。

第6章 従来の脅威と武器

学習目標

- 犯罪被疑者の共通の手口を説明することができる。
- 鋭利な刃物の武器と事態対処医療要員が直面する脅威を説明することができる。
- 事態対処医療要員にとっての火器の脅威を説明することができる。
- 従来の爆発物の種類と事態対処医療要員が直面する脅威を説明することができる。
- 事態対処医療要員にとっての仕掛け爆弾の脅威を説明することができる。

はじめに

SWAT（Special Weapons and Tactics、特殊火器戦術部隊）ユニットと事態対処医療（tactical emergency medical support；TEMS）ユニットには直面している多くの危険がある。本章では、事態対処医療要員（tactical medical provider；TMP）が遭遇するかもしれない主要な脅威について説明する。それらを認識し対応策をとることで、クリティカルインシデントに対応する者に起こりうる危害を防止することが望まれる。

米国では毎年160人を超える法執行官が殉職している。さらに数千人が、生涯にわたる身体障害と精神障害をきたすような重篤な傷害をこうむっている。この問題の重大さを理解するためには、これらの死と傷害によって負の影響を受ける配偶者、子ども、家族、および友人の数をこれらの数値に乗算するとよい。結果が重大であるからこそ、絶え間ない警戒を維持し、被疑者によって、あるいは車両衝突などの偶然の事故によって受ける脅威を予期することが重要である。

犯罪の脅威に対抗するための解決策は簡単ではないが、SWAT隊員とTEMS要員にとって、その答えの一部は、犯罪の手口と技術についての高等教育がなされることである。サバイバルとは常に用心し、自分自身やチームメイトを守り、適切な防護装備を身につけ、捜索を怠らず、バイスタンダーや人質のように見えても信用せず、脅威に対していつも360度状況認識を保持することを意味している。サバイバルとは、直観（直感的な本能）を信頼し、適切にそれに従うことを意味している。第8章「自己防衛と近接戦闘術」に生き残るための作戦を詳述する。

適切に訓練されていれば、他者と周囲の環境についての直観はきわめて正確になる。疑わしい、あるいは何かが変だと感じるならば、さらに状況が悪化しないうちに自身と脅威の距離をとり、遮蔽物を捜し、より多くの情報を集めるよう直ちに行動する。そうした後で初めて、次にとるべき適切な行動を決めることができる。

本章では、事態対処医療要員が直面することの多い脅威と特殊な状況を取り上げる。いくつかの脅威は適切な訓練と防護具によって防止あるいは予防することができる。なかには、どんなに警戒しても防止できないものもある。いくつかの脅威は打破することはできないけれども、そのような状況はまれである。かなりの数の脅威は知識、技術、および装備によって予期し、打破することができる。捕えられた犯罪者が使用した技術や装置についての教育をしっかり受けるだけでなく、より新しい脅威と犯罪の手口について継続的に学ぶかどうかは、自分しだいであ

る。日頃の読書、訓練、インターネット上の最新情報、継続学習、セミナー、カンファレンス、および他者の失敗からの教訓によって達成することができる。この知識は生命を救う。

身体と心

犯罪の手口

TEMSユニットは犯罪の手口を把握していなければならない。現代の刑事司法制度は残念ながら完璧ではなく、犯罪者は収監時に、犯罪についてより多くを知ってしまう。拘置の間、犯罪者は、さらなる犯罪の技術、けんかの技術、および法執行官を武装解除し、傷つける方法を学んで、他の犯罪者とネットワークを形成する。多くの囚人は刑務所内で自分の身を守り、出所後もけんかに勝てるように、筋力をつける。現代の犯罪者は、対戦相手として有能であり、深刻に受け止め、過小評価してはならない。

法執行機関のユニットを支援する際、ほとんどの状況において事態対処医療要員と無傷の被疑者とのかかわりは最小限で済む。しかし、被疑者が負傷した場合はそうはいかない。事態対処医療要員として、診察するために、被疑者とコミュニケーションをとり、触れる距離にいることが要求される。被疑者が重傷ならば、救急車の後部の限定した空間の中で病院まで被疑者に同伴する可能性がある。あらゆる機会を利用して被疑者は急に襲いかかり、傷つけようとする。脅威の可能性をすべて列挙することは、本章では長すぎるので、もっとも一般的な犯罪の手口のいくつかについて検討する（表6-1）。

人の心は創造的である、したがって常に意識し用心せねばならない（図6-1）。

犯罪被疑者は武器を隠すという問題点

犯罪者は、ピストル、ナイフあるいは他の武器を、ジャケット、ベスト、肌着、財布、鼠径部、足首、靴、腋の下、ウエストポーチ、あるいは野球帽などに複数隠し持つ。犯罪者はしばしば、ピストルを通常ホルスターなしで、ズボンに押し込んで身体の中央に不法所持している。

この事実に注目し、他に隠し持つ場所（脚の間、足

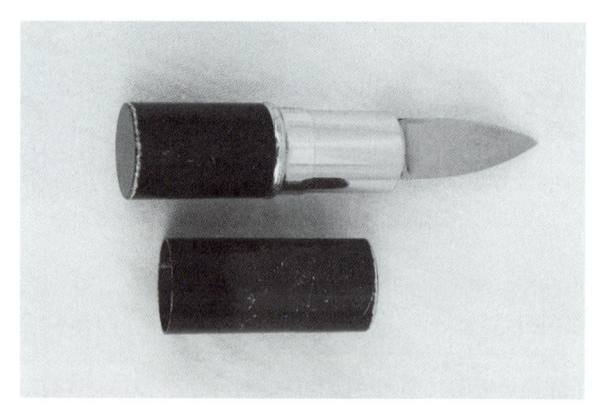

図6-1 隠し持った武器のリスクがあるため、医療が提供される前に、被疑者を慎重かつ完全に検査しなければならない。口紅の容器に隠されていた代用武器。

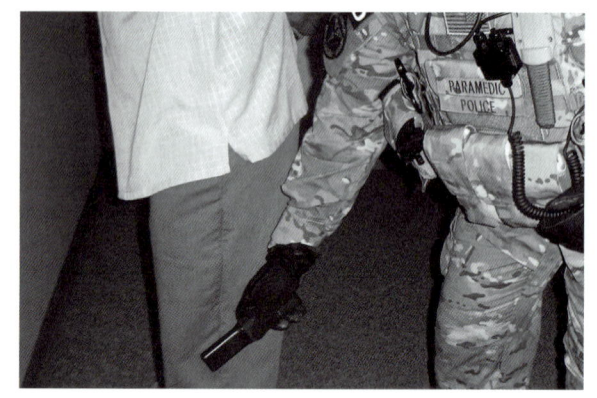

図6-2 音を出さず振動する棒型の金属探知機は、事態対処医療要員に何かがそこにあると知らせてくれ、そして静かなので、武器が見つかっていることを被疑者に知られることはない。

首のホルスター、ブーツの中、ブラジャーの中、ハンドバックの二重底の下、大きく結った髪型の中、ページをくりぬいた大きな本の中など）を警戒し、医療処置を行う前に、徹底的に傷病者を検査する。

SWAT隊員は、被疑者を逮捕し、手錠をかけ、彼らを検査してから医療処置を許可する。この検査を直接目視しなかったならば、完全には終わっていないものとして、再び検査を実行するべきである。

携帯型金属探知機は、全身検査には非常に有用かもしれない（図6-2）。しかし、プラスチック材料または複合材料で作られた武器（図6-3）を検出することはできないので、完全にこの装置に頼るわけにはいかない。

武器が見つかっても、他の場所に隠された追加の武器を捜して、被疑者の検査を続ける。多くの犯罪者は複数の武器を携帯する。例えば、2009年にワシントンで、錯乱した傷病者が救急救命室に運ばれ、法執行官

表 6-1　犯罪の手口

服従するふり	
逮捕されるとき、犯罪者はしばしばシャツの下でズボンの正面にピストルを押し込んで隠す。逮捕しようとする警官は隠した銃に気づかず、犯人を向こう向きにして、壁に手をつかせるかもしれない。被疑者は、完全に従順のようにみえるため、警官は少し気を緩める。警官が一方の手に手錠をかけ、もう一方の手に手を伸ばすと、被疑者は隠した銃をつかみ肩越しに警官の顔を盲目的に撃とうとする。2007 年には、2 人のテキサス州の警官が、この手法を用いた元受刑者により、別々の事件で同じ月に殺害された。	

負傷したふり
被疑者は、自分たちがほんの 1 人か 2 人の武装した護衛によって病院に連れて行かれるであろうと知っていて、腹痛または四肢のけががあるふりをする。それは、救急救命室または病院から首尾よく脱出する機会を増大させる。2009 年に、カリフォルニアで何人かの法執行官、医師および看護師が、まさにこの偽装をした脱走犯によって撃たれた。

武器の隠蔽
以下に述べる隠し持った武器はすべて使われたことがある。

- 犯罪者の 95％以上がホルスターなしで前のベルトの内側にピストルを隠して運ぶ。多くは右利きであるので、ズボンの左正面の内側に挟んで運ぶ。とくに、走ったり立ち上がったりしたあと、ときどきその部位に触れる被疑者がみられる。彼らは、武器の位置を調整しているか、位置が変わらなかったことを確かめている。
- 携帯電話銃は 4 発の .22 のリムライフル弾を発射できる。本当の携帯電話とまったく同じように見える。
- ナイフは櫛、ブラシ、野球帽子、ベルトのバックル、ブーツなどの中に隠される。
- 6 連発の銃が大きなナイフの持ち手に隠されているかもしれない。大きなナイフをこちらに向けている被疑者に用心する。それは銃かもしれない。
- ジーンズのベルト後部の中に縫い込んで隠された手錠の鍵は、手錠をかけられた被疑者によって容易に取り出され、脱走するために使うことができる。被疑者のズボンの後ろポケットに入れてある質素なヘアピンは、輸送中に取り出すことができて、たとえ手錠が二重ロックされていても、手錠を外すのに使用することができる。多くのインターネットサイトに手錠の外し方を教える映像がある。
- ズボンのポケットや折り返しの中に隠された皮下針は、被疑者を検査する警官の指を刺し、血液由来病原体のリスクにさらす。隠された武器、針、ヘアピン、鍵を探しながら服の上から触るときは、金属探知機や他のデバイスのハードプラスチック製の縁を使用する。
- かみそりの刃はワイシャツの袖または野球帽子の縁に押し込まれている。
- すべてのタイプのピストルは下着の股の中に隠されている。
- 多くの暴力団はガールフレンドに彼らのピストルを運ばせるであろう。隠し場所は、しばしば男性の警官が、捜索することを躊躇してしまう鼠径部である。
- 暴力団の銃のニックネームは「wifey」である。「ねえ、ピート、wifey を取り出すわよ」と耳にしたら、銃を構えて、用心する。
- 硬化プラスチックの「レターオープナー」が袖やズボンの中に隠されていて、適切に手錠をかけられた被疑者であっても、さっと取り出せる。金属探知機はこれらを検出しないであろう。

オレンジ色に塗装されたピストル
悲しいことに、おもちゃのピストルに見せかけるため、若い犯罪者は彼らの銃または銃身の先をオレンジ色に塗装する者がある。したがって、逮捕の際に銃が発見されても、14～15 歳の被疑者は、「それは単なるおもちゃの銃です」と言って取り出す。警官は、オレンジ色のプラスチック製のおもちゃのピストルだと思い、警戒を緩めてしまう。その隙に犯罪者が銃を発砲する。

現場では

隠された武器が見つかっていることを近くの SWAT 隊員に知らせるために、SWAT ユニットと警報システム（言語および手話）を構築する。

が呼ばれた。法執行機関は傷病者を検査し、2 丁のピストルを取り除いたが、彼らは 3 番目の銃を見逃した。その後傷病者がさらに暴れて、3 番目の銃を抜き、もみ合ううちに、この法執行官は彼を撃たねばならなかったが、蘇生できなかった。

鋭利な刃物

鋭利な刃物は致死性の脅威であり、そのように扱われるべきである（**図 6-4**）。被疑者がナイフや鋭い刃のついた武器によって武装するならば、21 フィート（約 6.5 m）を 1.5 秒で走って、隊員を突き刺すことができる。そしてそれは、法執行官がピストルをホルスターから抜き、最初の銃弾を撃つまでの平均時間に等しい。毎年、公安職員の相当数が、鋭利な刃物で負傷あるいは殺害されている。

ナイフはしばしば櫛、鉛筆、ブラシ、レターオープ

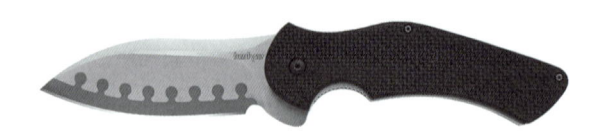

図 6-3 複合材料で作られたナイフは金属探知機によって検出されない。

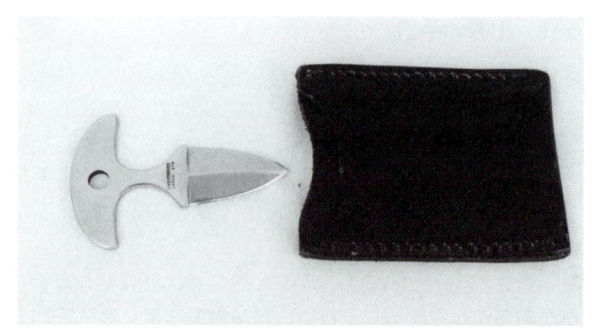

図 6-5 財布にはダガーを隠すことができる。

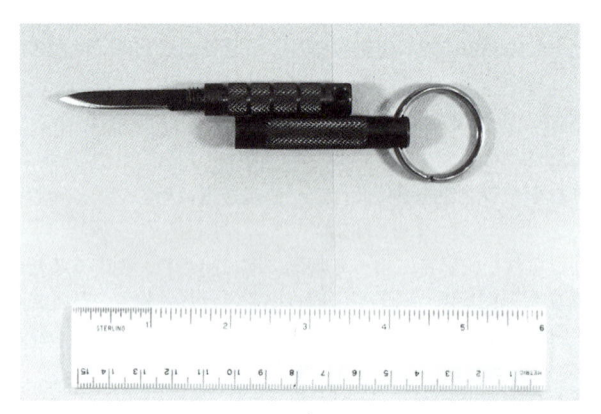

図 6-4 ナイフはキーホルダーなどの日用品に偽装することができる。

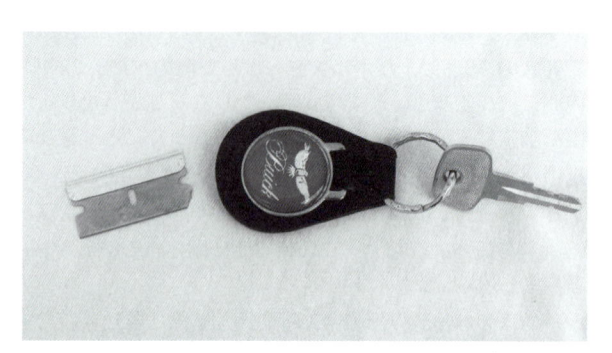

図 6-6 かみそりの刃や手錠の鍵はキーホルダーの革の部分に隠すことができる。

ナー、ベルトバックル、または他の一般的なものに偽装される（図 6-5）。まず被疑者に手錠をかけたあと、医療処置を施す前に、武器を捜すために完全な検査を実施しなければならない。長くて薄い金属製のものは何でも、先端を尖らせて、代用ナイフあるいは、即席の刺し道具として使用できる。わずか3インチ（約7.6 cm）の長さでも殺傷できる。これらの武器は袖、ブーツ、帽子、ズボンの中などに容易に隠すことができる（図 6-6）。

火 器

火器は公安職員にとって、もっとも一般的な生命を脅かす脅威である。銃弾は長い射程距離があり、容易に遠くから攻撃できる。ライフルから発射された銃弾は法執行機関の車両や屋内の複数の壁を打ち抜くことができる。ピストルは、公安職員を撃つために使用されるもっとも一般的なタイプの武器であり、どのようなタイプの火器でも致死的損傷を与えることができる。火器、弾薬、およびそれらが起こす損傷について、十分な実用的知識をもたなければならない。火器については、第5章「火器の安全な取り扱いと射撃技術」に詳述する。

従来の爆発物の種類

従来の爆発物は窒素、酸素、炭素、および水素の化合物である。これらはあらゆる性状（固体、液体、またはガス）にもなりうる。爆弾に使われる原料は2種類に分類される。

一次高性能爆薬は摩擦熱、裸火、または圧力に対する感度が高く、扱いにくい。一次爆薬には、アジ化鉛または雷酸水銀などの物質が含まれ、鉱山、岩石採石、道路建設の雷管に使用することができる。二次爆発物はより感度が低く（より爆発しない）、比較的安全に取り扱うことができる。二次爆発物はトリニトロトルエン（TNT）、ペンタエリスリトールテトラニトラート

安全のために

BB銃またはCO₂駆動空気銃などの圧縮ガスを使って弾丸を発射する武器は、1,000フィート（約300 m）/秒以上の速度で射出し、重大な危険をもたらす。

（PETN)、およびトリメチレントリニトロアミン（RDX）爆薬などの化合物が含まれる。高温やショックは通常、これらの低感度の材料には影響しない。

ほとんどの軍用爆弾は信管、起爆剤、および主要な装薬から成る。信管は、爆発を設定するために使われる装置であり、いくつかのタイプがある。信管には可燃物の原料で満たされた細いチューブ、またはそのような原料を浸した燈心もしくは、電流によって装薬を起爆させるための小爆発を引き起こすよう接続された単純な電線がある。起爆剤は、大きな主要装薬を爆発させるための小さな爆薬である。

従来のテロリストの武器は、ほとんどがありふれた原料から即席に作られて、組み立てられる。例えば、硝酸アンモニウムは農業の肥料であり、1993年、ニューヨークのワールドトレードセンターとオクラホマシティーの攻撃にトラック爆弾の爆薬として用いられた。

即席に作られる爆薬のもっとも一般的なタイプはパイプ爆弾である。パイプ爆弾は、パイプを火薬で満たすことによって簡単に作られ、腕または足を吹き飛ばすことが可能である。群衆の中で、大勢の人を殺し、傷つけることができる。

「マグライト」型の強力な懐中電灯や似たような容器に、黒色火薬、フラッシュパウダー（閃光粉）、または他の急速燃焼する弾薬を詰めたものが覚せい剤の密造所でしばしば仕掛け爆弾として見つかる。

簡単な大砲型の信管には直接点火あるいは時限装置が使われる。懐中電灯のスイッチ自体が点火スイッチにもなる。

懐中電灯がパイプ爆弾の仕掛け爆弾としてますます一般的となったので、犯罪または爆破現場で発見した懐中電灯に触れたり消したりするべきではない。爆弾ではないと確認がとれるまで、それらを爆弾であると考える。

バックパックもまた隠蔽工作にはよくある方法である。1996年7月のアトランタのオリンピック記念公園での爆破事件で首尾よく使用された。2002年のバリ島での爆破事件も同様である。中型のバックパック爆弾は、人々が密集している場所において20～30人を殺すことが可能である。不審物には何でも警戒する必要がある。

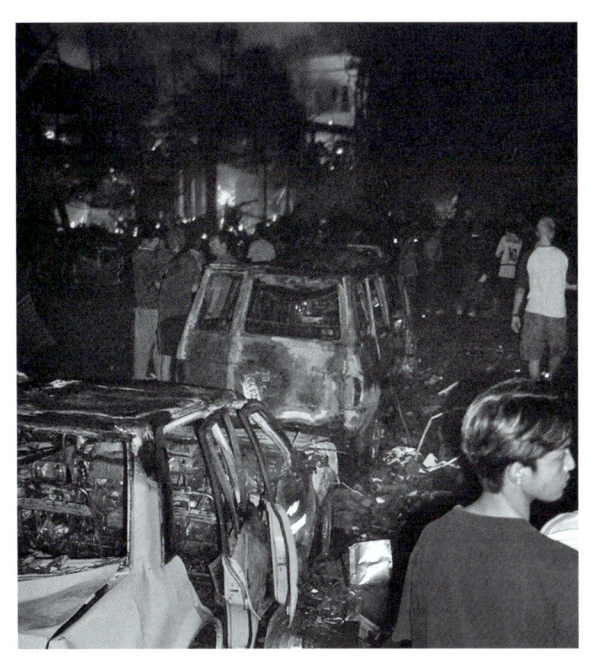

図6-7 2002年のバリ島での攻撃において、2つの異なる爆発で死傷者が発生した。2番目の爆発は、救助者を死傷させることを目的としていた。

二次爆発装置の脅威

二次爆発は、テロ事件に対応する法執行官と救助要員に向けられた非常に現実的な脅威である。

例えば、1998年1月30日に、爆弾がアラバマ州バーミンガムの産婦人科医院の玄関の近くで爆発した。対応要員が集まったときに、爆弾犯が目視のうえ、リモコン操作で第2の爆弾を爆発させ、法執行官を殺害し、看護師に重症を負わせたと捜査官はみている。

2002年10月、インドネシアのバリ島のホテルで、バックパックに仕込まれた爆弾による最初の爆発が20人を超える人々を殺し、すぐその後に大きな第2の爆発が続いた。この2番目の爆弾は、ホテル正面近くの車の中で爆発し、150を超える人々が殺され、全体の死傷者は202人を数えた（**図6-7**）。

イスラエルで二次爆発に関して複数の事件があった。テロリストが点火した武器によって、最初の爆発に対応した救助要員が危険にさらされ、殺害されている。その後、イスラエルの初動対応チームは対応の手順を改善して、現在は、迅速に現場の安全を確立するための具体的なプロトコールをもっている。必要な医療を提供する前に、彼らは最初に疑わしい車両と荷物を取り除くか、検査する。

爆発と爆風による被害は、さまざまな危険を引き起

す。建物の崩壊または崩壊の危険、火事、瓦礫、天然ガスや水および下水の漏洩、そして燃え残った爆薬である。二次爆発装置に加えて、これらの危険に用心する。

　疑わしいすべての爆発現場では、ガイガーカウンター、化学検査キット、開発された他の新しい検出器キットを用いて、化学、生物、そして放射能汚染がないかどうか検査することが重要である。

　どのような爆発現場でも接近する際は、細心の注意を払う。緊急の救助と救命処置が必要とされない限り、爆発地点に入るべきでない。爆弾爆発地点の指標になるのは割れたガラスである。現場から出てくる、あるいは疑わしい行動をする人、車両、および荷物がないか用心深く捜す。

　爆発地点で過ごす時間を最小限とし、可能な限り爆発地点から離れて待機し、第2の爆発の可能性から自身を保護するために、あらゆる物（車両、建物）を利用する。窓の側や瓦礫が落ちてけがをしそうな場所を避けるよう注意をする。

仕掛け爆弾

　仕掛け爆弾は、犠牲者自身が作動させて死傷することを意図している装置である。事態対処現場においては、仕掛け爆弾に対し常に最大限の警戒をする必要がある。これらのトラップには起爆装置につながっている電気のスイッチをはじめさまざまなものがある。目の高さに掛かっているトレブルフック（3本針）の付いた釣り糸、手榴弾に接続されて、足首の高さで戸口の下に張られたピアノ線、再生すると爆発する偽のビデオテープカセット、パイプ爆弾、シアン化水素ガス発生装置、クローゼットの中の猟犬、作戦部隊が突入したときにかかるようにバランスをとってドアに仕掛けられた電池用の硫酸が入ったバケツ、ガソリンコンテナの中につなげてワイヤをむき出しにした電源コード、ガソリンで満たされた電球、爆薬に接続されたネズミ捕りなどである。

　他人を死傷させるためのずる賢い装置をデザインするとき、人間の想像力には限りがない。建物の中では注意を払う。電気のスイッチやテーブルの上の物を含めて、必要でない限り絶対に何も拾ったり、触ったりするべきではない。

まとめ

確認事項

- 事態対処医療要員として、被疑者とコミュニケーションをとり、触れる距離にいることが要求される。被疑者から攻撃される機会は、接触時、常に存在している。
- 医療処置を行う前に、SWAT隊員は被疑者に手錠をかけて、武器を探すべきである。
- 検査を直接目視しなかったならば、完全には終わっていないものとして、再び検査を実行するべきである。
- 火器は公安職員にとって、もっとも一般的な生命を脅かす脅威である。銃弾は長い射程距離があり、遠くから容易に攻撃できる。常に周囲の環境、とくに上方に注意する。
- 即席爆弾のもっとも一般的なタイプはパイプ爆弾である（それはバックパックの中に容易に隠すことができる）。第2の爆発の危険があるので、いかなる不審物にも警戒する必要がある。
- とくに建物の中に入るときは、仕掛け爆弾に用心する。

まとめ

重要語句

一次高性能爆薬

衝撃、摩擦、熱、静電気、または電磁放射線などの刺激にきわめて感度の高い爆薬。爆発を引き起こすために、しばしば使われる。

信　管

装薬や機械を起動（爆発）させるために用いられる機械的または電気的装置。

代用ナイフ

木、金属、プラスチック、ガラス片その他のさまざまな原料から作られた間に合わせのナイフ。

二次爆発物

低感度で取り扱いでき、爆発を起こすにはより多くのエネルギーを必要とする爆発性化合物。

第7章 医療情報と医療支援

学習目標

- 訓練中のSWAT隊員の健康・安全を確保する際の事態対処医療の役割を説明することができる。
- 潜在的事件現場の医療計画を立案する際のTEMSユニットの役割を説明することができる。
- 特別イベントのための医療計画を立案する際のTEMSユニットの役割を説明することができる。
- 訓練または長時間出動時の医療支援およびリハビリ基地を提供する際のTEMSユニットの役割を説明することができる。
- SWAT隊員の医療記録を作成・管理する際のTEMSユニットの役割を説明することができる。
- 任務や訓練のための医療計画立案を作成する際のTEMSユニットの役割を説明することができる。
- 医療情報の収集および医療における脅威評価（MTA）の作成を行う際のTEMSユニットの役割を説明することができる。

はじめに

　事態対処医療（tactical emergency medical support；TEMS）の任務が成功するためには、任務の前、間、後に計画を立てなければならない。事前の計画立案では、TEMSユニットはSWAT（Special Weapons and Tactics、特殊火器戦術部隊）ユニットと協力し、任務や事件が発生した時点で適正な医療資源、医療器具、要員が揃うようにしておく必要がある。出動中は、事態対処計画の策定・修正時に考慮できるよう事態対処運用リーダーに重要な医療情報と医療における脅威評価を提供して、SWATに協力する。任務の終了後、TEMSユニットは、実際に必要とされた医療、提供された医療、あるいは将来必要になりうる医療に関して、その作戦がどのように機能したかについてフィードバックを行う。真冬の1月に長時間の人質立てこもり事件への出動の準備にカイロを配る場合でも、また、急襲用バンに救急医療用品を補充したり、任務中、軽い裂傷を負ったSWAT隊員を治療したりする場合でも、最上の結果は、適正な医療計画の立案と適正な準備によってしか得ることはできない（図7-1）。

安全な訓練のための医療計画の立案

　TEMSユニットは、訓練時、任務時双方の事態対処医療の提供を担当する。SWAT隊員の健康維持は、訓練現場でも事態対処現場でもきわめて重要である。訓練現場では、事態対処医療要員（tactical medical provider；TMP）として、適正な医療器具の組み立て、環境上の脅威のための計画立案、とくに体力を消耗する訓練シナリオのためのリハビリ基地の設置、および予防医学の実施を担当し、所属するSWAT隊員の健康をどのように守るかについて計画を立案する責務を負う。

　火器を使った実弾射撃訓練が行われるときは、SWATユニットの安全担当官と協力し、安全を確保する。SWATがエアソフトガン、シムニッション弾その他のシミュレーションシナリオに基づく訓練を行う際は、安全環境の維持を支援し、エリア内から実弾を撤去しておくことが不可欠である。それぞれの訓練日について医療における脅威評価（medical threat assessment；MTA）を行うのが理想である。MTAの実施方法は本章の終盤で説明する。

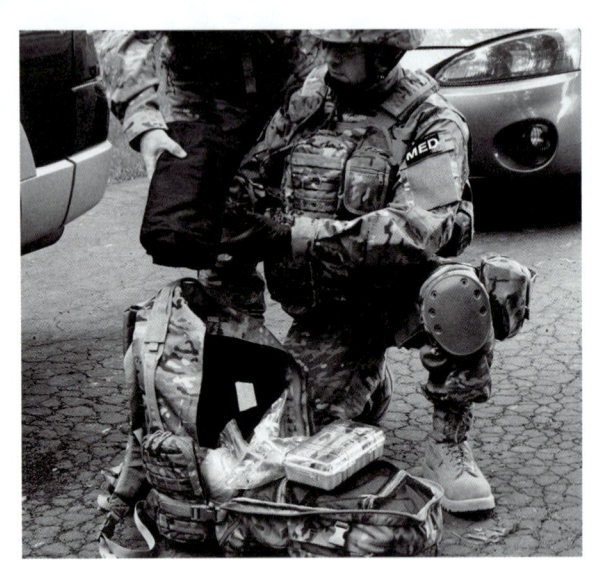

図7-1　SWATの任務はあらゆる面で困難が伴う。事態対処現場に持ち込む医療装備の荷造りなど、医療計画の立案と適正な準備が最上の結果の確率を高める。

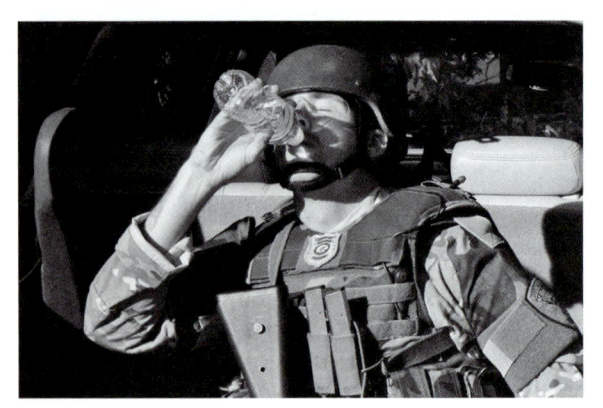

図7-2　訓練時のSWAT隊員には、喉が渇く前に水分をとるよう伝える。

法執行機関の訓練中の負傷と死亡

SWATユニットは常にその技能を研ぎ澄ませておくため、現実に近い状況の中で訓練し、しばしば実射演習も行う。残念ながら、訓練には事故による負傷や死亡のリスクがつきまとうため、TEMSユニットはすべての訓練に参加し、SWATユニットのリーダーと協力して訓練の安全な運営に尽力する。これらの訓練に何を持ち込み、どんな準備をするかについては、後述する。追加の資器材や装備に何を準備すればいいかを決めるときは、訓練の種類、予想される傷病、病院および後方支援するEMSとの距離、気象条件、訓練の時間、身体活動のレベル、事態対処訓練の実施人数など、多くの要因を考える必要がある。平穏に訓練日を終えるよう、SWATユニットのリーダーおよび安全担当官と協力する。

医療装備

SWATの訓練では毎年、心不全などの突然死、銃創、落下その他の外傷により隊員が死亡している。事態対処医療要員は自らの訓練レベルに応じて、外傷および内科的疾患に対応できるよう、できる限り準備しておく必要がある。訓練現場が遠隔地で、水やシェルター、電力が確保できない場合、追加資器材を準備し、現場に持参する。

暑熱への配慮

炎天下の訓練では水分補給が欠かせない。そのため、十分な電解質溶液と栄養食を準備する。SWAT隊員には喉の渇きを感じる前に水分をとるよう伝える（図7-2）。活動によって極端に暑くなると、1時間ごとに1Lの水分をとっても脱水状態になる恐れがある。事前に十分な水、溶解液、日よけ、送風機を準備しておく。冷却用バンダナ、氷を入れたクーラーボックスなど、追加の冷却対策も検討する。事態対処医療要員とチームリーダーは、SWAT隊員が熱中症の徴候を示していないか、よく観察する。加えて、事態対処医療要員は水分補給基地の設置を手伝う。TEMSユニットのリーダーは、指令部スタッフに対し、訓練時間の短縮と休憩時間の頻度について勧告を行う。極端に蒸し暑い状況下では、指令部スタッフが熱中症のリスクを抑えるため、訓練の中止や短縮を決めることもある。

寒冷への配慮

寒冷地での作戦行動および訓練では、温かい飲み物の摂取を奨励し、空気活性またはバッテリー駆動の手足を温めるものを各自使用して、適切な衣類を着用し、周囲の環境からSWAT隊員を守る有効な措置をとる。寒冷な気候に伴う乾燥した空気の中で激しい活動を行うと脱水を起こしやすいため、水分摂取がやはり重要である。

隊員が寒さから身を避け、手近なところに暖をとれる暖房シェルター（テント、建物その他）を用意するようSWATユニットのリーダーに対し助言する。隊員に凍傷や意識の変容、低体温症など、寒冷傷害の徴

第7章　医療情報と医療支援

候がないか注意深く観察する。離れて配備される狙撃員その他のSWAT隊員の交代について、指令部スタッフに勧告を行う。SWAT隊員は身体頑健であることに誇りを持っており、実際の任務や訓練中に不満を口にすることはめったにない。そのことを忘れないようにする。寒冷な環境下で長時間じっと横臥している場合、とくに風が強いなか冷たい地面や雪に多く接触している場合、いとも簡単に昏睡状態や低体温症に陥る。自分が担当しているSWAT隊員の性格や声をよく知り、無線の会話から狙撃員やその他のSWAT隊員が嗜眠状態にあると思われる場合、低体温症の可能性をふまえ、この隊員を交代させ、寒冷環境から退避させて身体を温めるなど、適切な措置をとる。

その他の環境上の脅威と予防

環境は多くの脅威の源である。これらの脅威には、暑さ寒さ、風、雨、稲妻などの気象関連、および動物、昆虫、ヘビ、有毒植物など、屋外活動にかかわるその他の問題が含まれる（第22章「環境による緊急症」参照）。訓練環境をチェックすることが重要である。例えば、古いビルでの訓練では、その日の訓練が始まる前にSWATユニットのリーダーとともに実地検証を行い、環境を事前にチェックする。床板から錆びたクギが出ていないかを点検して除去し、階段が250ポンド（約113 kg）のSWAT隊員の集団に十分耐えられることを確認し、訓練現場からガラスの破片や危険物を取り除く。MTA（医療における脅威評価）は、これらの環境上の脅威を識別し、SWATユニットのリーダーが傷病の予防やその可能性を最小化するための方針を決め手続きを実施できるようにするものである。気象条件（雨、稲妻、暴風、熱波）をチェックし、必要に応じて身体活動の制限とシェルターの利用についてインシデントコマンダーに助言を行う。

特定の地域的脅威

事態対処任務は、SWAT隊員が十分な免疫や防護のない地域的疾病のリスクのある地域で行われる場合がある。蚊が媒介する疾病（例えば西ナイル熱、東部ウマ脳炎、マラリア、デング熱）など、既知の風土病の危険性がある地域での任務には、有効な防蚊剤を持参する。

多くの地域ではダニも脅威である（**図7-3**）。足や腕に使う防虫剤（皮膚用、衣服用）はダニの撃退に役立つ。SWAT隊員には装備と制服を脱いだ際、自分で、そしてお互いにダニをチェックする方法を教える。訓練中に、ダニが媒介するライム病などの感染症について基本的な知識を伝えるのも得策である。隊員から質問されたときには、いつでも気軽に医療相談に応じられるようにしておく必要がある。質問に確信をもって答えられないときは答えを調べるか、隊員をユニットの医師または他の医療情報源に照会する。

ほかにも地域や季節によってさまざまな脅威がある。ヘビ咬傷（有毒）、狂犬病の恐れのある野犬などの動物による咬傷、ドクイトグモ（**図7-4**）やクロゴケ

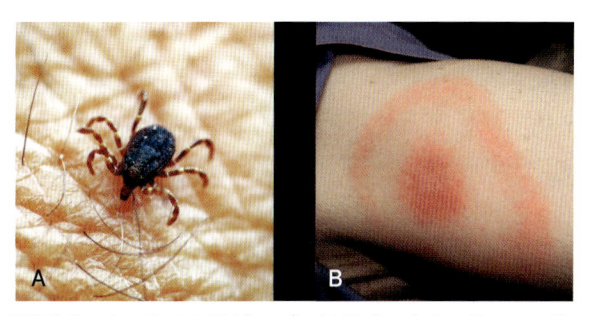

図7-3　A：多くの地域でダニは脅威である。B：この独特の皮膚病変は遊走性紅斑と呼ばれ、ライム病の徴候である。

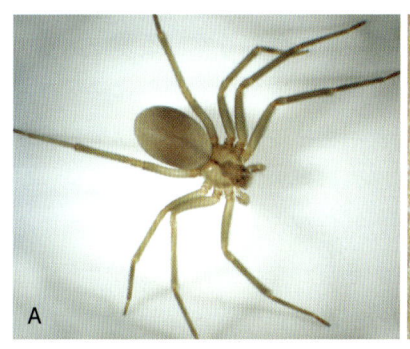

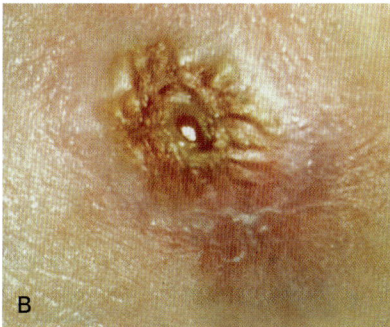

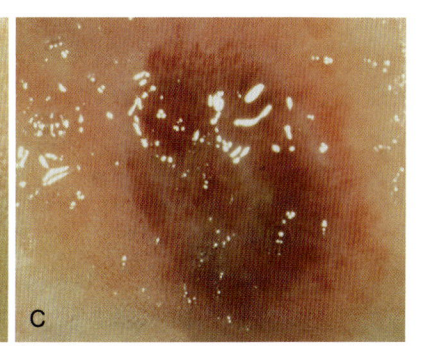

図7-4　A：ドクイトグモ。B：ドクイトグモ咬傷、C：その末期。

グモの咬傷、カミアリ咬傷、サソリ刺傷などである。SWATユニットには、担当地域の危険なヘビ・クモ・サソリを見分け、避けるよう指導する。潜在的脅威の識別とその被害の軽減策の策定は、任務の成功に役立つ。

担当地域の地元病院の救急医療専門家との関係を構築し、事前に最良の院外治療と通知のシステムを決めておく。毒物管理センターが有効であるほか、任務の前に最寄りの抗毒血清と解毒剤のある場所を把握しておくことが必要である。

これらの負傷や咬傷は予防することが重要である。ロングライフルの狙撃員には、害虫や刺咬動物がいないかどうか、潜伏予定の場所を丹念にチェックするよう伝える。ペルメトリンやDEET（ジエチルトルアミド）は蚊を撃退するため、隊員は虫を気にせず任務に集中できる。

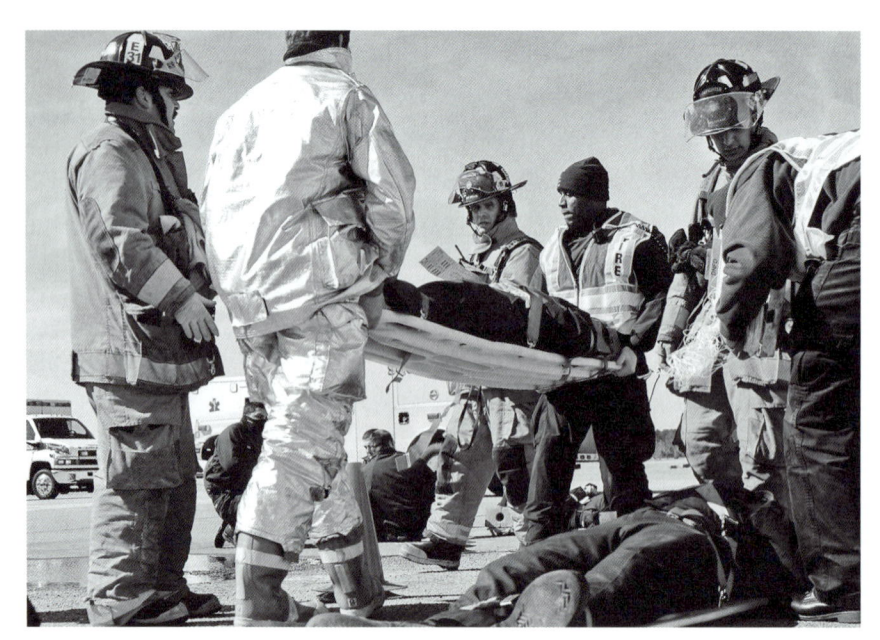

図7-5 集団外傷時に交流する可能性のある公安機関と訓練しておくと、緊急事態が発生した場合、各機関が一致協力して動くことができる。

機関横断的な訓練

SWATユニットとTEMSユニットにとって、同じく出動や多数傷病者事案に対応できる公安機関との訓練は、任務成功のための重要な要素である（**図7-5**）。「全米危機管理システム（National Incident Management System；NIMS）」は、公安機関が作戦計画を策定し、同じ地域の機関と演習を実施するよう求めている。地域社会に緊急事態が発生した時点では計画を準備をしている暇はなく、直ちに対応しなければならない。

事件現場の医療計画立案

TEMSユニットは出動に先立ち、想定される出動の種類と可能性の高い事件現場について、情報をできる限り収集しておく。想定される事件現場は、事業所、銀行、刑務所、政府庁舎、裁判所、病院救急部門、スタジアム、学校、およびショッピングモールなどの人口密集構造物である。それぞれの構造物には特有の懸念要因がある。例えば、病院内での緊急事態対処は、さまざまな病状によるリスクがあり、移動も即時退避もままならない大勢の人々を考慮しなければならない。

特別イベントの計画立案

ルートを公表して行う大規模なデモや催事場での音楽フェスティバルなど特別なイベントについては、TEMSユニットは事前に、必要になる器具や資源の数、必要なTEMS要員の数を計画することができる。一部の場所や特別イベントには、それ独自の医療上の脅威がある。例えば、8月のコンサートは、炎暑での緊急事態を想定して準備する必要がある。多くの地域社会には、コンサートなどの行事のため日常的に大勢の人が集まる大型の市民センターや会議施設がある。SWATユニットは、建物の配置や動線、弱点、屋根からの突入、医療搬出作戦などに慣れるため、これらの場所で年1回程度の訓練を行う（**図7-6**）。特別イベントへの反対が予想されるか、暴動のリスクがある場合、SWATが出動し、現場で待機する。

大規模イベントのための計画立案は重要である。例えば、大型の音楽コンサートでは、酒や違法ドラッグの影響を受けた若者が集まると、問題行動を起こす可能性が高まる。夏場の戸外のイベントは蒸し暑い気候の中で行われるため熱負荷が高まり、深刻な熱中症と脱水を引き起こすかもしれない。同じ場所でも季節が違えば、逆に冬場の寒冷傷害や低体温症につながる。計画立案の段階で、TEMS要員はSWATユニットの

> **安全のために**
>
> SWATは現在、多くのコンピュータプログラムを通じて建物の設計図に容易にアクセスできるため、建物内外の三次元映像のシミュレーションプログラムをすぐに制作できる。一部のプログラムには、これらの重要建造物の室内で撮影した実際の画像を保存する。自分の担当するSWATユニットと協力し、管轄地域の重要建造物をすぐに参照できるよう、ライブラリを構築する。

リーダー、特別イベントの計画担当者、関係するイベントや建物の管理責任者、その他機関と会い、医療対応および地域のEMS、消防、救助機関との交流を含め、予想されるSWAT配備のあらゆる局面について事前に計画する。

任務または訓練中の医療支援計画の立案

栄養、水分補給、睡眠

SWAT隊員は、出動現場に到着すると自給自足するよう教育・訓練されている。水、栄養、睡眠は重要な要素である。用意周到なSWAT隊員は自らの責任において、自分の車両トランク内に健康的な軽食や飲料水のボトルを準備している。出動が長引くとこの軽食を食べ、水はボトルに入れて、または自分のキャメルバック（Camelbak®）式水筒に入れて携行する。

計画立案と準備では任務の種類が1つの要素になる。SWATユニットが危険な捜査のため、警察署から町の反対側にある地区に行くだけであれば、この1〜2時間の短い任務に大量の食糧は必要ない。せいぜい小さな栄養補助食品1つで事足りる。しかし、炎天下では短期行動でも大量に発汗し、体温が高くなりすぎて熱中症に至り、動作や判断力が鈍る可能性がある。どの任務でもSWAT隊員には頻繁に水分を補給するよう促し、水のボトルを配り、隊員の水分補給システムに常に新鮮な水が十分入っていくよう気を配る。また、万一に備えて、予備に数ケースの水を保管しておく。食糧は、出動や訓練が長引く場合に備え、栄養豊富でバランスのとれたものをコマンドセンターとリハビリ基地に用意する。指令部スタッフと事前に危機管理計画をつくり、水分補給と栄養を手配するための受け入れ可能で実用的な方法をいくつか選んでおく。例えば、長期出動の場合、米国赤十字の車と職員が水と軽食を支給するため、司令本部を訪れるよう手配する。

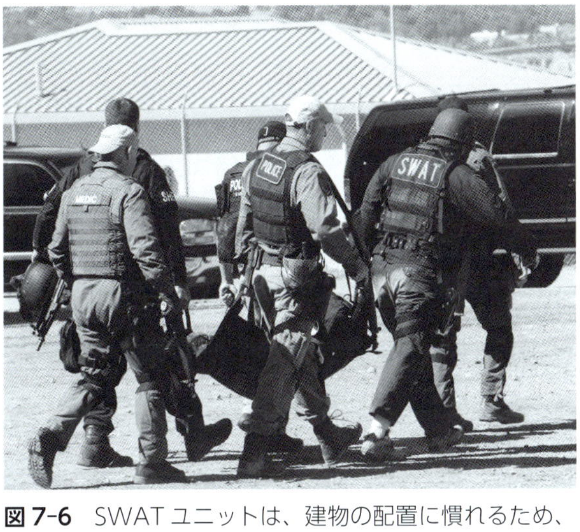

予防的なケアと支援

インシデントコマンダーや事態対処運用リーダーに対し、以下についてどのように支援を行い、予防すればよいかを助言する。

- 暑熱や寒冷の被害：適正な衣服・器具の使用、要員の交代、適正なシェルターの提供、十分な液体の摂取。
- 食中毒：食品支給の中断、新鮮で栄養豊富な食品の確実な提供、新鮮な水、石けん、ないし手洗い剤の提供。
- 疲労：必要に応じてSWAT隊員を交代させ、20〜30分の仮眠をとらせる。一般に多くの隊員は、所属部隊が危機に直面している場合、睡眠をとろうとしない。事態対処医療要員が主張し、指令部スタッフが命令すれば、短時間の睡眠をとることは多くの点で有効である。
- 士気の低下：SWAT隊員が安全でいることを家族に説明できるよう、電話機を配布する。気持ちよく接する。明るく元気で友好的な事態対処医療要員は、出動時でも長期訓練時でも常にプラス要因である。
- 倦怠感と疲弊：SWAT隊員が心からリラックスでき、休憩やしっかりした仮眠がとれるよう、リハビリ基地内に隊員のための休憩所を設ける。

図7-6 SWATユニットは、建物の配置に慣れるため、また医療搬出と搬送作戦の精度を高めるため、特別イベントが行われる場所で訓練をすることが多い。

> ### 現場では
>
> 以下は、簡単に手に入り、SWATに十分な水分と栄養豊富な食糧源を提供する液体と食品である。
>
> 水分補給
> - 水
> - 水で薄めたオレンジジュース
> - スポーツドリンクや電解質溶液
> - カフェイン入りソーダの使用は最小限に。隊員がこれを購入または持参しようとしていたら、ソーダ1缶当たり同量の水を飲むよう勧める。
> - キャメルバック®式水筒〔100または70オンス（約2800 mLまたは約2000 mL）のバッグ〕の利用を奨励する。
> - 暑い時期には飲料を冷やす氷を常備する。
>
> 栄　養
> - グラノーラバーとプロテインバーは比較的廉価で買いやすく、長期保存がきく。SWAT車両と個々の隊員の車両にこれらを常備する。耐熱・耐寒性があり、散らかりにくい。
> - 地元のレストランはSWATユニットに、身体によいサンドイッチなどの食事を提供できる。出動が数時間以上に及ぶ場合、TEMSユニットは、食品が傷んでいないか、冷蔵されないまま炎天下で長く放置されていないかを常時検査するなど、食品の監視を行う。腐敗による食中毒は任務の成功を妨げるため、食品の質が疑われるときは廃棄する。
> - リンゴ、ドライフルーツ、ビーフスティックなどの携行食は食事を豊かにするうえ、配置場所まで持っていくことができる。

- **疾病**：便利な場所に使いやすく安全なトイレ施設をつくる。手洗い、飲食エリアをつくる。気分が悪くなったり、負傷した場合に隊員を支援できる事態対処医療要員の居場所をSWATユニットに知らせる。多くのSWAT隊員は気分が悪いことを認めたがらないため、内々に相談や検査ができるエリアを設けるよう努める。
- **脱水症**：きれいな水や水分補給源を十分に提供する。
- **その他の支援**：他の機関と各種業者（赤十字、災害支援機関、地元レストラン、雑貨店、ポータブルトイレ業者など）に連絡して事前に手配し、必要に応じて活動を依頼する。作戦の長期化に向けた医療キットや必要な資器材は、TEMSユニットが早めに準備しておき、必要があれば使用する。

リハビリ基地

　長期間の出動に欠かせないのは、SWAT隊員と事態対処医療要員が装備を外し、身体を温め、あるいは冷やし、飲食をし、大切な人に電話をかけ、休息や睡眠をとることのできる静かで安全な環境の設置である。長期間出動におけるリハビリの目的は、SWATユニットとTEMSユニットの健康維持と休息である。TEMSユニットのリーダーはインシデントコマンダーと協力し、SWAT隊員と事態対処医療要員を交代でリハビリ基地と呼ばれる静かで安全な場所に行かせる。SWAT隊員と事態対処医療要員はこの基地で医療チェックを受け、休息や水分をとり、正常な体温や血圧、心拍数に戻るよう処置される。

　リハビリ基地に到着したSWAT隊員や事態対処医療要員はバイタルサインをチェックされ、退出前にも同じ検査が行われる。異常が見つかった場合は再検査が行われ、適宜対応される。つまり、SWAT隊員と事態対処医療要員が十分に水分を補給し、栄養豊富な食事をとり、心と体を休めたうえで職務に復帰することが目的である。心配な症状や異常な値が出たり、強い精神的ストレスを受けている場合は、職務に戻るべきではない。

医療記録

　医療計画立案のもう1つの要素は、医療記録の作成、管理、活用である。TEMSユニットにとって重要な原則は、事態対処訓練と出動にかかわる可能性のある者に関する医療情報ファイルを管理することである。これにはすべてのSWAT隊員、医療要員、交渉人、爆弾処理班、機動部隊、警察犬を取り扱う警官（以下、K-9隊員）とその警察犬、指令部スタッフ（最高司令官、保安官その他の指令官が含まれる。医療記録は米国における医療保険の相互運用と説明責任に関する法律（Health Insurance Portability and Accountability Act；HIPAA）の規制に合致し、秘密保持されなければならない。閲覧は医療スタッフおよび所定のSWATユニットのリーダーに限られる。

　個々の医療記録には過去の外科手術、病歴、投薬、アレルギー、薬の副作用を記載し、機密文書にしたうえで後で検索できるようにしておく。予防接種、毎年

の結核検査、破傷風、その他の関連医療記録は、所属機関の労働衛生員と共同で適宜追跡し、更新する。予防接種と医療記録を確実に最新の状態にしておくため、できれば労働衛生担当の医師やスタッフと協力するのが望ましい。勤務中のけがや病気の場合(例えば、SWAT隊員が出動中に背中を負傷)、産業保健医がその経過観察を行うことがある。

　すぐに気づくであろうが、出動現場にいるSWAT隊員などの要員の基本的な医療情報を即座に得ることはきわめて重要である。1つの方法として、ラミネート加工した小さな個人用カードを携帯させ、そこにSWAT隊員の氏名(保安のため姓を省略してある場合もある)、宗教的選択、家族のかかりつけの内科医と外科医、および死亡時の身元確認に必要な歯科医の氏名と歯科診療記録の場所を記載する方法がある。アレルギーと薬の副作用は明確に記載し、アナフィラキシー反応や生命にかかわる反応がある場合は、とくに強調する必要がある。

医療計画

　訓練と実際の出動のための医療計画は基本的に、MTAに、SWATユニットの医療上の課題、安全性、健康に影響を与える勧告のリストを加味したものである。事態対処運用リーダーは任務のための事態対処計画を立案する際、医療計画とMTAの重要情報を活用することが望ましい。それぞれの出動ごとに、TEMSユニットは事態対処運用リーダーと緊密に協力し、救助チームの作戦、事態対処医療要員の事前配置(誰が、どこに、いつ、どのように)、比較的安全な場所、傷病者集積場所(casualty collection points；CCP)、トリアージエリア、EMS臨時待機エリアを決定する。

　医療計画の多くは事前に決められ、例えば地元EMS機関の連絡先番号など、出動はさまざまでも同じ内容となる。医療計画立案では、SWATユニット内部の要員(TEMS)および周辺の医療コミュニティ(EMS)内で活用できる人員を含め、すべての医療リソースが調整される。また、地域内のすべてのヘリコプター、固定翼機による医療搬送機関をリストアップするほか、主要機関責任者の氏名、電話番号その他の連絡先情報も記載する。これらの責任者は極秘に連絡でき、かつ既知の事態対処運用の計画立案でSWAT指令部スタッフとして承認されている、あるいは事前の通告なく出動可能で、必要であれば緊急に連絡できる者である。

医療情報収集

　医療情報収集とは、事件現場や訓練の場で、SWATやTEMSユニットの健康と安全に影響を与えうるデータを収集することである。また、現場での被疑者、人質その他の人々に関する医学的、心理学的情報の収集も含む。この情報は、治療の判断とSWATが採用する戦術およびアプローチに一定の役割を果たす。医療情報の収集とMTAの大半は任務の前に完了すべきで、ひとたび任務が始まると随時更新されなければならない。

医療における脅威評価

　医療情報は、医療における脅威評価(medical threat assessment；MTA)の作成にも利用される。MTAは、SWATとTEMSユニットの身体的・精神的な健康と能力に影響を与える脅威を評価する。医療計画立案と同じく、MTAも任務の事態対処計画策定の際に使用される。MTAには固定情報(所定の医療作戦、外部機関の連絡先情報、可能な臨時待機エリア)と、関係する被疑者や人質その他の関係者の氏名や医療情報など、絶えず変化し更新される動的情報の両方が含まれる。TEMSユニットの事態対処医療要員は全員、MTAのために情報を収集するが、すべての情報をMTAに統合するのはTEMSユニットのリーダーのみである。

　MTAでは、訓練や作戦中にSWATユニットの健康や能力に影響を与えうる傷病のシナリオがすべて考慮される。また、現場で想定される危険性のリスク評価と、そのリスクへの対応策も記載しなければならない。例えば、電池の倉庫での硫酸やけどの脅威と、その対策として現場の水道ホースの即時使用、および数ブロック先に待機する危険物処理班。さらには、最寄りの医療センターまで数時間かかる場所でSWATユニットが長時間行動する場合、現場での負傷の治療内容や縫合ができるかといった課題も検討する。

　MTAには、被疑者の医療問題に関して重要情報を知りうる現場の目撃者、家族、親族の評価を盛り込む必要がある。薬の種類や、精神科の薬を服用している

かどうかも記載する。また、信頼できる精神科医やカウンセラーの名前も重要で、情緒不安定者（emotionally disturbed persons；EDP）の予想される反応について相談したり、場合によっては現地に赴いてもらい交渉人に助言を行う。

MTAに記載される情報は以下のようなものである。
- 医療データベース（医療計画にも記載される）
  ・地域の支援機関および連絡先・無線周波数のリスト
  ・医療資源情報：地元の医療施設、最寄りのレベルⅠ外傷施設、最寄りの熱傷治療施設、地元の救急ヘリコプターの情報、地元の消防、EMS機関、緊急獣医サービス
- 現場のデータベース
  ・環境脅威：気候の脅威、植物、危険物、生物学的脅威、地形的脅威、暑熱、寒冷、蚊、トイレ施設の有無、地域的要因
  ・訓練現場の評価：安全担当官の氏名、物理的現場検査の結果、その他の安全対策
  ・出動現場の評価：占拠者と人質の数、占拠者の年齢・性別、精神科の通院・薬物治療の記録、服用の順守状況を含む医療情報、動物の脅威、周辺住民（近隣の学校、医療施設等）、その他の要因

MTAは個別に作成し、任務ごとに固有のものである。SWATの訓練と出動前に収集された情報は、予想されるすべての医療関連の脅威と課題に対して十分準備し、対応するために活用される。出動中はリアルタイムで追加情報が発生するため、このプロセスは大きく変化する。実際の任務では、MTAを随時更新しながら重要な決断が行われる。TEMSユニットのリーダーが新たな情報を伝えることで、指令部スタッフは常に最新の情報を得られる。

指令部スタッフに対するMTAブリーフィング

TEMSユニットの指揮官は、任務の前に司令官およびSWAT隊員にMTAの概要を説明する準備をする。MTAの範囲と様式は、計画立案に使える時間と出動の性格によって変わる。例えば、日常的な所定の捜査令状に基づく任務であれば、正式なMTAを説明する時間がとれる。基本的な1～2ページのMTA文書は、同じ場所で次に危険な捜査があった場合にも使用できる。次回の出動時には特定の箇所を更新するだけでよいため、短時間で済む（p.343、付録B参照）。

人質立てこもり事件の被疑者など、より緊急性の高い事件ではTEMSユニットが配備され、事態の進展とともに現場で特定の医療情報を迅速に集めることが求められる。この場合、作戦の安全性を危機にさらすことなく、情報を収集しなければならない。TEMSユニットのリーダーは、事態対処運用リーダーだけに説明してもよいし、SWAT隊員全員にMTAと関連医療情報を説明してもかまわない。

事態が切迫し、緊張の度合いが高まった場合、事態対処指令部スタッフはMTAの説明に30秒以上も時間をとられたくないはずである。SWATユニットの司令官が即座に行動すべき重要課題を特定し、強調する必要がある。任務の時間や状況、人質解放交渉、その後の情報収集に応じて、MTAのブリーフィングが数回程度必要になることもある。それによってSWATユニットの司令官は、事態の推移に応じた新しい医療情報を常に得られ、適切な意思決定にも役立つ。

MTAのための医療情報の収集

出動にかかわる被疑者、人質その他の関係者に関する医療情報を収集する際は、過去の病歴、過去の外科手術、現在の診断、投薬状況を念頭におく必要がある。被疑者がアルコール、向精神薬その他の薬物を使用していると、より興奮しやすく予測不能な行動をとったり、医学的見地から判断力や身体状況が不安定になりがちである。例えば、高齢の人質とバイスタンダーは暑さやストレスに弱く、蒸発による放熱を低下させる投薬の治療を受けている場合はとくに心配される。また、向精神薬治療を受けている患者が薬を服用できないと、代償不全に陥る懸念もある。

MTAには、収集が可能であれば医学的状態および必要な投薬の種類も含め、関係するすべての市民の医療情報を記載する。連絡が可能であれば、その患者の担当医も優れた医療情報源となる。HIPAA法により、医療従事者は電話で情報を伝えることを嫌うかもしれないが、生命にかかわる状況であることを適切に説明すれば、必要な情報は得られるはずである。

医療情報により、肺疾患のある患者が現場にいるこ

第 7 章 医療情報と医療支援

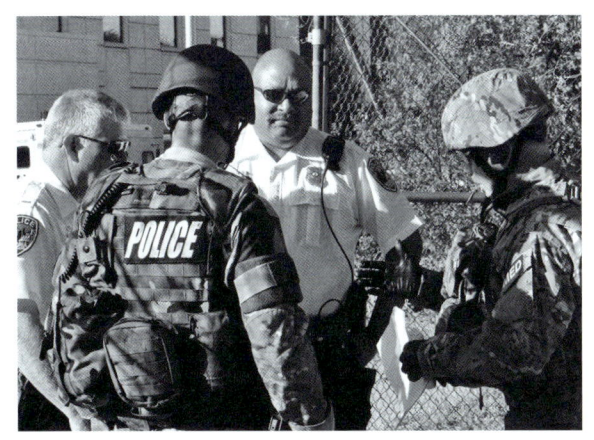

図 7-7 事態対処医療要員は MTA を、簡潔で簡略な最新情報のかたちで司令官に伝えてもよい。

とが判明した場合、化学剤の戦術的使用は避ける。また、喘息など重篤な反応性気道疾患やアナフィラキシーの病歴をもつ若年患者にも同じことがいえる。糖

> **現場では**
>
> 注意したいのは、MTA は全体的な事態対処運用の一部にすぎず、SWAT の指令部スタッフは他の責任者としての職務に忙しいという点である。MTA の説明は短く明確に、任務作戦に適切であるよう努める（**図 7-7**）。

> **現場では**
>
> MTA 策定時に情報を得た薬剤についてあまり知らないのであれば、所属の医療責任者に相談するか、医療リファレンスを確認するよう勧める。

尿病患者はとくに懸念される。多くの糖尿病患者は、正常な血糖値を維持するためインシュリンと食物が必要である。その他の懸念としては、脱水症、食糧と栄養の不足、トイレ施設の使用困難、環境上の最高最低気温その他の課題がある。

任務終了後の医療計画立案

任務終了後、TEMS ユニットは事件後のデブリーフィングとレビューに参加し、指令部スタッフを補佐して任務や訓練の分析を行い、医療計画立案、TEMS ユニット、方針および手続きに改善の必要があればその支援にあたる。得られた教訓を将来のチームの訓練と準備に組み込むことは、SWAT、TEMS 両ユニットの将来の成果にとってきわめて重要である。

まとめ

確認事項

- 医療計画立案は、それぞれの任務や訓練の前、間、後に行う。
- 適正な医療器具の組み立て、環境上の脅威のための計画立案、とくに体力を消耗する訓練シナリオのためのリハビリ基地の設置および予防医学の実施により、訓練現場で担当する SWAT 隊員の健康をどのように守るのかについて計画を立案する責任がある。
- TEMS ユニットは出動前に、想定される出動と可能性の高い事件現場の種類についてできる限り多くの情報を収集しておかなければならない。
- 特別イベントについては、TEMS ユニットは必要となる器具や資源の数、必要な TEMS 要員の数を事前に計画しておくことができる。
- 長期作戦では、TEMS ユニットはリハビリ基地を通じて支援と予防医学を提供することが重要である。
- TEMS ユニットは、事態対処訓練と出動にかかわりうる人物に関する関連医療情報のファイルを管理しなければなならない。これにはすべての SWAT 隊員、医療要員、交渉人、爆弾処理班、機動部隊隊員、K-9 隊員とその警察犬、指令部スタッフが含まれる。
- それぞれの訓練と実際の出動のための医療計画は基本的に、MTA に、SWAT 部隊の医療問題、安全、健康に影響を与える勧告リストが加味されたものである。
- 医療情報とは、事件現場や訓練の場で、SWAT や TEMS ユニットの健康と安全に影響を与えるものについてのデータを収集することである。
- MTA は、SWAT や TEMS ユニットの身体的・精神的な健康と能力に影響を与えうる脅威を明らかにする。
- 医療計画と同じく、MTA は任務の事態対処計画を立案する際に考慮され、活用される。
- MTA は固定情報と、絶えず変化し更新される動的情報の両方を含む。
- 任務終了後はレビューに参加し、SWAT ユニットと TEMS ユニットの将来の成功に欠かせない要素として、得られた教訓をその後のチームの訓練と準備に活かすことが重要である。

重要語句

医療計画
　SWAT ユニット内、および周辺医療コミュニティ内で活用できるものを含む、すべての医療施設・人材を調整する医療の事前配備計画。

医療情報収集
　事態対処医療と意思決定に影響を与えうる潜在的傷病者と任務状況に関するデータと医療情報を収集すること。

医療における脅威評価（medical threat assessment；MTA）
　SWAT および TEMS ユニットの生理的・精神的な健康と能力に影響を与えうる脅威を特定する評価。

リハビリ基地
　長期間の出動や過酷な訓練中、SWAT 隊員と事態対処医療要員が短時間休息し、体力を回復し、医療チェックを受けるための外側警戒線区域に位置する保護区域。

第8章 自己防衛と近接戦闘術

学習目標

- 事態対処医療要員（TMP）が事態対処現場で有効に運用できる自己防衛の技術を説明することができる。
- 事態対処現場でのストレスによる身体の反応について説明することができる。
- 被疑者の拘束具とその使用法や技術（拘束術）について説明することができる。

はじめに

ほとんどの事件現場では、事態対処医療要員（tactical medical provider；TMP）は、堅牢な遮蔽物に隠れることや、近傍の武装した法執行官が犯罪の脅威を包囲し、隔離することによって相対的な安全を確保することができる。それを完璧にできるなら、事態対処医療要員にはまったく危険は及ばないであろう。

残念ながら、事態対処現場は絶対的に安全な環境ではない。事態対処医療要員は、外側警戒線区域で待機し武装をしていない場合にも、まだ制圧されておらず、危険で、安全が確保されていない、予測不可能な戦闘が生じるかもしれない場所への進入を迫られることがある。事態対処現場には、絶対的な安全など存在しない。すべての事態対処医療要員は、間髪入れずに救急医療を提供しなければならず、負傷したSWAT（Special Weapons and Tactics、特殊火器戦術部隊）隊員や傷病者を守り、自己防衛もしなければならない。この自己防衛の識能には、戦闘時の生理学に関する知識、犯罪の手口、犯罪者の攻撃を防いだりかわしたりするための、武器に頼らない防衛術も、武器を用いる近接戦闘術と同様に含まれている。本章では、これらの自己防衛の技術について言及し、論じていくが、内容について習得するためには、本章に書かれている内容にとどまらず、自らの身体で学ぶことが必須である。

筆者は、すべての事態対処医療要員が可能な限り法執行機関の実施するトレーニングに参加し、修了することを強く推奨する。そのトレーニングとは、自己防衛、近接戦闘術、火器や低致死性武器の取り扱いを含む。武装する事態対処医療要員については、さらに、被疑者からの攻撃に対しての反撃、凶器の無力化に関する訓練も徹底しなければならない。

自己防衛の原則

自己防衛が何であるかについては、単に1つの章や1冊の本には書ききれない面が数多くある。事態対処医療（tactical emergency medical support；TEMS）ユニットの隊員各自が、法執行機関とともに行動できるようになるためには、教育を受け、筋力トレーニングを行い、徒手戦闘術を学び、武器に慣れ扱う技術を得ることが必要となる。また、自己防衛や戦闘術を維持し、改善し続けていくことが求められる。

所属する法執行機関で武装が認められているかどうかにもよるが、自分の武力を発揮する能力と速度を、あたかも工具箱から適切な工具を選

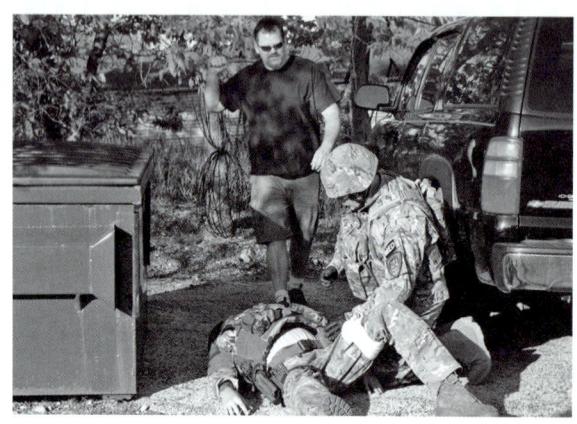

図8-1 自己防衛のため、攻撃に対処する技術は反射的に行使できなければならない。自分にふりかかる攻撃は、いつでも起こりうることだからである。

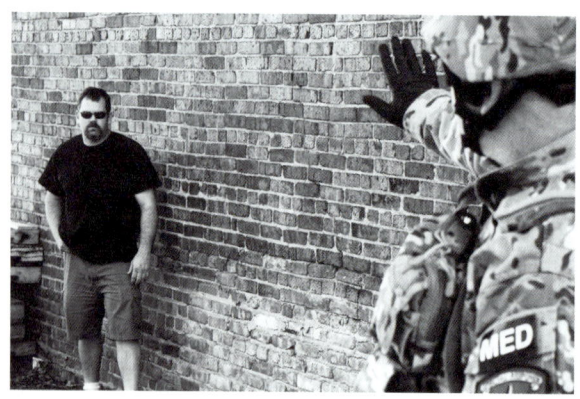

図8-2 被疑者の行動を止め、やめさせるためには、明瞭で、自信に満ちた声で被疑者に命じる。

んで取り出すかのような水準まで、自在に行使できるよう徒手防衛術、武器、作戦を発展させなければならない。戦闘時に下すべき決断は、数ミリ秒単位で対応が迫られ、熟考する時間など許されない。自己防衛のための徒手防衛とそれに関連する技術は、反射的に用いることができなければならない。なぜならば、攻撃を受けたことを初めて知るのは、殴られたり、刺されたり、撃たれたことによる突然の衝撃と痛みによることがしばしばだからである（図8-1）。あらゆる争いが起こる前に、精神的・身体的備えがしっかり確立されていなければならない。

　自己防衛は通常、防御のための実力行使であり、防御のためでなければ犯罪となる行為の正当化であると考えられる。正当行為の法的定義は州ごとに異なり、裁判所は、自己防衛のために行使した力の程度が直面した脅威に比較して必要な程度であったかどうかを、全般的に判断する。それゆえ、致死的な力の行使は、生死にかかわる事態でなければ認められない。

　自己防衛の先制攻撃とは、脅威の度合いを弱めることも、逃げることもできない状況下で最初の一撃を相手に与えることである。自己防衛のインストラクターと専門家の多くは、明らかな実力行使が避けられない状況では、最初に一撃して、迅速に優勢にすることが生還の確率を高めると信じている。事態対処医療要員が所属機関の実力行使についての方針を知っておくことは重要である。先制的な自己防衛を許可していないところもある。自分の所属する機関の実力行使規定について学び、覚えておく。

　事態対処医療要員として、SWATユニットに組み込まれ、事件現場に出動する場合には、医療支援を行うことになるがひとたび犯罪の脅威が高まればそれを無力化するというようなSWATユニットへの支援も求められる。非常にまれな状況ではあるが、生死にかかわるような激烈な戦闘に巻き込まれることもある。このような状況でも対処できるよう、いかなる場面に直面しても状況を打開できるような技術を学び、維持することが必要である。このような技術には、落ち着き、自信に満ちた声を使うことから身体的な攻撃術まで含まれる（図8-2）。

　負傷したSWAT隊員を救護中に、突然武装した被疑者が出現したような場合は、戦闘をするうえで重度の制約を課せられることになる。持ち場を守り、負傷したSWAT隊員を守るためにできることは限られてくるだろう。目標とすべきは、このような状況に直面しても、それに打ち勝つことである。

直接対決に打ち勝つこと

　ほとんどの戦闘は勝つか負けるかであって、「第2位」は存在しない。米国特殊部隊に所属する、自己防衛のインストラクターであるJohn Holschen軍曹は、「戦いに臨むなら、熊のように戦え。熊になるなら、グリズリー（灰色の大熊）になれ、そして勝て」と述べている。

　有能な自己防衛の習得者になるには、空手の黒帯をとる必要はない。かなり簡単で覚えやすい攻撃を防ぐための基本的な技がいくつかある。これらの技はSWATの出動時に有用であり、救急外来で、救急車の中で、あるいは一市民として路上で自己を守ることへの応用も利く。非武装であれ、武装であれ（所属機関

第 8 章　自己防衛と近接戦闘術

安全のために

自分が所属する法執行機関の規定を調べて、事態対処医療要員として自己防衛術をどの程度求められるかを知っておくべきである。その規定には防衛術の適切な練度の維持と改良のために必要な訓練が最初のレベルから順を追って書かれている。筋力トレーニングから戦闘術、武器の熟知、防衛作戦までを含む。

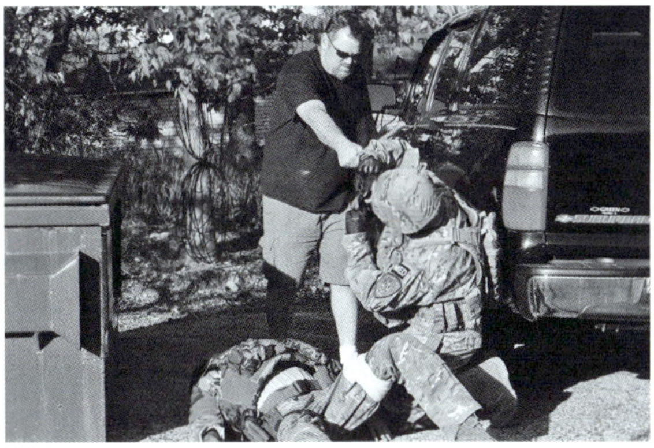

図 8-3　防御の構えは、攻撃者の打撃から頭や首を守ってくれる。

のプロトコールが許す場合に限られるが）、十分な戦闘能力を求め獲得するための鍵となるのは、仲間のTEMS や SWAT ユニットと共に訓練を行うことである。

戦うか逃げるか

自己防衛の目標は、自分自身と守るべき人々にふりかかる危害を避けることである。その場にとどまる必要はない、防御の構えによっていくつか打撃を与え攻撃を防ぎ、間合いを切って逃げ出し、安全な場所へ走ることである。複数の攻撃者がいる場合は、とくにこの考え方が必要である。

しかし、事態対処医療要員であり、かつ法に宣誓した法執行官としては、被疑者と 1 対 1 で対峙しているような状況で、被疑者が拘束されないまま、さらに周囲の人々を傷つけたり罪のない市民を巻き添えにするような恐れがあるのなら、被疑者を一撃するだけでその場から逃げ出すのは不適切である。

適確な状況認識を継続し、考え、事態が好転するようにもっとも適切な武器（頭脳）を使用する。他に有効な選択肢がない場合には、攻撃者に対処し無力化するために必要なだけの力を行使する。

自己防衛のための動作

自己防衛のための動作には単純な防御の構えも含まれる。この構えをとるために、自分の両手首を自分の首の後ろ両側に添え、そして、両肘を曲げて両腕で自分の頭を挟むようにする。こうすることで、しゃがんだり後ずさりしようとする際に、攻撃者の打撃から頭部、側頭部、頸部を守ることができる（図 8-3）。攻撃者に反撃する隙が生まれたら、肘打ちや掌底打ち、膝蹴りなどの打撃を繰り出せる。

掌底打ち

概して、手を広げた打撃のほうが、拳による打撃よりも適切である。事実、拳を固めた打撃はしばしば、手を傷めたり、指を骨折したりすることがあるので、手が使い物にならなくなりかねない。掌底打ちを行う際は、手のひらの手首に近い部分を打撃に使うため、鉤爪のように指を折り曲げて背面に反らせておく（図 8-4）。掌底は、打撃する相手の頭や顔、あご先などの硬い骨の部分を打撃した際に損傷を受けにくく、何度も打撃を繰り返すことができる利点もある。拳の打撃が広く拡散しやすいのに比べて、手のひらのほうが打撃力をより一点に集中させることができる。加えて、上腕二頭筋をリラックスさせておくことで、上腕三頭筋が腕や手首を伸ばそうとする打撃速度に干渉しないようにする。こうすることで、掌底打ちは素早く、強力な打撃を、狙うべき場所に与えることができるようになる。狙うべき場所は、攻防両者の構え・体勢や、脅威の度合いや、その他の動的な多くの要因によって変化する。

立ち位置や構えは、効果的な掌底打ちをするうえで非常に重要である。両足を肩幅に広げてしっかりと立つべきである。掌底は攻撃者に対して突き出すようにする。腕だけで突き出すのではなく、腰から前へ繰り出すことによって打撃力が増す。狙うべき場所は、攻撃者のあご先、顔面、頭蓋骨、頸、胴体、股間、その他、露出している部分である（図 8-5）

肘打ち

肘関節は堅固な骨で構成されているため、とくに有

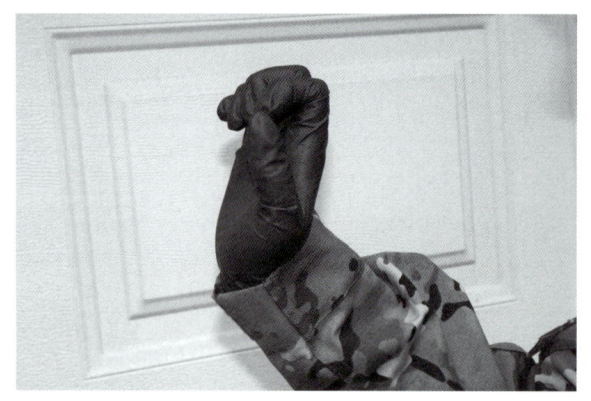

図 8-4 掌底打ちをするためには、指を獣の鉤爪のように、内側に折り畳むようにすること。

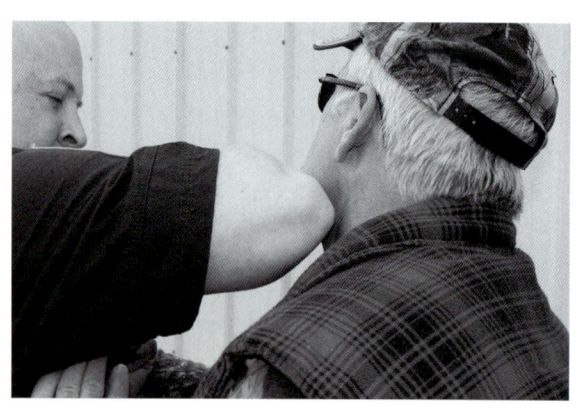

図 8-6 水平肘打ちは、肘を攻撃者の顔面の側面や、身体の側面に当てるようにする。

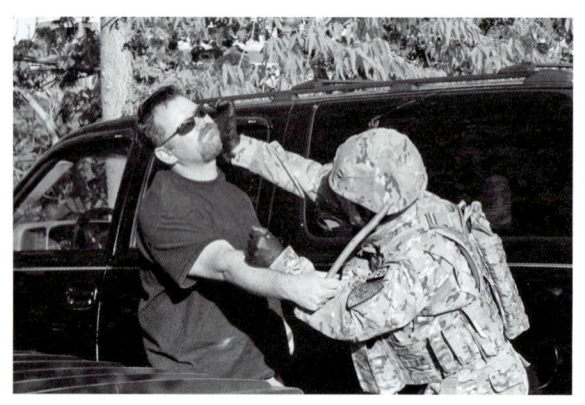

図 8-5 攻撃者のあご先は、狙うべき場所として最適である。

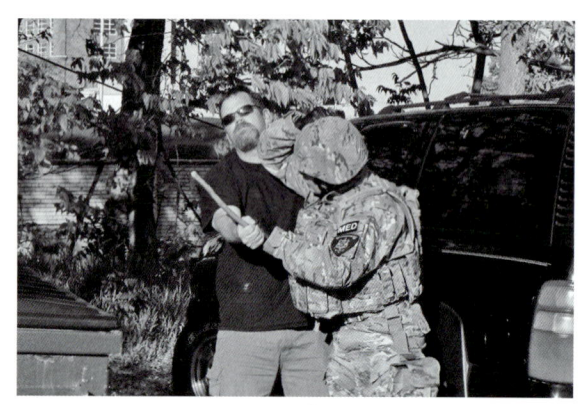

図 8-7 防御の構えから跳躍の勢いを使って、肘を攻撃者のあご先に繰り出す。

効な武器として用いることができる。肘の尖端は大変損傷しにくく、近接戦闘術において、必殺技に使用できる。肘打ちにはいくつかの種類があり、腕や肘をどのように繰り出すかによる。

- 水平肘打ち：攻撃者の顔や身体の側面に繰り出す技である。前腕は上腕に重ねるように密着させる（**図 8-6**）。
- 肘打ち上げ：この技は、防御の構えから攻撃に移行するつなぎの技として大変有効である。攻撃者がこちらに近づいて来たり、打撃してきたりした際、両手首を首の後ろ両側に添えておき、両腕は顔面の両側を挟むようにして、しゃがんで構えておく。攻撃者が間合いに入ったならば、勢いよく立ち上がりながら、攻撃者のあご先や顔面の下際を狙って肘を繰り出す（**図 8-7**）。肘打ちから連続して、掌打ちを繰り返し攻撃者の脅威が無力化されるまで、打ち続ける。
- 肘打ち下げ：この打撃は、地面を転がるような状態での戦闘を含めさまざまな状況で効果的である。この肘打ちは肘を曲げた状態で、宙に垂直に振り上げ、攻撃者の顔面などの部位に振り下ろして繰り出す。この際、可能であれば、頭蓋骨のような堅い部分を打撃することは避ける（**図 8-8**）。
- 後ろ肘打ち：この打撃は、攻撃者が後ろから羽交い絞めにしようとした際や、地面を転がるような状態での格闘に、とくに効力を発揮する。この肘打ちは肘を曲げて、前方に振り上げ、後方に素早く振り戻すように繰り出す。狙うべきは、攻撃者の脆弱で軟らかい部分である（**図 8-9**）。

頭突き

頭突きは前額部〔眉毛の線から1インチ（約2.5 cm）上の硬い骨の部分〕、側頭部、後頭部を武器として利用する打撃である。

攻撃者と正面から対峙しているときは、前額面の頭突きを繰り出す。歯を食いしばり、頭部をやや下方に傾けて、攻撃者の鼻を狙い、そして前方に突進するように首や上体も使って速く強烈な打撃を繰り出す。動

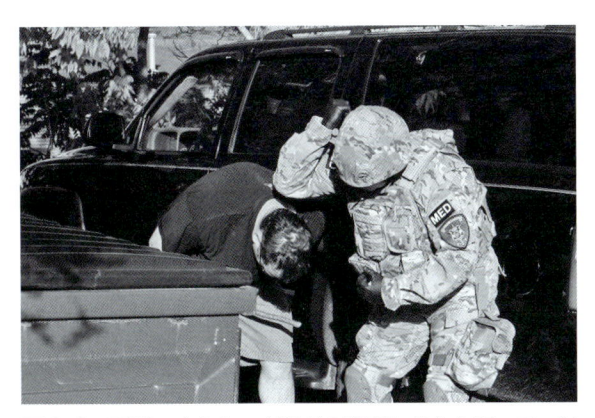

図 8-8 頸部のような、攻撃者の脆弱な部位を狙って、肘を素早く打ち下ろす。

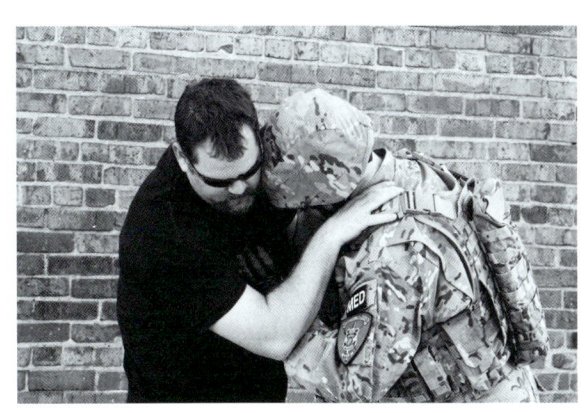

図 8-10 前額面の頭突きは、攻撃者と対峙しているときに用いる。

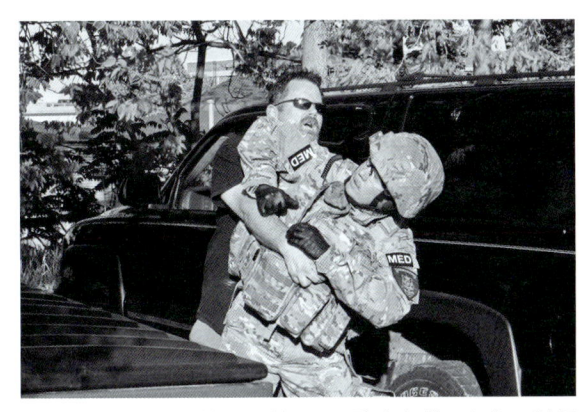

図 8-9 振り戻す勢いを利用して強度を増した後ろ肘打ちを、素早く攻撃者に繰り出す。

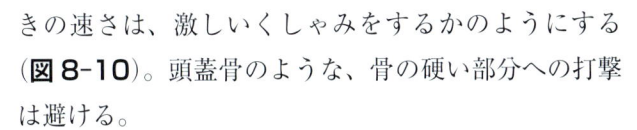

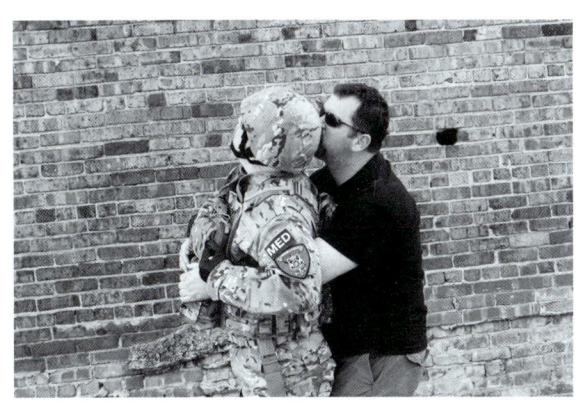

図 8-11 後頭部の頭突きは、攻撃者が背面から羽交い絞めにしようとしたときに用いる。

きの速さは、激しいくしゃみをするかのようにする（図8-10）。頭蓋骨のような、骨の硬い部分への打撃は避ける。

後頭部の頭突きは、攻撃者が背面から羽交い絞めにしようとしたときに用いる。歯を食いしばり、頭部をやや前方に傾けて、素早く首の後ろと背面全体を伸ばすように、頭部を後ろに投げ出すようにして繰り出す。狙うべきは攻撃者の顔面もしくは鼻である（図8-11）。有効な一撃を与えたら、首を戻して、攻撃者が無力化されるまで打撃を繰り返す。

膝蹴り

膝蹴りは、自己防衛術として大変強力である。とくに、負傷した隊員を牽引していたり、医療装備を手にしているなど片手が塞がっているときに有効である。

膝蹴りを繰り出すためには、膝を前方に勢いよく突き出し、爪先から素早く上へ突き上げる。膝は股間や腹部のような軟らかい部分を狙うか、攻撃者の頭をつかんで腹部の前に保持した状態で、直撃するよう打撃する（図8-12）。攻撃者が自分と同じような体格であれば、自分の膝へ引き付けるのと同時に打撃するようにすれば、なお効果的である。膝当てのうちいくつかは、硬い尖端を取り付けた製品もある。これは、こうした膝蹴りの際に、さらなる痛みを攻撃者に与えるためである。膝蹴りもまた、攻撃者が無力化されるまで、さらなる打撃を続けなければならない。

戦闘時の生理学

戦闘時の生理学の考察なくして、自己防衛の考察は成り立たない。人間の身体は戦闘時のストレスに対して決まった反応をする。これは、生死にかかわる状況に直面した際により顕著となる。最近になり、生死にかかわるような激烈な状況に直面した人の心と身体の変化について、法執行機関や軍の研究員による綿密な調査がいくつかなされている。自分の身に実際に起こりうるこれらの事実について知ることは重要である。そして、戦闘の間に起こりうる身体の反応や、目が見

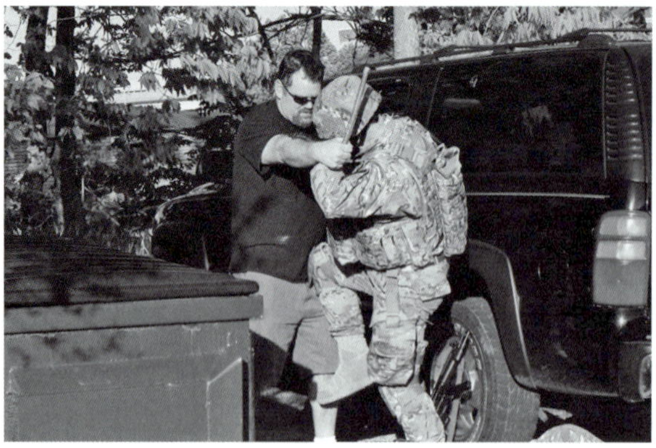

図8-12 膝蹴りは、力強くかつ効果的な打撃である。

えなくなったり、耳が聞こえなくなったり、感覚がなくなったり、動けなくなったりすることが何秒間か起こるものだということを知っておくことは、文字どおり、生命を助けてくれることになる。

殺意をもっている犯罪者に直面したとき、自分の身体の中で何が起こるのか。このような瞬間に、どのような自己防衛の技術や作戦が役に立つのか。自分の身体は実際にはどう動くのか。身体は自分の思いどおりに動くのか。自分が何を考えるのか。心理面での訓練を積み、適切な戦闘に臨む気構えを向上させてきたか。そうした訓練によって正当な実力行使を行い、生死にかかわるような状況を成功裡に切り抜けることができる。

戦闘に対するヒトの反応は多くのものから影響を受けている。身体の反応は神経、ホルモンによっており、心臓や肺や脳や感覚器や筋肉など全身の身体機能の制約を受ける。その知識を戦闘状況下で、どうすれば最大の能力を発揮できるかについて活用することができる。また、敵の限界についても知ることができる。この知識は、致死的な状況にあっても自分に有利なカードとして使うことができる。

ホルモンと神経

身体は2つの神経系を有する。交感神経系と副交感神経系である。副交感神経はリラクゼーションを司り、食物の消化、睡眠、回復、成長を促す。ストレス下では、副交感神経は抑制され、闘争・逃走反応が交感神経によって強化される。交感神経系は闘争・逃走反応ストレスに対してストレスホルモンを放出し、きわめて特定的な効果を身体上にもたらして、戦闘行動を助ける。アドレナリンとノルアドレナリンは、強ストレス下で身体から生成または放出されるカテコラミンの一種である。これらのホルモンは、心拍数と血圧の増加、血管の収縮、気管の拡張などで身体に影響を及ぼし、身体が戦ったり逃げたりしやすいように作用する。これらにより身体的な強さは増すが、微細運動のコントロール機能は低下する。医療器具の取り扱い能力や高度な医療処置には悪影響を及ぼす。

われわれの身体は、つまるところ生きのびるためにデザインされている。闘争するか逃げるかして生きのびることができるように、身体は筋肉への血流を増加させる一方で、食物の消化などは放っておくような処理をするように作られている。

血　管

心臓から送り出される血液は、動脈内を流れ、静脈を経て心臓に還る。動脈から毛細血管へと枝分かれしていく。平均で5Lの血液が血管内を循環している。血液は継続的に血管内を流れ、体組織が必要とする酸素やグルコースを含む必須の栄養素等を運んでいる。血管は広がったり（拡張）、縮んだり（収縮）する。戦闘時のストレス下では、皮膚下の血管は収縮し、腸やその他の生命維持にとくに重要ではない臓器への血流は減少し、一方で走ったり戦ったりするために必要な大型の骨格筋には、その分の血流が回されて増量される。血管によるこの網目状の働きにより、筋肉の強度が高められる。

脳

戦闘下では、類似した身体機能の移行が脳内にも起こる。血流は、生存のためにより優先度の高い部分に集中することで、脳の機能が強化される。これらは以下の結果をもたらす。

- 思考は単純化され、複雑な問題を考えることが困難になる。例えば、攻撃された際に、脳は普通、戦うか走るといった単純な自己保全のために自動的に機能するようになり、複雑な医療知識を思い出す能力は劣るようになる。この結果、注意は散漫ながら、脳は単純な決断や訓練されたことを反射的に実行することには集中できるようになるが、戦闘の細部を思い出せなくなる。
- 複数の刺激に対して解釈することや処理することが困難になる。

- 計画立案や緊急対処訓練は、反射的に反応して行動することを容易にする。
- 感情が潜在的な戦闘への拒否反応によってマイナスに干渉するのを防ぎ、生きのびることのみに集中させる。
- 騒々しい雑音も気がつきにくくなり（一過性聴覚消失）、それゆえに注意力が散漫になる。
- 短時間、一時的な視野の変化を体験する（視野狭窄）。これは、敵を注視しようとして視野の集中が増すことによる。

心臓

循環機能もまた戦闘時の影響を受ける。より多くのエネルギーと酸素を必要とするため、心臓の収縮力が増大し、脈拍も血流量もそれに従って増える。心臓はアドレナリンと神経の信号により反応するが、それによって興奮を引き起こしたり生命を脅かすような事態で強い動悸を生じさせる。普段の安静時の心拍数（脈拍）は1分間に60〜100回である。ストレス下ではこれが速くなり、1分間に115〜145回となる。

目

視野もまた戦闘時ストレスの影響を受ける。視野狭窄、瞳孔の拡大、水晶体の厚みの変化などは焦点を合わせることを困難にする。あらゆる方向の走査視や周辺視による記憶や、360度全周の確認によって状況をより優勢にすることができる。このことはとくに銃撃戦に巻き込まれた際に重要となる。銃撃戦現場には、凶悪な犯罪被疑者が増える可能性が常に存在するからである。

被疑者も同様に視野狭窄が生じていることを思い出せれば、最初に被疑者と対峙したときから、"Xから離れる"ことで有利に立つことができる。"X"とは攻撃の最初にあなたがいた実際の場所を表している。敵はあなたがそこにいるのを見て、その場所にエネルギーを集中して武器を向ける。Xから離れること、つまりその場所の外へ移る、理想的には遮蔽物の陰に入ることで銃撃を受けたり、刺傷する機会を減らせる。これには攻撃方向から外れ、距離をかせぐ45°方向への迅速な行動が含まれる。より迅速に動き、遮蔽物を利用する。自己防衛のため武装しているのであれば、注意しながら射撃で応戦する。移動中は、自分が視野狭窄の状態にあることを覚えておき、それゆえに、正しい方向を素早く一瞥し、電柱に衝突したり何かにつまずいたりするような危険性を減らすようにする。最初の被疑者が打ち倒され、無力化されたあとは、直ちに両目で走査的に360度全周を見渡し、見上げ、見下げ、監視すべきである。こうすることで、視野狭窄がごく短い時間に起きていたことが実感できる。

耳

聴覚も戦闘の影響を受ける。ごく一般的に、銃撃戦に遭遇した法執行官は、どのような銃声も聞こえず、くぐもった雑音だけが聞こえたと証言している。このことは、知覚の刈り込み（perceptual narrowing）を表している。彼らはまた、自分で被疑者を撃ったのに50ヤード（約45 m）離れた場所にいた同僚が撃ったように感じたと証言している。

法執行官の中には、自身の手にしている銃身から硝煙が立ち上がるのを見るまで、撃ったのが自分だということに気づかなかった者もいる。騒音も射撃の発射音すらも、全く聞こえなかったという者もいる。これを一過性聴覚消失という。

法執行官は、「おまえの手を見せろ」と実際に何度も何度も叫ぶようにしているが、それでも場合によっては、叫ぶことさえ思い出せない。ヒトの戦闘に対する適応性は特有のものであり、法執行官それぞれにかなり個人差がある。もしも事態対処医療要員が、隊員が撃たれたり、瀕死の自己防衛が必要な状況に直面したときは、これらの多くの身体的変化が生じることであろう。

消化管と泌尿生殖管

消化管は戦闘のストレスにより負の影響を受ける。また、重大でストレスの多い出来事や戦闘では、ごく一般的に腸や膀胱のどちらか、または両方の制御低下が起こる。下痢や吐き気、嘔吐といったものがよく戦闘中に起こるが、時に戦闘後にも起こる。復員した兵士は、腸や膀胱の制御を失ったり、銃火を交えたあと最初の何度かは嘔吐したことが自分だけではないことを悟ったとき、しばしば安堵を感じている。この現象は、精神的に戦闘の影響をあまり受けておらず、身体的に激しいストレスの多い状況にも適応しているような戦歴を重ねた退役軍人にはみられないことが多い。

泌尿生殖器は主に、膀胱制御の喪失による影響を受ける。これは常に社会的な恥ずかしさを生じるが、非常にストレスの多い状況における、普通の反応である。

皮膚

皮膚は臓器である。人体のなかではもっとも大きな臓器であり、多大な血管を有している。ストレス下では、身体は血管を収縮させることで適応する。これは血液を心臓や筋肉や脳といった、より重要な臓器へと供給するためである。血管が収縮することによって皮膚は青白くなる。

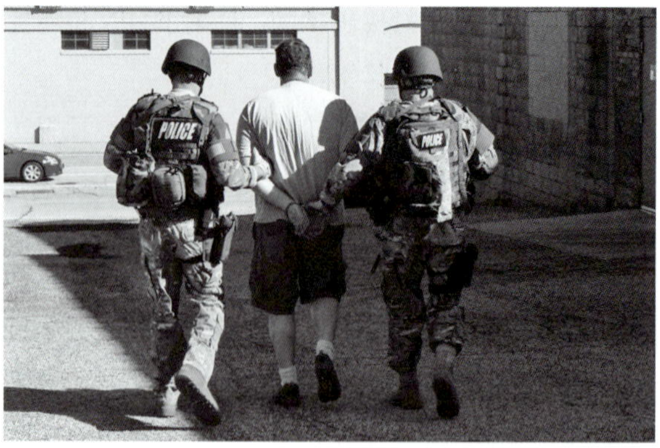

図8-13 2点拘束法は一般的に使われている。被疑者の手が、その背面にまわされて、手錠により相互に連結された状態となる拘束法である。

拘束具とその使用法

被疑者を不審尋問の体勢に置くため、または被疑者を逮捕するため、SWAT隊員はほとんど常にいくつかの種類の拘束具を用いる。もっとも一般的な方法は2点拘束法である。これは、適切なプロトコールに従い援護を得て被疑者を容易に身体的に制御できる体勢にし、手錠をかけ、さらに徹底した全身の検査へと続く手順である（「被疑者を制御し、手錠をかけ、全身を捜索しろ」）（図8-13）。2点拘束法は一般的に使われるもので、被疑者の手が、その背面の下部にまわされて手錠により相互に連結された状態となる拘束法である。この方法は実に効果的であり、被疑者を制御下に置き、SWATの出動車両に載せたり護送車に乗せて警察署や刑務所へと移送する際に有用である。

被疑者に手錠をかけることは大きな危険を伴う。毎年、何人かの法執行官が被疑者に手錠をかけようとした、その瞬間に被疑者ともみ合いになり、傷つけられたり殺されたりしている。一般的な手口の一例では、被疑者が法執行官の指示に従って、友好的な態度で微笑んだり話したりしながら服従したふりをするというものがある。しかし、ひとたび警察官が被疑者の手をつかみ、（2つある手錠の輪のうち）最初の手錠がかかった瞬間、（手錠がかかったことで油断した法執行官の隙をついて）直ちに被疑者は暴力を振るい始め、生きるか死ぬかのもみ合いが始まってしまう。被疑者が隠し持った凶器が現れたり手錠の付属品が武器として突如使われることもある。徹底的な訓練を受け、十分な経験を積んでいない限り、自ら被疑者に手錠をかけるべきではない、そして、もし手錠をかけなければならない状況であれば、致死的な武器を備えた援護要員が少なくとも1人以上近傍にいる状態で行う。

4点拘束法は、被疑者が激しく興奮し、足で暴力的な蹴りを行使しかねない状態であるときに必要とされる。4点拘束法は、単純に被疑者の四肢を拘束するものである（図8-14）。4点拘束法には種類があり、所属する法執行機関ごとに制定された適用方針や手順に従うべきである。4点拘束法を行っているときは、被疑者を側臥位または背臥位にする。

被疑者の拘束中や移送中は、バイタルサインは、その被疑者の容態が安定していることを確認するために頻回に評価されるべきである。もしも異常なバイタルサイン、酸素飽和度、循環状態を呈した場合や意識が変容したり、あるいは苦痛が続いているようならば、被疑者は可能な限り早く搬送してより高度な医療的評価をされるべきであり、搬送中は緊密な監視下に置かれなければならない。

武器とTEMSユニット

TEMSユニットは、警棒やスタンガンや火器、OCスプレーやその他の武器で武装することがある。自分の所属する機関が武装するという決断をしたのであれ

安全のために

法執行機関の公式の訓練に参加することによって、他の拘束法についても学ぶことができる。

第 8 章　自己防衛と近接戦闘術

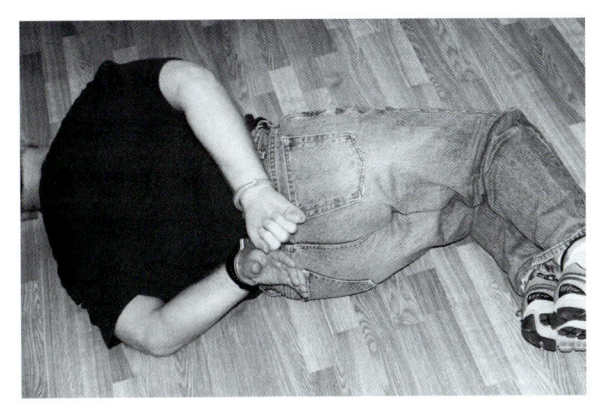

図 8-14　4 点拘束法では、すべての四肢が手錠で拘束される。

ば、TEMS ユニットは事態対処現場へ武器を携行して出動することになる。また、その機関は、武器取り扱いの適切なトレーニングを TEMS に施す。

火 器

TEMS ユニットが武装するか否かは、所属する法執行機関が決定する。自分の TEMS ユニットが武装する、しないにかかわらず、武器を安全に取り扱い、弾抜けができ、安全化ができなければならない。このことは、SWAT ユニットが装備する低致死性武器まで含めたすべての武器にあてはまる。武器使用については常に、所属の法執行機関の方針と手順に従わなければならない。SWAT ユニットが装備するあらゆる火器の弾込め、故障修理、正確な射撃に事態対処医療要員が有能であることは、ごくまれな状況であるかもしれないが、同行する SWAT 隊員が戦闘不能になり深刻な脅威が継続するような状況においては有利なものとなる。多くの SWAT ユニットは、4～6 種類のライフル類を装備し、8～12 種類のピストルも装備している。第 5 章「火器の安全な取り扱いと射撃技術」で、火器の安全な取り扱いについて詳述してある。

警 棒

事態対処医療要員が警棒や他の打撃する武器を使用することはごくまれである。TEMS ユニットがこれらの武器の携行を公式に認められているのであれば、十分に訓練しなければならず、法執行機関のガイドラインにのっとって交付されなければならない。概して、もっとも一般的に携行される警棒は、それをデザインした会社名から「ASP（エイスプ）」と呼ばれている伸縮式警棒である。この警棒で被疑者の頭部、頸部、その他の致命的部位を打撃した場合は、被疑者を殺しかねない。この警棒で狙うべき場所がいくつかあり、これは、相手が持っている武器（棒、ナイフその他）をはじめ、神経（一般的に脚の腓骨神経）、身体の大きな筋肉群のある場所である。打撃を避けるべき場所は、頭部、頸部、背骨、胸骨、そして鼠径部である。

OC スプレー

オレオレジンカプシカム（oleoresin capsicum；OC）は、催涙スプレーまたは催涙フォームとも呼ばれる。これは 100％信頼性のある護身用具ではないが、しばしば身体的な攻撃を阻止することに成功している。OC スプレーが数％のヒトやイヌに対して無効であることを知っておくべきである。また、情緒不安定者の一部の人々は免疫がある。携行可能な OC スプレーの有効射程は、4～5 フィート（1.2～1.5 m）である。細かく絞って噴出するスプレーでは 10 フィート（約 3 m）になる。唐辛子の霧は 10～12 フィート（約 3～3.6 m）先まで到達する。ほとんど即時に効果がある。OC スプレーを使う際は、風向きに注意しなければならない。

照明具

強力な光線は被疑者を一時的に盲目にさせ、まぶしさでその脅威を圧倒する非致死性手段として有用である。強烈な照明具による一時的な盲目は、300 フィート（約 90 m）離れた場所から被疑者を照らした場合であっても効果を与えることができる。被疑者が経験する視覚的な見当識障害は、被疑者の平衡感覚を狂わせるため、事態対処医療要員に一時的な戦闘における有利さをもたらす。最近の強力な懐中電灯の技術は、小型のストロボ機能を搭載することを可能にしている。これは、強烈な照明を迅速に点滅させるもので、被疑者に対するさらなる無力化と困惑を与えることができる。被疑者に混乱と一時的な盲目を与えている間に、SWAT 隊員は被疑者により近づく機会を得、被疑者

> **現場では**
>
> OC スプレーを利用する際は直ちに代替策をとれるよう準備しておくこと。OC スプレーは攻撃者を止めるうえで 100％の信頼性はない。

の逮捕・拘束につながる。

いくつかの会社（Surefire、Streamlight、Blackhawkなど）が、法執行機関と救急医療サービス（emergency medical service；EMS）のために小型の高輝度照明器具を提供している。これらは大変にまぶしく、常に携行できるよう十分に小さいものである。これらは点灯と消灯を素早く切り替えることのできるスイッチを備えており、これが戦闘時の有利さを使用者にもたらしている。これらの強力な懐中電灯は、大変頼りがいがあり、さらにその多くはリチウム電池を使用することにより、有効期間は10年、氷点下でも機能するという信頼性が付加されている。

ナイフ

ほとんどのSWAT隊員と事態対処医療要員は一般的な折り畳み式ナイフを携行している。これらはほとんどの場合、武器というよりも工具として用いられている。法執行機関が、ナイフによる戦闘技術を教えることはあまりない。ナイフを持った被疑者を拘束するためには大きく間合いを保ち、他のより良い手段を講じたほうがよいからである。もし、安全にその目的を達成できるのであれば、低致死性武器を用いるべきであろう。ナイフは有用な工具であるが、防御用の武器としての使用は制限されるべきであり、極端な状況を除き、戦闘時にナイフに頼ってはならない。

スタンガンとその他の電気的制圧器

事態対処医療要員が、フルタイムの法執行官として勤務する場合を除いて、公式にスタンガンやそれに類似した機器を支給されることはまれである。スタンガンについては第3章「SWATユニットの基本」にて詳細を論じている。スタンガン使用の指標となるのは、敵対する者との対峙を解決し、より安全に指示に従わせるための実行手段である。とくに、攻撃者がPCPなど精神に作用する薬物を服用していて理性的思考が困難である場合に適用される。また、攻撃者が大変に大柄で屈強な場合や、これらの電撃による護身用具の使用が、法執行官と被疑者双方の身体により害を与えないと判断されたときにも適用される。

まとめ

確認事項

- すべての事態対処医療要員は、間髪入れずに救急医療を提供しなければならず、自分自身も負傷したSWAT隊員や傷病者も守らなければならない。
- 自分の所属する法執行機関の規定を調べて、事態対処医療要員として自己防衛術をどの程度求められるかを知っておくべきである。その規定には防衛術の適切な練度の維持と改良のために必要な訓練が最初のレベルから順を追って書かれている。筋力トレーニングから戦闘術、武器の熟知、防衛作戦までを含む。
- 所属する法執行機関で武器の使用が認められているかどうかにもよるが、武力を発揮する能力と速度を、あたかも工具箱から適切な工具を選んで取り出すかのような水準まで、自在に行使できるよう徒手防衛術、武器、作戦を発展させなければならない。
- 徹底的な訓練を受けていない限り、または手錠をかける正当な権限が公的に付与されていない限り、自ら被疑者に手錠をかけるべきではない。援護のためのSWAT隊員が少なくとも1人以上近傍にいる状態で行わなくてはならない。

重要語句

一過性聴覚消失
一時的な聴覚機能の低下、危機に直面した際にストレス反応として現れる、闘争・逃走反応の一つ。ただ生きのびることに集中するために、余計な背景の雑音が聞こえないようになる。

視野狭窄
一時的な視野の削減。危機に直面した際に闘争・逃走反応の一つとして生起する。

知覚の刈り込み
危機に直面した際に闘争・逃走反応の一つとして生起する高次の脳中枢の感覚情報処理過程の一時的な減少。ヒトが生きのびることに集中できるよう、単純な決断をしやすくするために生じる。

闘争・逃走反応
交感神経系は恐怖に対して自動的に反応する。ストレスホルモンが放出され、骨格筋内の血流が一時的に増加する。このことにより、戦ったり、逃げたりする身体能力が向上し、気持ちは生きのびることのみに集中するようになる。

第9章 事態対処運用

学習目標

- 事態対処医療（TEMS）ユニットの出動要領を説明することができる。
- 出動隊形時における事態対処医療要員（TMP）の役割を説明することができる。
- 緊急対処訓練におけるTEMSユニットの役割を説明することができる。
- 事態対処作戦区域と境界の設定について説明することができる。
- 作戦時におけるTEMSユニットの所在について議論できる。
- 突入チームの事態対処手順を説明することができる。
- 強行突入および潜入時のTEMSユニットの役割を説明することができる。
- 突入時に事態対処医療要員を守るための事態対処手順を説明することができる。
- 任務終了後のデブリーフィングにおける事態対処医療要員の役割を説明することができる。

はじめに

　事態対処医療要員（tactical medical provider；TMP）として、SWAT（Special Weapons and Tactics、特殊火器戦術部隊）ユニットを支援する際に遭遇するであろう危険についてよく知っておかねばならない。それらの多くの脅威は突然、前触れなく生じる。ゆっくりとディナーを楽しんでいたその20分後には防護装備を着て危険なエリアに突入しているかもしれない。SWATユニットが安全かつ確実に任務を遂行して無事帰宅するのを支援するためには、重要な情報を収集・分析し、作戦を立案し、同僚であるSWAT隊員とともに統合ユニットとして任務を遂行することが肝要である（図9-1）。

出　動

SWATユニットの出動

　通常、危険の少ない事件は巡査たちにより解決が試みられる。慣れた犯罪者が「失うものがない」精神状態で武器を持ち、対処する法執行官や市民に対して危害を加えようとするとき真に危険な状態が発生する。こうした状況で必要となるのが、可能な限り平和的に犯罪を食い止め、交渉し、脅威を解除し、危険な状況を解決することのできる特殊部隊である（図9-2）。

　近年、ビーンバッグ弾のショットガン、スタンガンなどの電気的制圧器具といった、低致死性武器の使用が増加している。低致死性武器のおかげで、巡査はチームを組んで犯罪被疑者を制圧しやすくなり、SWATユニットを出動させる必要性が減少してきた。しかし、当初から危険度が高い状況の場合、SWATの指揮官は、SWATユニットを出動させるべきかどうかの判断をしなくてはならない。多くの警察当局では自動的に出動を決定する基準が決められているが、指令部スタッフで議論してケースバイケースで出動を判断するところもある。

　SWATユニットの出動を安易に決定することはできない。SWAT隊員が負傷あるいは死亡するリスクがあり、また特別に訓練された20～30名の事態対処要員に超過勤務手当てを数時間分支払うことは予算上の問題になりうるからである。しかし、危険な状況を解除し、危険な被疑者を拘束または無力化するためには、SWATユニットを運用することがもっとも安全で信頼できる手段となろう。

第9章　事態対処運用

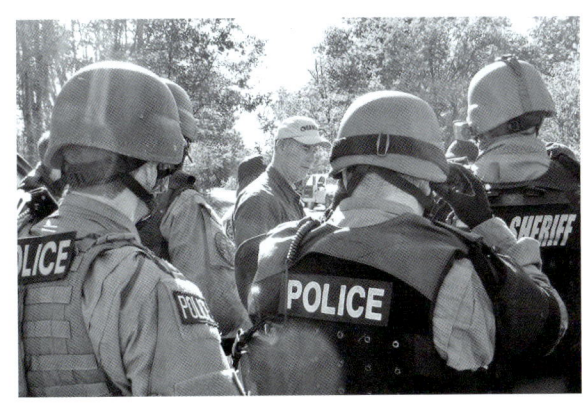

図9-1 作戦前ブリーフィングによりSWAT隊員と事態対処医療要員が1つのユニットとして活動できるようにする。

指令部によってSWATユニットの出動が決定したら、常時待機態勢にあるSWAT隊員に、電話、無線、ポケットベルなどで呼び出しが行われる。SWAT隊員は情報センターもしくは所属機関本部に連絡し、そこで召集に応じることを確認し、任務と集合地点の情報を含む指示を受ける。SWATユニットは所属機関本部に集合することが多いが、人質立てこもり事案など、場合により、事件現場から数ブロック離れたところに集合するのが最適なこともある。目標は、適切で安全な場所に集合し、チームをまとめ、状況を把握し、対応プランを立て、可能な限り最適な方法で問題を解決することである。

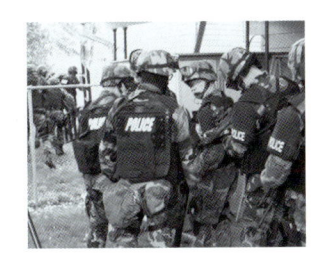

図9-2 SWATユニットは、危険な捜査・逮捕令状などの任務に出動する。

事態対処医療ユニットの出動

それぞれの事態対処医療（tactical emergency medical support；TEMS）ユニットで、隊員の召集と出動のプロトコールをつくっておく。仲間との訓練を行いながら、そのTEMSユニットが従うべきプロトコールと手順を学んでいく。ポケットベル、携帯電話、自宅への電話などでユニット全員への一斉召集ができるようにすることは、TEMSユニットの出動でかなり有効なシステムとなる。このシステムでは、法執行機関がSWATユニットを出動させるときには、自動的にTEMSユニットも出動となる。実際、TEMS要員が同行しなければ特定の危険な任務を行わないSWATユニットもある。

SWATの出動時には、少なくとも2名の事態対処医療要員が同行しなければならない。通常の危険な捜査・逮捕令状による出動では、突入チームに2名の事態対処医療要員を配属し（現場付近に配置する、もしくはチームとともに突入するかは、各チームのプロトコールによる）、3人目の事態対処医療要員を指揮スタッフとともに事態対処運用センター（tactical operations center；TOC）に配置するのが理想的である。大きな建物に入るときや、複雑な状況、長時間の出動といったときには、さらなる事態対処医療要員をつけるのが望ましい。

危険ではあるが単純な捜査・逮捕任務では、必ずしもTEMSユニットの全員が求められるわけではない。それぞれのTEMSユニットでは、チーム内の各事態対処医療要員の実動経験値をバランスよく保てるよう、公平で平等な出動回数にするシステムを整備しなくてはならない。このシステムを用い、TEMSユニットの人員に任務の一部または全部へ適宜参加させることで、出動の必要性に適合させることができる。例えば、SWATユニットによる一般的な危険な捜査・逮捕任務で覆面捜査官を護衛するような場合、通常3名の事態対処医療要員を配属する。10名の隊員のなかから3名を選ぶため、この選考システムを用いる。隊員の休暇と恒常業務（実動任務以外のもの）を勘案すると、1つのTEMSユニットは10名の隊員で編成され、うち平均で3～4名がいつでも出動できるようになっている。

出動隊形

SWATユニットとTEMSユニットが出動するときには、SWAT隊員とTEMS要員は所属機関本部当局もしくは事件現場付近の指定された場所に集合する。当局に集合する場合、SWATユニットとTEMSユニットはそこでまず簡単かつ全般的なブリーフィングを受ける。ブリーフィング後、SWATユニットとTEMSユニットは1台または複数の車両により出動地点へ移動する。平凡で目立たない捜査車両が用いられることが多い。ベアキャット（BearCat）のような装甲車両を用いる場合、8名かそれ以上のSWAT隊員に1名か2名の事態対処医療要員が搭乗して現場に移動

> **安全のために**
>
> SWATユニットの出動では、SWAT隊員とTEMS要員は大都市の犯罪多発地区に投入される場合が多い。そのため、よい地図の準備、正確な方向感覚、そして駐車時と集合地点間の移動における注意力が重要である。

> **安全のために**
>
> すべてのSWATユニットとTEMSユニットにとって、次の出動予定や、過去の出動履歴などに関する情報など、作戦の機密保持はきわめて重要である。傷病者の個人情報を保護するのと同様、出動に関する情報を保護しなければならない。公衆の面前で重要な情報について口にしてはならない。

し、直ちに危険な状況に対処できるようにする。

SWAT出動において集合場所が事件現場かその近傍である場合、出発前に時間をとって、車内で正確な移動経路を確認する。これにより誤って犯罪多発地域に単独で進入したり、治安のよくない地域で現在位置を確認するために車内で地図を確認しなくてはならない状況を防ぐことができる。SWAT隊員とTEMS要員が直接現場へ対応することを必要とする出動の場合、被疑者に近づきすぎたり、銃火器の射程内を運転するようなことを防ぐため、出動指令所は、SWATとTEMSの人員に対し、最適な経路について正確かつ具体的な指示を出さねばならない。状況、脅威、移動経路、駐車位置、到着してからの行動要領などについてよく知っている案内人や同僚隊員とのコミュニケーションをうまく保つべきである。ポケットベルや携帯電話へのメールは有用で、多くの情報を提供することが可能である。運転中はメールを読み書きしてはならない。

SWATとTEMSの全人員は指定された集合地点に到着しだい合流し、着装する。多くのSWATユニットは、当局の各人に個人用装備と武器を携行させ、最大限に迅速な対応ができるようにしている。

SWAT隊員データカード

外傷や疾病が生じたときには、各SWAT隊員の病歴、アレルギー、投薬状況に関する最新情報があることが望ましい。これらの情報は、SWAT隊員データカードとして簡単にまとめておくことができる。ただし、医療情報に関してはSWAT隊員のフルネームを明示せず、ファーストネームとイニシャルのみのラストネームで個人識別をする。こうすることで、データカードを紛失する状況が生じて、SWAT隊員データカードのセキュリティーが破られてもSWATユニットの隊員が不利になるような情報の悪用を防ぐことができる。SWAT支援チームや爆発物処理班のメンバーでデータカードを用意していない場合、時間を確保して基本情報を記入させておく。

医療における脅威評価

インシデントコマンダーや事態対処運用リーダーは多忙であり、到着する事態対処医療要員の1人ひとりに状況を説明することはできない。そのため、TEMSユニットのリーダーが被疑者の情報、任務の概要、現時点での作戦、TEMSユニットの任務などに関する情報を収集すべきである。TEMSユニットのリーダーはTEMS隊員が到着しだい、最新の情報を提供する。また、TEMSユニットリーダーは作戦計画立案に参画し、事態対処医療要員が収集してきた情報を活用して、当該任務特有の医療における脅威評価（medical threat assessment；MTA）を実施する。評価と作戦の立案中に、例えばリハビリ基地を用意するべきといった意見があったような場合や、任務が期間延長されたときなどには、TEMSユニットリーダーは、適宜適切に、医療における脅威評価をインシデントコマンダーと事態対処運用リーダーに通知する。

人員掌握

作戦の完了まで、現場におけるSWATユニットとTEMSユニットの人員リストを作成し、常時正確に

> **安全のために**
>
> 現場への接近中に銃撃その他の脅威に気づいた場合、即座にその場から離れて車両内に避難する。必要があれば、移動中や駐車中で道路を塞いでいる他の車をすり抜けて車両を運転し、射撃から隠れ、あるいは現場から離脱する。道路交通状況、運転者の技量にもよるが、銃撃を受けているようなら蛇行運転をすることが推奨される。

> **安全のために**
>
> 　事態対処現場においてSWATの各隊員の動きを掌握することは事態対処運用リーダーの重要な任務である。SWAT隊員は同一または類似の制服と目立たない徽章を着用しなければならない。SWAT隊員や事態対処医療要員の誰かが誰にも言わずに現場から離れた場合、誰かがその隊員を捜索に行かねばならなくなるとすると、時間を浪費し、苛立たせ、危険な事態を招く恐れがある。SWAT隊員と事態対処医療要員は常に近い距離を保ち、解散のときには事態対処運用リーダーに現場を離れることを知らせねばならない。とくに、危険な地域や夜間の出動中には、「バディ（相棒）」を結成し、それを維持することもよい。

> **安全のために**
>
> 　制服や防弾ベストの前後面に、「警察」「保安官」「SWAT」やその他の法執行機関の組織名をはっきりと明示しておくことで、事態対処現場で誰が任務に携わっているかが明確になる。適切な識別がなければ、法執行官や事態対処医療要員が犯罪被疑者と誤認されて悲惨な結果を迎えることもありうる。

アップデートしておかねばならない。SWATとTEMSユニットの要員で現場に出入りする者はすべて記録しておく。混乱した現場で、とくに夜間においては、SWAT隊員、TEMS要員の状況が確認できなくなることが発生しやすい。事態対処運用リーダーは、誰が現場にいるのか、所属チーム名も併せて、ネームボードに記名し、アップデートする。

事態対処計画立案

　事案により作戦の計画作成に使うことのできる時間が変わる。事態対処運用リーダーのこれまでの経験と常識を活用し、現場への接近の最適経路の決定、必要な場合は交渉の準備、狙撃員の配備、地域の偵察、権限の確認などを実施する。

　SWATユニットの編成が完了して活動可能な状態になる前に暴力行為が起こった場合、事態対処運用リーダーは、緊急対処チームを結成する。緊急対処チームは直ちに現場に派遣され、銃撃などの暴力行為が発生した場合の即応体制をとるが、その間、残りのSWATユニットと事態対処運用リーダーは、偵察、不測事態対処計画作成、交渉の開始など、他の任務にあたる。不測事態対処計画、救助チーム、隊員負傷時の緊急対処方法、引き返し不能地点、医療離脱計画などを、接近や襲撃開始の前に必ず決定しておかねばならない。狙撃員は隠れた場所に配置され、あらゆる動きを報告する。交戦規定を確認し、被疑者、人質、判明している無関係のバイスタンダーや、建物内にいる覆面捜査官などの身体的特徴についての情報を共有する。

　時間が許せば、短時間の予行を考慮するのがよい。予行では、実際にSWATユニットの車両から何度か乗降させ、接近方法、役割の対応を確認する。誰が最初の突入（強行突入でも潜入でも）のメンバーか、同行する麻薬捜査官や他のチームリーダーが誰なのかを、突入チームのリーダーが十分に知っておくことが大切である。

　現場周囲の立ち入り制限やその後の捜査に協力してくれる巡査や刑事たちがいることも多い。時には、州検察官がついて状況を見守り、また被疑者の確実な検挙の成功につながる法的アドバイスをもらえることもある。

緊急対処訓練

　計画立案の段階で、事態対処運用リーダーは、SWAT隊員が重要な局面で負傷もしくは倒れた場合にどのようにするかを決定しておかねばならない。事態対処運用リーダーは、SWATおよびTEMS要員にこの計画を周知させ、不測の負傷が発生した場合のためにSWATおよびTEMSユニットが緊急対処訓練（immediate action drill；IAD）を実施して、現場を迅速に沈静化させ、応急処置を施し、負傷したSWAT隊員や傷病者を離脱させて適切な場所に適時に搬送することができるようにする。

　防弾盾を保持し、時には援護射撃を行う突入チームがこうした迅速な救助活動を行い、倒れたSWAT隊員を直ちに比較的安全な場所に移動させることもある。負傷したSWAT隊員の評価、安定化、離脱に関して、SWAT隊員たちと円滑に協同できるようにしなくてはならない。任務とその目標によるが、SWATユニットは突入作戦を継続するか、あるいは負傷したSWAT隊員の救助と離脱にあたる。何人かのSWAT隊員は負傷したSWAT隊員の救出と搬送にあたるが、

SWATユニットとTEMSユニットは作戦を継続するので、少なくとも1名の事態対処医療要員は負傷したSWAT隊員に付き添うべきである。

個々のケースで状況は異なるが、突入チームの各人はどこが引き返せないポイントなのかを知っておかねばならない。例をあげると、危険性の高い捜査令状任務で突入チームが接近中に銃撃を受け、SWAT隊員が銃弾に倒れたような場合、緊急対処方法で負傷したSWAT隊員を離脱させ、その後突入チームを引き上げる。しかし、人質立てこもり事案で人質が傷つけられる危険にさらされていると思われる状況となると、突入命令が下される。たいていの緊急対処方法では、負傷したSWAT隊員がいてもSWAT隊員たちは強行突入行動を継続するが、1名の事態対処医療要員と護衛のSWAT隊員が負傷したSWAT隊員に付き添う。主目的、すなわち人質の安全確保がなされれば、突入チームが一丸となって負傷したSWAT隊員を離脱させる。

TEMSユニットの配置

作戦区域と境界の設定

SWATの出動現場では、被疑者の周囲を、作戦区域と呼ばれる円形または角形の区域に分ける（**図9-3**）。この区域は次のように定義される。

- **内側警戒線区域**：内側警戒線区域は作戦時にもっとも危険な区域であり、被疑者が攻撃をしてきたり、武器によって死傷者が発生する恐れのある場所である。内側警戒線区域での事態対処医療要員の活動については機関ごとにプロトコールがある。医療の提供と突入支援をするためにTEMS要員がいつも突入チームに同行するようになっていることもあるが、被疑者全員が無力化されて建物の安全が得られてからでないと内側警戒線区域に事態対処医療要員を入れないSWATユニットもある。
- **事態対処ウォームゾーン**：内側警戒線区域と外側警戒線区域に挟まれる区域で、火気による攻撃からは比較的安全で、事態対処医療要員にとってさまざまなレベルの防護がなされる場所である。人員に対する暴力のリスクはあるものの、内側警戒線区域よりもリスクは低い。一般的には、このゾーンにおいて、事態対処医療要員は突入チームと分離し、建物の外で遮蔽物の陰にいるが、突入地点が目視できる範囲内に待機する。このような比較的安全な場所で、事態対処医療要員は1名のSWAT隊員とともに待機して作戦の完了を待つ。もしもSWAT隊員が撃たれたり倒れたりした場合、その隊員は事態対処医療要員のところまで搬送される。あるいは案内と護衛の2名のSWAT隊員とともに事態対処医療要員が負傷した隊員のもとに向かう。
- **外側警戒線区域**：作戦時における外側警戒線区域とは、武器その他の暴力からは安全と考えられる場所をいう。バイスタンダーの立ち入りを防ぎ、また疑わしい人物を警戒し逮捕するため、その境界は巡査によって規制される。SWATユニットのなかには、負傷したSWAT隊員が連れてこられるまで、事態対処医療要員をこのゾーン内で遮蔽された状態で待機させ、または必要に応じ、救急医療の実施のため、事態対処ウォームゾーンあるいは内側警戒線区域に武装したSWAT隊員が事態対処医療要員を護衛することもある。

事態対処現場でのTEMSユニットの配置

SWATユニットによるTEMSユニットの配置と運用はさまざまである。法執行官で医療のトレーニングを受けた事態対処医療要員を最初の突入チームに入れるSWATユニットもあれば、事態対処医療要員を近傍の比較的安全な場所（事態対処医療要員が安全に救急処置ができる外側警戒線区域あるいは事態対処ウォームゾーンのすぐ内側）に配置するSWATユニットもある。負傷した隊員を連れてくるときなど必要に

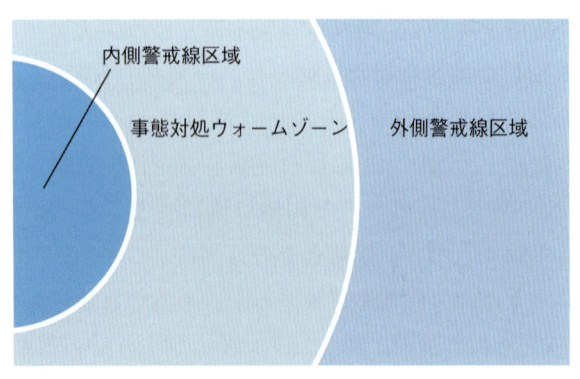

図9-3 出動時の作戦区域

応じて事態対処ウォームゾーン内に呼ばれるまで、事態対処医療要員は外側警戒線区域で待機する。SWATユニットのなかには、事態対処医療要員を完全に外側警戒線区域にしか配置しないところもある。彼らの緊急対処方法では、仲間のSWAT隊員により、事態対処運用センター近傍にいるTEMSユニットのところまで傷病者を運ばせる。他のSWATユニットは、これらの運用の折衷案をとっている。唯一の正しい戦略はない。それぞれの機関のものに従う。

多くのTEMSユニットの採用する戦略を以下に述べる。クリティカルインシデントが生じSWATユニットによる突入が必要となったとき、TEMSユニットは突入チームとともに遮蔽物の陰まで進む。TEMSユニットは比較的安全な場所にとどまるが、即座に対応できるように十分近い場所、すなわち内側警戒線のすぐ外側での待機となる。SWAT隊員が負傷して30秒以内に対応できることが理想である。現場の安全は確保されないが、負傷したSWAT隊員が動かせる状況にあったとしたら、直ちに救出され、救急処置のため比較的安全な場所に後送される。状況やマンパワーの限界でこれができない場合、事態対処医療要員は内側警戒線区域に進入して負傷した隊員のもとに駆けつけることも考慮するが、SWAT隊員あるいは、武装して護衛任務も付与された別の事態対処医療要員による護衛をつける。常に、所属機関のプロトコールに従う。

救急医療サービスの後送の配置

TEMSユニットは多くの場合、搬送ユニットではない。したがって、病院への負傷者の搬送には救急医療サービス（emergency medical service；EMS）システムが必要となる（**図9-4**）。搬送に関し、とくに救急車の待機位置、EMS人員の安全性、EMSとの通信、搬送時の協調について、作戦計画立案段階で考慮しなくてはならない。

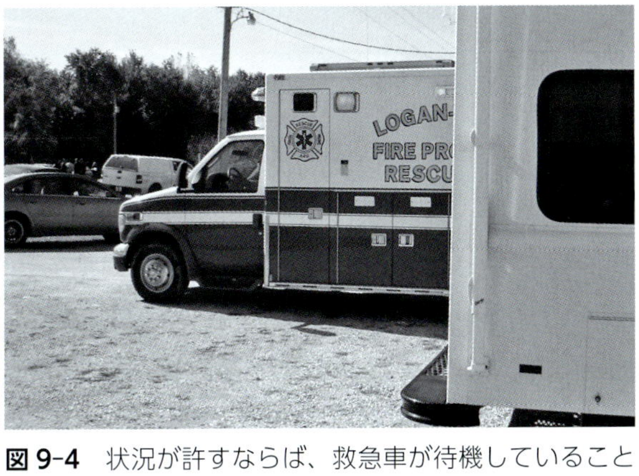

事件に複数の人間が巻き込まれ、犠牲者となる可能性があるときには、医療における脅威評価ブリーフィングにおいて、TEMSユニットリーダーは指令部スタッフに対し、最悪の事態が発生する場合を想定した救急車の準備台数をアドバイスする。EMSユニットには進行中の出来事、結果の予測、可能性のある搬送ニーズ、医療の連携など、適切に必要な情報をアップデートする。出動の終了時には、救急車の支援部隊と人員に対しては適切にまた1人ひとりに謝意を伝え、情報を伝え、現場から撤収してもらう。

突　入

事態対処医療要員として、所属するSWATユニットの事態対処手順と戦略について十分に習熟しておかねばならない。具体的な手法については、SWATの指揮官、訓練、ユニットの過去の経験によってさまざまとなる。

強行突入と潜入の適応

構造物への進入には、大きく2つの方法がある。強行突入と潜入である。事案により、どちらか1つあるいは両方の進入方法が用いられる。進入方法は事態対処運用リーダーにより、出動の準備中に決定される。

強行突入

強行突入は、建物内でのチームの迅速な動きによるもので、強行突入器具で強制排除し、時には爆薬も用いる。突入チームや罪のない第三者、中にいる人質に相当な危険がある場合、あるいは薬物捜査で薬物その他の証拠隠滅を防ぐために迅速な進入が必要な場合に行われる。突入チームのメンバーへのリスクの高さか

図9-4 状況が許すならば、救急車が待機していることをアピールするのがよい。

> **安全のために**
>
> 事態対処チームは、事前に脱出経路の計画を立て、チーム全員に周知させておかねばならない。脱出経路がたった1つしかないという状況は避ける。

ら、多くのSWATユニットでは、単純な薬物や証拠品の押収のためにはこの方法をとらなくなった。通常、SWAT隊員としての十分な訓練を受けていない限り、事態対処医療要員は突入チームの一員として危険な突入任務には参加しない。こうした任務におけるTEMSユニットは、比較的安全な場所に待機し、要請があれば前方に進出する。

潜　入

潜入は、通常、調査や危険の位置確認などが必要で、急を要さない場合に行われる。建物内に潜んでいる犯罪被疑者の捜査で、鏡やビデオカメラなどを用いた、時間をかけた系統的な調査を行う場合にも潜入の手法をとることがある。また、人質をとる犯罪者の近くにいるが、銃を突きつけられてはいない人物を救出する際にも潜入をすることがある。この進入方法をとる事由としては、被疑者の位置を特定するために注意深く捜索すること、危険にさらされている人物の救出、危機の沈静化を図ることがあげられる。万一SWAT隊員が不意に発見されてしまった場合、潜入が強行突入に変わることもある。時には、とくに複数のフロアにいくつもの部屋がある大きな建物内では、TEMSユニットの要員はSWAT隊員に同行し、突入隊形の端で負傷者の安定化応急処置を開始することもある。

突入チームの運用

突入チームは、できる限り静かに慎重に標的の位置に近づかなければならない。状況により、突入チームは強行突入を選択し、迅速に突入することもある。強行突入では被疑者が対応して武器を取ったり薬物を廃棄したりといった対策をとる時間を与えない。急を要さない状況では、突入チームのリーダーは被疑者を退去させる化学剤を使用したり、鏡や棒につけたビデオカメラを用いて建物内部にゆっくりと侵入して部屋を捜索し、被疑者を同定し、交渉チームによる被疑者の投降を期待するといった、潜入の形態をとる。

建物の大きさなどの要素にもよるが、突入チームを支援する事態対処医療要員は、捜査・逮捕の作戦行動中は小さい建物の場合、外にとどまる。大きい建物の中では、事態対処医療要員は突入チームや救出チームの主力に同行するように指示される。このようなときには、TEMS要員は建物に入り内部を捜索して負傷者の発見と手当てに協力する。また、TEMSユニットは負傷したSWAT隊員の手当てが直ちにできるような態勢をとる。

突入隊形

SWATユニットの行動に参加するTEMS要員は、通常、もっとも安全な突入隊形の後方1/3に配置される。突入チームは建物や部屋に可能な限り効果的に突入しようとし、その最良の方法の1つが一列縦隊の隊形をとることである（図9-5）。ドアを開けたり、あるいは爆破したらSWAT隊員は潜入あるいは強行突入にて構造物内に進入する。武装して訓練を受けた事態対処医療要員は隊列の後尾で進入するが、隊列の最後の人間になってはならない。SWAT隊員の1人が最後尾の警戒を行い、待ち伏せや予想外の犯罪被疑者に対処できるようにしておく。

階段戦術

階段に遭遇した突入チームは、階段を昇降することが重大な危険であり、銃撃を受ける危険を最小限にするために注意深く事態対処手順に適した方法で階段を移動すべきであることを認識しなくてはならない。突入チームが階段を移動するとき、突入隊形の後尾にいる事態対処医療要員は先頭にいるSWAT隊員よりも

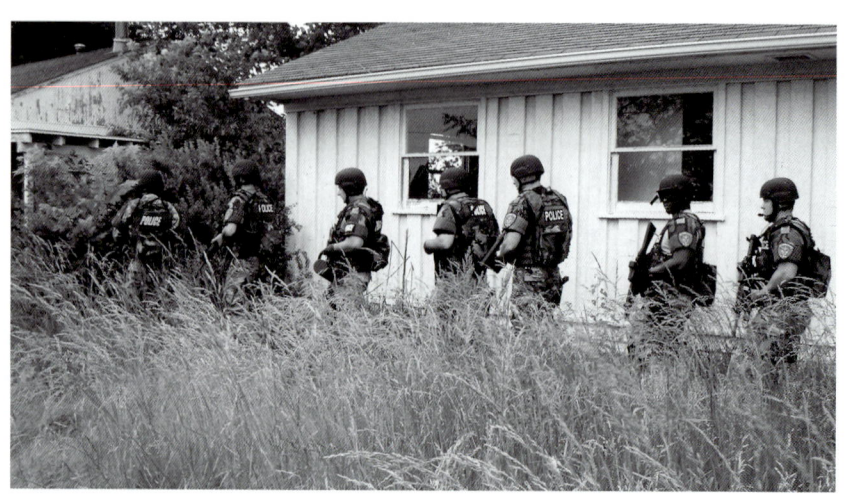

図9-5　隊列を組むSWATユニット

ずっとリスクは低いが、あらゆる通路で安全を確認するか、武装したSWAT隊員によって警護されなくてはならない。

パイの戦術―扇形に切り分けた視界分担

戸口は「死の漏斗」といわれる。というのも、過去の事例から、戸口に長時間立っている法執行官は撃たれやすいことが示されているからである。被疑者が部屋や建物の内部で待ち構えていると、戸口は漏斗型の突入ポイントとなる。被疑者はドアに銃口を向けておくだけで、SWAT隊員やTEMS隊員がこの漏斗に進入して来たら銃撃することができる。

こっそりと接近して部屋に進入する前に、SWAT隊員は鏡を用い、部屋の中を一瞥する（クイックピーク）。クイックピークは、被疑者の視線を避けるため、低い位置で行う。クイックピークにより、不必要に身体を露出することなく隣の部屋に何があるのかを知ることができる。隣の部屋に未知の被疑者がいるかどうかの確認として、パイやピザの一切れのような扇形の領域を視界におさめるため、SWAT隊員は通路の陰にいたままで武器を部屋の中に向ける。SWAT隊員はゆっくりと通路に一歩踏み出し、「パイの一切れ」をとるように部屋の一部を見る。必要とあらばすぐに通路から隠れて射撃できるようにしながら、SWAT隊員がゆっくりと徐々に通路を動くに伴い、部屋の中の見える範囲が広くなってくる。この方法は曲がり角でも使える。

部屋や建物に入ったら、動きを止めず、観察を続ける。部屋への進入は、突入チームのリーダーが左から右へ、別のSWAT隊員が右から左へ、あるいはその逆に、部屋の障害物や脅威に応じて走査視を実施することによってなしえるチームプレーである。突入チームのリーダーは進入時に部屋全体を走査視して危険物や脅威を確認し、回避行動と脅威の除去の準備をしなくてはならない。遅れて進入した事態対処医療要員は状況認識を継続すべきであり、すべての脅威が除去されたと考えて安心するようなことがあってはならない。不測の事態に注意する。壁にかかっている毛糸の毛布の裏にクローゼットがあり、武装した危険な被疑者が中にいるかもしれない。

通路を移動する際には、壁際1フィート（30 cm）を歩くようにする。ただし、跳弾を避けるため壁とは接触しないようにする。突入チームは通路の中央から外れたところを一列縦隊で移動すべきである。最後尾の者は近づいてくる被疑者がいないか後方を見張っておく。戸口や部屋を突っ切る場合には注意を払う。脅威はどの方向からでも来る可能性がある。

室内掃討―進入と退避

ある構造物やエリアへ進入する際には、理想的には退避経路を確認し、さらに援護の経路を確立すべきである。一般に窓はよい退避経路にはならない。というのも、ほとんどの場合、窓を割らねば脱出できないし、また窓は地上より高く、その高さゆえ脱出口としては除外せざるをえないからである。エレベーターのある高層建築物では、非常口は階段しかないかもしれない。一度閉じればロックがかかるドアもあり、地上階か屋上に出るしかなくなる。スリングやロープを用いて地上まで被害者を下ろすといった新しい脱出法もあるが、こうしたものが必要となる状況はきわめてまれである。

壁に穴を開けたり、石壁を叩き壊すことで、負傷者とともに建物からの脱出路を作成することもあり、SWATユニットにはのこぎりやハンマーといった単純な道具が必要となることがある。こうした状況では創意工夫が有用である。

被害者の拘束

被害者であれ誰であれ、SWATユニットあるいはTEMSユニットが個人的に知っていない人物は、危険でないことが証明されるまで脅威である。多くの場合、被疑者が不明の状況では、被疑者がはっきりと判明するまで、現場にいるすべての者は手錠を掛けられ、拘束されねばならない。これには、手錠やプラスチック製拘束具が必要であり、また被疑者には銃を突きつけねばならなくなる。ただし、適切な訓練を受けて経験を積み、適切に被疑者を拘束する最新の技術を維持していない限り、事態対処医療要員は被疑者に手

安全のために

1枚や2枚くらいの屋内の壁は、防弾効果がないことに注意する。ピストルであっても、壁越しに銃撃することが可能である。

錠を掛けたり拘束したりしてはならない。多くの被疑者は普段から経験を積んでおり、手錠を掛けている間に逃走したり、SWAT隊員を襲撃する方法を知っている。

医療支援を実施する際には、その人物が脅威ではないことが明らかになるまで拘束具は外さない。安全確認の前に拘束具を外すのは、救命処置の邪魔になる場合に限られる。SWAT隊員による許可とその場での協力がなければ拘束具を外してはならない。被疑者がバックボード上で手錠による拘束を必要とする場合、1つの方法は、被疑者をバックボードに仰向けに載せて、手錠で片手を股関節付近でバックボードかストレッチャーに固定し、もう片方の手を肩より上の位置で確保する。こうすれば被疑者は座ったり大きく動いたりできなくなる。

TEMS 実技

危険と脅威の認知

危険はさまざまな原因で生じる。被疑者がいくつかの危険の原因となるが、それ以外は事態対処現場の環境（例えば仕掛け爆弾、弱光環境、廃墟ビルなど）が原因となる。弱光環境では足元に注意し、懐中電灯を携行する。古いビルの多くは照明が不十分で、階段などが老朽化している。口論している声や、人がドアや窓を開閉している音に耳を澄ます。自分が監視されていないかどうか、見上げてみることも忘れないようにする。

遮蔽と掩蔽

遮蔽（cover）と掩蔽（concealment）は重要な原則である。掩蔽は被疑者から見えないようにするものであるが、小火器や爆発物からの防護にはならない（図9-6）。掩蔽には通常、茂みやカモフラージュネット、室内の壁、ゴミ箱、電柱、一般車両を利用する。被疑者からの防護効果もある程度はあるが、可能な限り掩蔽よりも遮蔽を選択するべきである。

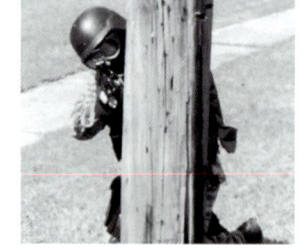

図9-6 電柱によりわずかな遮蔽効果と掩蔽が得られる。

安全のために

銃撃の脅威は、例えば舗装道路やコンクリートなどの硬い地面に弾丸が当たると、弾丸が変形したり跳ね返ったりしてその面に平行に高速度で飛散することも含まれる。隊員の前で舗装道路や硬い面に向けられた銃弾は、同様に車両の下や壁に沿って飛んでくる。跳弾は壁の表面に平行に飛ぶので、壁際を歩く人は被弾しやすい。通路を歩くときには、跳弾を避けるために少なくとも壁から1フィート（30 cm）離れて歩く（図9-8）。

遮蔽により、小火器や爆発物の破片に対する大きな防護効果が得られる（図9-7）。遮蔽物の例としては、直径3フィート（1 m）の大木、消火栓、レンガやコンクリート製の構造物、その他の頑丈な物体である。高速度の銃弾は、木や大きな郵便ポスト、薄いレンガの壁などは貫通することに注意する。室内の壁や車両は十分な遮蔽にはならない。ほとんどのライフル、ショットガン、ピストルの弾丸は、家屋内や商業ビルの壁、金属シート、ガラス、車両のプラスチック部分を貫通する。

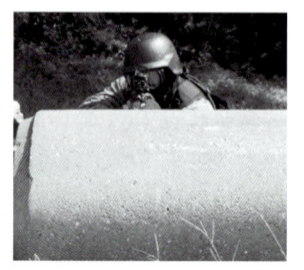

図9-7 大きなコンクリートブロックにより遮蔽できる。

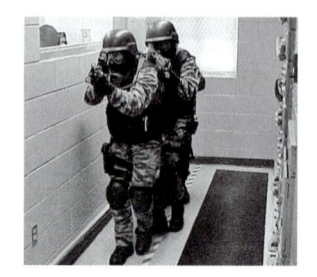

図9-8 壁から少なくとも1フィート（約30 cm）離れて歩くことが跳弾からの防護をもたらす。

常にどんな遮蔽があるのかを考え、どのように隠れたままでいるかを計画し、任務中には遮蔽物を最大限に活用するように努める。避難経路や傷病者後送路を選ぶ際にも、どんな遮蔽と掩蔽が得られるかについて考慮すべきである。

防護としての車両

車両はライフル弾に対して十分な防護効果をもたない。ピストル弾でも容易に車両を貫通するものがある。遮蔽掩蔽に車両を使わざるをえない場合、賢明なのはエンジンルームとフロントタイヤの後ろに隠れることである。エンジン部分と車輪は銃弾をそらせたり

> **安全のために**
> 一般的なガラスには防弾効果はない。

> **安全のために**
> 暗い路地、暗い部屋など、弱光の中にいる被疑者からは、気づかれないうちに、明るい光の中にいる人物を観察することが容易である。開いているドアのそばを歩いたり、壁を登っていたり、明るい色の物体、例えばビルや車両などの前を歩いていたり、またスロープを下りたりといった人物は攻撃されやすい。

止めたりする。車両の下や金属面を跳弾が飛んでいき、弾丸の破片が飛散するので、トラックのボンネットやルーフ越しにクイックピークしてはならないことを覚えておく。

遮蔽からの移動

一般に、被疑者が気づくのに1秒、動きに反応するのに2秒、狙いをつけて射撃するのに1～2秒程度である。被疑者が態勢を整えていたら、その時間はもっと短くなる。したがって、遮蔽物と遮蔽物の間を移動する際には、露出する時間を2秒以内にとどめる。移動する前に、どこに移動するのか、移動するのにどれだけの時間がかかるのかを確認する。単に見晴らしがよくなるからといって、よい遮蔽が得られている場所から移動することは避ける。露出が2秒以上となる場合には、決断を再考する。遮蔽地点から遮蔽地点まで露出が3秒以上かかるようなら、ヘビのようなジグザグの動きをとって、被疑者が狙いをつけるのを困難にさせる。こうした動きは露出時間を長くするが、被疑者は狙いをつけるのがより困難になる。

クイックピーク

クイックピークとは、露出を最小限にとどめながら特定の事象を観察する手法である。2秒ルールが適応される。それは2秒以上自分を露出させてはならないというものである。破れば自分自身が容易に標的となってしまう。もう1つのルールは、複数回同じ場所からクイックピークを繰り返さないことである。被疑者がこちらの位置を確認したら、2回目のクイックピークで容易に標的となる。かがんでから行うのは、被疑者は自分より低い位置ではなく、自身の視線の高さで他人を見ようとするからである。

灯火管理

暗い場所をSWATユニットとともに移動しているときには、突入チームのリーダーと近傍の隊員たちの了解が得られない限り、懐中電灯などの光源を点灯してはならない。「敵が見えるなら、敵にもこちらが見える」ということを忘れてはならない。

自分が有利になるように光源を用いる。捜索場所を区域分けする。懐中電灯で暗所を走査視しているときには、懐中電灯をつけっぱなしにして一度にすべてを見渡してしまいたくなるであろうが、灯りと視覚ではそれほど広い範囲をカバーできない。捜索は系統的に行い、オーバーラップする部分をつくり、別のところに移動する前にそのエリアが確実に安全であるようにする。

懐中電灯での捜索において、短時間のみの点灯（数秒単位）とし、新しいエリアには1歩か2歩を踏み出し、そのエリアを短時間だけ照らす。銃器携帯の可能性のある被疑者の捜索時には、自分の懐中電灯から出る光線が自らの位置を正確に被疑者に伝えることに留意する。懐中電灯が光っていると、それが敵のターゲットになる。

音と光の規制

音と光の規制は事態対処現場では必須である。これは基本的に静かにしておき、見られたり聞かれたりしないことである。携帯無線、携帯電話、チャイムの鳴る時計、ポケットベルなどすべて危険である。被疑者がこうした音を聞いて、突入チームの位置を知ってしまうからである。こうした機器で、バイブレーション機能など音の出ないアラームや、静穏タイプの無線通信用の小型ヘッドセットなどを使うことを考慮する。ゴム底の靴やブーツが、硬いフロアで大きなきしみ音を立てることがある。したがって、靴はテストをして適切に選ぶ。野外では、乾いた木の枝や葉、車のドアなどは大きな音を立てる。ポケットのコインや鍵類がぶつかり合って音を立てることも大きな騒音の原因である。装備品が音を立てないようにし、ジャンプしたりしゃがんだりして装備品や所持品が動いて音を立てないかをチェックする。

夜間作戦では、被疑者があらゆる光を目がけて銃撃し、被疑者の近傍で犠牲者が倒れているという状況も生起する。こうした状況では、事態対処医療要員は暗所において、被疑者に見つかる灯火がない状態で活動しなくてはならない。弱光や無光環境での医療行為では、傷病者の評価には触知による方法や暗闇でも使える器具や手技が必要となる。

長年にわたり、軍隊では単眼または複眼の暗視装置を用いて傷病者の評価や治療を行ってきた。軍隊では特別な赤色ライト（遠方からは識別しにくい）も用いられてきたし、血液を判別しやすい低照度の緑色ライトが好まれることもある。夜間作戦では、傷病者と隊員を守るため、灯火について十分な規制が必要である。脅威のある環境下では照明は極力制限しなくてはならないが、低照度の懐中電灯で階段などの障害物の位置同定もきわめて重要である。

その他の感覚も活用した状況認識

遠くからでも開いているドアや窓からの空気の流れを感じとることができるが、それが被疑者が移動したことを感じさせてくれる。嗅覚が被疑者の位置を教えてくれることもある。香りのきついコロンやボディースプレーなどの体臭も、嗅覚による検出に役立つ。多くの不法薬物密造所は独特の臭気を出す。天然ガスの着臭剤、溶剤、硫化水素や無水アンモニアなどの有毒化学物質は臭気によって容易に検出される。触覚も、被疑者の動きを示唆する床の振動を教えてくれる。事態対処現場においては、このような感覚に敏感でありたい。

秘密通信

TEMSユニットの訓練では、SWATユニット内での手信号などの秘密通信の実演がある。こうした秘密通信システムは、被疑者が見ている中であっても、危険、計画、現況などを連絡し合う手段を含む。例えば、命令に従わない非協力的な被疑者がいた場合、手信号その他の通信手段で仲間にスタンガンの使用を知らせることが危機を解決する手段となるかもしれない。とくに重要なのが、受傷して被疑者の視野に入っている状態のときに、自分の状況を救護者に対して秘密通信手段で伝達できることである。

無線通信

訓練を通じて、SWATユニットでの無線用語と通信手続きについてよく理解できるようになっていく。ほとんどのSWATユニットでは、秘匿信号、暗号、略語が用いられる。これらの多くは一般の警察無線と同じであり、例えば"OK"を"10-4"とするといったものである。こうすることで、思考、観察、発見物などの情報を、略語で秘匿しつつ共有することができる（図9-9）。

各SWATユニットでは、構造物、方向、部隊行動時の動き、活動などをさす独特の用語をもつ。例えば、ビルの側面やフロアをさすのに、方向でいうSWATユニットもあれば、数字で呼ぶユニットもある。ほかにも、色で構造物の方角を呼称することもある（例えば白は正面、赤は家の正面から見て右側を意味するなど）。任務中にSWAT隊員が負傷して事態対処医療要員が前方に進出するように言われたときに、誤った方向から建物に入ろうとすれば生命の危険が生じるため、こうした言語に習熟しておかねばならない。

SWAT隊員ではない法執行官や他機関の人員が現場に入っているような場合、平文の共通言語を用いるのがよい。局地災害で政府機関が対応する際には、法執行機関と米国危機管理システム（National Incident Management System：NIMS）は、共通の用語を用いるよう決められている。

無線のルールを遵守し、緊急事態で必要性があるときや応答を求められているのでない限り発信してはならない。

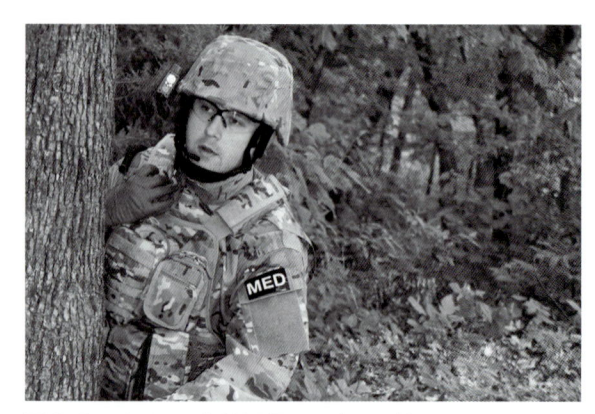

図9-9 すべての無線通信は正確かつ簡明にする。

> **安全のために**
> 戸口から進入する際には、「医療要員、接近します」と適切な声量でアピールし、驚いた SWAT 隊員による誤射を防ぐ。退室する際にも、「医療要員、離脱」とはっきり伝えねばならない。

> **安全のために**
> 自己分析と建設的な批判によってはじめて、SWAT ユニットと TEMS ユニットはその活動を価値あるものに変えることができる。

任務の完了

　SWAT ユニットの効果的な計画立案、訓練、チームワークにより、危険性の高い状況でも多くの負傷者を出さずに解決することができる。統計的には、被疑者はあまり傷ついたり病気になったりすることはない。もし被疑者が負傷したら、その場で適切な評価、救急治療を実施する。そして SWAT と TEMS のリーダーに対して、公的な評価のために被疑者を病院に搬送すべきかどうかの意見具申を行う。被疑者は医学評価を完了させるために病院へ搬送する必要があるかもしれないし、簡単な処置と観察のために刑務所の医療施設に送致すればよいかもしれない。バイスタンダーや人質で明らかな外傷や重篤な病気がある場合、事態対処医療要員または EMS 隊員によって評価され、安定化されなければならない。

任務後デブリーフィング

　通常、さらなる脅威はなく、他の被疑者もいないということが確実になるまでは、事態対処運用リーダーは TEMS ユニットに現場に残るように求める。任務終了後、ほとんどの SWAT ユニットは所属機関の本部でデブリーフィングを行い、SWAT と TEMS ユニットのメンバー全員が発言しフィードバックを行えるようにしている。目的は事態対処手順と将来の能力の向上である。出動が深夜にかかったり、数日間の活動となったりした場合には、SWAT 隊員と TEMS 要員が休息をとってから 1 日か 2 日以内にデブリーフィングを計画してもよい。この会議により、TEMS ユニットの出動プロトコールは最新かつ高度なものとなる。

　会議が建設的になるように、任務のデブリーフィングは中立的でなければならない。討議では、各 SWAT 隊員と事態対処医療要員で、何が正しくできたか、何が改善を要するのかを議論できるようにしなくてはならない。適切に司会進行すれば、このデブリーフィングは SWAT ユニットと TEMS ユニットにとってとても有用で、ユニットと装備、事態対処手順の改善につながっていく。

　個人およびユニットの能力、通信、医療資器材、後送、安全（事態対処医療要員を保護する十分なもの）、チームワーク、そしてメディカルコントロールが必要な場合の現場での医療評価を向上させるための配慮がなされるべきである。傷病者への医療、とくに SWAT 隊員への医療の場合、米国における医療保険の相互運用と説明責任に関する法律（Health Insurance Portability and Accountability Act；HIPAA）の規定に従わねばならない。

　危険かつ暴力的な環境での作戦における重要な点は、法執行官による法と正義に基づいた実力の行使を理解することである。法執行官による実力行使に関する原則（自己および他者の正当防衛、逮捕など）を真に理解するには、法律、方針、手続きに関して学習しなくてはならない。教室での学習ののち、シミュレーターを用いた実技訓練では、参加者にはリアルタイムで生死を分ける判断と事後検証ではその行動についての法令に則った説明をすることが求められる。学習と訓練を通じ、事態対処医療要員は司法による実力行使について真に理解するようになる。事件を収束させるために武器が用いられたら、関係した SWAT 隊員、そしてすべての関係する法執行官と公安職員は、サポートを受け、引き続きサポートを受ける体制を整え、惨事ストレスデブリーフィングによるカウンセリングの配慮がなされるべきである。

まとめ

確認事項

- SWATおよびTEMSユニットが出動するときには、SWAT隊員とTEMS要員は所属機関の本部もしくは直接、事件現場近傍の指定地点に集合する。
- TEMSユニットはSWAT隊員のデータカードを現場に持ち込む。データカードには、SWAT隊員個人のファーストネームとイニシャルのみのラストネーム、関連する医療情報が記載されている。
- 事態対処運用リーダーは、作戦立案段階で、SWAT隊員が重要な局面で負傷したり倒れたりした場合にどうするのかを決めておく。
- 所属機関のプロトコールによってTEMSユニットの配置が指示される。
- 多くのTEMSユニットは出動時に以下の作戦に従う。TEMSユニットは突入チームとともに遮蔽されている地点まで前進し、内側警戒線区域のすぐ外の比較的安全な場所で待機する。SWAT隊員が負傷したら、負傷者は事態対処医療要員のところまで運ばれるか、あるいは事態対処医療要員が護衛されて負傷者のところに向かう。
- 被疑者が負傷した場合、現地で適切な評価と救急治療を行い、さらにTEMSリーダーに対して被疑者をさらなる評価のために病院に搬送すべきかどうかの意見具申を行う。
- 任務後デブリーフィングによって、TEMSユニットの出動プロトコールが最新かつ高度なものとなる。

まとめ

重要語句

SWAT 隊員データカード
事態対処医療要員と SWAT ユニットのリーダーが持つカードで、受傷時に備え、各 SWAT 隊員の重要な医療情報と個人情報が記録されている。

内側警戒線区域
作戦時にもっとも危険な区域で、被疑者が攻撃をしてきたり、武器によって死傷者が発生する恐れがある。

強行突入
突入チームによる迅速な事件現場への進入。内部の敵を圧倒するように計画する。

緊急対処訓練（immediate action drill；IAD）
状況対処法で、演習として SWAT ユニットにより計画、訓練され、出動の際に必要があれば、円滑かつ効果的に実行できるようにしたもの。

クイックピーク（一瞥）
露出を最小限にとどめながら特定の事象を観察する手法。

事態対処ウォームゾーン
内側警戒線と外側警戒線に挟まれる地域で、脅威とリスクは高くなっているが、ホットゾーン内にとどめられている被疑者からの直接の脅威はない。

潜　入
突入チームがゆっくりと静かに現場に進入するもので、多くは急を要さない場合に行われる。

外側警戒線区域
作戦時において、武器その他の暴力からは安全と考えられる場所であり、バイスタンダーの立ち入りを防ぎ、また疑わしい人物を警戒し逮捕するため、その境界は巡査によって規制される。

突入隊形
SWAT 隊員が迅速な突入と戦力で圧倒するように一列縦隊の隊形をとるもの。突入時に用いる。

比較的安全な場所
外側警戒線区域か事態対処ウォームゾーン内で事態対処医療要員がより安全に安定化の医療行為を実施できる場所。

第10章 SWAT出動の種類

学習目標

- 一系統の単純な出動命令での人質事案や危険性の高い令状による出動に対応する際の事態対処医療要員（TMP）の役割を説明することができる。
- 情緒不安定者が関与する事案に対する出動での事態対処医療要員の役割を説明することができる。
- 銃乱射事件に対応する際の事態対処医療要員の役割を説明することができる。
- 被疑者や逃亡者の捜索に対応する際の事態対処医療要員の役割を説明することができる。
- マスギャザリング（大規模な集会・催し）での群衆に対応する際の事態対処医療要員の役割を説明することができる。
- 暴動に対応する際の事態対処医療要員の役割を説明することができる。
- 無防備な状態にある負傷者に対応する際の事態対処医療要員の役割を説明することができる。
- 要人警護出動時の事態対処医療要員の役割を説明することができる。
- 危険性の高い受刑者の移送時の医療の役割を説明することができる。

はじめに

米国では、年間に推定4万件のSWAT（Special Weapons and Tactics、特殊火器戦術部隊）の出動が発生している。それぞれ特異な問題により発生し、状況もまったく異なる。しかしながら、多くの出動には共通の事項や背景もあるため、SWATユニットは一般的なタイプの出動について標準的な戦術を策定している。事態対処医療要員（tactical medical provider；TMP）として、訓練中のSWATユニットから具体的な人質事案対処法を学ぶ。本章では、一般的なSWAT出動の種類と各出動での人質事案対処の概略をみていく。

共通の単純な構造

SWATユニットが対応する一般的な出動現場は、住宅や小さなビルである。一般的な状況としては、違法な薬物を販売、または違法な活動に関与している被疑者がおり、逮捕状や捜査令状が出ている。被疑者が武装しており、かつ「徹底抗戦」のリスクが高いと考えられているか、ライフルやマシンガンを所持していることが判明している場合、または、複数の危険性の高い被疑者が関与している場合には、法執行機関（警察）は通常、SWATユニットに、危険性の高い令状による出動を命ずる。

ほかにも、説得に応じず、住宅や小規模ビルからの投降を拒んでいる立てこもり犯らの例がある。この種の出動は、SWATユニットと交渉チームが団結して対応し、被疑者の平穏な投降をめざす。人質事案も、交渉を通じた平和的解決が理想である。被疑者が人質に危害を加えるか、もしくは殺害した場合、人質救出のため直ちに突入する必要がある。こうした状況下では暴力と銃撃のリスクが高くなる。

戦術

危険性の高い令状による出動では、事態対処医療（tactical emergency medical support；TEMS）ユニットは通常、事前に電話で、どんな計画で、いつ本部で落ち合うかといった基本事項について知らされる。本部に急行した際、SWATユニットのリーダーと法執行機関の指揮官は、事件の場所とその詳細を含め、任務に関するブリーフィングを行う。TEMSユニットの役割、場所、想定される位置が明確にされる。ブリーフィングでは、所属機関のプロトコルと戦術に基づいて隊員や被疑者

現場では

危険性の高い令状による出動では、数日前に予告がある場合もあれば、正式通知まで数十分もないなかで予告されることもある。そのため、事態対処医療要員は日頃から車中や手近な場所に基本的な器具・装備を常備しておくことが重要である。

が負傷する事態になった場合の計画を話し合うことが重要である。

人質事案の出動では、TEMSユニットは当初、事態対処運用センター(tactical operations center；TOC)、または比較的安全なTOCに近い場所に事態対処医療要員を配置するのが最良である。事態対処医療要員はそこで医療支援を行うほか、目撃者、家族や友人からの医療情報を収集し、医療における脅威評価（medical threat assessment；MTA）の作成を手伝う。そして事態対処医療要員として、SWAT隊員に予防医療を提供し、リハビリ基地に食品と水を手配する。その後、交渉が不調に終わるか、SWATユニットが突入の決定を下した場合、事態対処運用リーダーの指示に応じてSWATユニットとともに遮蔽物に隠れて近づくか、突入チームとともに突入に加わる。

情緒不安定者

情緒不安定者（emotionally disturbed persons；EDP）は一般に、SWAT出動を伴うクリティカルインシデントの原因になる。EDPは、妄想型統合失調症や自殺企図などの急性・慢性精神疾患をもつ人物を含

安全のために

EDPはほかにも潜在的な武器、すなわち血液由来病原体をもっている可能性があるので注意を要する。EDPが、HIV（human immunodeficiency virus、ヒト免疫不全ウイルス）などの感染症に罹っていると主張し、事態対処医療要員やSWAT隊員に噛みついたり、唾を吐くといって脅すかもしれない。その時点では真偽がわからないため、とりあえず十分な標準予防策をとり、隊員と事態対処医療要員を守る。被疑者に接近するSWAT、TEMSの全員は、血液由来病原体の感染の確率を減らすため、必ず目・鼻・口の防護をし、ニトリル手袋を二重、三重に着用する。

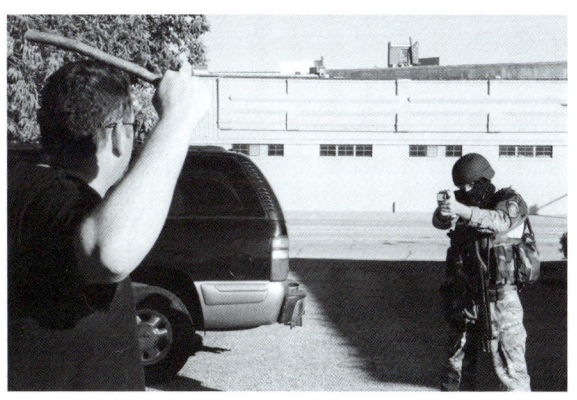

図10-1 情緒不安定者は、SWAT隊員に暴力をふるう可能性がある。

む。処方された抗精神病薬を飲んでいないEDPや、PCP（フェンサイクリジン）やメタンフェタミンの中毒者、異常行動や錯乱状態、自殺願望を示す者や精神的に不安定なEDPもいる。EDPが武器を所持している場合、対応するSWAT隊員が事態打開を図るため、やむなく武力を行使する確率が大幅に高まる（**図10-1**）。

また、原因となる疾患があり、それが精神状態を激変させることもある。ふだんは冷静で理性的な糖尿病患者が、低血糖症に陥ったために怒りっぽくなり、異常行動をとるといった症例である。状況が医学的に解決できれば、こうした患者は数分で理性を取り戻す。例えば2003年、あるEDPがオレゴンとバンクーバー間の高速道路の途中で車を止め、近づいた人を怒鳴りつけ、ナイフで威嚇した。SWATユニットが活動を開始。警察は車のナンバーをシステムに流し、運転者の自宅の電話番号を含む個人情報を確認した。運転者の妻と連絡がとれ、彼が糖尿病患者であること、グルコースの水準が下がると異常な怒りを示し、錯乱状態になることが判明した。SWAT隊員は時間をかけ、彼にナイフを捨てて降伏し、窓から腕を出しておくよう説得した。彼はナイフを捨て、SWAT隊員に帯同していたTEMSユニットの看護師からグルコースの静脈注射（IV）を受けることを承知した。注射によって彼の状態は安定し、精神状態は正常に戻り、事件は無事解決した。彼は後日、SWAT隊員に感謝の意を表した。

戦　術

　出動にあたっては、できれば親族やカウンセラーからEDPの精神科通院歴と病歴の情報を得ておくことが重要である。また、心理カウンセラーを同行させ適切な親族や友人からの支援を得ることは、SWAT交渉チームの手助けになる。交渉チームは、平和的な解決に向けて最適な措置をとりたいからである。

　親族と目撃者に話しかけ、被疑者の行動の原因を特定するよう努め、医療情報を収集する。例えば、被疑者が立てこもっており、精神疾患の病歴がある場合、現場で（または電話で）、EDPがどこの薬局で薬を購入しているのかを知っていそうな親族に尋ねてみる。薬の種類と補充の頻度は貴重な情報である。EDPにすぐに薬を飲むよう説得できれば理性が戻り、事件の平穏な解決が図れるかもしれない。

　最終的な目標は、EDPを説得して武器を捨てさせ、警察が身柄を安全に拘束し、最終的に適切な精神科の治療を受けさせることである。事態打開のため、SWATユニット、TEMSユニットに加え、交渉チーム、心理学専門家などの支援のための人材が協力することもある。

　EDPは理性的な判断ができず、予測不能な行動をとるため、しばしば低致死性武器による対応措置がとられる。例えば、妄想型統合失調症のEDPは薬を服用しないでいると、誰かが自分を攻撃していると感じ、制服姿を見ると怯える傾向がある。自宅が突然警察車両に包囲され、EDPの暴力行為を恐れて家族が退避した場合、このEDPに玄関から出てきて降伏するよう説得するのはきわめて困難である。EDPが、幻聴が聞こえたり偏執的行動をとったりした場合、危機を効果的に解決するには、しばしばビーンバッグ弾やスタンガンが必要になる。

　患者としての治療を始めるのは、SWAT隊員がEDPの身柄を拘束し、安全な場所に移した後である。最初に、現場が安全であること、EDPに手錠がかけられていること、EDPが武器を持っていないことを確認する。SWAT隊員を必ずそばにつけて、突然の暴力行動があれば抑止してもらう。また、EDPが自分自身や周囲の人を傷つけないよう保護する。丹念に患者評価を行い、身体・精神両面での処置を開始する。EDPが強い興奮状態にあり暴力をふるう場合、メディカルコントロールへの連絡を検討するか、所属のプロトコールと訓練に基づいて可能であれば鎮静薬の投与を検討する。

　精神疾患の患者に触れる際は、必ず先に説明してから触れるようにする。言葉で落ち着かせ、現実を取り戻すよう仕向ける。患者の妄想や幻覚に付き合ってはならない。患者が自分や他人を脅かしていないか、自分で自分の面倒をみられるかを判断する。拘束や強制が必要ならば、できる限り早くメディカルコントロールに知らせる。

　拘束を行う場合、拘束の理由、適用時間、適用前後の患者の状態、拘束の手法、法執行機関の関与（利用した法執行機関装備を含む）について文書にする。拘束状態の患者は、5分ごとに点検する。

　必要なときはSWAT指令部スタッフに連絡し、医療スタッフ、資器材と病院への搬送の面から何が必要かを彼らに伝え、搬送を開始する。患者が医学的にみてかなり安定しており、外傷評価や全面的な精密検査の必要がないと思われる場合、EDPは精神保健施設、もしくは当局が精神保健検査を手配できる刑務所に収容される。必要であれば、法執行官が患者のさらなる拘束と警護の支援にあたる。

　脅迫的言動がみられた場合、それを立証する患者の行動、発言、行為や環境を文書化する。例えば、自殺願望をもつ男性が交渉チームに対し、SWAT隊員が自分の家に突入したら必ず撃つと電話で脅しているとする。拳や手で叩く、足で蹴る、唾を吐く、頭突きなどの暴力、そしてその可能性がないか、見守り続ける。けがを防ぐため、自己防衛のための防衛術を使用することもある。

銃乱射犯

　銃乱射犯は、会社に不満を抱く凶暴な従業員がオフィスビル内で同僚を撃つ、狙撃犯が大学構内を自由に動き回る、テロリスト集団が鉄道駅構内で乗客を狙うなど、さまざまである。人を狙って銃を乱射し殺害する被疑者らは、本人が自殺するか、弾薬が切れるか、誰かに阻止されるまで銃撃と殺害をやめない。

　複数犯による銃乱射事件は世界各地で発生しており、米国だけの問題ではない。銃乱射事件は、学校、教会、大学構内、ショッピングモール、ビジネス街な

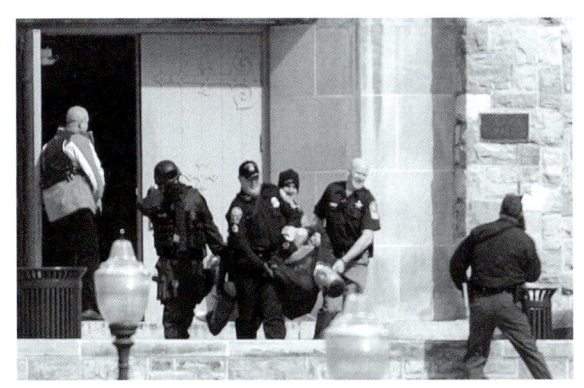

図 10-2 SWATユニットの出動を伴う複数犯による銃乱射事件の多くは、米国で起きている。

どで発生している（**図 10-2**）。多くの単独銃撃犯は、学校や教会、大学構内、ショッピングモールなど、犠牲者が武器を持っていないことがわかっている「銃砲所持禁止区域」を意図的に選ぶ。銃撃犯はすぐに阻止されることもあるが、建物玄関をチェーンでロックするなどの手口で地元警察の迅速な対応を阻み、結果的に犠牲者が増えることもある。2007年4月16日に発生したバージニア工科大学銃乱射事件がそうであった。

戦　術

統計的にみて、コロンバイン高校やバージニア工科大学など学校での銃乱射事件の場合、SWATが現場に到着する前、巡査や警備員と向き合った時点で銃撃犯は自殺し、解決している。しかし、銃乱射犯が制圧された後でも、ほかに未確認の被疑者がいないかをチェックし、また負傷したバイスタンダーがいれば発見して治療するため、建物内は専門的見地から丹念に捜索される。この場面では、事態対処医療要員は救助チームの一員としてSWATユニットとともに到着し、SWAT隊員に協力する（**図 10-3**）。

安全が確認されていない建物に進入し、掃討するのと併行して救急医療を提供するためのSWATおよびTEMSユニットの特別な戦術は米国内で広がり、活用されてきている。この戦術では主に、武装したSWAT隊員が救助チームの前後左右を防護するかたちをとるため、事態対処医療要員はその中央の比較的安全な位置で保護される。救助チームは建物に入り、組織的に探索を行い、ほかに銃撃犯がいれば制圧し、室内を掃討したうえ、安定化させ搬出可能な被害者の位置を特定する。事態対処現場では、すべての犠牲者をチェックし、被疑者が被害者のふりをして逃亡しようとして

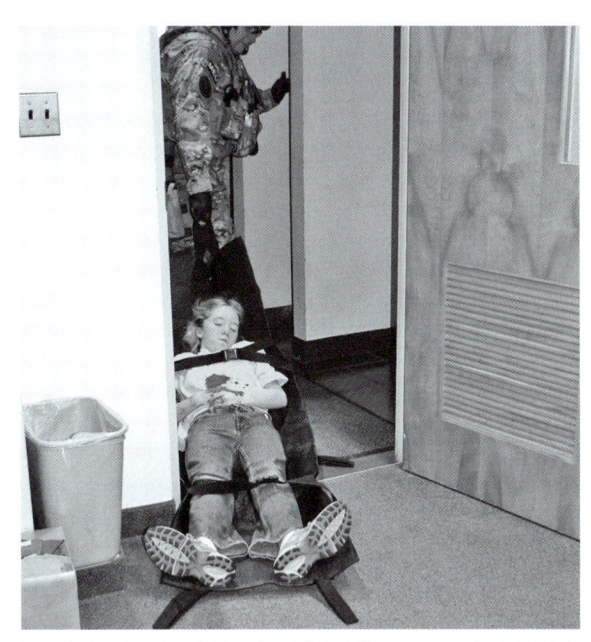

図 10-3 銃乱射事件では、犯人が制圧されたら事態対処医療要員は直ちに患者の救出を開始する。

いないか確認する。

救助チームが現場を移動し、事態対処医療要員が被害者の安定化と救援に必要な集中的で迅速な医療評価を行う間、SWAT隊員は防弾盾、ケブラー®繊維製防弾ブランケット、遮蔽物などを使って事態対処医療要員と被害者を銃撃犯から守る。これにより、事態対処医療要員は事態対処現場の中で安全に医療評価と管理ができ、被害者をより安全な負傷者集積エリアに搬出することができる。盾を持ったSWAT隊員は、進入・退出時の援護・保護ができるため、被害者を保護しながらの迅速な離脱が可能である。

治療が終わると、廃棄できない資器材は集めておく。そのエリア全体が犯罪現場だからである。医療用バックパックと医療器具は、証拠集めの妨げにならない限り引き取ってかまわない。残していった医療器具は、捜査当局が証拠として押収するため、戻るまでに数カ月以上かかる可能性がある。医療器具は貴重かつ不可欠であり、同じ日のうちに二次攻撃など不測の事

> **現場では**
>
> 銃撃戦になった場合、すべての被害者を離脱・後送させた後、SWAT隊員と法執行官全員に負傷がないか綿密にチェックする。TEMSユニットの要員も銃撃や爆発による負傷がないか、互いに丹念にチェックする。

> **安全のために**
>
> 銃乱射事件では、標準的な防弾衣と個人防護具に加え、セラミック製防弾板を挿入したレベルIV防弾ベスト、堅牢な個人用防弾盾、透明なキャスター付き防弾盾、持ち運びでき、ポールに取り付ける9フィート×4フィートのケブラー®製防弾ブランケット、装甲車両、遠隔操作ロボットなどの機器が有効と考えられる。

態で必要になるかもしれない。

銃撃が発生する前にSWATユニットが活動を開始し、配備される場合もある。銃撃犯がオフィスなどの場所に複数の人質をとって立てこもっており、しかも窓やドアが少ない事案である。この場合、SWATユニットは、必要があれば銃撃犯を制圧するため建物の近くに待機する緊急対処チーム（immediate reaction team；IRT）を編成する。IRTは銃声の方へ向かって走り出し、SWAT隊員が撃たれても救助のために立ち止まることはない。その後直ちに、あるいは可能ならば同時に救助チームが組織され、展開する。理想的には、これに事態対処医療要員が含まれているとよい。事態対処医療要員は、救助チームが建物内を移動して組織的に室内掃討し、脅威や仕掛け爆弾を排除している間に、SWAT隊員に警護されながら迅速に動いて犠牲者を発見し、トリアージを行い、基本的な救急救命措置を施し、搬出可能な患者を迅速に搬出するよう求められる。

TEMSユニットが武装している場合、事態対処医療要員は2人1組で、または救助チーム内のSWAT隊員と協力して負傷者を集め、重篤な負傷者を安定化させ、内側警戒線区域に設けられた負傷者集積場所に運ぶ。傷病者集積地点は、別のTEMS要員らが追加のトリアージ、救急処置を行い、緊急医療サービス（emergency medical service；EMS）搬送エリアまで負傷者を離脱させる（**図10-4**）。

逃亡した脱走犯や被疑者

犯罪現場から逃亡または刑務所から脱走し、武器を携行している危険な重罪犯や被疑者らの捜索に、SWATユニットが招集される場合がある。この種の状況は森林地帯から市街地まで、さまざまな困難に立ち向かう必要のある場所で発生している。

戦術

重罪犯や被疑者らを確保する適切な方法は、逃亡を防ぐために規制線を設定したうえで、法執行官を組織して被疑者の痕跡を組織的に捜索することである。手法はいくつかあるが、一般的には、SWATユニットが他の警官とともに列をつくり、被疑者を探索しながらそのエリアを丹念に歩く方法である（**図10-5**）。リーダーおよび指揮官らは通常、列から30～50ヤード（約27～46 m）の後方を歩く。この中央後方の位置には、TEMSユニットも配置される可能性がある。この位置が有利なのは、TEMSユニットが中心にいるので隊員が撃たれたらすぐに対応できること、また、とくに事態対処医療要員が武装していない場合は比較的安全な場所だということである。

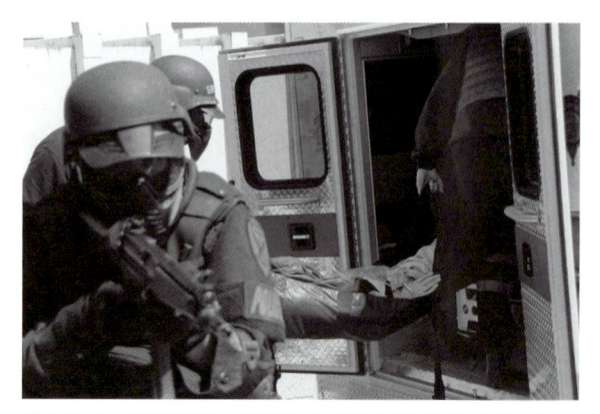

図10-4 事態対処医療要員は民間のEMS救急車と協力して患者を搬送する。

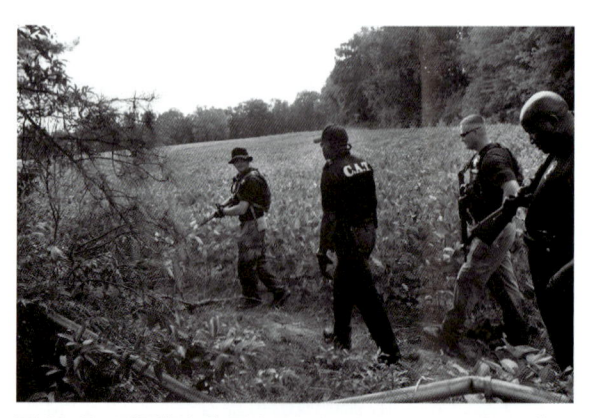

図10-5 重罪犯を確保するため、SWATユニットは他の法執行官たちとともに、一列になって重罪犯の痕跡を入念に探索する。

マスギャザリング（群衆）

　SWATユニットはしばしば、大勢が集まるマスギャザリングでの暴力事件の発生に備えて対応する（図10-6）。デモや大型の音楽祭などの特別なイベントでは、事態が急速に悪化することがある。TEMSユニットの役割は通常、法執行官に医療支援を提供することである。状況に応じて現場の市民への医療支援が必要になることもある。

　マスギャザリングは、あらかじめ計画されたイベントのため1カ所に1,000人以上が集まる（図10-7）。事前にイベントの主催者や企画者、関係公安機関との協力態勢を確認しておく必要がある。この種のイベントでは、事態対処運用リーダーと協力して予備計画を立案する際、温度、湿度、雨や雪、直射日光などの環境要因をMTA（医療における脅威評価）で検討する。

戦　術

　マスギャザリングでは以下を含め、SWATとTEMSユニットのリーダーが協調して適切な計画を立案する。

- 医療における脅威の特定
- 十分な安全対策をとる
- 十分な医療用品を手元に確保する
- 後送ルートの確認
- 搬送の手配
- 通信機器・無線の選択、および予備の無線

　マスギャザリング開催中、TEMSユニットは傷病者のいる現場に効果的に対応できるよう、常時SWATユニットおよび地元法執行機関の司令官と緊密に連絡をとる。平和的なイベントでは、TEMSユニットは会場を巡回し、違法な活動の兆しがないか群衆を監視するのを支援したり、蒸し暑い日の集団熱中症など、医療問題が生じないかどうか確認する。冷却エリアをつくれば、暑さに絡む緊急事態のリスクが減少する。

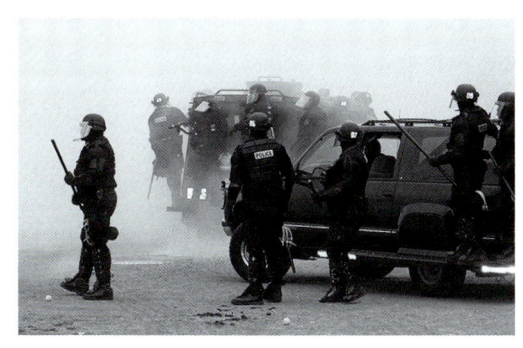

図10-6　SWATユニットはしばしば、マスギャザリングで暴力事件や暴動が発生する可能性に備えて対応する。

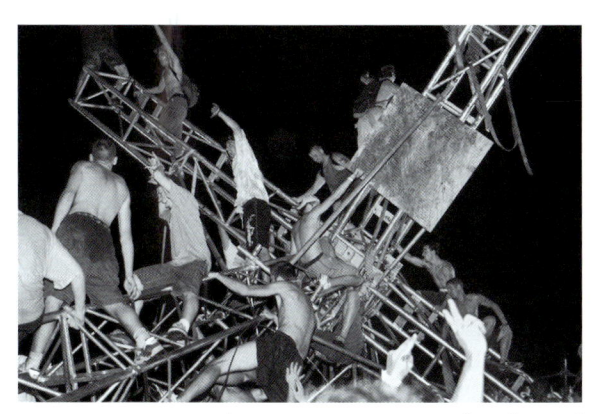

図10-7　音楽祭など、通常は平和的なマスギャザリングが暴力的になる場合がある。

暴　動

　暴動は、暴徒化した群衆による公共での暴力行為、または集団暴力を伴う無秩序状態をいう。この暴力は突発的かつ激烈で、ときに人や物に向けられる。一般に行動は無秩序な群衆行動となり、1人ひとりはふだん暴力的でなくても、集団の中にいると怒りや不満に呼応して暴力行為に加わる。こうした状況では、第一義的に法執行機関が平和維持の職務を担い、SWATユニットは補佐として出動する。SWATユニットが機動部隊の一員として行動することもある。機動部隊は、群衆騒動（暴動）における平和維持支援のために訓練され、ともに対応する法執行官の組織である。

戦　術

　暴動に対応する医療計画を策定する際、自分が事態対処現場で着用、または持参すべき防護具のレベルを決める。ノーメックス®繊維の耐熱・防炎服に加え、頑丈な防護衣、透明フェイスシールド付き防弾ヘルメット、フィルター式呼吸防護具（air-purifying respirator：APR）が必要になるかもしれない。注意したいのは、巡査やSWATユニットが着用している通常のケブラー®製防弾ベストは、ナイフなどの鋭利な武器を防御できない可能性があることである。暴徒がナ

イフなどの武器を所持していると予想される場合、特殊なタイプの防刃ベストを選ぶ。また、警官に向かって尿や有害な液体を投げる暴徒もいるため、飛沫防護・防水服が必要になることもある。最低でも、自分が担当するSWAT隊員と同じレベルの防護服を着用する。

警察の捜査官その他の情報部門と協力し、SWAT隊員に向けて使用される可能性のある武器や物質に関する医療情報を収集し、この情報を医療における脅威評価に含める。暴動は予測不能な性格をもつため、警官、市民を含む多数の傷病者を治療するための医療用品を持参する。多数の負傷者を処置する場合、複数の圧迫包帯その他の医療用品を入れた医療用バックパックは不可欠である。

想定される負傷は化学剤への曝露、熱中症のほか、投げられたレンガや石、棒その他の物に当たることによる鈍的・鋭的外傷がある。火炎瓶による熱傷はまれであるが、ないとはいえない。火炎瓶は、点火して警官や他の標的に投げつける即席の武器である。デモ参加者によって生じる負傷は似たような性質をもつが、低致死性発射体、警棒の攻撃、催涙弾、化学兵器、一般的な擦過傷その他のけががある。まれに暴動中の火器とナイフによる穿通性外傷もあるため、準備をしておく必要がある。負傷者の評価と負傷の管理については、第2部「損傷の評価と管理」で詳述する。

無防備な状態のSWAT隊員とバイスタンダー

まれではあるが、SWATユニット隊員やバイスタンダー（その場に居合わせた人）が負傷し、しかも被疑者がまだ捕まっていないなか、無防備な状態におかれる場合がある（**図10-8**）。負傷したSWAT隊員やバイスタンダーは、直接狙撃される恐れのある位置か

ら動くことができない。問題は、SWAT隊員とTEMS要員が負傷者を安定させながら敵の攻撃圏から救出するため、負傷者のところまでいかに安全に近づくかの判断である。

戦術

十分な援護が得られ、かつ、負傷した隊員を救出するメリットが死亡や負傷のリスクを上回る場合、救急処置を施し、負傷者を搬出する。しかし、負傷者をすぐに救出することが難しい状況では、脅威がなくなるまでの間、治療を行う必要がある。どういう手法を使うにせよ、事件の継続中、または敵の攻撃にさらされるエリアに進入している間は自らの安全に十分注意しなければならない。

援護が得られない場合、離れた場所から負傷者を観察し、遠隔からの視認による評価を行う（第11章「事態対処現場での傷病者評価」参照）。救出のリスクは、治療のために倒れた負傷者のもとに行くメリットをふまえて慎重に考慮しなければならない。離れた場所からの観察により、負傷者が動かないか呼吸している様子がみられない場合、死亡の可能性を考えるべきである。死亡の可能性が高い場合、救出活動は遺体の回収にしかならず、不必要である。脅威が消えるまで救出活動は延期すべきである。

要人警護

政治家、資産家、著名人は、テロリストや犯罪者、精神的に不安定な人物の標的になる危険性がある。こうした脅威に対応するため、近年、要人警護と呼ばれ

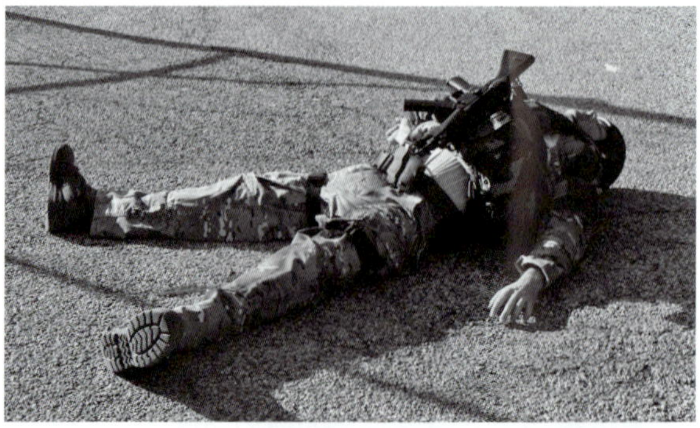

現場では

マスギャザリング中に群衆が騒ぎを起こした場合、または、暴動に対応する場合、自分のTEMSユニットと警護してもらっているSWAT隊員から離れないようにする。警察や暴徒が化学薬品などの薬剤を使用する可能性に留意し、準備を怠らないようにする。

図10-8 隊員やバイスタンダーが負傷したまま無防備な状態にある場合、医療行為を行う事態対処医療要員の仕事は困難になる。

る警護分野が成長、拡大している。米国大統領の警護を担当するシークレットサービスから、パパラッチから芸能人を守る元法執行官まで、この分野の警護のレベル、経験、訓練は多岐にわたる。事態対処医療要員は、米国大統領をはじめとする内外の要人が地元の街を訪問した際、要人警護に携わるよう要請される可能性がある。

警護される人物は警護対象者と呼ばれる。要人警護任務の最優先事項は、要人の安全と健康を守ることである。この目標を達成するため、法執行機関の要人警護スタッフと連携しながら徹底した脅威評価を行い、計画を立案し、器具を準備し、警護対象者の日程を組み込み、訓練し、人員を配置する。要人警護任務には、基本的な警護そのものと、医療支援を含む任務支援の2つの要素がある。要人警護任務におけるTEMSユニットの役割は主に任務支援業務である。

事態対処医療要員の役割

事態対処医療要員は要人警護の専門家と協力し、警護対象者、ならびに警備の専門家、法執行官、および要人警護専従班を構成するその他の要員に医療支援を提供するよう要請されることがある。多くの場合、事態対処医療要員が所属するSWATユニットが要人警護専従班の一員として警護を担当するか、警護特殊任務部隊として行動するよう要請されるため、事態対処医療要員も関与することになる。米国大統領の訪問時には、SWATユニット全員が関与する場合がある。他の状況下では（重要な州知事や外国の要人など）、要人警護専従班は、シークレットサービス、州警察などの連邦や州機関の公安要員数名、プラス1～2名の事態対処医療要員に加え、3～4名のSWAT隊員のみで構成される。

TEMSユニットは、適切な警護スタッフおよび要人警護専従班と書面で連絡を取り合い、ユニットにどのような医療支援が期待されているか、また任務をどう遂行すべきかを正確に文書にする必要がある。一部の警護対象者は、自分が弱く年老いていると思われたくないため、医療要員がメディアの目に触れるのを望まない。反対に、万一に備えてすぐそばに事態対処医療要員を配置してほしいと望む対象者もいる。

理想をいえば、事態対処医療要員は警護対象者とその警護要員、同行する家族およびスタッフの基本的な医療情報を収集しておくべきである。この情報は医療における脅威評価に盛り込むことができる。障害や食品制限があったり、特別な器具が必要な特殊な疾患をもつ子どもなど、特別なニーズや医療状況がある場合にはそれに備える必要がある。

医療要員が現場でSWATユニットまたは警護対象者以外の人に支援を行うかどうかについては、指令部スタッフが事前に判断する。事態対処医療要員は、特定の治安専従要員と2人1組になった場合、任務中の立つ場所や座る場所など、この要員のアドバイスや指導に従うことになる。要人警護専従班のプロトコールに従い、武器を捜索するためTEMS要員とその装備をチェックする場合がある。例えば、サウジアラビアの王子の訪問に際しては、王子の警護隊があらゆるかばんと医療資器材を検査する。

戦　術

任務の要件は事前に必ず点検したうえ、医療要員の数と必要な医療用品、ならびにすべての移動ルート上で対応できる適切な医療施設などの決定に役立てるため、医療における脅威評価を作成、実施する。TEMSユニットがどのような準備をすべきかは、任務の種類、場所、気象条件、時間帯、警護対象者の活動によって決まる。

TEMSユニットは、望ましくない要素や物理的有害物を特定し、警護対象者へのリスクや脅威を減らすための必要な措置をとることを目的に、要人警護の専門家とともに事前調査、ルート調査、現場調査を行う。その後、TEMSユニットは任務のあらゆる局面を想定した総合的な医療における脅威評価を組み立てる。

できれば警護任務は順調に、想定外のことが起こらないのが一番である。しかし、攻撃や突然の病気、交通事故など不測の事態が起こった場合、TEMSユニットは、高速道路のトンネルや政府庁舎の建物など、さまざまな環境における事態対処の医療、すなわち事態対処運用に携わる。それぞれの場所にはそれぞれ特異な問題や危険性があり、関係する事態対処医療要員は事前に考慮しておく。

爆発物処理探索

爆発物処理探索〔explosive ordnance disposal (EOD) search〕は、警護対象者が辿るルートに沿っ

て、または警護対象者の到着前の行事の現場で爆発物を探索することである。事態対処医療要員はEODの探索と対応には直接関与しないが、TEMSユニットは、爆発物が発見されるか爆発した場合の探索チームのリスクを考え、この作業がいつ実施されるのかを知っておく必要がある。探索を行うのは特殊な訓練を受けた特殊装備要員である。ルート沿いと行事エリア近辺で爆弾その他の危険物が探索された後、一般にこれらのエリアは「封印され（sealed）」、行事が終わるまで権限のない人物の立ち入りは許可されない。

大統領府要人警護

米国シークレットサービスは、高度な訓練を受けた特別な専門家集団である。その最重要任務の1つは米国正副大統領の警護である。彼らは大統領、副大統領、その他の高位にある人物、およびその家族の安全と健康を守るため、彼らと行動をともにする。シークレットサービスは、大統領がホワイトハウスにいようとアイオワ州で選挙活動を行っていようと、海外の会議に出席していようと、24時間大統領を警護する役目を負っている。国内・海外を問わず大統領が訪問する際、シークレットサービスの職員は、道路封鎖や群衆の管理といった多くの任務を、地元の法執行機関および軍の部隊と協同で行う。隙間のない警護を実現するため、必要に応じて地元のSWATユニットもしばしば支援を要請される。

SWATユニットがシークレットサービスを支援する場合、その役割についての説明がいつ、どこで行われるかは、SWATユニットの指揮官からTEMSユニットの指揮官に伝えられる。大統領の訪問は突然のときもあれば、公表されている場合もある。地元の新聞やテレビで発表されるまで、大統領の到着、訪問、出発の情報は極秘扱いとなる。伝えられた詳細な警備情報はSWATユニットの人員のみに限定され、関係者以外極秘扱いである。

到着・出発の正確な時間、移動ルート、立ち寄り先、演説の長さ、宿泊場所などはすべて極秘事項であり、その情報を受け取る権限のない人物に明かしてはならない。シークレットサービスが事態対処医療要員にその情報を知らせたいと思えば、伝えられる。情報の多くは、訪問の1週間〜数日間前に行われる一連のミーティングで明らかにされる。シークレットサービスが

> **現場では**
>
> 任務中は常にプロ意識をもって真剣に取り組み、厳重に警戒することが重要である。シークレットサービスの職員が認めない限り、何人も大統領の車列に近づけてはならない。

大統領の訪問日程と正確な移動ルートを地元の法執行機関に知らせないことはよくある。多忙な大統領の日程は数日前、数時間前に決まることが多いため、シークレットサービスが世界各地で、セキュリティの面から現地法執行機関の指揮官とその職員の身辺調査を行うことは事実上、不可能だからである。こうしたことから、彼らは大統領その他の要人の安全と健康を守るという本来の任務を強化するため、詳細情報の通知先を限定しているのである。

任務および大統領の業務の種類によって、SWATとTEMSは検査と身辺調査を通らなければならない。警護官を決める際には、全員が正確にリストアップされ、把握されることが欠かせない。土壇場になって要員が交代したり代理が立ったりした場合、SWATユニットの司令官とシークレットサービスは即座に把握する必要がある。

大統領とその家族の医療には、大統領専任の医師と医療スタッフがあたる。このため、攻撃を受けた場合、シークレットサービスの車列に同行しているこの専任医療チームと救急車が大統領を搬送し、先端医療資器材と高度なスキルを使って治療にあたる。TEMSユニットの主要任務は、担当するSWATユニットへの事態対処医療支援の提供のみであるが、車列を組む人々への治療も準備しておく必要がある。

正式な車列

車列は、想定されるリスク、場所、都市の規模などによってさまざまである。一般に10台から40台の車両がかかわり、1〜2台の偵察車（scout patrol car）、先導車列車（lead motorcade car）、先導車、リムジン、後続車両（follow car）、職員車両、戦術車両、医療スタッフの乗った大統領専用救急車、情報収集班車両、重大犯罪班車両、記者専用バス、民間救急車、地元警察分隊車両、SWATユニット車両、および第三者による車列への割り込みや通過を防ぐための最後尾車

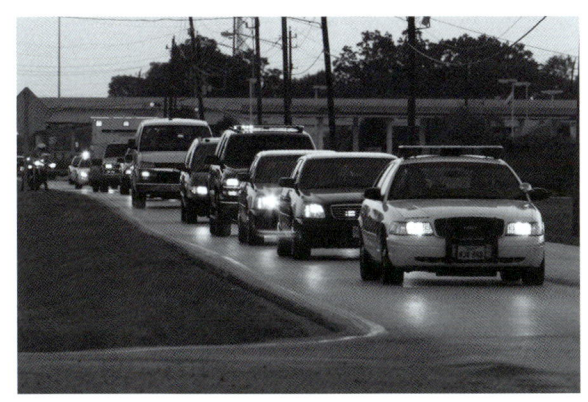

図 10-9 車列の規模は任務、想定されるリスク、場所、都市の規模によって異なる。

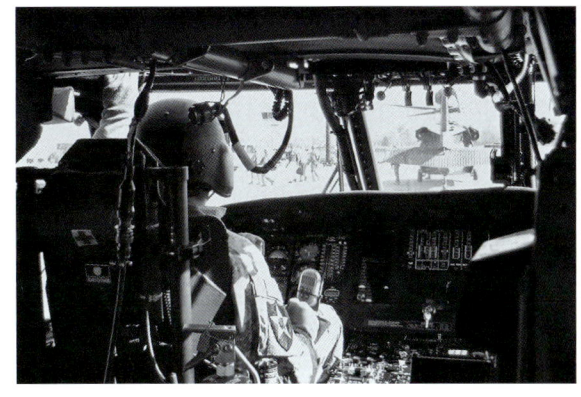

図 10-10 事態対処医療要員は、危険性の高い受刑者の移送に同行することがある。

> **現場では**
>
> 大統領の車列にかかわることは光栄でやりがいがあり、高度なチームワークが求められる。幸運なことに、この仕事は順調に終わることが多いようである。

両などで構成される（**図10-9**）。TEMSユニットは、おおむねSWATユニットに同行する2名程度である。

危険性の高い受刑者の移送時の医療

この種の事態対処医療支援は、警護対象者が重大犯罪を行ったかその容疑をかけられ、拘束または逮捕された連邦犯罪者、軍の被拘禁者またはテロリストという点で特異といえる。これらの危険性の高い連邦受刑者を移送する警護官に同行する任務は、危険性の高い受刑者の移送時の医療（high-risk prisoner transport medicine）と呼ばれる（**図10-10**）。この種の任務では、事態対処医療要員は法執行官から、連邦重罪犯罪者やテロリストの移送という危険性の高い事態対処運用中の医療支援を提供するよう要請される。危険性の高い護送任務には、地元、州または連邦のSWAT隊員に加え、場合によっては米軍特殊部隊の兵士もかかわる。護送は、逮捕の現場と刑務所の間、2カ所の刑務所間のほか、公判が行われる法廷の往復を数週間にわたり、毎日繰り返し行うこともある。こうした危険性の高い任務の多くは、米国連邦保安官傘下の特殊部隊（Special Operations Group；SOG）、ならびに移民帰化局（Immigration and Naturalization Service；INS）、そして、ときには地元のSWAT隊員が遂行する。

米国では、法令により拘禁された人物の刑務所、収容所、裁判所および移送すべき国内の他の場所への移送を、公正受刑者・外国人移送システム（Justice Prisoner and Alien Transportation System；JPATS）という連邦政府機関が担当している。この機関は「コンエアー（囚人空輸）」としても知られ、INSと米国連邦保安官が各々の航空隊を統合して1995年に設立した機関である。航空機のほか、車やバン、バスなどの車両を使った輸送網により、毎年30万人以上の受刑者を移送している。

戦　術

危険性の高い受刑者の警護官にかかわる脅威には、受刑者の敵対勢力からの暗殺計画〔すなわち「ギャングの殺し（mob hit）」〕、受刑者の逃走を手助けするための護送中の直接攻撃、受刑者の逃亡の試みがある。移送の前に連邦矯正施設（刑務所）の刑務官が受刑者を精査し、武器を持っていないことを確認したうえで手錠をかけ、場合によっては目隠しか黒っぽいソフトゴーグルを装着させ、要員の身元や自分の居場所、移送ルートを確認できないようにする。車両内部は、手錠の鍵や武器、薬物などがないか、移送前に刑務官が丹念にチェックする。可能であれば女性受刑者は、トイレへの付き添いなどの多くの理由から、最低でも2名の女性の警護官または警官が担当する。2名以上の受刑者を移送する場合、敵対するギャングの構成員は別途移送する。テロリストや組織犯罪の大物の移送は通常、隔離し、他の受刑者と接触できないようにする。

移送中、受刑者の身体状況は監視される。凶暴性の

強い受刑者は完全に拘束し、24時間態勢で監視しなければならない。車いすや松葉づえ、装具、薬なども、受刑者の手の届かない状態で輸送する。障害のある受刑者は移送中、特別な装備が必要になる可能性がある。危険性の高い受刑者は決して1人にしてはならない。

護送中は、交通事故や異常な気象条件（滑りやすい道路）、車両故障（タイヤのパンク）、航空機の故障（緊急着陸の可能性も）など、一般的なリスクが常につきまとう。したがって、輸送手段、車両の種類、護送ルート、医療施設、道路沿いのEMS機関、予備の車両、環境条件、予想される危険性のほか、受刑者および担当の法執行官その他の警護要員の病歴と既知の現疾患も、準備と医療における脅威評価においては重視する必要がある。救急医療器具は、事態対処医療要員のみならず警護要員も利用できるようにしておく。

事態対処医療要員も被害者になる可能性がある。そのため、任務の開始前に警護要員と話し合い、救急医療計画、EMS救急車への襲撃の可能性、航空医療ヘリの連絡情報その他の重要情報をすべて再点検する。緊急時連絡情報と事前計画の立案には、航空医療施設、資器材、ヘリコプターのサポート、二次救命処置のための中継機関など、地元のEMSシステム全体を把握することが含まれる。移送が空輸や長距離地上輸送の場合、GPS（グローバルポジショニングシステム）座標の使用が有効である。この情報は警護チームの全員に伝える（配布のための迅速な照会文書づくりも含む）。米国における医療保険の相互運用と説明責任に関する法律（Health Insurance Portability and Accountability Act：HIPAA）の患者プライバシー規則に抵触する恐れのある情報は、作戦の安全確保に深刻な影響を及ぼさない限り、伝えてはならない。例えば、受刑者がまれながんに罹り、死期が近いと診断されている場合、自由を求めて極端な行動に走る可能性が高まる。医療における脅威評価から重要な電話番号と情報を小さい紙に抜き書きしてコピーし、すべての警護要員に配っておく。あなたが大けがをするような事態となれば、警護要員は医療支援のため電話をかける必要がある。

現場の安全第一

必要な治療を行う前に、受刑者を検査する。受刑者が収監されており、また、すでに検査されている可能性が高く、目隠しや手首・足首に二重に手錠をかけられていたとしても、医療行為を行う前に必ず再度検査する。移送中に交通事故が発生し、警護要員の注意がそれた場合、受刑者が手錠の鍵やねじ回し、拳銃などを手に入れ、逃亡の機会が来るまでその武器を隠し持っている可能性がある。誰も信じてはならない。

服役中の受刑者はきわめて危険であるという事実を決して忘れてはならない。事態対処医療要員が受刑者に近づくときは、少なくとも2名の武装護衛が安全を確保する。少なくとも1名が援護し、受刑者に銃口を向ける。別の1名（あるいはそれ以上）が受刑者の手錠の確認と武器のないことを確認し、周囲360度の脅威の確認維持に協力する。

まとめ

確認事項

- SWATユニットが対応する一般的な出動現場は、危険性の高い逮捕令状による出動や人質事案が起こった住宅や小型ビルである。
- 情緒不安定者（EDP）は一般に、SWAT出動を伴うクリティカルインシデントの原因になる。EDPに関する情報を収集するため、その家族や友人、医療の専門家に連絡をとる。
- 銃乱射犯が制圧された後も、ほかに被疑者がいないかどうか建物が丹念に捜索される。この捜索により、負傷したバイスタンダーがいれば確認し、治療する。
- 森林地帯や開けた場所で逃亡者が捜索されている間、TEMSユニットは、捜査官がつくる捜索ラインの背後30～50ヤードの場所に位置をとる。そこならば比較的安全であるうえ、隊員が撃たれた場合、即座に対応できる位置でもある。
- マスギャザリングでは、TEMSユニットの役割は通常、法執行官への医療支援となる。状況によっては現場の市民にも医療支援を行う必要が生じる。
- 暴動への出動では、捜査官やその他の情報部門と協力し、SWAT隊員に対して使用される恐れのある武器や物質に関する医療情報を収集し、この情報を医療における脅威評価に盛り込む。
- 要人警護任務中のTEMSユニットの役割は、主にサポートである。
- 危険性の高い受刑者の警護中には、受刑者の敵対勢力による暗殺計画〔すなわちギャングの殺し（mob hit）〕、受刑者の逃走を手助けするための車列や移送中の直接攻撃、受刑者の逃亡の試み、それに一般的な交通上の危険がある。

重要語句

火炎瓶（モロトフカクテル）
ガラス瓶にガソリンを充塡し、布切れを芯に使って発火させる即席の武器。

危険性の高い受刑者の移送時の医療
事態対処医療要員がリスクの高い受刑者を移送する警護官に同行する任務。

情緒不安定者（emotionally disturbed persons；EDP）
精神、行動、身体または情緒面の障害により正常な機能が損なわれている人。

爆発物処理探索（explosive ordnance disposal〔EOD〕search）
特別に訓練されたエキスパートが用いる爆弾の捜索、無害化、爆発防止を行うための手法と手技。

暴動
無秩序な群衆による公共の場での暴力行為、または集団的暴力を伴う混乱状態。

マスギャザリング
事前に計画されたイベントのため、1カ所に1,000人以上が集まること。

要人警護
富、権力、名声を有するとくに重要な人物およびその家族に対する暴力や誘拐の脅威を緩和するために用いられる手技と戦術。

要人警護専従班
とくに重要な人物やその家族を危害や誘拐から守る仕事を職務とする専門家集団。

事態対処医療
Tactical Medicine
ESSENTIALS

第2部

各 論
(損傷の評価と管理)

第11章	事態対処現場での傷病者評価	132
第12章	出血の制御	153
第13章	基本的な気道管理	162
第14章	高度な気道管理	175
第15章	ショックの管理	195
第16章	離脱と後送	203
第17章	銃創、爆傷、低致死性兵器による損傷	216
第18章	体幹部損傷	225

第19章	頭部・頸部・脊柱損傷	239
第20章	四肢外傷	251
第21章	軟部組織の損傷	261
第22章	環境による緊急症	276
第23章	事態対処現場での投薬治療	296
第24章	大量破壊兵器	303
第25章	危険物および不法薬物密造所	323
第26章	事態対処医療における諸問題	331

第11章 事態対処現場での傷病者評価

学習目標

- 事態対処医療要員（TMP）の出動時最優先事項を確認することができる。
- "Call-A-CAB'N Go" の事態対処現場での傷病者評価の手順を確認することができる。
- 事態対処現場で傷病者の循環の評価方法を説明することができる。
- 事態対処現場で傷病者の気道の評価方法を説明することができる。
- 事態対処現場で傷病者の呼吸の評価方法を説明することができる。
- 直ちに後送して病院へ搬送しなければならない傷病者の損傷や状態の適応を列挙することができる。
- 搬送中の二次評価の方法を説明することができる。
- 戦闘負傷者医療の3つの段階を列挙することができる。
- 戦場から事態対処現場にどのように治療の連係という理念を応用するのかを説明することができる。
- 遠隔からの傷病者評価が救助任務の可能性を判断する際にどのように用いられるのかを説明することができる。
- 立てこもり事案の医療で事態対処医療要員の役割を説明することができる。
- 多数傷病者事案における事態対処医療要員の役割を説明することができる。

はじめに

事態対処現場では、傷病者への迅速な全身評価を行うことで、生命に危険が及ぶような損傷を同定し、優先させる処置を特定させることによって救命率は上がる（図11-1）。重篤な損傷が評価で明らかになった場合、救命処置がすぐに開始される。本章は事態対処現場での傷病者評価を明確、かつ包括的に学習する。

現場の安全

事態対処医療要員（tactical medical provider；TMP）としての出動で、もっとも優先するべき事項はなんだろうか？

事態対処現場で傷病者救助は常に一番の優先事項ではない。一番の優先事項は自らの安全である。SWATとTEMSユニットが脅威の排除を継続し、互いに医療処置を支援できるなら優先順位は常に適切に保たれる。

SWATユニットの目標は、可能な限り死傷なく出動事案を解決することである。事態対処医療要員として、SWAT隊員を医療面から支援し、SWATユニットが事態対象現場で傷病者に処置を施して目標を達するのを助けるのが役割である。

とくに、優先されることは以下のとおりである。

- 自らの安全がもっとも優先されるべき事項である。
- SWAT隊員とTEMS要員の安全、健康、医療処置が次の優先事項である。

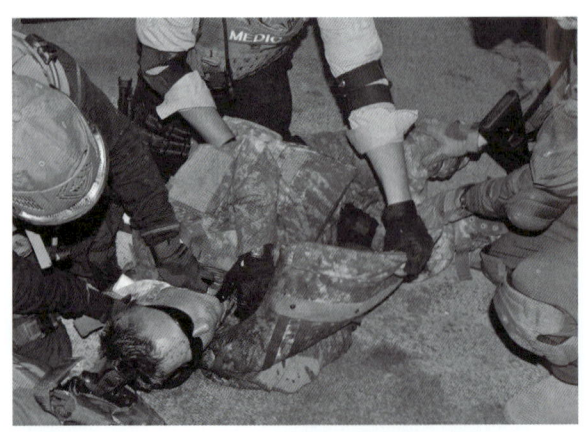

図11-1 負傷したSWAT隊員に素早く救命処置が施されるように、迅速な評価が必要とされる。

- 人質、バイスタンダー、被疑者のような他の傷病者の処置は3番目の優先順位である。

この優先順位は利己的にとられるかもしれないが、出動時に最大限、SWATやTEMSユニットが有効に人員を活用できるようにする原則に基づいている。簡単に言えば、もしあなたが負傷したら、他人を助けることはできない。加えて、自らが負傷することで、評価して、安定化させ、後送する傷病者が1人増えることになり、状況を悪化させてしまう。

全方位の状況確認

全方位に状況確認を図ることで最大限の安全を確保し、常に反応できる状態を高いレベルで維持する。

全方位に行うこととはつまり、常時、自分を取り巻く状況について機能的認識を維持する必要がある。敵と味方を瞬時に見分けたり、脅威に対処することを含んでいる。

全方位に状況確認を行うことは、同時に自分の周囲で複数の課題が発生し、進展するとき、それらに適切に対応することが要求される。任務中の全方位の状況確認を維持するためには次のようなことが必要である。

- 30秒以内にSWATユニットに対して対応できる位置にいる。
- 自分のユニットの位置や、どこへ向かうのか、任務計画を知っておく。
- 危険区域と安全とされるエリアを認知し、いかなる場所でも危険に対しての疑いを持つ。
- 予期しない脅威がいつ、どの方向からも起きうることを覚えておく。
- 任務計画、構造物の配置、被疑者の人相を覚え、思い出せる。
- 隊員が負傷するような不測の事態に備えた即応緊急対処訓練に適応させ、援護計画を立てておく。
- 隊員負傷などの危機的状況に迅速に介入できるよう常に救助チームと対応できるようにしておく。

現場では

SWAT隊員の優先順位は事態対処医療要員とは異なる。SWAT隊員の最初の優先順位は人質や罪のない市民を助けることで次に同僚のSWAT隊員、最後に被疑者である。

- 該当任務の医療における脅威評価を継続的にアップデートして、最適な後送手段、ルートなどの医療情報を収集し、地域のEMSとの連携を維持する。
- 自らの正確な位置を認識し事態対処運用センターやインシデントコマンドセンターとの連携を維持する。
- 被疑者、人質、負傷した被害者、近隣住民などSWATの出動に影響される者の位置を常に確認しつづける。
- 野次馬を監視し、脅威を与える者と罪のないバイスタンダーを区別し、それぞれに敢然と対処する方法を理解する。
- 勘を常に働かせて、躊躇なく行動する。疑いがあれば、その場を離れるか、より安全な位置へ移動する。

同僚（バディ）の安全確保体制

安全を守り傷病者に事態対処医療を施すには、2名の事態対処医療要員が最低でも必要である。

このやり方では1名の事態対処医療要員が防御に回って脅威を排除し、もう1名の事態対処医療要員が傷病者に事態対処緊急医療を行う。

「同僚（バディ）の安全確保体制」では、傷病者に事態対処緊急医療を施すに先立って、自分の背後を守る人間が指定されている。TEMSの同僚でもよいし、TEMSを防御する任務を負ったSWAT隊員、任務に同行している巡査かもしれない。

傷病者を徹底して評価し、医療処置を施すには集中しなければならない。防御してくれる人員を信頼できれば、自らの注意を傷病者の評価と質の高い医療処置により集中して向けることができる。

理想的には1名以上のSWAT隊員が安全管理して、2名の事態対処医療要員がともに傷病者の評価、処置、脱出を行うのが望ましい（**図11-2**）。

被疑者に処置を行うときの安全

被疑者がSWATユニットに撃たれたり負傷した場合、医療処置を行う前に、被疑者に手錠をかけ、完全に検索する必要がある。加えて、事態対処現場ではいかなる傷病者もあなたを殺そうとしていると仮定しなければいけない。人質や罪のない巻き添え者に見えた

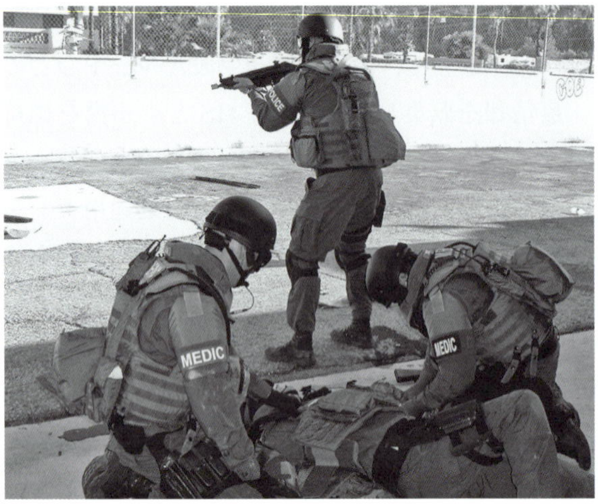

事態対処医療 Tactical Medicine Essentials

図11-2　SWAT隊員が安全管理し、事態対処医療要員が傷病者の処置を行う。

表11-1　Call-A-CAB'N Go

Call	助けを呼び、連絡する
A	すべての脅威を排除する
CAB	循環、続いて気道、呼吸
'N	神経学的状態のチェック
Go	適切で高度な医療施設へ行く

イリノイ州事態対処要員協会の許諾によりITOA Newsに掲載されたWipfler III J著 "Combat medicine: new things a tactical officer should know." より改変

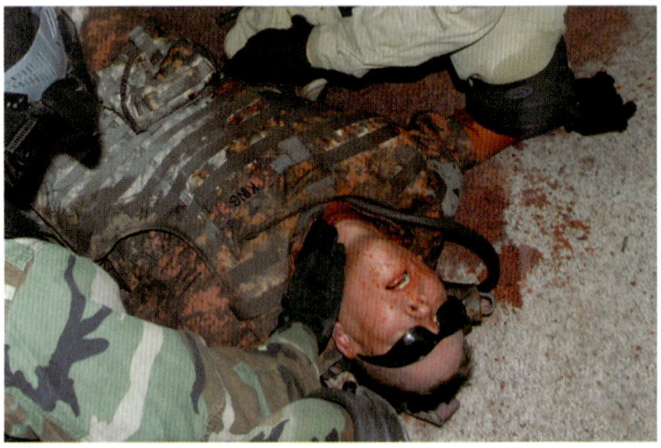

図11-3　出血で死亡する危険が高いため、循環は最初に評価し処置する。

安全のために

被疑者へのどんな医療処置もバランスを考え、スタッフやユニットの安全を優先させて適切に行う。

としても、見知らぬ同定されていない人物はすべて該当すると仮定するのである。常に注意をして適切な防御措置をとる。

事態対処傷病者評価：Call-A-CAB'N Go

事態対処現場では、"Call-A-CAB'N Go" という事態対処傷病者評価の手順を覚えるのに役に立つ覚え方がある（表11-1）。標準的なEMSの手順は、初期評価でABCs（気道、呼吸、循環）となっている。事態対処現場ではその必要性と危険性のため、傷病者の評価順位が異なっている。ABCが逆になってCABとなる理論的根拠は以下のとおりである。被疑者を追跡して建物に進入するSWAT隊員については、健康であり酸素も十分に供給されており、重篤な既往もない、まさに健康的なアスリートである。SWAT隊員が弾丸、ナイフ、爆発などによって穿通性外傷を負った場合に、もっとも多い死亡原因は出血（大量出血）である（図11-3）。

気道と呼吸はリスクではあるが、外傷後の数分間は、SWAT隊員は概して十分に酸素化されている。大出血を止血することがもっとも優先されるため、Cは

AとBの前に来る。出血が制御できたら、気道と呼吸が評価され処置される。穿通性外傷は数分で死に至ることがあり、迅速な出血の制御は必須である。

Call-A-CAB'N Go は以下の略語である。

- Call：起きたことを告げるために自分のユニットと連絡をとり助けを呼ぶ。手信号、声、無線などから適切な手段を選び、脅威を排除し、医療処置、離脱、後送を支援するために、ユニットや事態対処運用リーダーに何が起きてどこに脅威があるかをしっかりと伝える。これと同時に次のステップAを行う必要があるかもしれない。
- A（Abolish threats）：驚異の排除。すべての脅威を適切に見きわめ排除する。脅威が排除されたら傷病者を遮蔽物まで脱出させて、傷病者の評価を開始する。

傷病者が遮蔽物までくるか、遮蔽物を傷病者のところへ持っていくまで、事態対処医療要員は医療処置を行わない。

- CAB（Circulation, followed by Airway and Breathing）：循環、そして気道、呼吸。
- 'N（Neurologic status check）：神経学的状態

のチェック。迅速な神経学的評価で傷病者の意識状態と明らかな脊髄損傷があるかを判断する。
- Go：適切な高度医療施設へ行く。傷病者は後送され、適切な車両で傷病者の重症度に応じた速度で搬送する。

Call

突入チームが建物に近接し、進入した際、被疑者に襲撃されるリスクがある。迅速に突入チームの急襲を視認し、周囲のSWAT隊員や事態対処医療要員は声、無線、手信号などの通信手段を用いて、事態対処運用リーダーやすべてのユニットに何が起きていてどこに脅威があるのかを知らせるようにする。起きていることを伝えることで、事態対処運用リーダーやユニットの他の隊員は、今まさに何が起きているか、どこに脅威が存在するか、誰が負傷しているか、そして自分の立ち位置をつかむことができる。情報がないと、さらに負傷者が増える可能性が高まる。

事態対処医療要員として、突入チームとともに行動し、訓練をしてきたとおりに緊急対処訓練（IAD）を適用して負傷したSWAT隊員に対応する。負傷したSWAT隊員が近くのSWAT隊員の助けで脱出するのか、事態対処医療要員が負傷隊員のもとへ行くのかは、所属機関の戦術に従う。TEMSユニットの要員が負傷したSWAT隊員や他の犠牲者の処置のために前進することを要求された場合、SWAT隊員が安全な経路を確保して傷病者のところまで案内する。

傷病者のところまで前進しながら、SWATユニットに、そちらへ向かっていることを「医療要員が向かっている」と言って、大きな声で伝えることが重要である。部屋の出入りでも行動に先立って大きな声で伝える。SWATユニットに伝えることは自らの安全を確保し、突然現れることでSWAT隊員を驚かせないようにする。負傷したSWAT隊員には、近づいていることを伝え、あなたやSWAT隊員が行っていること、例えば「救出」といった言葉を伝える。負傷した隊員を、敵ではなく味方なのだと安心させる。

A：脅威の排除

すべての脅威の排除。事態対処現場で医療処置を行う前に、次に述べるすべてがSWATユニットによってなされるべきである。SWAT隊員はほとんどの脅

> **現場では**
>
> Call（助けを呼ぶ）とAbolish（排除）のステップは同時に行う。事態対処医療要員が事態対処運用リーダーに連絡する一方で、SWAT隊員は脅威を排除する。

威を排除するが、自らの安全は自らに責任がある。この手順は次のものを含む。

- **銃撃犯などの脅威からのリスクの排除**：負傷したSWAT隊員が適切な訓練を受け、隊員としての戦闘意識を保っていれば、銃撃を複数回受けたとしても戦闘を継続し、銃撃し、脅威を排除するために前進しようとする。被疑者が遮蔽物の後ろに回ったり、銃撃から逃走したら、負傷したSWAT隊員は襲撃を止めて遮蔽物に向かい、自身で処置を行う（**図11-4**）。"決して倒れない"という態度は勝者の考え方であるが撃たれたり、負傷した後でも存在する。周囲のSWAT隊員は犯罪の脅威を無力化して抑え込み、同僚を救護し遮蔽物まで連れていく。脅威が排除されたら、事態対処医療要員も加わる。

- **不必要な救助の排除**：直接の脅威があり距離もある場所で、傷病者が生存しているかどうかについて疑問がある場合には遠隔からの評価技術を用いる。SWAT隊員が大口径のライフル弾で頭部を撃ち抜かれ、大きな脳損傷を負っているのが明らかで、不幸にも死亡していると十分に考えられる場合には、その場所へ近寄って遺体を回収するリスクを負ってはならない。

- **さらなる銃撃のリスクの排除**：さらなる負傷者の

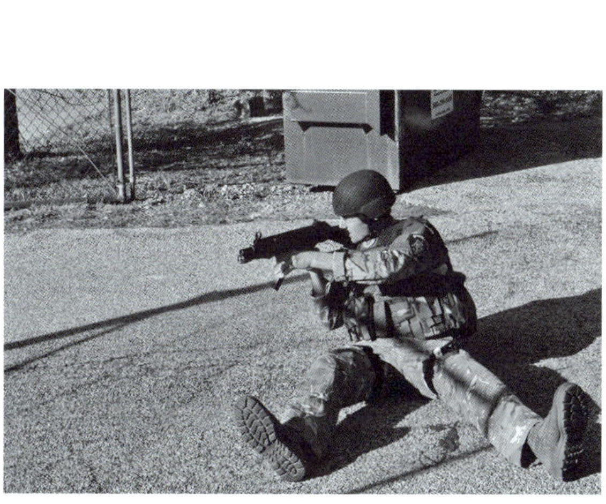

図11-4 戦闘の間、負傷したSWAT隊員は襲撃から離脱して、自身で処置を行い、可能なら戦闘を続ける。

排除：遮蔽物の後ろに回り込んだり、傷病者を何かで遮蔽するが、効果がリスクを上回らないのであれば傷病者に近づいてはならない。例えば、負傷した隊員を脱出させるために広い駐車場に走りこむのではなく、武装車両を向かわせて負傷隊員を遮蔽し、銃撃のリスクを下げて、安全に隊員を脱出させる。

- 無差別銃撃やテロ攻撃の二次爆発のリスクの排除：経験のあるSWAT隊員が任命されて、救助隊員を標的とした二次爆発装置になりうる周囲の箱、ブリーフケース、車両、などを調べる。疑わしいものを見つけた場合には、指令部に知らせて後退する。
- 血液由来病原体のリスクの排除：自身の防御のために個人防護具（PPE）を装着し、医療処置を介助する周囲のSWAT隊員もPPEを装着する。ニトリル製手袋をすべてのSWAT隊員に支給し、適切な眼の防護も確実にさせる。傷病者に近づく者はフェースマスクを使用する。
- 危険物で負傷するリスクの排除：化学、生物、放射性汚染に注意する。とくに疑わしい爆発の後は注意する。症状を監視し、線量計で放射性物質の測定を行って、自身とユニットを防御する。
- 罪のないと考えられる人のリスクの排除：現場では、人質や巻き込まれた市民であっても知らない、信頼できない人すべてに手錠をかけ、医療評価と処置を行う前に検索を行うことを覚えておく。人質や巻き添えになった人が、いかに罪がなく、負傷しているように見えても、危険な人物として取り扱うべきである。
- 武器の危険の排除：検索中に銃器を見つけた場合、火器の安全管理を適切に使用し、SWAT隊員に安全に渡すか、近くにおいて安全を確保し、検索を続け、隠されている武器、脅威のすべてを見つける。多くの犯罪者は2つ以上の銃器を携行している。銃器を見つけた場合、注意深く、2つ目、3つ目の銃器やナイフを検索する。
- 不完全な検索による脅威の排除：もし自分が完全に被疑者や傷病者の検索を視認していないのであれば、検索は正しく行われていないと仮定する。検索が正しく行われたということを確実にする最良の方法は自ら検索を行うことである。最初の検索が正しく行われたかどうかはっきりしない場合は、再度傷病者を検索する。
- 金属探知機を用いた脅威の排除：男女とも犯罪者は、検索が困難で憚られる胸部や鼠径部に武器を隠し持っている。1インチ（約2.5 cm）先の金属を検知できる金属探知機はこれらの箇所の検索の助けとなる。同様に女性の胸などの他のプライベートな箇所の検索にも使用できる。
- SWAT隊員の低致死性武器の脅威の排除：負傷した隊員が保持している低致死性武器、催涙スプレー、発煙や化学性ガスの手榴弾などを確保する。それらは缶や手榴弾様の形をしていてSWAT隊員のベストのポーチに入っている。最良の方法はベストを脱がせたときに、ベストポーチや拳銃用ケース内の器材をすべて取り出すことである。もし、外へ落としたり、外に出ているのを見つけた場合、それを安全に使用する訓練を受けていない限り、取り扱ってはならない。安全装置のピンが固くとどまっていれば、損傷の危険は少ない。
- 野次馬の脅威の排除：犯罪者やテロリストはたいてい無実の巻き添え者のふりをして犯罪現場から逃走しようとする。建物に忍び込み、衣類を着替え、外見を変えて、何事も無かったかのように歩き出す。誰かが制止しようとした際に、逮捕から逃れようと暴力をふるったり致死的な武器を使用するかもしれない。犯罪者は図々しくも法執行官のそばへ歩み寄り、間違った情報を流すために質問をして、立ち去るかもしれない。不可解な行動をとる人間がいたら警戒し、質問を投げかけ、報告する。
- 外した武器の継続する脅威の排除：どの武器も発見したら、SWATユニットのプロトコルに基づいて安全を確保する。負傷したSWAT隊員や被疑者から外したピストル、ライフルは安全に、周囲のSWAT隊員かTEMS要員に手渡す。SWATユニットのなかには武器から弾を抜き安全にして、弾の入っていない武器やナイフを事態対処医療要員が持っているバッグやポーチのような安全な場所に入れるように命じられるところもある。
- 爆弾、仕掛け爆弾、隠された武器の排除：きわめ

現場では

負傷したSWAT隊員がショック状態だったり、ショックに進展するリスクがある場合は相棒のSWAT隊員は処置を開始する前に負傷した隊員の武器をすべて取り外す必要がある（図11-5）。理由は簡単である。重傷のSWAT隊員は明晰に考えることができず、論理的な決定ができない（できなくなる）からである。昏迷状態のSWAT隊員は実際に近づいてくる相棒のSWAT隊員やあなたを犯罪被疑者と思い込んで銃撃したりする防御行動をとることがある。負傷したSWAT隊員は、負傷時に銃撃中だったり、被疑者を逮捕しようとしていたかもしれないのである。多くのSWAT隊員の防御反応は秀逸であり、襲いかかったりしてあなたの行動を妨げた際に、混迷状態のSWAT隊員があなたを傷つけるかもしれない。しかしながら、負傷したSWAT隊員が軽傷で、意識がはっきりして安定しており、留まれるようであれば、その隊員は武器を所持し、戦闘を継続し、自分自身とユニットを防御しつづけるべきである。実際にSWAT隊員は脱出や後送の段階でも戦闘態勢をとり反撃すべきである。

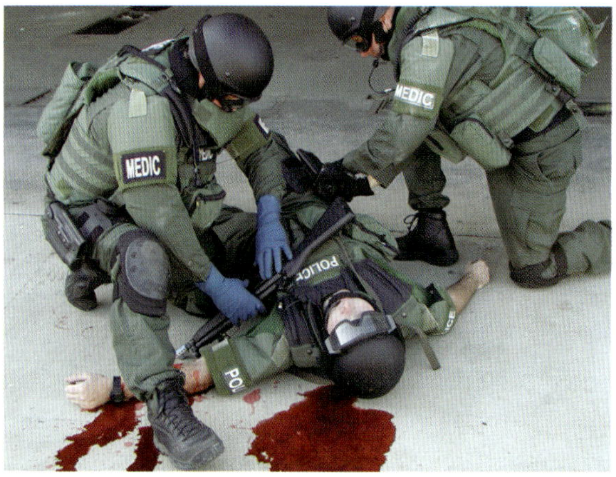

図11-5 医療処置を始める前に、負傷したSWAT隊員の武器を全て解除する。

安全のために

多くのSWAT出動は夜間あるいは、暗いガレージや地下などの弱光な状況である。まったく明かりがない、あるいは暗視下で傷病者を捜索し、評価する訓練をしておくべきである（図11-6）。損傷を見つけて評価するために触診することが必要であり、照明が制限されるために脅威が周囲に存在することを念頭に置かなければならない。血液の存在を意味する滑るような湿った皮膚や服を感じたり、制服や皮膚、四肢の痛みを伴った変形部位に手を突っ込んだり、握雪感（皮下に存在する空気）を感じることができるように修練する。暗闇での簡便な神経所見の取り方も知っておくべきである。

て例外的ではあるが、被疑者と人質もすべて適切な状況下で爆弾、仕掛け爆弾のチェックを行う。例えば、被疑者が即席爆弾の製造・使用を行っているとわかっていれば、訓練を受けた隊員が注意深く爆発物などを検索する。傷病者を拘束し、武器、注射針、隠し持っているカミソリ刃、手錠の鍵、携帯電話、電線、スイッチ、爆弾を所持していないことが判明し、銃撃や他の被害をもたらす直接の脅威から離れた安全な場所に傷病者を移した後に初めて医療処置を開始する。

CAB：循環、気道、呼吸

脅威を排除し、傷病者を遮蔽できたら、評価と処置を始めることができる。

循環

まず最初に、圧迫包帯や止血帯を用いて迅速に四肢の外出血を止める（図11-7）（第12章、「出血の制御」参照）。そして迅速に傷病者の脈拍数、強さ、リズム、皮膚を評価する。

外出血：成人では平均で5～6Lの血液があり、1～2パイント（約0.5～0.9L、通常の献血量、静脈用バッグの約1/4）を失っても、症状が出て悪化することはない。出血の重症度は傷病者の身体の大きさに応じて失われる血液量による。出血が確認できても、損傷の重症度を判断するよい手立てとはならないこともある。例えば、銃創による開放性大腿骨骨折などの重度損傷は、外部にひどく出血するわけではないが内出血が大きいかもしれない。

比較的軽度の損傷、例えば、頭皮裂傷は外出血が多い。動脈性出血は短時間で大量に拍動性に、脈拍と同期して失血していく。酸素が豊富にあるため通常鮮紅色である。静脈性の出血は持続性で、酸素が乏しいため、暗赤色あるいはえび茶色である。毛細血管からの出血は浸み出すように緩徐であり、自然に凝固する。

大きな外出血を迅速に観察するため、創からの活動性出血など失血のほか、傷病者の服や近くに血液が付いていないかどうか探す。意識のない傷病者を評価する際は、傷病者の頭部から爪先、そして背面まで手袋をした手を軽く走らせて迅速に血液を拭ってみて、血液が手袋に付いていないか各部位で確認する。

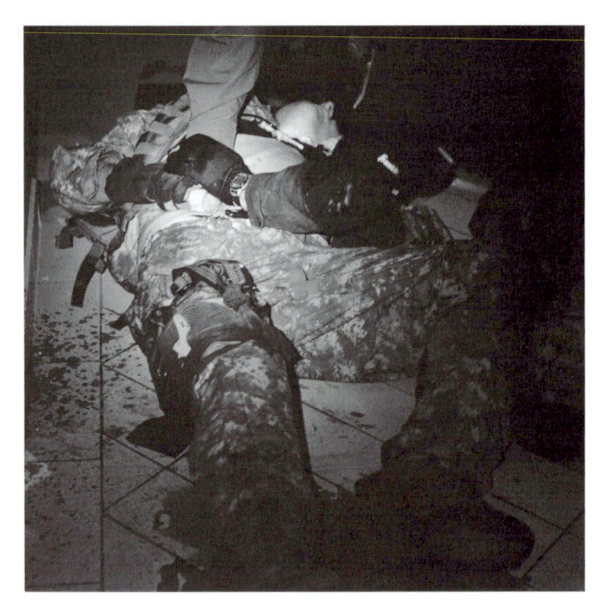

図11-6　弱光下での傷病者の評価に備える。

外出血を確認したら、直接圧迫、圧迫包帯、もしくは重篤な場合は止血帯で出血を制御する。第12章「出血の制御」で詳細にその技術を述べる。

脈拍：傷病者の脈拍は、大きな血管が皮膚表面のすぐ下にあって骨や実質臓器にはさまれて拍動している部分で、もっとも容易に感じることができる。脈拍を評価する部位は**図11-8**に記載した。

- 橈骨動脈
- 腋窩動脈
- 後脛骨動脈
- 足背動脈
- 頸動脈
- 大腿動脈

脈拍があることを確認したら、脈拍が適切か判断する。脈拍数、脈拍の性状、リズムを評価する。成人の場合、正常な脈拍数は60〜100回/分である。SWAT出動のような状況では、健康で負傷していない隊員でも頻脈（100回/分以上）になるかもしれない。

したがって、SWAT隊員では初期のショックで110〜130回/分もしくはそれ以上になることがある。脈の性状、リズムと合わせて脈拍数は傷病者が重篤な状態かどうかの判断材料である。

皮膚：皮膚の評価は血液循環の状況を確認するうえで手助けとなる。適切な循環は細胞に必要であり、不適切であると細胞や組織は死に至る。傷病者の皮膚、爪

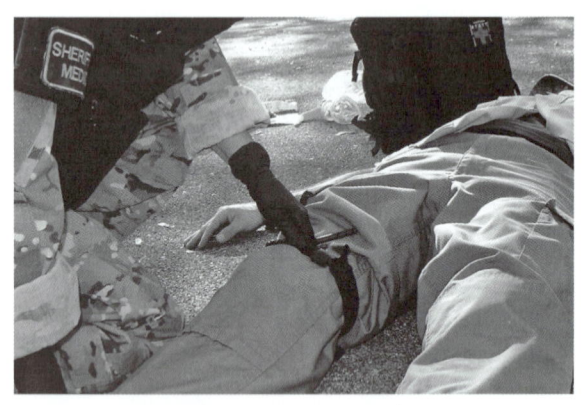

図11-7　事態対処現場では、止血帯が四肢からの大出血を止めるために使用される。

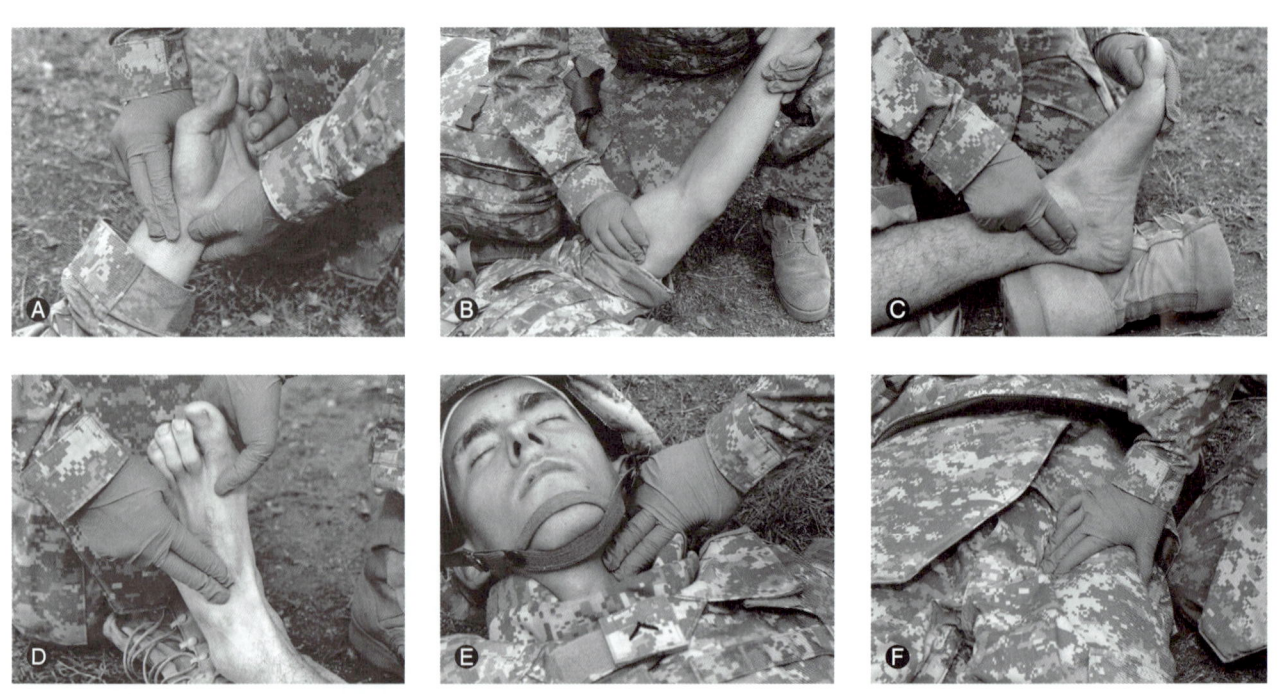

図11-8　脈拍を評価する部位。A：橈骨動脈。B：腕頭動脈。C：後脛骨動脈。D：足背動脈。E：頸動脈。F：大腿動脈

現場では

傷病者が外傷ではない心停止に陥っているのを目撃したら、循環の段階で迅速にAEDを使用する。警察車両や救急車からAEDを持ってくるのに時間がかかるなら、すぐに心肺蘇生術を開始する。

床、眼を診る。蒼白やチアノーゼは血液内の酸素レベルが低いことを示している。火照った赤い皮膚は、高血圧、発熱、重度の過熱を示している。

正常な皮膚温は触って暖かい（98.6°F＝37.0℃）。異常な皮膚温は熱い、冷えている、冷たい、あるいは冷たくてべとべとしている。事態対処現場では、通常、傷病者の額や首を手背部で触って体温が上がっているか下がっているかを判断する。頭に入れておくことは、訓練や出動の間、多くのSWAT隊員は重い装備、厚いベストを装着しているので、評価時に熱く、発汗しているだろうということである。

気　道

次のステップで、呼吸時に空気の出入りがあるかどうかを確かめて、傷病者の気道を評価する。受傷機転（どのように怪我を負ったのか）と頸椎保護の維持を考慮しながら行う。もし、明らかな損傷機転（屋根からの転落、車両衝突）があれば、頸椎カラーを装着して頸椎を保護する（第19章「頭部・頸部・脊柱損傷」参照）。

気道評価の間、気道閉塞の症状がないか常に注意する。原因が何であれ、中等度〜重度の気道閉塞で肺からの空気の出入りは少しまたは重度に阻害される。

傷病者の声を聞く。会話をしている傷病者は気道が開通している。しゃべったり、叫ぶことができない意識のある傷病者は重度の気道閉塞の可能性が高い。意識のない気道閉塞の傷病者の症状は、呼吸がうるさかったり（ゴロゴロ、いびき、泡立つ）、ひどい場合には減弱し、消失する。気道の問題を見つけたら、評価手順を止めて、傷病者の気道を確保する（第13章「基本的な気道管理」と第14章「高度な気道管理」を参照）。

安全のために

意識のない傷病者は墜落などで外傷を負っている可能性があると考えて、頸椎保護を行う。これらの傷病者では、受傷機転を考慮する。2階の窓から墜落した傷病者は、銃撃されて床に倒れている者より脊椎損傷の可能性が高い。

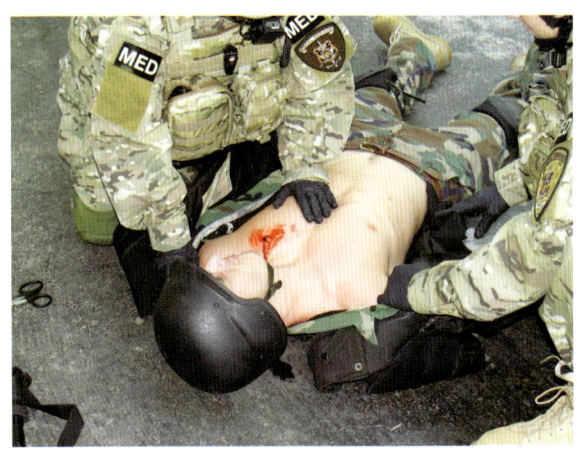

図11-9 事態対処現場では騒々しいため、呼吸数の評価は胸に手をおくか、視認して胸部の挙上、降下を確認して行う。

呼　吸

可能であれば、胸部挙上を視て、呼気時に嗅いで、呼吸音を聴いて傷病者の呼吸を評価する。事態対処現場では、この段階で聴診器を使用できることは少ない。しかしながら、可能であれば、呼吸数や深さを評価する。左右の胸郭の挙上、胸部補助筋の使用の有無を視る。補助筋が使用されていれば処置を要する呼吸の問題が存在することを意味する。

正常な呼吸数は成人では幅が広く、12〜20回/分である。出動によるストレスや生理的な要求でSWAT隊員の呼吸数は通常、怪我を負う前から上がっている。事態対処現場は騒々しいため、呼吸数を測る際は傷病者の胸部を視認するか、傷病者の胸の上に手を置いて胸部の挙上を感じながら行う（**図11-9**）。リズム（規則的か、不規則か）もあわせて評価する。

努力性呼吸をしていないか観察する。正常の呼吸では常に浅かったり過度に深かったりすることはない。浅い呼吸では胸壁がほとんど動かず、胸部の可動域が少ない。深い呼吸では胸部が明らかに挙上し、低下する。

呼吸に問題がないか症状を観察する。引き込みの存在（深呼吸時に鎖骨上、肋骨下や肋骨間で内側に向か

う皮膚圧痕)、呼吸補助筋(頸部、胸部、腹部)の使用は呼吸障害の症状であり、補助換気が必要である(第13章「基本的な気道管理」、第14章「高度な気道管理」参照)。

呼吸を止める前に2、3の単語しか会話できない状態は、「2、3語の呼吸困難」として知られた状態であり、重篤な呼吸障害がある(第18章「体幹部損傷」を参照)。

N：神経学的状態のチェック

迅速な神経診察で重大な神経系の障害をチェックする。傷病者の意識レベルをチェックし、四肢の感覚、運動の診察をして脊髄損傷の可能性がないかチェックする。反応がなければ瞳孔を診察する。

事態対処現場では大まかに意識レベルを確認すればよく、傷病者が次のどのカテゴリーに当てはまるか確認する。
- 意識の変容がない(通常レベル)。
- 意識の変容がある。
- 意識がない。

意識レベルは反応や失見当識で数秒で評価することができる。

AVPUスケールは次の4つの項目のどれに傷病者の意識レベルが当てはまるかを迅速に評価する方法である。

A　意識がある。
V　呼びかけに反応する。
P　痛み刺激に反応する。
U　反応なし。

AVPUスケールは次の基準に基づいている。
- **清明(Alert)**：近づいた時に傷病者の眼は自発的に開いており、あなたを認識しているように見え、状況に対応している。傷病者は指示に従い、人や対象物を眼で追っている。
- **呼びかけに反応する(Responsive to Verbal stimuli)**：傷病者の眼は自発的に開眼していないが、言葉の刺激で開眼し、合理的な反応をして、話しかけると指示に従う。
- **痛み刺激に反応する(Responsive to Pain)**：傷病者は質問に反応しないが、ゆっくりとしかししっかりと耳たぶをつまんだり、眼窩上部の骨を押したり、首の筋肉をつまんだりして、痛み刺激を加えると動いたり叫んだりする。これらの方法は、脊髄損傷があると正確な結果にならないことがあることに注意する。
- **反応なし(Unresponsive)**：傷病者は自発的にも、言葉にも、痛み刺激にも反応しない。

意識があり言葉に反応のある傷病者では、次の4項目を思い出させて見当識を評価する。
- **人(Person)**：傷病者が自分の名前を思い出すことができる。
- **場所(Place)**：傷病者が今いる場所をわかっている。
- **時間(Time)**：傷病者が現在の年、月、おおよその日を言うことができる。
- **出来事(Event)**：傷病者が何が起こったを述べることができる。

傷病者が変容はあっても意識のある場合、手足の感覚と運動の評価を迅速に行う。傷病者のそれぞれの手に指を1本ずつおいて、傷病者に指を握るように言い、同時に握力も検査する。次に、傷病者の下肢を軽くこすって感覚を調べ、足を挙げられるか尋ねる。片足を挙げられたら、もう一方の足を検査する(**図11-10**)。この検査は足の大まかな筋力と感覚を検査するものである。傷病者が脊髄や四肢外傷を負っている可能性があれば、爪先を動かしたり挙げたりさせるようにする。手や足に明らかに筋力低下/消失、感覚の低下があれば、脊髄損傷があるかもしれないので、バックボードと頸椎カラーで全脊柱固定を行う(第19章「頭部・頸部・脊柱損傷」参照)。

傷病者に意識がない、あるいは意識の変容があるな

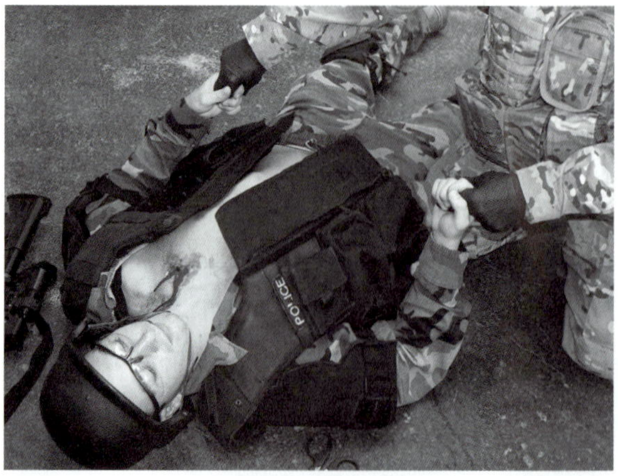

図11-10　意識があれば、手足の運動、感覚の評価を迅速に行う。

第 11 章　事態対処現場での傷病者評価　141

> **考慮すべき集団**
>
> 異常所見、強い疼痛、激しい受傷機転のある小児の外傷患者はすべて迅速に後送、搬送する。これらはロード＆ゴーの傷病者である。

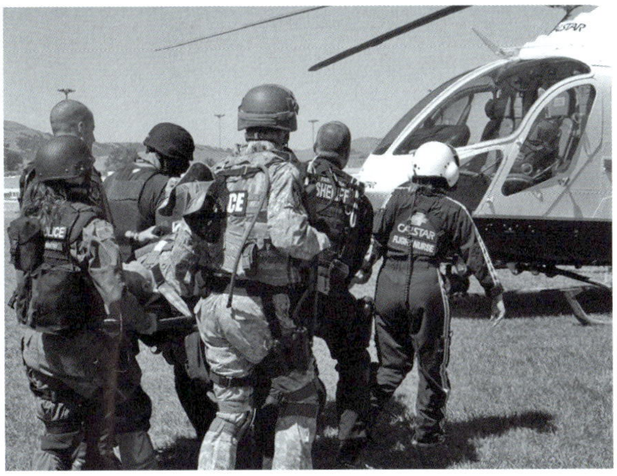

図 11-11　ロード＆ゴーの傷病者は迅速に病院へ搬送される必要があり、空路搬送が必要な場合もある。

表 11-2　ロード＆ゴーの適応

- 制御できない大出血のある穿通性または鈍的四肢外傷
- 循環血液量減少性ショック
- 循環血液量減少性ショックに急激に至りかねない外傷の症状
  - 圧痛、腹部膨満
  - 骨盤不安定性
  - 両側大腿骨骨折
  - 切断
  - 頭部、頸部、体幹への穿通性外傷（ナイフ、弾丸、弾片）
- 意識がない、瞳孔不同、進行性意識障害の頭部外傷
- 吸引、鉗子による異物除去、挿管、外科的気道確保で迅速に解除できない気道閉塞
- 不十分な可能性のある呼吸、ショックの状態
  - 大きな胸部開放創（開放性胸部創）
  - 大きなフレイルチェスト
  - 緊張性気胸
  - 大きな鈍的外傷
  - 咽頭、気管の鈍的外傷
  - アナフィラキシーショック
  - 急性の胸部痛
  - 熱傷、重篤な吸入損傷
  - 外傷後の腹痛
  - 妊娠
  - 明らかな穿通性、鈍的損傷
- 心肺停止（生存の可能性があるか、直前に外傷を負った）

ら、光による瞳孔の反応（事態対処上、可能であれば）で有用な情報を得ることができる。頭部外傷が明らかで片側の瞳孔が散大している場合は、救命のために迅速な後送と緊急頭部手術を受けられる病院への搬送が必要である。瞳孔が散大、固定し、脈がない傷病者の場合は、実質的に死を意味し、それ以上の医療行為が役に立たない。

Go

CAB'Nを評価し処置をしたら、ロード＆ゴーの状況かを判断する。このロード＆ゴー（スクープ＆ランとしても知られている）という用語は、傷病者の生命の危機、あるいは四肢を脅かす状況で、迅速に評価、安定化、後送させ、病院へ搬送する救急車（あるいは他の緊急搬送手段）に乗せるべき状態を意味している（**図11-11**）。現場では最低限必要な評価と安定化処置を行う。重篤な傷病者に必要とされることは、病院でしか施すことのできない手術、集中治療である。**表11-2**はロード＆ゴーの適応を示す。

ロード＆ゴーの傷病者は、出血を制御し、気道、呼吸を安定化しつつ後送される（第16章「離脱と後送」参照）。

静脈輸液、シーネ（副木）固定、包帯などの処置は

> **現場では**
>
> 訓練を十分に積んでいるTEMSユニットのリーダーは、定期的に地域のALSやBLSの機関と会合を持って、TEMSユニットの能力、訓練、現場で行うことを許可されている独自の手順（拡大されたプロトコール）について議論する。事態対処現場から緊急医療用搬送手段（車両、ヘリコプター）への医療処置の引き継ぎに関わるどんな質問、課題もこの会合で議論すべきである。
>
> BLSレベルの事態対処医療要員から、一般の救急車のパラメディック、医師の事態対処医療要員まで、目標は地域のプロトコールに沿って、傷病者の治療を最高レベルで連係することである。

ロード＆ゴーの傷病者では搬送が遅れるため行ってはならない。二次評価と管理は搬送途上の緊急車両で必要なら行う。必要であれば事態対処医療要員は病院搬送に同乗する。

ロード＆ゴーの適応ではない傷病者は二次評価を現場で行ったり、病院への搬送途上まで遅らせることもある。しかしながら、適応ではない傷病者は生命を脅かしたり、四肢切断の危機にあるわけではないので、

> **考慮すべき集団**
>
> 外傷は米国では子どもの死因の第1位である。年間に外傷で死亡する小児の数は、他の死亡原因すべてを合わせた数より大きい。事態対処現場で多い外傷や死亡原因には、墜落、火災、銃創、家庭の麻薬密造所での化学物質吸入や曝露、児童虐待がある。出動中に小児を見つけた場合、児童相談所（child and family protective services）に通知して小児の保護に最良な援助をしてもらう。
>
> 小児は小さいため、車両衝突、高所墜落、暴行などの高エネルギーの鈍的衝撃で、頭部、胸部、腹部、四肢の長管骨などに多発外傷を起こす。加えて、重篤な出血を引き起こす高エネルギーの穿通創は急激に出血性ショックとなる。小児では、ショックは容易に心不全を引き起こし、徐脈、呼吸不全となり心停止に至る。

より多くの時間を現場での処置〔シーネ（副木）固定、包帯、疼痛管理〕に適切に割くことができる。

後送中の傷病者評価

後送の段階になる、あるいは傷病者の後送に使用する車両や空路手段の待機中、傷病者の評価を継続する。

SAMPLE法による病歴聴取

SWAT隊員が傷病者の場合、既往歴の詳細が既知であり活用できるのが理想である。しかしながら、被疑者、被害者、巻き添え者などの場合は傷病者の病歴が分からないため、SAMPLE法による病歴聴取を行い、次のことを明らかにする。

- S　主な症状、症候。
- A　医薬品に対するアレルギー。傷病者が会話できない場合は、バッグや財布をチェックしたり、医療情報の記載された装着品を探して情報がないか確かめる。
- M　日常的に常用している薬剤。
- P　既往歴。
- L　最終摂取した食事、飲水。
- E　病気やけがを負った出来事。

活用できるデータはすべて活用して、現場を離れる前に、可能であれば同僚の隊員や目撃者に実際に何が起きたのかを尋ねる。

二次評価

時間が許せば、病院への搬送中、二次評価を行う。二次評価の目的は、頭のてっぺんから爪先まで体系的な診察を行うことである。搬送が開始されたり、搬送の開始を待つ間に、バイタルサインを計測しながら二次評価を開始することができる。

バイタルサイン

心電図モニター、酸素飽和度モニター、自動血圧計を装着し、バイタルサインを評価する。

頭のてっぺんから爪先までの評価

防弾装具を外し、きつい隊服を緩め、傷病者を安心させる。脊髄損傷が疑われる場合、病院へ搬送されるまで防弾ベストはそのままにして、脊椎が動かないようにする。その後、頭部から足先まで全身評価を行う。

1. 明らかな裂創、皮下血腫、変形がないか顔を視る。
2. 眼や眉の周囲を詳しく調べる（図11-12）。
3. 眼でコンタクトレンズ、充血の有無を調べる。ペンライトを用いて瞳孔を評価する（図11-13）。
4. 耳の後ろを調べて、皮下血腫（バトル徴候）を評価する。
5. 耳にペンライトを当てて、脳脊髄液や血液が流出していないか調べる（図11-14）。
6. 頭部の皮下血腫、裂創を調べる。触診で圧痛、頭蓋骨の凹み、変形を調べる。
7. 頬骨を触診し、圧痛、不安定性を調べる（図11-15）。
8. 上顎を触診する（図11-16）。
9. 下顎を触診する（図11-17）。
10. 口や鼻を視て、チアノーゼ、異物（折歯、義歯を含む）、出血、裂創、変形を観察する。
11. 呼吸時の臭いをチェックする。
12. 頸部の裂創、皮下血腫、変形を視る。
13. 頸部背面と脊椎を触診し、圧痛、変形の有無を確認する。
14. 頸静脈怒張の有無を確認する。臥位の場合、静脈の怒張が認められることがある。
15. 触診の前に損傷がないか胸部を視診する。胸郭

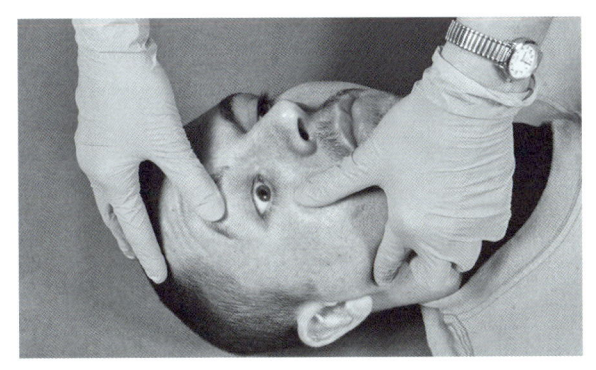

第 11 章　事態対処現場での傷病者評価

図 11-12　眼や眉の周囲を詳しく調べる。

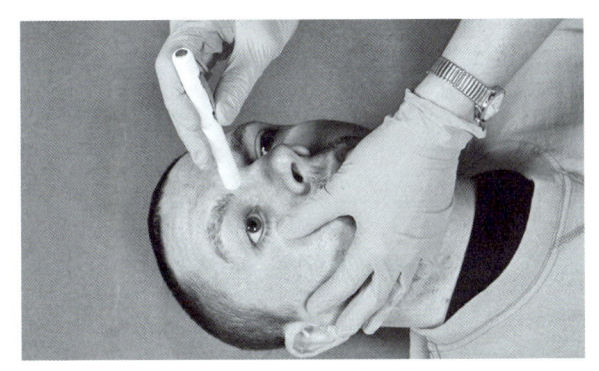

図 11-13　ペンライトを用いて瞳孔を評価する。

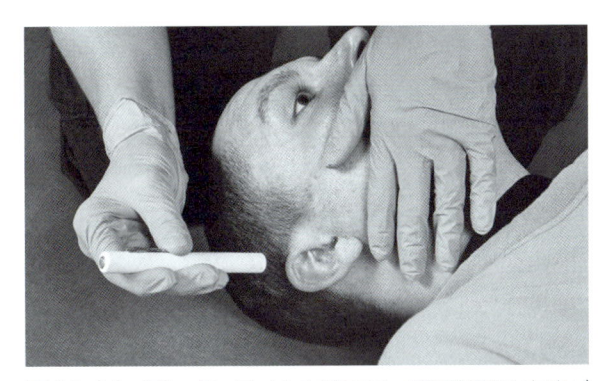

図 11-14　耳にペンライトを当てて、脳脊髄液や血液が流出していないか調べる。

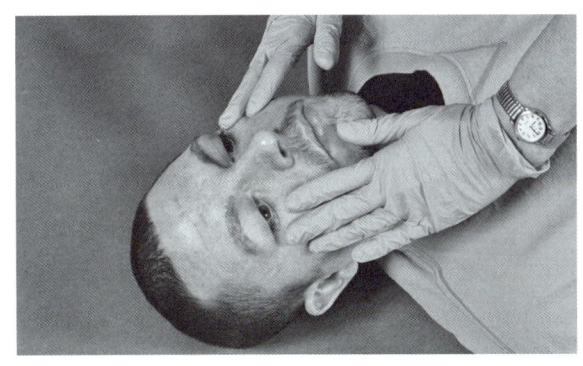

図 11-15　頬骨を触診し、圧痛、不安定性を調べる。

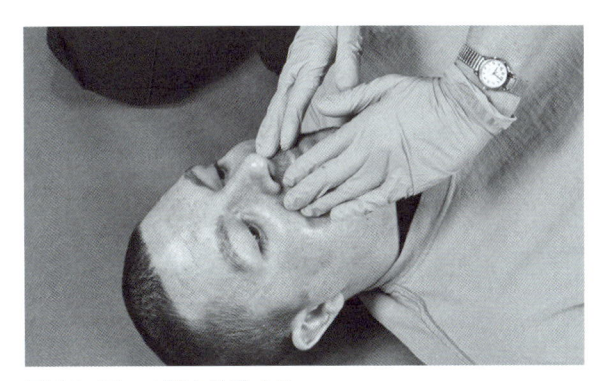

図 11-16　上顎を触診する。

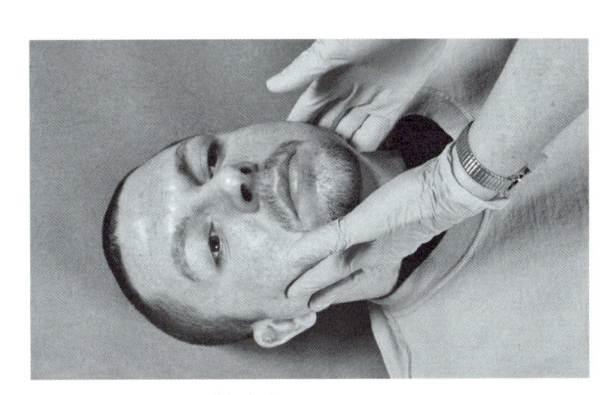

図 11-17　下顎を触診する。

　　　の呼吸時の動きをしっかりと観察する。
16. 肋骨を慎重に触診し、圧痛を確かめる。明らかに皮下血腫、骨折がある場合は押さない（**図 11-18**）。
17. 聴診器で左右の中腋窩線（側胸部）、鎖骨中線（胸上部）の呼吸音を聴取する（**図 11-19**）。肺尖部、肺底部も聴取する。
18. 聴診器で心音を手短に聴取し、心音減弱、リズム、心音の異常、心雑音がないか確認する。
19. 腹部、骨盤を視て、明らかな裂創、打撲、陥没がないか確認する。

20. 圧痛がないか腹部を慎重に触診する（**図 11-20**）。腹部に通常ではない緊張がある場合、腹部、弾性硬と記録する。
21. 圧痛の評価のために側部から骨盤を慎重に押す（**図 11-21**）。
22. 不安定性、圧痛、捻髪音がないかどうか腸骨稜を慎重に押す（**図 11-22**）。
23. 裂創、打撲痕、腫脹、変形や医療用のブレスレット／アンクレットがないかどうか四肢を視る。四肢の運動、感覚機能や末梢部に脈が触知できるかも確認する。
24. 圧痛、変形の有無を背部で評価する。脊髄損傷

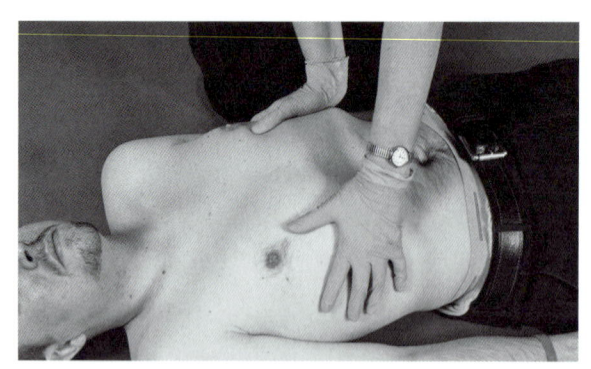

図11-18 肋骨を慎重に触診し、圧痛を確かめる。明らかに皮下血腫、骨折がある場合は押さない。

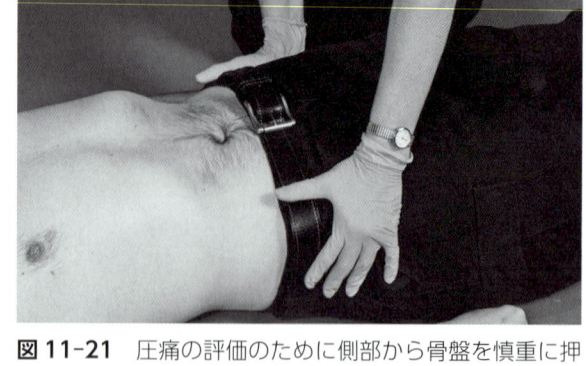

図11-21 圧痛の評価のために側部から骨盤を慎重に押す。

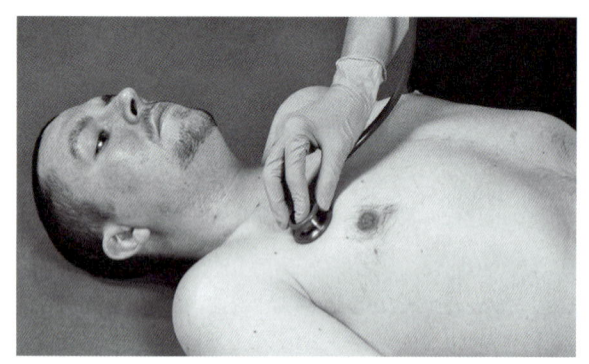

図11-19 聴診器で左右の中腋窩線（側胸部）、鎖骨中線（胸上部）の呼吸音を聴取する。

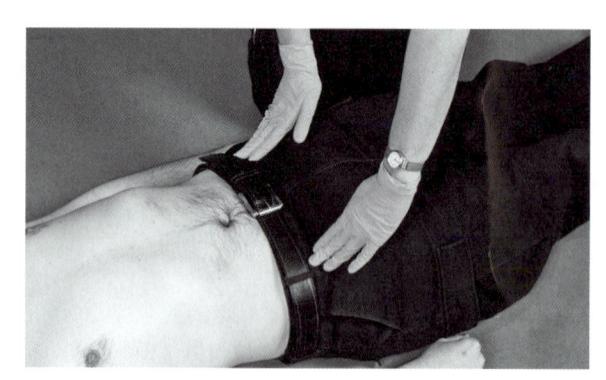

図11-22 不安定性、圧痛、捻髪音がないかどうか腸骨稜を慎重に押す。

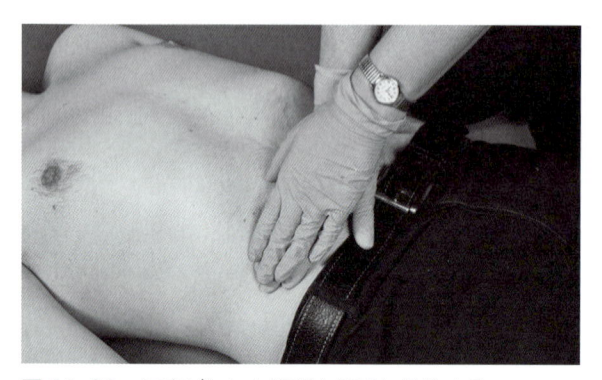

図11-20 圧痛がないか腹部を慎重に触診する。

を疑った場合は、ログロールを行って脊椎を保護する。

外傷スコアシステム

適応があれば傷病者のグラスゴーコーマスケール（GCS）と、できれば改訂外傷スコア（Revised Trauma Score：RTS）を計算する。GCSは開眼や言語・運動反応で、点数を割り当てて合計点を出し、傷病者の意識レベルを判別するのに用いられる。

もっとも高い点数は15点、もっとも低い点数は3点である。**図11-23**に示されたGCSチャートは、どのように点数を決めるかを示している。

改訂外傷スコアは以下の3つの生理的パラメーターを計算するシステムである。呼吸数、収縮期血圧、GCSスコア（**表11-3**）である。総計スコアは0から7.8648となり重篤な傷病者ほど低いスコアとなる。迅速に搬送する際にこのスコアを計算する時間がないことが多いが、搬送が遅延する場合や、搬送に時間がかかる場合には、このスコアを計算し、外傷センターに伝える。

バイタルサインの再評価

傷病者のバイタルサインや反応を再度チェックし、記録する。安定している傷病者では15分毎、重症の場合は5分毎に最低でも行い、毎回、時間とバイタルサインを記録する。

気道、呼吸、循環の再評価

気道、呼吸、循環を再評価して、傷病者の状態を判断し、変化があれば対応する。

グラスゴーコーマスケール

開眼	
自発的に	4
言葉により	3
痛み刺激により	2
開眼しない	1

言語音声反応	
見当識あり	5
混乱した会話	4
不適当な単語	3
無意味な発声	2
発声がみられない	1

最良運動反応	
指示に従う	6
痛み刺激部位に手足をもってくる	5
痛みに手足を引っ込める	4
上肢を異常屈曲させる	3
四肢を異常進展させる	2
まったく動かさない	1
GCS最高スコア 計	15
GCS最低スコア 計	3

図11-23 GCSは傷病者の意識レベルを評価するのによく用いられる。例えば、頭部外傷患者の場合、スコアが低いほど、脳損傷の程度も重症である。

治療状況の再チェック

時間に余裕があれば、損傷部位を露出して、包帯を当て、骨折部位を安定させ、適応があれば脊椎保護を行って、所属機関のプロトコールに従って薬剤を投与し、症状や状態を監視する。医療センターに到着予定時間と傷病者の状態を10分毎に更新して伝える。傷病者を援助して安心させる。

> **安全のために**
> メディカルコントロールの指示がない限り、とくにまもなく手術を受けることが想定される場合には、傷病者に飲食をさせてはならない。

表11-3 改訂外傷スコアの要素

改訂外傷スコア	要素
4	GCS：13〜15 収縮期血圧　90 mmHg以上 呼吸数：10〜29回/分
3	GCS：9〜12 収縮期血圧　76〜89 mmHg 呼吸数：30回/分以上
2	GCS：6〜8 収縮期血圧　50〜75 mmHg 呼吸数：6〜9回/分
1	GCS：4〜5 収縮期血圧　1〜49 mmHg 呼吸数：1〜5回/分
0	GCS：3 収縮期血圧　0 mmHg 呼吸数：0回/分

略語：GCS：グラスゴーコーマスケール
改訂外傷スコア＝0.9368×（グラスゴーコーマスケールの点数）＋0.7326×（収縮期血圧の点数）＋0.2908×（呼吸数の点数）
出典：Trauma.orgより改訂外傷スコアを引用

遠隔からの傷病者評価

遠隔からの傷病者評価は事態対処医療独特の視点であり、事態対処医療要員は直接、接触することなく、安全な離れた場所から傷病者を視診で評価して、生死を判断する。通常、高品質の双眼鏡のような光学的に拡大できる器材を用いるが、スポッティングスコープやライフルスコープもまた使用される。現場の確認のために銃器のシステムを使用する場合は、狙撃員とともに、ボルトをロックし、指を引き金から離しておかなければならない。暗い場合では暗視装置を用いる。

遠隔からの傷病者評価が必要な状況では、被疑者の射程内で、屋外で負傷したり、横たわっているSWAT隊員や他の傷病者が含まれていると考えられ、初期の救助活動を妨げる。

事態対処医療要員や狙撃員が、胸部、四肢、頭部の動き、呼吸、負傷の状況、他の因子（頭部の露出や重度外傷）からこれらの傷病者の生死、負傷の状況を観察する。大きな血だまり、皮膚の蒼白、動きの欠如では死亡が推測される。

そして、インシデントコマンダーに屋外で横たわっている傷病者の医学的状況について伝える。この情報に基づいて救出の判断をより戦略的に決定することが

戦闘負傷者医療 Tactical Combat Casualty Care（TC3）

3つの処置段階

TC3は戦場医療における軍のプロトコールである。

治療の連係などTC3の原則は、事態対処現場でのプロトコールや戦術を考える際にTEMSのメディカルディレクターによって応用されている。戦場では衛生兵が戦場の中心まで送られて負傷兵を処置するが、事態対処医療要員は、銃撃犯がまだ無力化されておらず銃撃が行われている危険区域で傷病者の処置に携わることはほとんどない。SWAT指揮官の多くは、安全が十分に確保されていない限り、事態対処医療要員を前線へ送ることを望んでいない。交戦規定と受容できる死傷率については非軍事の法執行機関と軍では異なっている。

TC3では、戦場で3つの処置段階がある。
1. 交戦中の処置
2. 戦場での処置
3. 戦場からの後送処置

交戦中の処置は、負傷した場所が敵の攻撃を受けている状況下で衛生兵によってなされる。この段階では使用可能な医療資器材は限られているため、重要なことは負傷の評価や処置が行える安全な場所を確保することである。戦闘域での処置は、衛生兵と負傷者が敵の攻撃を受けている状況下を脱してから衛生兵によってなされる。戦闘域からの後送処置は負傷者が航空機、車両、船舶に乗せられてから行われる。

交戦中の処置

敵火のもとで負傷者に網羅的な医療処置を施す時間はほとんどない。敵火を抑え、負傷者の動きを敵から守ることが肝要である（**図11-24**）。迅速に敵火の抑制に注意を向ければ、他の要員が負傷したり、負傷者がさらに負傷するリスクは軽減できる。

衛生兵は、負傷者の処置を中断して、まず応戦を支援する必要があるかもしれない。戦闘域内での最良の医療は火力の優勢である。負傷者が動ければ衛生兵は負傷者を遮蔽物へ移動するよう導き、生命に危険を及ぼす大出血を自身で処置できるように指示する。負傷者を動かす必要があれば、負傷者自身あるいは同僚が止血帯を迅速に用いて、四肢からの大出血を止める。

戦闘域での処置

戦闘域での処置段階では、敵火からの危険度は減少し、衛生兵は処置を施すための時間に余裕ができる。処置に要する時間は様々である。例えば、今にも敵火に再度、包まれてしまう状況では迅速な創傷処置となる。また、追撃のない後送位置まで達して、負傷者の後送を待ち受ける間の処置もある。この状況下では、現場で可能なできる限りの処置を行う時間の余裕がある。

離脱に要する時間は30分から数時間になる。衛生兵と負傷者は危険な状況から脱してきているとはいえ、詳細であっても冗長になるような評価や管理をこの段階では行わない。

負傷者の評価と管理は、気道、呼吸、循環に絞られる。衛生兵は気道を確保し、あるいは気道確保を確実にするために外科的気道確保を行う。負傷者に大きな胸部穿通性外傷や欠損があれば、衛生兵は呼吸を確実にするために胸腔穿刺を行う。大出血があれば、衛生兵は止血用包帯をあて、ショックを防ぐために輸液を開始する。負傷者の気道、呼吸、循環を確保して安定化させてから、汚染を防ぐために創傷部位を包帯で覆う。衛生兵は、負傷者が後送されるまで、負傷者を監視し、疼痛管理を施し、負傷者の所見を記録する。

戦闘域からの後送の際の処置

戦闘下や、軍の運用の際には、負傷者の後送は予定されている。しかしながら、後送までの時間は数分から数時間、数日まで大きくばらつく。

非軍事の法執行機関による事態対処運用では、搬送や後送での処置は、通常、秒、分単位で行われ、多くのケースでは迅速に病院へ搬送される。後送手段（航空機、車両）の有無、天候、事態対処状況や任務内容など多くの要因が傷病者の後送の成否に影響する。

交戦中と戦闘域での段階で施される処置にはわずかな相違しかないが、搬送途上では、安定化処置を継続することができる。追加された医療要員は負傷者に付き添ったり、現場で戦闘チームを支援する。酸素やモニターなど追加された医療資器材は後送の際に衛生兵の資器材を補充するものとなる。

治療の連係

治療の連係の概念は戦闘現場から事態対象現場に引き継がれている。

治療の連係は事態対処医療の領域でも同様である。自分自身の救急処置、同僚による救急処置、事態対処医療要員による処置である。負傷したSWAT隊員が交戦下で意識があれば、SWAT隊員は、自身で止血帯を用いて重篤な出血を止める。安全にバディが近づけるようになったら、負傷したSWAT隊員を遮蔽物まで救出しながら、同僚による処置が行われる。負傷したSWAT隊員が遮蔽物まで移動できれば、事態対処医療要員による処置が施される。

（つづく）

第11章 事態対処現場での傷病者評価

> **戦闘負傷者医療 Tactical Combat Casualty Care（つづき）**
>
> 治療の連係は事態対処現場から訓練まで広げる。TEMSユニットは、緊急医療自己処置のトレーニングを行って、SWAT隊員に自身による処置という考えを浸透させる。直接の脅威が無力化されたら、負傷したSWAT隊員は単に横たわって事態対処医療要員の到着を待つのではなく、自分自身による処置を可能なら開始し、後送の間、同僚による処置も施され、負傷したSWAT隊員が遮蔽物の後ろまで来たら、事態対処医療要員が安全な環境で処置を施す。病院は、治療の連係においては最終地点となる。

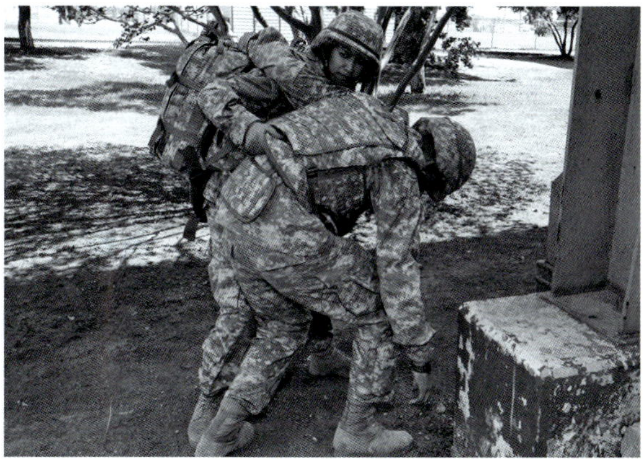

図11-24 交戦中の救護では負傷者を遮蔽物へ移動させる。

可能となる。傷病者に動きがある、あるいは呼吸をしていれば、生存のサインとなり、救出はより積極的に進められる。動きや呼吸がなければ死亡していると考えられ、さらに人命を失うような不必要なリスクを負って迅速に救助を行うメリットはない。

遠隔からの評価は、救命とその対応を包括的に判断するために必須の情報を提供するものである。

立てこもり事案での医療

SWATユニットと交渉チームは、武装し、時に人質と共に立てこもった被疑者に対応する。多くの立てこもりでは、TEMSユニットが有用な情報、助言、支援ができる。交渉チームは電話で負傷などしている立てこもりの被疑者や人質の医療評価をTEMSユニットに求める。事態対処医療要員で交渉者として訓練されている者はまれなため、被疑者や人質と電話で直接会話することはまずないが、ある状況では医学的に重要な質問に答える必要がある。できれば被疑者と人質の状態を評価し、既往歴、投薬内容、現在の傷病、心的状況、アルコールや違法薬物の使用、そしてストレスに対する耐性などの情報を得るために交渉チームの横

病状の訴え

任務や訓練の間、SWAT隊員が症状を訴えてくるかもしれない。重篤な病状が潜んでいたり、あるいは環境のストレスによるものかもしれない訴えがある。一見、大した症状ではないものが生命に危険を及ぼす早期の症状や所見のこともある。多くのSWAT隊員は重篤な病気の警告的な症状を無視したり、自分のユニットと現場にとどまろうとする。

SWAT隊員は弱く見えることを嫌い、症状がはっきりあっても過小評価したり、隠すことさえある。

次に示す症状や訴えは、すぐに現場のTEMSユニットの医師に照会するか、救急部門へ搬送する必要性がある。
- 胸痛（心疾患、気胸、肺塞栓）
- 説明できない突然の呼吸困難（肺塞栓、うっ血性心不全、肺水腫、虚脱肺）
- 肩甲骨間の耐え難い背部痛（大動脈解離）
- 耐え難い腹部痛（感染、閉塞、虫垂炎、潰瘍穿孔、大動脈破裂、女性の場合は異所性妊娠）
- 突然の今まで経験したことのないような頭痛（脳動脈瘤、脳出血、髄膜炎）
- ショックを伴う発熱（敗血症/生命の危険のある感染）
- 前駆症状のない突然の意識消失、めまい（致死性不整脈、熱中症、脱水）
- 神経性の症状。視覚消失、視力の異常、片側（手/足/顔面）の脱力、言語障害、めまい（けいれん、脳卒中）

で任務を行う。医療情報の取得、医療における脅威評価の一助のため、被疑者や人質の家族、被疑者担当の精神科医などと話をすることで有益な情報を得ることができるかもしれない。

幸いに多くのケースでは平和的に解決されるが、人質はストレス環境下で既往疾患を悪化させたり、負傷してすぐに安定化処置が必要になることもある。被疑者を説得して傷病のある人質を解放させられれば、よい段階に進むことはもちろんであるが、人質が立てこもりの建物内にとどまることを強いられている場合は、TEMSユニットは交渉チームと共に緊急の医療処

現場では

人質事件で被疑者と話をするような、まれな状況では、相棒と一緒に任務を行う。

相棒は言うべきこと、どのように進めるのかを思い出させてくれ、支援を申し出てくれる。医学用語をさけて、簡単な表現で話す。緊張を和らげ、危険を緩和して平和的な解決へ向かえるように最大限の力を発揮すべく交渉チームと共に任務を行う。

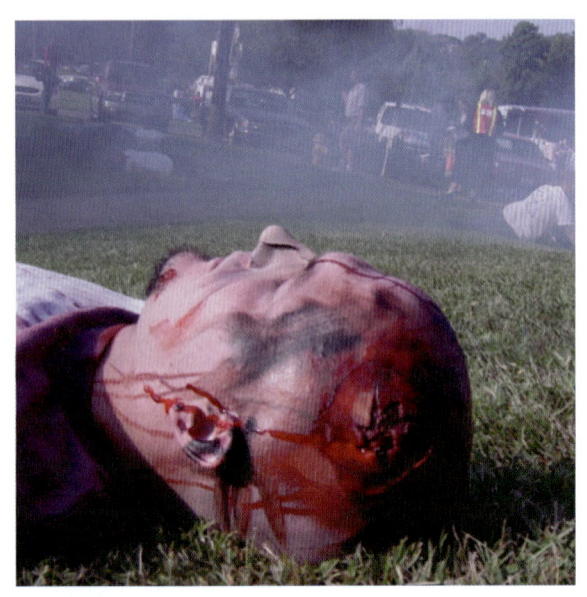

図 11-25 多数傷病者事案では、トリアージで緊急処置を必要とする傷病者を判別する。

置を施すよう被疑者や他の人質に促す。

上記の内容が立てこもり事案での医療である。立てこもり事案での医療は銃創による出血の止め方、心肺蘇生術の施し方、糖尿病患者の救急における糖の補充方法を指示することを含む。

トリアージ

多数傷病者事案

出動した際に多数の市民が負傷する結果となったり、多数傷病者事案に対応する場合は、TEMSユニットは、どの傷病者から最初に治療を開始するのかを決めるために傷病者にトリアージを行う必要がある（**図11-25**）。トリアージは、負傷の程度をもとに傷病者を選別することを意味している。最大数の傷病者に対して最良となることを目的としてるので、トリアージの評価は短く、傷病者の病態で分類することを基本とする。トリアージは現場の安全を確保してから始め、STARTのような簡略化された評価法で迅速に全ての傷病者をふるい分ける。

START トリアージ

STARTトリアージはもっとも簡単なトリアージの一つである。STARTトリアージの最初のステップは現場に到着して、傷病者に向かって「私の声が聞こえて歩くことができるなら…」と呼びかけて、傷病者をわかりやすい目印の場所まで誘導することである。このグループの負傷者は"歩行可能な負傷者"で保留群（緑）、第3順位の傷病者とする。

STARTトリアージの第2ステップは歩行不能な傷病者に対するものになる。歩行できない傷病者のもとへ行き、呼吸状態を評価する。呼吸していなければ、用手的気道確保を行って気道を確保する（第13章「基本的な気道管理」参照）。

気道確保をしても呼吸がない傷病者は死亡予想群（黒）でトリアージする。呼吸が出てきた場合は、緊急治療群（赤）のタグをつけ、傷病者を回復体位として、次の傷病者に移る。

傷病者が呼吸をしていれば、呼吸数を迅速に評価する。30回/分以上、あるいは10回/分以下の場合は緊急治療群（赤）にトリアージする。傷病者が10〜29回/分で呼吸をしていれば次のステップの評価を行う。

次のステップは、両側橈骨動脈をチェックして傷病者の循環状態を評価することである。橈骨動脈が触知できない場合は傷病者がショック状態にあることを示していて、致死的になる可能性があり、緊急治療群に選別する。橈骨動脈が触知できれば次のステップに移る。

STARTトリアージの最後の評価は傷病者の意識レベルを評価することであり、単純な従命動作、例えば「3本の指を立てなさい」などが可能か否かで評価する。傷病者が理解して指示に従うかを判断する評価となる。傷病者の意識がない、あるいは単純な従命動作に従わない場合は緊急治療群とする。従える傷病者は待機群にトリアージする。

JumpSTART トリアージ

JumpSTARTトリアージは8歳以下か、もしくは体

現場では

危険物や大量破壊兵器事案では、消防の危険物対応チームが除染の要否を判断しないと、通常のトリアージを開始することはできない。治療エリア、病院、外傷センターが化学剤、生物兵器で汚染されると、多数傷病者事案に対応するシステムや組織すべての運用が妨げられかねない。

重が100ポンド（約45 kg）に満たないと思われる小児に適応される。STARTトリアージと同じように、JumpSTARTトリアージも歩行が可能かどうかを判断することから始める。歩行や従命ができるほど発達していない幼児や小児（特別な援助が必要な小児を含む）はすぐに二次トリアージをする外側警戒線区域の治療エリアに連れていく。これによって基本的要求を自らでは満たせない子どもを介助者の手に委ねることになる。JumpSTARTトリアージは、呼吸状態の評価でSTARTトリアージとは相違がいくつかある。呼吸をしていない小児を見つけたら、すぐに脈をチェックする。脈がない場合は傷病者を黒と判定する。呼吸はないが脈がある場合は、用手的気道確保で気道を確保する。

傷病者が呼吸しない場合は、5回、人工呼吸を行なって再度呼吸をチェックする。呼吸が出現しない小児は黒と判定する。JumpSTARTトリアージとSTARTトリアージの違う主な理由は、小児における心停止のもっとも頻度の高い原因が呼吸停止であるためである。

JumpSTARTトリアージの次のステップは、正確な呼吸数を計測することである。呼吸数が15回/分未満、もしくは45回/分以上の場合は緊急治療群とし、傷病者を回復体位としてから次の傷病者に向かう。呼吸数が15〜45回/分の場合には、さらに評価を進める。

次に、JumpSTARTトリアージでは循環状態を評価する。STARTトリアージと同様に、脈拍をチェックする。腕頭動脈をチェックする必要はないが、はっきりと容易に触知できる脈拍で評価する。脈拍が触知できない場合は、小児を緊急治療群として、次の傷病者へ進む。脈拍が触知できる小児であれば次の評価に移る。

最後の評価は意識レベルである。

小児では発達に違いがあるため、反応は様々である。JumpSTARTトリアージでは、AVPU修正スケールを用いる。反応がない、あるいは痛み刺激で異常肢位をとる、理解できない発声がある、払いのける動作がない場合には緊急治療群とみなして、そのようにタグ付けする。痛み刺激に払いのけるか引っ込める、あるいは意識がはっきりしている小児は、待機治療群と考える。

トリアージカテゴリー

4つのトリアージカテゴリーがある。IDMEの覚え方は、それぞれのカテゴリーを思い出すのに便利である：緊急治療群（赤）、待機治療群（黄）、保留群（緑）、死亡群（黒）（**表11-4**）。これが、診療や搬送の順位となる。

緊急治療群（赤タグ）の傷病者は第1優先である。緊急の処置と搬送が必要である。多くの場合ABCの問題、頭部外傷、ショック症状・所見がある。

待機治療群（黄タグ）の傷病者は第2優先で、処置と搬送が必要であるが、一時的に待機が可能である。傷病者の多くは、脊髄損傷を含む背部損傷など複数の骨・関節損傷がある。

保留群（緑タグ）の傷病者は第3優先である。傷病者は現場での処置が必要でないか、"最小限"の治療ですむ。現場では"歩行可能な傷病者"に分類される。損傷としては、打撲、挫傷、裂創などの軟部組織損傷を負っている。

最後の優先順位は死亡が予想される群（黒タグ）で死亡しているか、重篤な損傷を負っていて、最善の治療を施しても、ほとんど生存の見込みがないものである。このカテゴリーには心停止や開放性脳損傷が含まれる。医療資源が限られている場合は、さらに呼吸停止も含まれる。このカテゴリーの傷病者は他の3つのカテゴリーの傷病者の処置と搬送が済んだ後、処置や搬送を行う。

トリアージタグ

傷病者にタグ付けする、あるいは何らかのラベルを付けることはきわめて重要である。傷病者をタグ付けすることで容易に追跡ができ、病態の正確な記録を記載できる。

トリアージタグは防水性で容易に判読できるようにすべきである（**図11-26**）。傷病者のタグやテープは

表11-4 トリアージの優先度

トリアージカテゴリー	外傷例
赤タグ：最優先（緊急治療群） 緊急処置と搬送が必要で、最初に医療処置を行って、可及的速やかに搬送する必要のある傷病者。	・気道および呼吸障害 ・制御できない重篤な出血 ・重篤な内科的疾患 ・ショック症状（低血圧） ・重度熱傷 ・開放性胸部、腹部損傷
黄タグ：第2優先（待機治療群） 処置と搬送を一時的に待機できる傷病者。	・気道に問題のない熱傷 ・複数箇所にわたる大きな骨・関節損傷 ・脊髄損傷を含めた背部損傷
緑タグ：第3優先（保留群） 軽い処置が必要あるいは処置の必要もなく、最後まで搬送を待機できる傷病者。	・軽度の骨折 ・軽度の軟部組織損傷
黒タグ：第4優先（死亡が予想される群） すでに死亡しているか、生存の可能性がほとんどない傷病者。この群を診療する前に救命可能な傷病者を手当てする。法執行機関の調査官や検死官は、何が起こったのか証拠収集を最大限行うために、遺体が乱されるのは最小限にしてもらいたいと考えている。	・明らかな死 ・開放性脳損傷など明らかに救命不能な外傷 ・呼吸停止（限られた医療資源下の場合） ・心停止

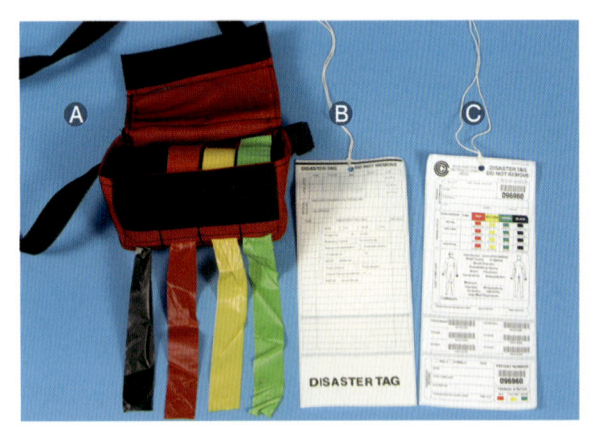

図11-26 トリアージタグ。（左から右へ）A. 防水性大量破壊兵器用タグ　B. 背面、C. 正面

色分けし、はっきりと傷病者のカテゴリーが見えるようにする。トリアージカテゴリーを示すシンボルとカラーを使用することは、色盲の救助者がいた場合には役立つ。

タグは傷病者の医療記録の一部となる。タグの番号と一致した番号の書いてある切り取り式の受領証がついているものが多い。傷病者に意識がなく、現場で同定できない場合、タグは追跡目的の鑑別子となる。

トリアージエリア

トリアージエリアや傷病者集積エリアでは、傷病者を再評価して、身体的なトリアージカテゴリーに沿って分ける。緊急治療群（赤）にトリアージされた傷病者はすべて、外側警戒線区域の緊急車両到着地点に近い位置に置く。この場所は比較的安全で現場より風上で高い位置にあることが望ましい。傷病者に処置を施行し、監視し、頻回に再評価を行って、速やかに搬送する。

SWAT評価トリアージ

多数傷病者発生の原因となる銃撃や爆発、大量破壊兵器の使用があるとき、事態対処医療要員は、現場で緊急医療処置が必要なすべての傷病者を評価し安定化処置を施すべきである。しかしながら事態対処医療要員の役割はSWATユニットのために医療支援と処置を行うことである。同時に処置を行う必要のある複数の傷病者がいた場合、最初に評価しなければならない傷病者はSWATユニットの傷病者である。これはSWAT評価トリアージとしてよく知られており、実践的で法的にも守るべき原則である。SWAT評価トリアージでは、現場の他の傷病者のトリアージ、評価、救命処置を第2優先で施すことになる。

SWAT隊員が第1優先になる理由は主に3つある。

> **現場では**
>
> 出動中に負傷、あるいは疾病を発症した事態対処医療要員は、第1優先順位として取り扱い、安定化処置を行い、現場から離脱して搬送させることで、残された事態対処医療要員の士気を保つようにすべきである。

1. ほとんどすべての環境下で、SWAT隊員は救助を受入れ、救助者に対して戦おうとしたり、被害を与えたりすることはない。まれに、被疑者とSWAT隊員ともに負傷した際には、SWAT隊員を最初に処置できれば、より迅速に双方を評価し、処置することが可能である。SWAT隊員は、医療要員に向かって戦う、あるいは、治療に抵抗したりすることはなく、協力して、助けてくれる。
2. SWAT隊員は任務に専念している。迅速な傷病者評価でSWAT隊員が致死的損傷を負っている可能性があるかどうかを判断する。
3. 負傷したSWAT隊員は、既知の武装をしている。この武器をとられて被疑者に使用されたり、誤って負傷隊員が使用したりしないように安全にしておく必要がある。被疑者の場合は武器を所持しているかも知れず、負傷したSWAT隊員が安定化するまで被疑者を監視し、手錠をかけ、銃口を向け、評価したり、処置をしたりしない。

まとめ

確認事項

- 事態対処現場ではもっとも優先度が高いのは自分自身の安全を守ることである。同僚の安全を守り、評価する前に被疑者を検索して全方位に状況確認を行って自分自身の安全を維持する。
- Call-A-CAB'N Go は事態対処における傷病者評価の覚え方で、下記の頭文字である。
  - 起きたことを伝えるために自分のユニットと連絡をとり助けを呼ぶ（Call out for help）。
  - 脅威を排除する（Abolish all threats）。
  - 循環を評価して管理（Circulation）。
  - 気道を評価して管理（Airway）。
  - 呼吸を評価して管理（Breathing）。
  - 神経学的状態を評価する（Neurologic status）。
  - 適切な高度医療施設へ行く（Go）。

  遠隔からの医療評価は事態対処医療の独自の視点であり、事態対処医療要員は直接接触することなく、安全な離れた場所から視診で傷病者を評価して、生死を判断する。
- 立てこもり事案での医療では、人質や立てこもり犯に関する医療情報を取得して、交渉チームを支援する。
- 多数傷病者事件では、成人はSTART トリアージでふるい分け、小児は JumpSTART トリアージで行う。

重要語句

AVPU スケール
　意識がある、声かけに対して反応する、痛み刺激に反応する、反応しない、の4項目のどれに傷病者の意識レベルがあてはまるかを迅速に評価する方法であり、主に評価の初期で用いられる。

JumpSTART トリアージ
　8歳以下か、もしくは体重が100ポンド（約45 kg）に満たないと思われる小児の選別システムである。独歩できない幼児にも適応される。

SAMPLE 法による病歴聴取
　症状/症候、アレルギー、服用薬、既往歴、最終食事摂取、病気やけがを負った出来事から判断する簡便な病歴聴取である。

START トリアージ
　Simple Triage and Rapid Treatment の略語で、歩行の可否、呼吸状態、循環状態、意識レベルといった限られた評価手段を使用する、選別方法である。

遠隔からの傷病者評価
　安全な離れた場所から傷病者を視診で評価して、生死を判断することを目的とする。

改訂外傷スコア
　グラスゴーコーマスケール、収縮期血圧、呼吸数を検討して、それぞれの点数から次の計算式で計算して得られる数値であり、0から7.8648の値となる。外傷を評価するスコアシステムである。改訂外傷スコア＝0.9368×（グラスゴーコーマスケールの点数）＋0.7326×（収縮期血圧の点数）＋0.2908×（呼吸数の点数）

グラスゴーコーマスケール
　意識レベルを判断するのに用いられる評価方法で、開眼、言語・運動反応でそれぞれ点数を計測して、スコアを割り当てて評価し、合算する。傷病者の予後を予測するのに有用である。

トリアージ
　外傷の重症度や医療の必要性に基づいて診療や搬送の優先度を決める手順である。

第12章 出血の制御

学習目標

- 外出血と内出血の識別について説明することができる。
- 制御可能な出血とそうでないものとの違いを説明することができる。
- 止血帯使用の重要性を説明することができる。
- 市販されている止血帯の使用方法について説明することができる。
- その場にあるものを止血帯として活用する方法について説明することができる。
- 種々の止血剤の適用について説明することができる。

はじめに

　出血は容易に視認できる外出血と、隠れた内出血に分けることができるが、いずれも潜在的に危険で、体を弱らせ生命を脅かす要因になりうる（図12-1）。もし、出血を制御できなければショックを招き、死に至る。外傷患者においてショックに陥る最大の原因は出血であり、通常そのショックは損傷を受けた臓器から起こる。本章では、事態対処現場における出血の対処について検討する。

出血の同定

　出血とは血球や血漿成分が毛細血管や静脈、そして動脈から漏出する現象である。一般的な成人において血液量は約5〜6Lとされ、500〜1,000 mLは失ってもとくに害はない。しかしながら、問題視しなければならないのは傷病者の身体サイズに相対してどれだけ出血したかによる。視認できる出血のみで、その重症度を推量することは得策ではない。例えば、大腿骨の開放骨折のような重症外傷は、さほど出血するものではないが、その一方で、小外傷とされる頭皮裂創は驚くほど出血する。
　内出血の有無やその重症度は受傷機転（mechanism of injury；MOI）から推測できる。つまり、いかにして受傷（墜落、銃傷、刺創、交通事故など）したのかによる。通常、視認できないものの内出血こそ、血液循環系から深刻な大出血を引き起こす。血管から漏出した血液は胸腔・

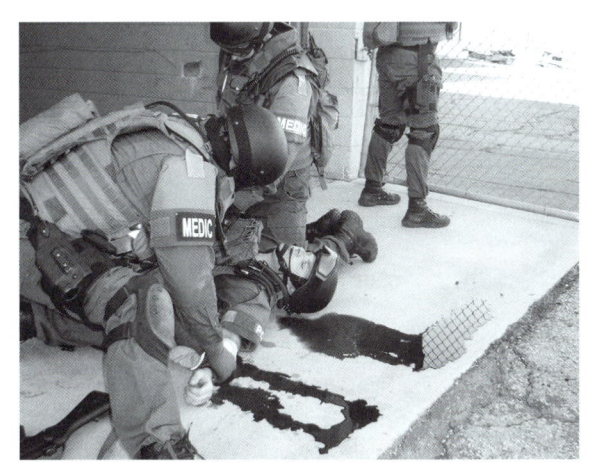

図12-1　制御できない出血はショックや死を招くため、事態対処医療要員（TMP）は現場において負傷したSWAT隊員の出血を制御しなければならない。

腹腔・四肢に蓄積し、血圧の低下を招き、末梢循環不全、いわゆるショックとなり、最終的に死に至る。また、傷病者の外傷に気づく前にショックが顕在化していることもあろう。

受傷し、疼痛があり、腫脹し変形があるなどの四肢は往々にして長幹骨の骨折を伴い、同時に発生する出血に対して十分な対応が必要とされる。これらの詳細は、第20章「四肢外傷」で述べる。上腕骨や脛骨の骨折では最大で750 mLの出血がみられ、一般的に大腿骨骨折は約1,500 mLの出血がみられ、骨盤骨折では数Lの出血が骨盤内で起こる。

出血の原因とその特性

一般的に動脈からの出血（動脈性出血）は明るい赤色（酸素を多く含むため）で拍動性である。血圧がこの拍動をもたらし、止血を困難なものにする。その後、循環血液量の低下が血圧低下をもたらし、出血量は徐々に低下していく。

静脈からの出血（静脈性出血）は動脈からの出血と比べ暗赤色（酸素が少ない）で比較的ゆっくり、溢出的に出血するが、損傷した静脈の大きさによる。血圧ではなく、圧力の低い静脈圧に関与するため、止血は容易であるが、時におびただしい出血となり生命に危険を及ぼす。四肢近位での大きな外傷は隣接する動脈と静脈を同時に損傷させるためである。毛細血管からの出血（毛細血管性出血）は暗赤色でじわじわと滲み出るように出血する。動脈からの出血と異なり、静脈や毛細血管からの出血は自然に凝結し出血が止まる場合がある（**図12-2**）。

出　血

外出血は通常ガーゼなどを使用した直接圧迫によって容易に止血することができるが、内出血は通常、外科医による血管クランプ術などがなされるまで完全な止血はなかなかできない。それは出血部位自体が明らかに視認できず、簡単にアプローチできないからで、重症化する前に、その徴候や症状を見逃さず、判断することが肝要である。

外出血

外出血とは損傷した皮膚と、主にその下にある血管から出血するものである。外出血は裂創、刺創、挫傷

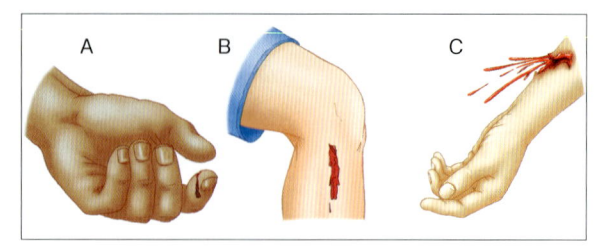

図12-2　A：毛細血管からの出血は暗い赤色でじわじわと滲み出るように出血する。B：静脈からの出血は溢出性で動脈からの出血と比べて暗い色をしている。C：動脈からの出血は明るい赤色で脈に合わせて拍出する。

（銃創を含む）、切断、擦過傷、挫創によって発生する。これらの外傷については第21章「軟部組織の損傷」で詳述するが、重症度などは、どのような損傷形態、どの血管を損傷したかによってもさまざまである。

例えば、動脈からの出血は一様に拍動性の出血ではなく、血圧の低下とともに拍出も緩やかになり、動脈が切断されたとしても、周囲の筋組織からの遊離物が出血点をさえぎり、溢出性の出血となったり、時に出血さえしない場合もある。対照的に動脈硬化症（動脈が硬化している）の高齢者などは血管壁に蓄積したカルシウムなどの物質が動脈の収縮を妨げ、大出血となり、すぐに止血しなければ生命を脅かす結果となる。

事態対処現場においても同様に、外出血は常に生命を脅かす大出血につながるものではなく多様である。例えば、ビルの中で爆発が発生し、ビルが崩壊した際に、そのコンクリート片によってSWAT（Special Weapons and Tactics、特殊火器戦術部隊）隊員が四肢の一部を切断した場合でも少量の出血しか呈さないこともある。それは、その受傷部やその血管がはさまれたりつぶされたりして血管損傷をもたらし、動静脈の血液があっという間に凝固するためである。反対に警察官が鋭利なナイフによる刺創や、高速弾による銃創を大腿近位に受けた場合、大腿動脈からの大量出血となる。この場合の唯一の効果的な処置は止血帯による止血である。

内出血

内出血とは体内の臓器から発生する出血である。例えば骨折した小さな骨（上腕骨、足骨、腓骨等）からの制御可能な少量出血も含まれる。対照的に体幹部（胸腔、腹腔、後腹膜腔、骨盤腔）の大きな空間に発生する出血は制御しづらく、その診断をつけることは事

態対処現場において非常に困難である。

しかし、これらの内出血は速やかに治療されなければならない。皮膚の変色や打撲の痕などの内出血の徴候は必ずしも早期にみられるものではないため、診断するにはその他の徴候や症状等の受傷機転の評価などから予測される臨床上の変化を探らなくてはならない。つまり、疼痛部位に注意を払い、頻脈、目眩症状、意識の変容、その他のショックの徴候（皮膚の蒼白など）を観察する。内出血の傷病者の管理はショックの管理といっても過言ではない（第15章「ショックの管理」参照）。研究によれば、多くの鈍的外傷と内出血は外科的処置以外でも制御はできるとされているが一時的なものであり、内出血を負った傷病者は可及的速やかに後送し、確定診断がなされ、外傷と傷病者の容態に応じた治療・管理ができる医療機関に搬送されるべきである。

制御できる出血とできない出血

直接圧迫止血や止血帯によって制御できる出血は、受傷したSWAT隊員自身または付近にいる隊員や事態対処医療要員（tactical medical provider；TMP）によって一時的に止血される（図12-3）。軽度の出血や、緩慢な出血の傷病者は簡易な固定を行ったのちに後送され、1～2時間以内に病院に搬送された場合、予後は良好である。

ほとんどの外出血は直接圧迫によって止血でき、動脈からの出血であっても5分以上の圧迫によって凝血し止血することができるが、四肢外傷においてガーゼなどをあて、直接圧迫止血で出血が制御できない場合は止血帯が有効になる。

制御できない出血は、緊急事態となるため、傷病者の評価には生命を脅かす出血を見つけることが含まれる。事態対処現場において、出血を確認したら速やかに止血（制御）すべきであり、止血が困難であれば、傷病者を迅速に固定、救出し、確定診断と高度な治療が行える医療機関に搬送することに全力を傾ける。

出血における生理的反応

通常、動脈からの出血は明るい赤色（酸素を多く含むため）で拍動性であるが、血圧の高値はこの種の出血の止血をより困難にする。循環血液量が低下すると血圧が低下し、それに伴って出血量も減少する。しか

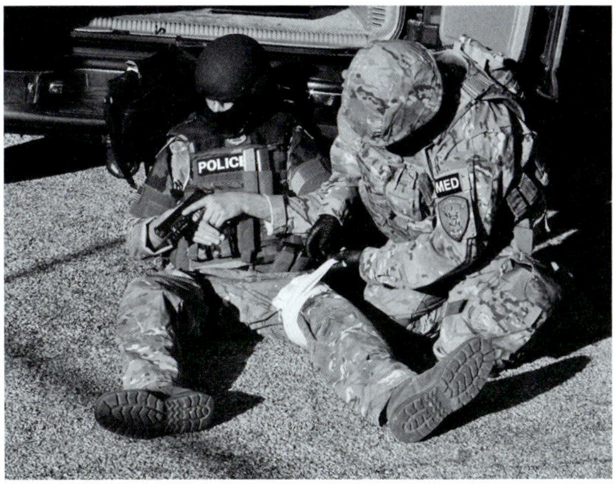

図12-3 直接圧迫で制御可能な外出血は、事態対処医療要員によって迅速かつ効果的に止血される。

しながら健常な生体は出血に伴い、血圧の低下を補おうとして心拍数が上昇し、この反応はさらなる出血を招くため、できる限り致死的出血を圧迫することは必須である。

元来、血液は外気に触れることで、およそ10分以内に血液中の凝固系システムが反応し自然止血する能力がある。健常な65歳以下の生体では、静脈が損傷し出血した場合、直ちに血液が流出するが、その静脈の切断面が収縮しはじめ、出血が減少する。また血小板が損傷部位に集積して塞ぐことで止血する。出血は直接圧迫や止血帯で血管を圧迫し出血点の血流を遮断しつつ、この凝結システムを働かせなければ止血できないのである。損傷組織が液体や外部環境に接触することで血液の凝固因子が活性化される。

出血の治療

まず、事態対処現場でのCall-A-CAB'N Goの手順のCAB（circulation 循環、airway 気道、breathing 呼吸）を行う前に個人防護具（手袋、マスク、ゴーグルなど）を確認する。次に迅速に、制服が黒くなっていたり、赤くなっていたりしないか、出血や受傷部位を確認する。SWAT隊員が防弾ベストを着用している場合は首元に血がにじみ出ているかもしれない。事態対処医療要員が近接できるようであれば傷病者のもとに向かうが、できない場合は傷病者を担いで事態対処医療要員の下に搬送する。すでに多量に出血している場合は、もう出血は少なくショックに陥っているかもしれない。目撃していた人に受傷した場所でどの程度

現場では

以下の徴候がみられた場合、その出血が生命にかかわる出血になるかもしれないと考える。
- 受傷機転が甚大な場合、とくに腹部・胸部・骨盤部に大きな外力が働いた場合、重大な内出血を示唆する。
- 外見上の異常がみられる場合、例えば皮膚の蒼白、冷汗、自発運動の低下
- ショックの徴候
- 傷病者が倒れている路面などに大量の出血痕がみられた場合。
- 急速な出血
- 制御不可能な出血

出血していたのかを確認する。このような証言と視診をもって、およその出血量を推量する。

手袋を装着した手で、身体の隠れている部分、すなわち後頭部、頸部、背部、殿部、下肢に触れ、手袋に血液が付着しないか確認する。もし可能であれば、他のSWAT隊員の手を借りて防弾ベストを脱衣させ、体幹部を保持するなど、補助を依頼する（図12-4）。救急はさみやナイフを使用して着衣を裁断し、ほかに出血がないか確認する（図12-5）。時に防弾ベストの着用が必要な環境下においても胸腹部の観察のためにこれを脱衣しなくてはならない場合もあるが、離脱時にさらに負傷するのを防ぐために再度防弾ベストを装着させるべきかどうかは状況に応じて検討する。

生命も脅かす出血に対して、われわれのゴールは止血であるが、その方法は一様ではなく、さまざまな要因でさまざまな方策が存在する。忘れてはならないのは四肢の大出血は速やかに止血帯で止血しなくてはならないし、体幹部の穿通創などはロード＆ゴーと判断し、直ちに搬送しなければならない。

安全のために

事態対処現場において、危険が排除できないために事態対処医療（tactical emergency medical support；TEMS）隊員が受傷したSWAT隊員に接近できない場合があるが、大量出血はショックを招き、生命を脅かすことになる。したがってSWAT隊員は隊員自身（セルフエイド）や、またはバディ（バディエイド）として応急処置のトレーニングを受けておかなければならない。つまり、すべてのSWAT隊員は大量の出血に対し、直接圧迫止血や止血帯を使用した止血法を熟知しておかなければならない。

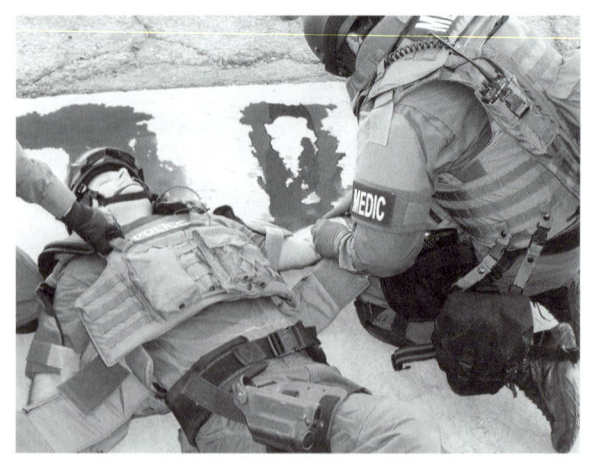

図12-4 活動区域が安全であれば、防弾ベストを脱がせ、体幹部を露出し、ほかに出血している外傷がないか確認する。

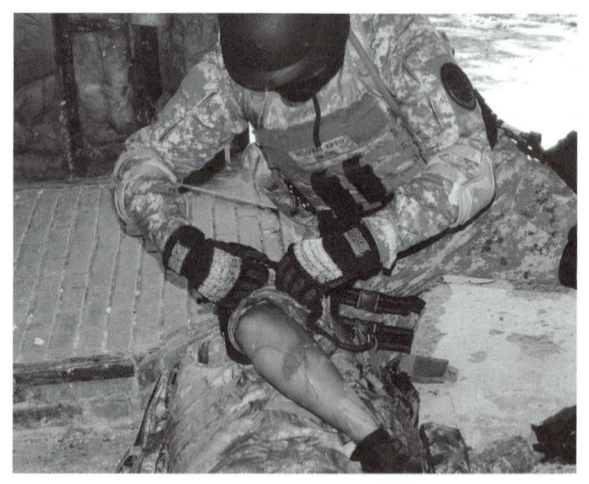

図12-5 出血点を露出させ、受傷部と受傷機転との整合性を確認する。

銃弾の飛び交う中で傷病者にできることは限られてくる。時には危険を排除し、遮蔽物の背部に離脱することが優先される。

致死的な直接の脅威がある場所で大量出血している傷病者に事態対処医療要員が止血できることはほとんどない。負傷した隊員自らまたは相棒（バディ）によってまず遮蔽物の陰に離脱し、そうしてはじめて止血帯による止血やガーゼなどによる直接圧迫止血を安全に行うことができる。

もし、遮蔽物の陰の安全なエリアで受傷したSWAT隊員らの応急処置ができるのであれば、軽度または中程度の出血は直接圧迫で対応できる。直接圧迫はもっとも簡便な止血処置であるが、受傷部を露出し、出血点を確認して効果的に行わなくてはならない。

滅菌した被覆材や外傷用の包帯をあて、手袋を装着した手で十分な圧力で圧迫する。そして軟らかい被覆

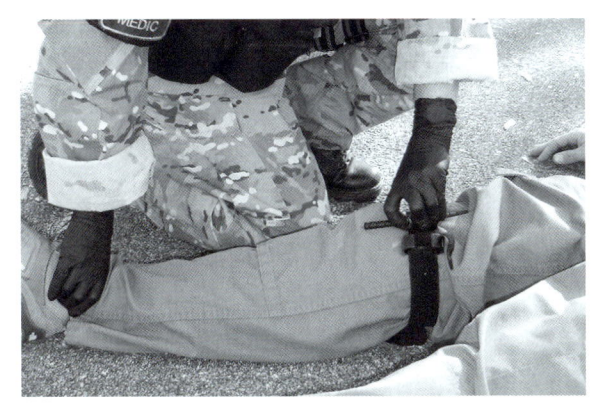

図12-6 容態に応じて四肢の出血を愛護的に制御する。最初に、受傷部を直接圧迫し包帯で圧力を加えるが、状況によって止血帯による止血が優先的に選択される。

材をしっかりと巻きつけ、継続して圧力が加わるようにする。もしガーゼしか使用できないのであれば、ネクタイなどの軟らかい素材で継続して圧迫する。包帯はきつく巻きつけることで止血を期待できるものであるが、出血を制御できない場合は止血帯や追加の圧迫包帯で傷全体を数分圧迫することを考慮すべきで、圧力を高めることによって出血を制御することができるかもしれない。この場合、被覆材がずれないように十分に注意する。イスラエルコンバット包帯（救急包帯）やオラエス™（Olaes™）包帯は、中程度の出血までは効果的に止血することができる。

もし、傷病者の意識が清明で、ほかに重篤な外傷がなく、事態対処医療要員もしくはバディの直接的管理下にあるのであれば十分な圧力を加え、このような圧迫包帯を使用し止血を行う。しかしながら、四肢の大出血に加え、体幹部の負傷を含む多発外傷を負っているなどでロード＆ゴーと判断した場合や、複数の傷病者が同時に発生した場合、事態対処医療要員はその場所にとどまることはできず、止血帯を使用して四肢の大出血を止血することを第一優先とすることが最良の処置となる（**図12-6**）。

以前、医療スタッフは受傷した腕や足を、圧迫止血とともに心臓の位置より高く挙上すると教えられたが、事態対処現場においては、標的となるなどさらなる危険となる。また次の作業に移らなくてはならない場合にも賢明な選択とはいえない。長幹骨の骨折が疑われた場合は、牽引固定がなされるまで決して挙上してはならない。挙上することによって二次損傷を招くようなことはあってはならないからである。挙上することが可能な状態であれば、医療用バックパックなどの身の回りの物を利用し挙上を行う。

牽引や固定を行うことは長幹骨や、ほかの大きな骨からの出血の制御に効果的である（第20章「四肢外傷」参照）。固定しなければ、骨折した骨の断片は動揺によって、さらに血管を傷つけ出血量を拡大する。また筋組織の動きは出血速度を早める。空気封入型副子（エアーバンデージ）は四肢の軟部組織や血管を覆うように、やさしく直接圧迫することができる。つまりこのタイプの副子は、直接圧迫止血と固定を同時に行うことができる利点がある。

止血帯の使用目的

事態対処現場において、四肢の出血にガーゼなどを

医療装備

オラエス（Olaes™）包帯セットは戦闘用圧迫包帯で、特殊作戦に従事する特殊部隊員によって考案されたものである。長さ3mのガーゼパッドが包帯に含まれており、大きな開放創に詰め、血液を吸着させ止血しやすくするためのものである。また、このガーゼパッドの外側に貼り、創を閉塞させるためのプラスチック製のシートも同封され、これは開放性の胸部外傷などの一方弁を作成するためのシール材としても活用でき、ワンタッチで展開できるように収納されている。さらに、付属のプラスチック製のカップが包帯に取り付けられており、カップの平らな底面を出血点にあて、包帯を巻くなかで圧力を集中させ、効果的に止血することができる。また、そのカップを反転させると目を負傷した場合の硬性保護材として使用することができる。包帯自体には数インチごとにベルクロテープが縫い付けられており、止め金具が外れた場合や、包帯を巻いているときに誤って包帯を落としてしまっても解けていくことはない（**図12-7**）。

イスラエルコンバット包帯（救急包帯）は十分な圧力を加えることができる包帯で幅広い用途がある。吸収性の高いガーゼパッド（いくつかの種類はパッドが2枚）が縫い付けられており、伸縮性の高いガーゼでそのパッドをずれないように止められる（**図12-8**）。それに加え、D型のプラスチック性の棒がガーゼ付近に取り付けられており、その平面部分によって傷口に十分な圧力を加えることができる。

オラエス包帯やイスラエルコンバット包帯はともに包帯の終端にプラスチック製のクリップが付属しており、十分な圧力を加えるために包帯を回転させるが、そのあとにほどけないように固定することができる。これらの包帯は止血帯のようにきつく縛ることができるが、動脈からの出血に対し十分に止血できない場合がある。オラエス包帯やイスラエルコンバット包帯には幅が4インチ（約10cm）のものと、6インチ（約15cm）のものがあり、滅菌、真空ののち、二重に包まれ、コンパクトに携行しやすくなっている。

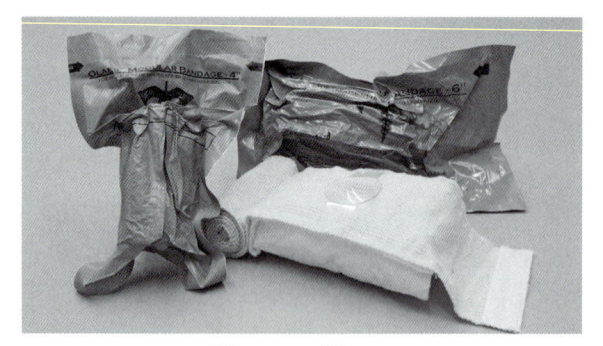

図12-7　オラエス™（Olaes™）包帯セット

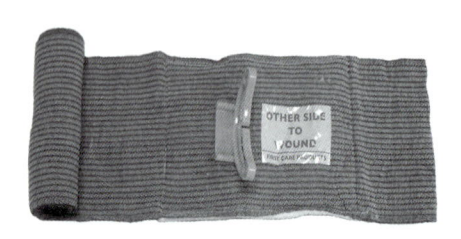

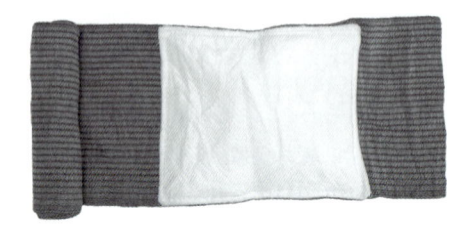

図12-8　イスラエルコンバット包帯（救急包帯）

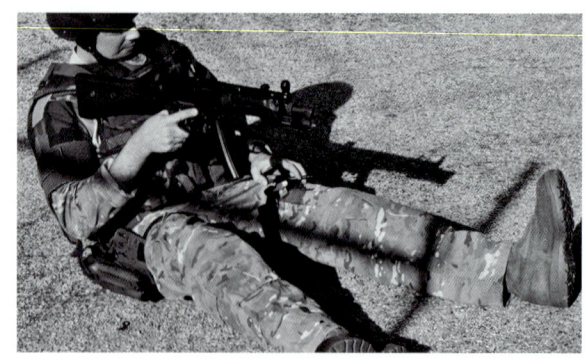

図12-9　最前線でSWAT隊員が受傷し、かつ孤立した場合、隊員自身ができる処置は、まず止血帯を用いて止血することである。

使用した直接圧迫止血やその他の止血法が有効でない場合や、動脈性の出血などは止血帯の使用が有効である。その理由として、直接圧迫止血では後送中に出血を継続して管理することは困難だからである。例えば最前線でSWAT隊員が受傷し、かつ孤立した場合、隊員自身に可能な処置は、まず止血帯を用いて止血することである（図12-9）。

止血帯は2～3時間以内に解放すれば神経損傷を起こすことはまれである。事実、外科医も日常的に手術中、出血を減少させるために四肢に止血帯を使用し、一定の時間経過後に開放しているが悪影響は発生していない。しかし、それは長時間に及ぶことはなく、長時間の使用は虚血や神経障害を発生する可能性がある。確かに止血帯使用による弊害を完全に払拭することはできないかもしれないが、大量の出血や四肢切断などの大量の失血による循環血液量減少性ショックへの移行を阻止することは、これらのリスクを上回る。

受傷部を直接圧迫する、挙上する、ガーゼで圧迫するなどでは制御できない出血は止血帯の使用で制御することができ、傷病者を救命できるものもある。直接

安全のために

止血帯の代用品として細いワイヤーやロープ等を使用してはならない。これらの幅の狭いものは、適切な圧力を与えることはできない。

圧迫が効果的でないと判断したならば、直ちに止血帯を使用すべきであり、切断肢がそのよい一例である。また、四肢からの大量の動脈性の出血も止血帯の使用が有効である。

四肢の切断で、時間的余裕がない緊急時は1～2インチ（2.5～5 cm）ほどの幅広の止血帯を使用すれば、軟部組織や神経の障害は最小に抑えられる。もし、市販品のCAT®（Combat Application Tourniquet®）やSOF™ タクティカルターニケット（Special Operations Force™ Tactical Tourniquet；SOFTT）が使用できない場合、身の回りに代用できるものがあれば使用する。

止血帯の使用方法

すべてのSWAT隊員は、いかなる任務環境であっても、各自止血帯を取り出しやすい場所に携行すべきである。負傷者に止血帯を装着する場合、受傷した隊員の止血帯を使用する。

CATやSOFTTの使用方法は次のとおりである。

1. 止血帯を出血している受傷部の数インチ上部にあてる。
2. ベルトを付属のバックルに通し、しっかりと巻きつける（図12-10）。
3. ロッドを回してゆっくりと直接圧迫を加える。出血が止まるまで回す。出血は1～2分は滲み出

る場合がある。

4. ロッドをクリップ状の固定具に引っ掛け、固定する（図12-11）。
5. 出血が止まっていることを確認する。もし出血が持続している場合は、その出血が止血帯の上部からか下部からかを確認し、ほかに外傷があるかどうかを確認する。その後、さらに止血帯を締め上げるか、新たに別の止血帯を近位側（最初に巻いた止血帯の近位）に装着する。
6. 止血帯を装着した時間を記載する。トリアージタグ、傷病者観察票、もしくは傷病者の前額部に「T」または「TK」と実施した時間を記載する。傷病者評価を行い、傷病者の後送・搬送の最良の方法を判断する。止血帯は病院に着いて評価が行われるまでそのままにしておく。

もし市販の止血帯がない場合や、複数傷病者が発生し止血帯が不足している場合などは、三角巾と棒状のものを使用するなどして下記のとおり止血を行う。

1. 傷病者のズボンの一部を切り取るなど十分な長さの布を探し、止血帯の代用とする。ネクタイや三角巾は3〜4インチ（7.6〜10 cm）ほどの適切な幅に折る。
2. 受傷部からおよそ1〜2インチ（2.5〜5 cm）ほどの近位に、できれば2回以上巻きつける。現場の状況から着衣を裁断し受傷部を確認できない場合は、近位側でよい。
3. 結び目をつくり、その結び目の間に丈夫な棒状のものを差し込み、固く結ぶ。
4. 棒状のものを回転させ、止血されるまでしっかりと締め上げる（図12-12）。
5. 回転させる結び目と棒状の部分が皮膚を挟んでいないか、組織を潰していないか確認する。
6. 棒状のものが後送中や搬送中に緩んでこないように固定する。受傷部を傷つけないように清潔でなめらかな布で覆う。
7. 接着テープやトリアージタグ、または傷病者の前額部に「T」や「TK」の文字と止血を行った正確な時間を記載する。可能であれば「装着時間」と記載するのがよい。テープを前額部に貼るのもよい。病院に収容された際にスタッフに分かりやすいようにする。診療報告書にも記載しておく。
8. その他、活用できるものとして血圧計があげられる。出血点から近位にカフを巻き、止血できるまで十分に加圧する。血圧計のゲージで、徐々に圧が抜けてこないか確認する。減圧バルブから圧が抜けてくる場合はカフへのチューブにガーゼなど、当て布をしたあとに止血鉗子で挟み、エアーの流出を防ぐ。

以上のような止血帯法で止血した場合は、決して安易に緩めたり、外してはならない。これは凝血した血

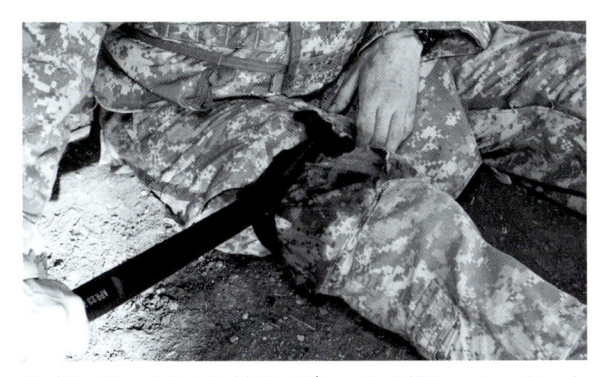

図12-10　ベルトを付属のバックルに通し、しっかりと巻きつける。

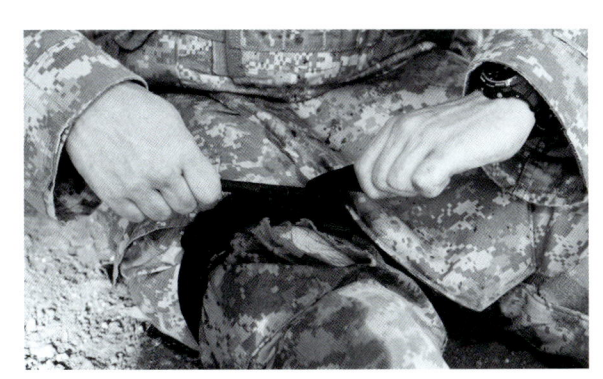

図12-11　ロッドをクリップ状の固定具に引っ掛け、固定する。

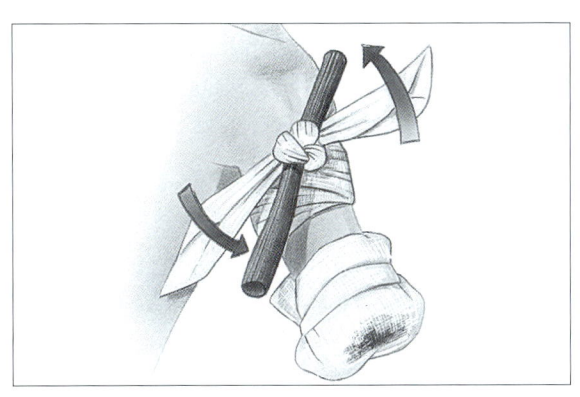

図12-12　棒状のものを回転させ、止血されるまでしっかりと締め上げてから固定する。

栓が剥離し、再出血を招き、生命を脅かす大量の出血となるかもしれないからである。止血帯の解除は後送予想時間が2時間未満の場合は行ってはならない。ガーゼなどによる直接圧迫止血や止血剤を併用して、止血帯による出血の制御を継続する。

止血剤と被覆材

止血剤は止血帯だけでは容易に制御できない外出血に使用される。また、止血帯を緩めたり、解除したりするときに使用される（後送時間が2時間を超える場合など）。事態対処現場で使用される場合は、メディカルディレクターの包括的指示によって判断され、使用される。また市販の止血剤や被覆材はそのメーカーの指定する適用となる外傷に使用され、どのような場合に適切なのかをあらかじめ確認しておく必要がある。

クイッククロット®（QuickClot®）コンバットガーゼは3インチ（約7.5 cm）幅で12フィート（約3.6 m）の長さがあり、ロール状に巻かれ、防水のプラスチックパッケージに密閉されている（**図12-13**）。これはゼオライト（カオリナイト鉱石を主成分とする粘土）、天然凝固促進物質がガーゼに浸み込ませてあり、いくつかの研究では出血を減少させるとされ、米軍などに承認され、2008年に戦闘負傷者医療委員会（Committee on Tactical Combat Casualty Care）でも現在第1選択の止血剤として推奨されている。これは大きな開放創などに容易に詰め込んだり、塞いだりして止血できる。その後、これは出血を管理できる救急処置室や手術室で取り外される。

ヘムコン™止血帯は多種のサイズ（1.5インチ平方、2インチ平方、4インチ平方）が販売されており、エビの外殻のキトサン成分を含んだ泡状の薬剤がガーゼに塗布されていて、このキトサンには凝固作用と抗菌作用もある。しかし、製造会社の報告ではアレルギー反応に関してとくに起きていないとしているが、甲殻類の重大なアレルギー反応が個人によって起こりうることを注意喚起している。

医療装備

商品化されている止血帯に加え、緊急時に止血帯として使用可能な丈夫な布をそろえて携行する。ロッドもいくつか用意しておく。

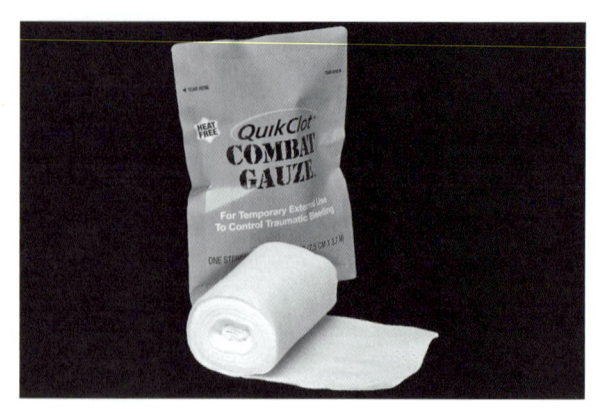

図12-13 クイッククロット®（QuickClot®）コンバットガーゼ

考慮すべき集団

商品化されている止血帯は小児に使用してはならない。もし、小児の四肢に多量の出血がみられる場合は布を使用するか、その他の1.5～2インチ（3.8～5 cm）幅の軟らかい素材のものを代用する。

新しいヘムコン™カイトガーゼ™は、多種のサイズ（1×3インチ、3×9インチ、3×28インチ）や、2インチ平方、4インチ平方の8枚重ねのヘムコン™ガーダケア™が販売されている。さらに、新しいカイトガーゼ™は4インチ（10 cm）幅4ヤード（3.7 m）の長さの戦闘用で、長めに作られている。あらかじめZ型に折り目がついており、開封時や伸展時にパッケージから落下してしまうリスクを低減させる。

セロックス™（Celox™）はイギリスのMedtrade Products社が販売している被覆材で、同様にキトサンが基本原料である。これも多種多様なサイズがあり、顆粒状のものも提供されている。セロックス™ PRO（病院内用）、セロックス™-A（深創部用）、セロックス™ First AID（一般家庭用：ガーゼ、顆粒状）などがある。セロックスガーゼは3インチ（7.6 cm）幅で長さ10フィート（約3 m）のロール状でキトサンを染み込ませたガーゼで、止血を迅速に行うことができる。

そのほか、Trauma Dex™やD-Start® Dry、Act-Cel®ガーゼなどが、米国ではすでに販売されている。これらの新商品は現場で使用する前に、事態対処医療要員からメディカルディレクターに情報を伝え、その有効なデータを評価・検討しておく必要がある。

まとめ

確認事項

- 出血は外傷において、ショックを引き起こす最大の原因である。
- 外出血の多くは直接圧迫や止血帯、止血剤を使用することで出血を制御できる。
- 内出血は迅速に後送し、病院へ搬送する必要がある。
- SWAT隊員が四肢に重大な受傷をし、かつ孤立した場合、隊員自身ができる処置は、まず止血帯で止血することである。
- 止血帯は2〜3時間以内に開放すれば軟部組織や神経に障害を起こすことはまれである。
- 効果的な救命のために、一つは止血帯の使用が必要か否かを判断すること、もう一つは迅速に止血帯を装着することである。いずれも分単位ではなく秒単位の判断、動作が要求される。
- 止血剤や被覆材（ガーゼ、顆粒状）は生命を脅かす重大な外出血の制御に使用され、止血帯が使用できないような四肢外傷や、止血帯の使用が2時間以上に及び、いったん開放をする場合に使用される。

重要語句

止血剤
顆粒状のもの、小袋に入ったもの、ガーゼ等の被覆材などがあり、人体の凝血機能を促進する特殊な化学物質が塗布または配合されている。

受傷機転（mechanism of injury；MOI）
どのようにして受傷したのか、どれくらいのエネルギーがどのように人体に作用したのかという受傷のプロセス。

出 血
毛細血管や静脈、動脈から血球成分と血漿成分が漏出すること。

第13章 基本的な気道管理

学習目標

- 事態対処現場において気道閉塞を引き起こす状況を説明することができる。
- 事態対処現場での頭部後屈あご先挙上法の適応と禁忌を説明することができる。
- 事態対処現場での下顎挙上法の適応と禁忌を説明することができる。
- 事態対処現場での経鼻エアウエイ使用の適応と禁忌を説明することができる。
- 事態対処現場での経口エアウエイ使用の適応と禁忌を説明することができる。
- 事態対処現場において負傷者に対して換気を行う際の事態対処医療要員が考慮すべき特別な器具に関して説明することができる。
- 事態対処現場におけるバッグマスクの使用法を説明することができる。
- 事態対処現場において負傷者に対して気道吸引を行う際に事態対処医療要員が考慮すべき特別な器具に関して説明することができる。

はじめに

　循環に関する問題がいったん解決したなら次は負傷者の気道を評価し確保することとなる（図13-1）。つまり、差し迫った危険がなくなり、比較的安全な状況が確保され、循環が安定したあとで、負傷者の気道にとりかかるべきである（図13-2）。気道を評価し安定させる際に適切な個人防護具を装着していることを確認する。

　目的は負傷者の気道の開放を迅速に確立し維持することである。最初に負傷者が呼吸をしているか、あるいは呼吸をしようとしているかを見極める。覚醒し、意識清明で、会話可能な負傷者に対して気道確保が必要となることはまずない。気道が開放していないなら気道確保せねばならない。気道閉塞はきわめて深刻な状態であり、もし負傷者が呼吸できなければ4～6分で不可逆的な脳の傷害が生じる。

気道閉塞の原因

　気道閉塞は舌、外傷、誤嚥によって引き起こされることがほとんどである。意識を失った負傷者では下顎は弛緩し、舌は咽頭後壁へ落ち込み、気道を閉塞する傾向が出てくる。舌による気道閉塞が軽度であれば負傷者はいびき様呼吸を呈する。一方、舌による閉塞が高度であれば呼吸が認められなくなる。幸いにも舌による気道閉塞を用手的に開放（頭部後屈あご先挙上法や下顎挙上法）することはたやすい。

　外傷を伴う場合、脱落した歯牙、顔面骨骨折、組織、凝血塊、頸部の創によって気道が閉塞するかもしれない。さらに、穿通創や鈍的外傷によって喉頭が損傷、偏位すると声門部がつぶれることにより気道が閉塞することとなる。歯や吐物といった閉塞物が肺に入る（誤嚥する）と致命的となる可能性がある。気道を閉塞することに加えて、誤嚥によって壊れやすい肺の組織は損傷し、病原体が肺にもたらされ、負傷者の呼吸（あるいは補助呼吸）の能力が低下してくる。気道を開放しておくことができない負傷者には、すぐに吸引できるようにしておかなければならない。常に負傷者は胃が食物で満たされた状態であるとみなして対応すべきである。必要に応じて気道内分泌物を除去するため吸引しなければならない。吸引に関してはこの章で後ほど詳しく述べる。

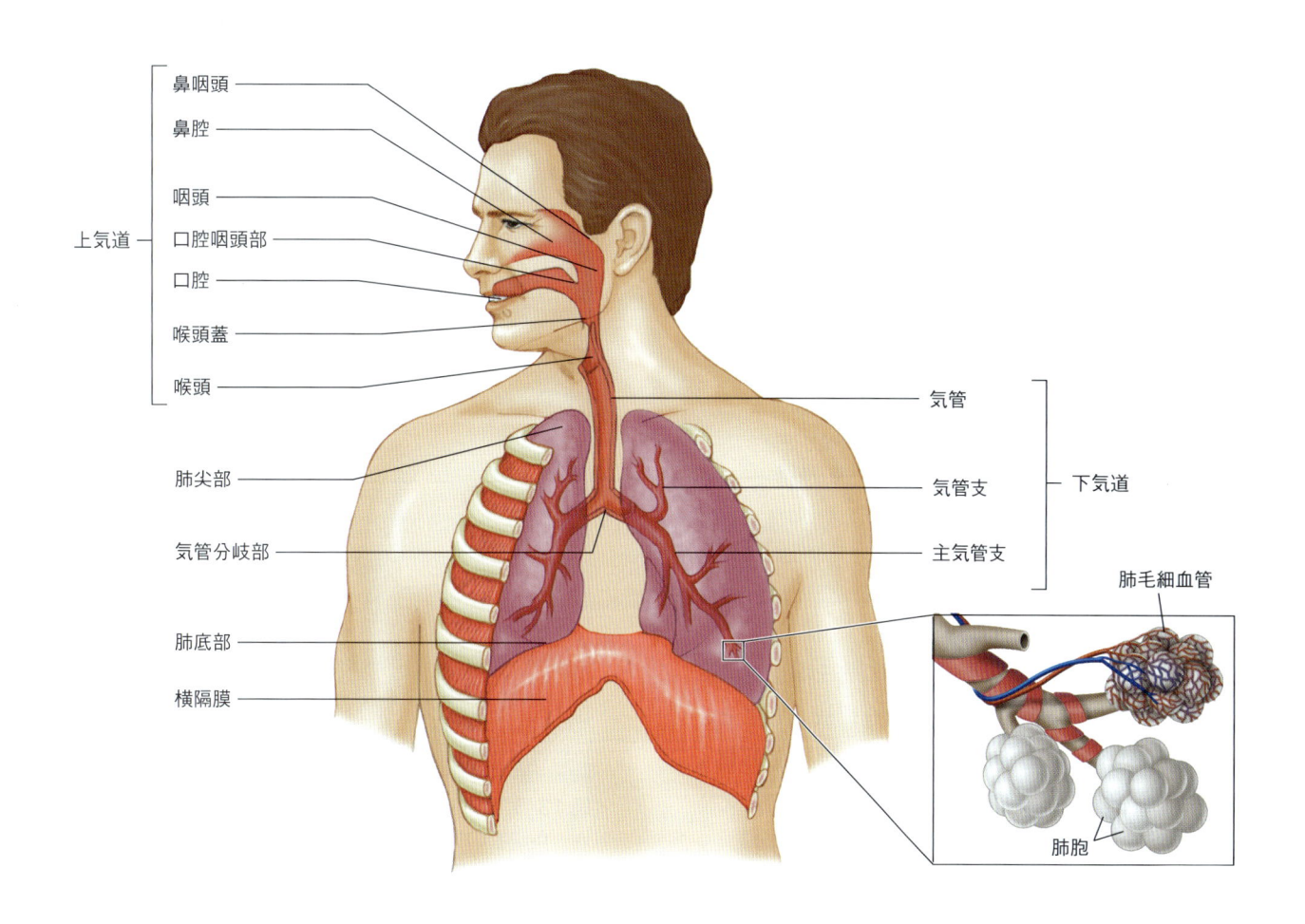

図13-1 呼吸に必要な上気道・下気道の構造

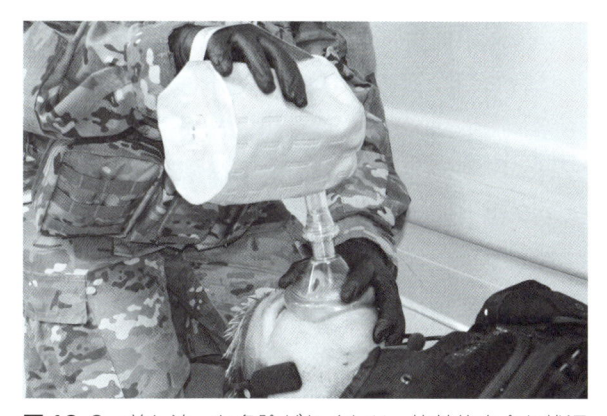

図13-2 差し迫った危険がなくなり、比較的安全な状況が確保され、循環が安定したあとで負傷者の気道確保にとりかかるべきである。

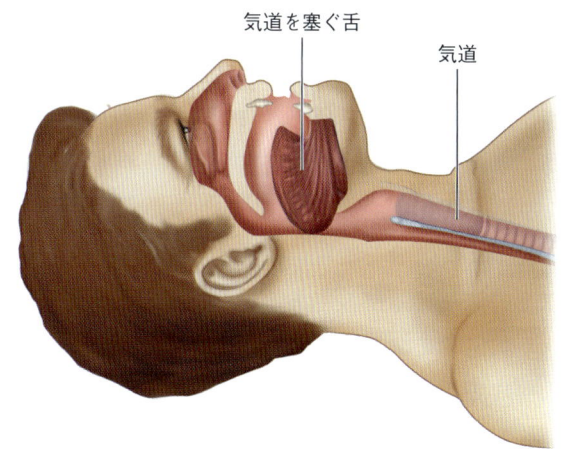

図13-3 舌が沈下し後咽頭を塞ぐと気道閉塞を生じる。

用手的気道確保

時にはもっとも単純でもっとも技術を要さない手技が、負傷者の気道を開放する最速でもっとも効果のある方法となる。反応のない負傷者において、気道閉塞でもっともよくみられる原因は負傷者の舌にある（図13-3）。この問題に対処するには、用手的に負傷者の頭部と顎を動かし舌を前方へ移動させ気道を開放する。これを達成するための簡便な手技に頭部後屈あご先挙上法や下顎挙上法がある。

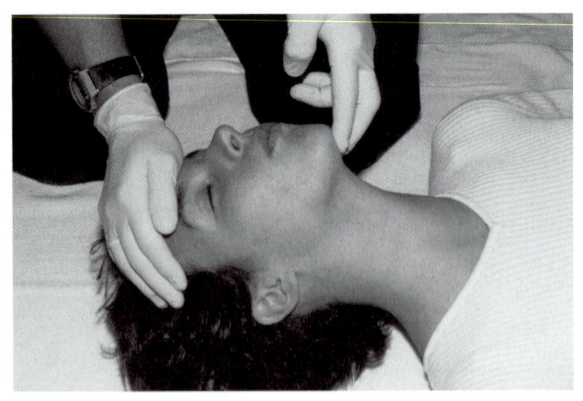

図13-4 頭部後屈あご先挙上法は頸部の損傷が否定的な負傷者における気道開放のための簡便な手技である。

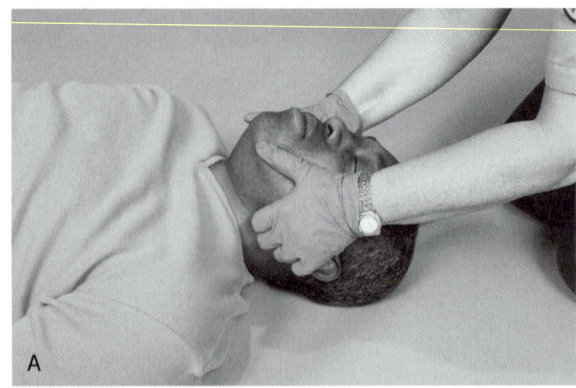

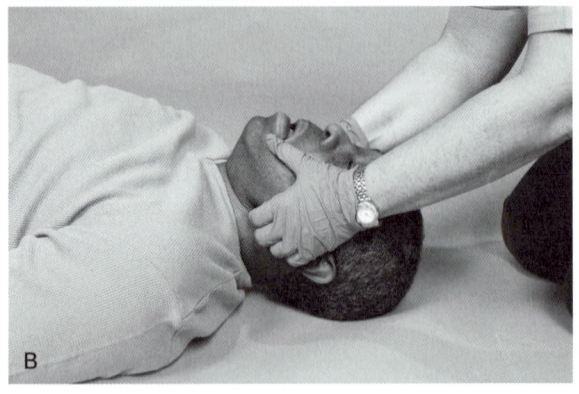

図13-5 下顎挙上法
A．負傷者の頭側にひざまずき、親指を除く4本の指を下顎角の後方へ置き、下顎を上方へ移動させる。
B．手技の完了時は写真のような状態になる。

頭部後屈あご先挙上法

単純に負傷者の頭部を後屈させあご先を挙上することで多くの場合は閉塞を解除し気道を開放することができる。頭部後屈あご先挙上法は重症頭頸部外傷を負っていない負傷者に対して推奨される手技である。負傷者に呼吸を再開させるためにこの簡便な手技さえ行えば良い。頭部後屈あご先挙上法で留意すべき点を以下に記す。
適応：頸椎損傷を生じる受傷機転が明らかでなく、気道を維持あるいは保護できない無反応の負傷者。
禁忌：反応のある負傷者や頸椎損傷が疑われる負傷者。
利点：器具を必要とせず、手技は簡便、安全、非侵襲的である。
欠点：脊髄損傷のある負傷者に対しては危険で、誤嚥を防ぐことができない。気道開放を維持するために1名の事態対処医療要員を必要とする。この手技を行ったまま負傷者を離脱、搬送することは難しい。

以下の方法で頭部後屈あご先挙上法を実行する。

1. 負傷者を仰臥位にして負傷者の頭側に移動する。
2. 片方の手を負傷者の額に置き、手掌で後方にしっかりと押すことにより負傷者の頭を後屈させる。頸部が伸展するので咽喉頭から舌が離れ気道が開放するようになる。
3. 顎先の骨を感じる部分の下方にもう片方の手の指先をあてる。気道を閉塞するかもしれないので顎下の軟部組織を押し込まない。
4. 手で頭部を後屈させるように支えて下顎全体を持ち上げ顎先を挙上する。顎先を持ち上げるために親指は使わない。歯も一緒に持ち上がってくるが口が完全に閉じることはないようにする。頭部後屈を維持するため額をしっかりと保持し続ける（**図13-4**）。

下顎挙上法

もし負傷者が頸椎損傷を受傷したと疑われる場合には下顎挙上法で気道を開放させる。この手技では手指を両側の下顎角にあて、下顎を前に持ち上げることによって気道を開放させる。下顎は斜め前に引き出されることとなる。この手技を行っている間、負傷者の鼻と口にマスクを当てることができる。

下顎挙上法を行う際に留意すべきことを以下に記す。
適応：頸椎損傷の可能性があるか気道を保つことができない意識のない負傷者。
禁忌：意識のある、あるいは開口に抵抗のある負傷者。
利点：頸椎損傷が疑われる場合にも可能で、頸椎カラー装着時にも施行できる。また、特別な器具を要しない。
欠点：負傷者の意識が回復した際や攻撃的な状態になった場合にはこの手技を維持できない。また、長時

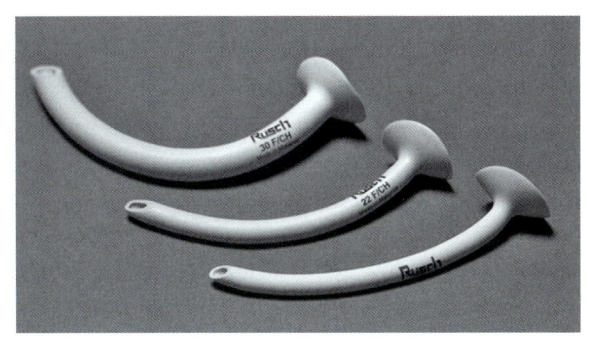

図13-6 負傷者に咽頭反射が認められる場合、NPAは経口エアウエイよりはるかに受け入れられやすい。

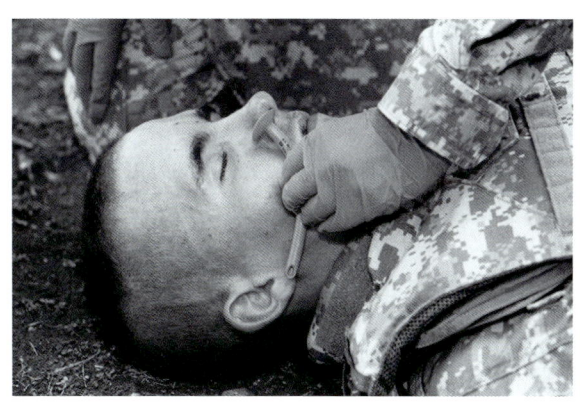

図13-7 エアウエイを挿入する前に、適切なサイズを選んでいるか確かめる。鼻の先から耳朶までの距離を測定する。

間、あるいは負傷者を移動させるときには維持が難しい。さらにバッグマスク換気とともに行うことは非常に困難である。下顎を挙上させるために指は正しい位置に置かねばならず、適切に換気を行うためにはもう1名の事態対処医療要員を要請しなければならない。また、誤嚥を防ぐことはできない。

以下の方法で下顎挙上法を実行する。

1. 負傷者の頭側でひざまずく。両手の親指以外の4本の指を下顎角の後方に置き、下顎を上方へ移動させる。口と鼻を通して呼吸ができるように両手の親指で下顎の位置を調整しながら口を開く。
2. 手技の完了時には口が少し開き、下顎が前方に突き出した状態で気道が開放される。

いったん、気道が開放されると負傷者は自発呼吸を始めるかもしれない。呼吸が戻ったかどうか判断し、必要に応じて呼吸補助を行う（**図13-5**）。

基本的な気道補助器具

もし負傷者の意識がもうろうとしている、あるいは意識を失った状態であるなら、空気の通り道を維持し続けるのに人為的な気道が必要になるかもしれない。人為的な気道は適切な頭部の位置を維持するものにはなりえない。気道補助器具を挿入した後でも適切な位置での頭部保持は続けなければならない。

経鼻エアウエイ

経鼻エアウエイ（nasopharyngeal airway：NPA）は鼻を通して気道の咽頭領域に挿入される柔らかいゴム製のチューブである。さまざまなサイズが用意されている。舌が空気の流れを妨げるのを防ぐことによって、空気が鼻から下気道へと流れることが可能となる。NPAの目的は人為的に気道が開放した状態を維持し続けることと、吸引が必要な際の気道管理に備えることにある。NPAは意識があるか、咽頭反射が認められ意識がもうろうとした状態の負傷者にとって経口エアウエイよりはるかに受け入れやすい（**図13-6**）。この器具は鼻部外傷の既往がある場合や、頭蓋骨骨折（例えば脳脊髄液（cerebrospinal fluid：CSF）が鼻から漏れ出ている場合）、口蓋の骨折、脳実質の露出が疑われる場合には使用してはならない。そのような場合にNPAを挿入すると骨折によって生じた孔を通してNPAが脳へ入り込むことがある。

NPA使用の際に留意すべきことを以下に記す。

適応：覚醒または半覚醒状態の負傷者、咽頭反射、口腔損傷（歯牙損傷、広範囲にわたる口腔組織損傷）の認められる負傷者。

禁忌：頭部外傷、口蓋の損傷、脳実質の露出（髄液の鼻、口、耳への漏出）の形跡が認められる負傷者。

合併症：小さな組織損傷（鼻出血）。鼻出血ではエアウエイを抜去しなくてよい。負傷者によっては経鼻エアウエイは咽頭反射を誘発することがある。

NPAを挿入するために以下の手順に従う。

1. エアウエイを挿入する前に、適切なサイズを選んでいるか確かめる。鼻の先から耳朶までの距離を測定する（**図13-7**）。ほとんどすべての人において鼻孔はどちらかが大きいので念入りに鼻孔を調べる。
2. 挿入前にNPAを滑りやすくしておく。

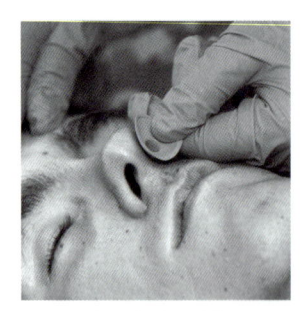

図 13-8 完全に挿入するとフランジがあるため鼻孔部分で止まる。

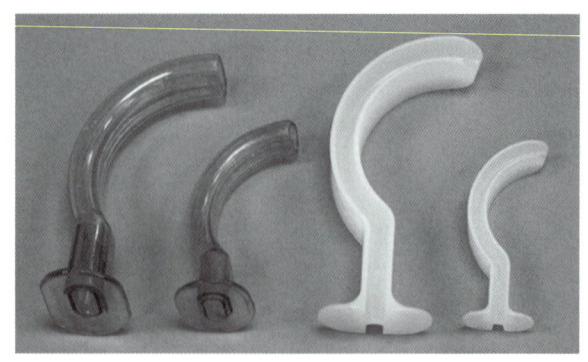

図 13-9 OPAは咽頭反射が認められない意識のない負傷者に対して使用する。気道を閉塞しないように舌の位置を保つことができる。

3. その後、NPAの彎曲を鼻腔底のカーブに沿わせて大きい方の鼻孔から入れる。いずれの鼻孔に入れる場合でもベベル（エアウエイの先端の切り口）は鼻中隔に向かわなければならない。万一、挿入時に困難が生じる場合は、最初に鼻孔に入れる際にベベルの向きを合わせるよう注意する。抵抗を感じたら中隔に向けてベベルを回転させる。
4. エアウエイを徐々に進める。
5. 完全に挿入するとフランジがあるため鼻孔部分で止まる（図 13-8）。このとき、エアウエイの他端は咽頭の後方に開口している。
6. 負傷者が経鼻エアウエイに耐えられなくなる（嘔吐、咳、えずく）場合、NPAを咽頭反射が緩和されるところまで引き抜きながらNPAの長さを調節する。

別の方法として、耳朶よりむしろ鼻の先端から下顎角までの長さを測定してNPAの適切なサイズを決めることもできる。もしNPAがあまりに長い場合、負傷者の気道を閉塞するかもしれない。負傷者がNPAを受け入れられなくなった場合、穏やかに鼻腔からNPAを取り除く。NPAは経口エアウエイに比べて嘔吐を引き起こしにくいが、可能であれば吸引をすぐに利用できるようにしておく。

経口エアウエイ

経口エアウエイ（oropharyngeal airway：OPA、またはJチューブ）は後咽頭でその先端が舌根部にぴったりとフィットするように曲がった、硬いプラスチック製の器具である（図 13-9）。舌根部が咽頭後壁から離れた状態を保つように設計されているため、咽頭反射のない負傷者の気道閉塞を防ぐことができる。また、分泌物のドレナージや吸引も考慮されており、誤嚥を防ぐことができる。

OPAは咽頭反射が認められない、反応のない負傷者に対して呼吸の有無に関わらず速やかに挿入する。OPAの末端は咽頭後壁に位置するので、この器具は覚醒または半覚醒状態の負傷者に対してえづいたり、むかつくような刺激を与える。このような理由からOPAは、咽頭反射が認められない、深く意識を失った、反応のない負傷者に対してのみ使うべきである。負傷者の咽頭反射を評価するためには睫毛反射を確認する。上の睫毛を穏やかになでて負傷者の下眼瞼に収縮を認めれば、おそらくその負傷者に咽頭反射は認められる。OPAの挿入中に負傷者にえずく様子があれば器具を直ちに取り外し中咽頭を吸引する準備をする。

OPAを使用する際に考慮すべきことを以下に記す。
適応：咽頭反射の認められない、意識のない負傷者。
禁忌：意識のある負傷者、咽頭反射、顔面外傷の認められる負傷者。

咽頭反射が認められる場合、OPAは嘔吐や誤嚥を誘発する。OPAのサイズが不適切であるか、誤った挿入がなされている場合、OPAは舌を実際に咽頭に押し込むこととなり気道閉塞を生じる。OPAが粗雑に挿入されると硬口蓋に損傷を与え、口腔出血をきたしたり嘔吐や誤嚥のリスクが生じる。OPAを挿入する前に、必要に応じて中咽頭を吸引し口腔内の血液や他の液体が除去されていることを確認する。

OPA（Jチューブ）挿入の手順を以下に記す。
1. 負傷者を平らな地面で仰臥位にする。
2. 負傷者の耳朶から口角までの距離、または口の中心から下顎角までの距離を測定して適切なサイズのエアウエイを選ぶ（図 13-10）。
3. 気道を適切な方法で開放する。脊髄損傷の危険性がない負傷者に対しては頭部後屈あご先挙上法を行う。脊髄損傷の可能性がある負傷者に対しては下顎挙上法を行う。

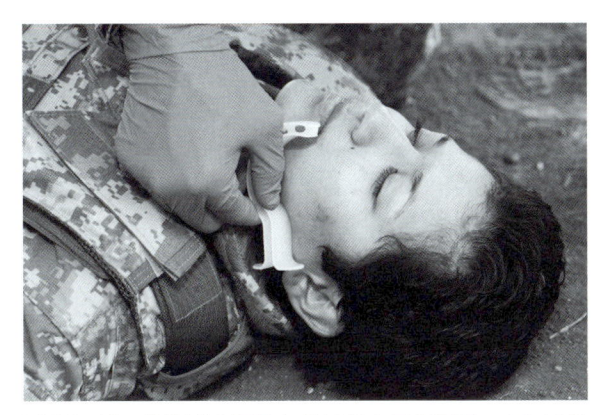

図 13-10 負傷者の耳朶から口角までの距離、または負傷者の口の中心から下顎角までの距離を測定して適切なサイズのエアウエイを選ぶ。

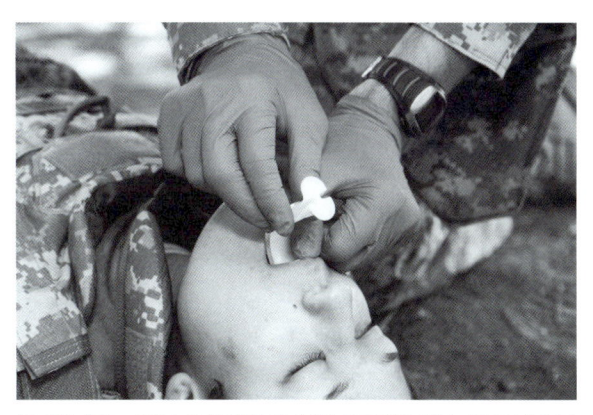

図 13-11 OPAの先端を負傷者の口蓋に沿わせながら口蓋垂を通り越すまで、あるいは軟口蓋部分で抵抗を感じるところまで挿入する。

4. 用手的あるいは器具を用いて負傷者の気道を維持する。
5. 負傷者の口を開くために利き手でない方の手を用いて、クロスフィンガー法を行う。クロスフィンガー法を行うには、親指を負傷者の下口唇の端に置き、人差し指を負傷者の上口唇の端に当てる。
6. 口腔内が見えるようにし、必要に応じて吸引を行う。口蓋に損傷を認めたり、脳実質が露出しているような場合にはOPAを使用しない。OPAが頭蓋内に入る可能性がある。
7. 適切なサイズのOPAを利き手で持って、先端が負傷者の口蓋の方に向くように置く。
8. OPAの先端を、口蓋垂を通り越すまで、あるいは軟口蓋部分で抵抗を感じるところまで口蓋に沿わせながら負傷者の口に挿入する（**図 13-11**）。
9. 愛護的にエアウエイを180度回転させる。このとき、先端は舌根部に位置している。エアウエイのフランジを負傷者の口唇部分に載せることになる（**図 13-12**）。
10. OPAが大きすぎる場合（負傷者の口唇から全長の4分の1以上がはみ出している場合）、OPAを取り除き気道が閉塞しないような適切なサイズを選び直す。
11. 所属機関のプロトコールに従って必要に応じて換気を行う。
12. 負傷者をよく観察する。負傷者がえずいたり、意識を取り戻してきた場合にはエアウエイを直

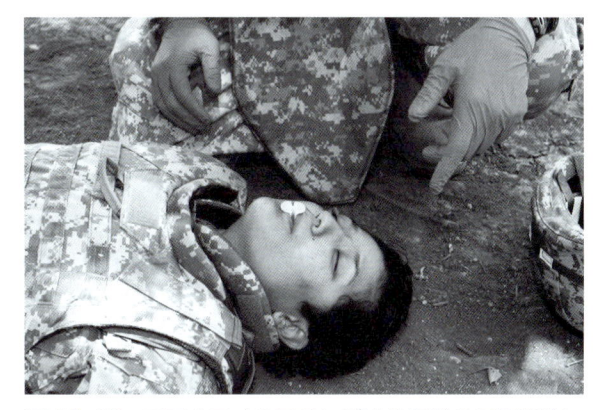

図 13-12 エアウエイのフランジは負傷者の口唇部分に載せることになる。

ちに取り除く。
13. 口の自然な彎曲に沿うように引き出しながらエアウエイを取り除く。
14. いったんエアウエイを取り除くと嘔吐が生じるかもしれない。エアウエイを取り除く際には吸引装置を準備する。

換　気

負傷者が十分に呼吸できていない、あるいは無呼吸（呼吸を認めない）であるなら、十分な換気をしなければならない。基本的な技術は2種類あり、1つは口対マスク呼吸による換気で、もう1つはバッグマスク器具を用いた換気である。もし事態対処医療要員が正しく訓練され、適応があるならさらに高度な気道確保が必要となるかもしれない（第14章「高度な気道管理」を参照）。

口対口人工呼吸

口対口人工呼吸は、現在では通常、マスクやフェイスシールドといった防護資材を用いて行う。防護資材とは分泌物や吐物、吐息の逆流を防ぐために一方向弁が付いた、負傷者の顔に置くプラスチック製の保護器具である。防護資材は標準予防策として十分な機能がある（図13-13）。防護資材を使わずに行う口対口人工呼吸は極限の状況に限るべきである。

大部分の事態対処医療要員は、高圧の酸素ボンベの重さと危険性のために内側警戒線区域へ酸素を持ち込むことはない。そのうえ、負傷者は必ずしも酸素投与を必要とせず、代わりに後送や病院への搬送の前に簡便な気道確保と換気を行うことが役に立つ。

口対マスク人工呼吸

一方向弁が付いているポケットマスクを用いて口対マスク人工呼吸を行うことは感染症の伝染予防に役立つ。マスクは鼻梁にまたがる部分を頂点とした三角形の形をしている。きちんとサイズのあったマスクの広い土台（底辺）の部分を下口唇と顎先の間のくぼみに置く。マスクが丸型の場合にはマスクの中心が負傷者の口の上にくるように置き、気密性を保つためにマスクの縁に入っているカフの空気を調整しなければならない。マスクの中央に15/22 mmのコネクターが付いた煙突状の部分がある。これに一方向弁を取り付けると、口対マスク人工呼吸のために息を吹き込むことができ、また、医療用気道確保バッグを用いて換気を行うこともできる。

口対マスク人工呼吸を行う手順を以下に記す。

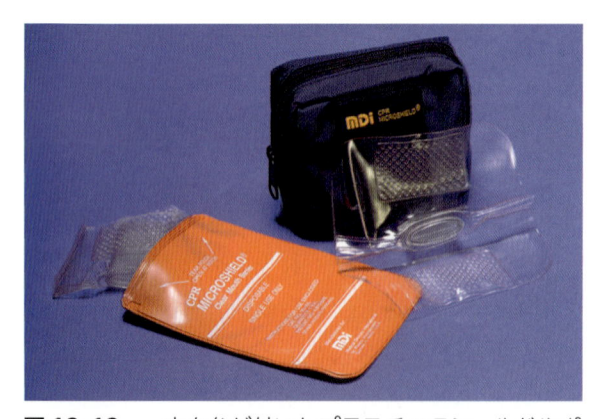

図13-13 一方向弁が付いたプラスチックシールドやポケットマスクといった防護資材は標準予防策として十分な機能がある。

> **医療機器**
>
> すべての事態対処医療要員とSWAT隊員は現場ではいつ何時でも簡便な口対口人工呼吸用のフェイスシールド、あるいは口対マスク呼吸用のポケットマスクを携行しなければならない。

1. 負傷者の頭側にひざまずく。適応に従って頭部後屈あご先挙上法や下顎挙上法を行って気道を開放する。経口あるいは経鼻エアウエイを挿入し、気道の開放を維持する。フェイスマスクに一方向弁を接続し負傷者の顔にマスクを置く。マスクの頂点が鼻梁の上にのり、底部が下口唇とあご先の間のくぼみにあることを確認する。もし、マスクの換気孔の周囲に大きな円形のカフが付いているなら換気孔の中心を負傷者の口の上に置く。必要に応じてより良く顔面に密着するように縁の部分を膨らませる。親指をマスクの頂点の部分に置き、マスクの下半分に示指をかぶせ、マスクを正しい位置に保持する。それぞれの手の残り3本の指で下顎の硬い部分をつかんで持ち上げ、下顎をマスクに引き込むようにして気密性を持たせる。気道を開放させておくために指を使って下顎を上方かつ前方へ引き続ける。マスクを負傷者の顔にぴったりと固定するこの方法はECクランプ法として知られている（図13-14）。
2. 深く息を吸い一方向弁のあるポートの開口部に息を吐き出す。十分に胸が持ち上がることを認めるまで負傷者のマスクに息を吹き込む。
3. 口を離し、何もしなくても負傷者の胸が呼気の間に下がってくることを確認する。

負傷者の胸が十分に持ち上がり、換気の間に抵抗を認めないことが確認できれば、適切な換気ができていることがわかる。また、負傷者が息を吐いていることの確認として、空気が出てくるのを聴き、感じなければならない。

バッグマスク

バッグマスクは負傷者を換気するために空気を送る必要があるときに使用する。そして、これは適切に換気できていない負傷者に高濃度酸素を供給するのにも

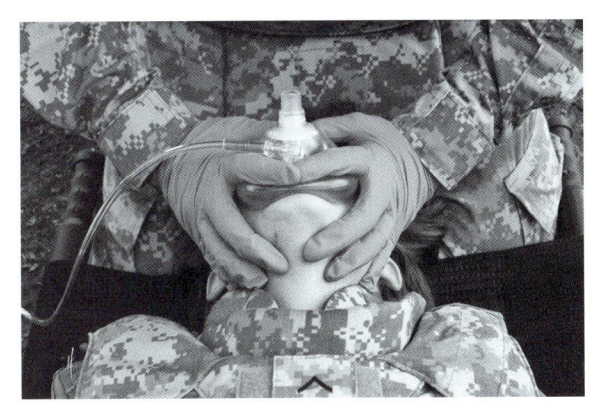

図13-14 ECクランプ法

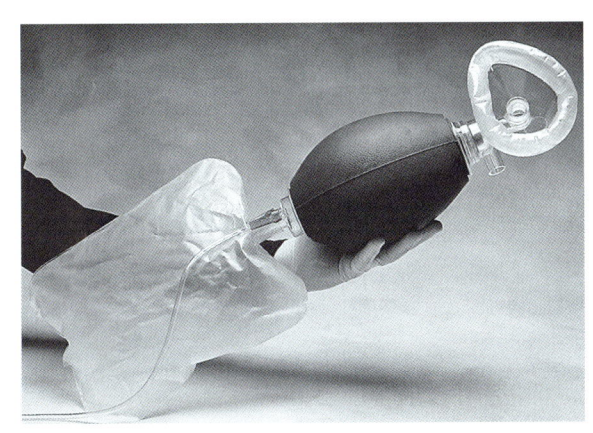

図13-15 リザーバーバッグ付きのバッグマスクは口とマスク間の気密性が良好で、かつ酸素投与がなされるならほぼ100％近い酸素を送ることができる。

用いられることがある（**図13-15**）。バッグマスクは酸素の有無にかかわらず使用できる。バッグマスクとともに経口あるいは経鼻エアウエイを併用するべきである。

バッグマスクの手技

可能な場合はいつでも、二人法でのバッグマスク換気を行うためにパートナーとともに施行することとなる。片方の事態対処医療要員がバッグを揉む間、もう片方の事態対処医療要員は両手でマスクを負傷者の顔に固定することによってマスクの気密性を良く保つことができる。バッグマスクを用いた換気はかなりの能力を必要とする技術である。すなわち、事態対処医療要員が単独で、負傷者に対し適切な量の空気を送るためにバッグを揉みながら、もう片方の手を用いてマスクと顔の間できちんと気密性を保つことはとても難しいかもしれない。練習する機会がない場合にこの技術を維持することは難しいだろう。一人法でのバッグマ

スク換気は相当な経験を要する。また、例えば胸骨圧迫を行ったり、ストレッチャーを適所に配置したり、負傷者をストレッチャーの上に乗せるのを補助するといった、換気と同時に行う必要のある他の行動をするのに十分な人員が確保されているかどうかがこの手技の出来にかかってくる。

二人法でバッグマスク手技を行う手順を以下に示す。

1. 負傷者の頭側にひざまずく。できればマスクを負傷者の顔に効果的にフィットさせるために両手を使っている間、パートナーはバッグを揉むために負傷者の頭側にいなければならない。
2. 頸椎損傷が疑われない限り、負傷者の頸部は伸展位に保つ。疑われる場合、頸椎カラーを用いて負傷者の頭部と頸部を固定するか、下顎挙上法を行い両前腕で正中位を保持する。
3. 必要に応じて負傷者の口を開け吸引を行う。経口あるいは経鼻エアウエイを挿入し気道の開放を保つ。
4. 適切なマスクサイズを選ぶ。マスクを負傷者の顔に当てがう。マスクの頂点が鼻梁部に達し底辺部が下口唇と顎先の間のくぼみにあることを確認する。もしマスクが換気孔の周囲に大きな円形のカフがついているタイプなら孔の中心が負傷者の口の上にくるようにする。より良く顔にフィットさせ気密性を保つために必要に応じてカフ部分を膨らませるか萎ませる。
5. 親指をマスクの頂点部分に、示指を下半分に置くことでマスクを正しい位置に保持する。
6. それぞれの手の残り3本の指を使って下顎をマスクの方へ持ち上げる。そうすれば気道を開放し続けることができる。舌や他の構造物を押し込むことにより気道閉塞を生じるかも知れないので、頸部の軟部組織を押し込んでいないか確認する。
7. まだバッグをマスクに接続していないのであれば、接続する。
8. 負傷者の胸が上がるまでパートナーが両手でバッグを揉む間、マスクを正しい位置に保持する（**図13-16**）。脊髄損傷が疑われる場合には両手でマスクと顔面の気密性を保ちながら両前腕で負傷者の頭部と頸部を正中保持し続ける。成人に対しては5秒に1回、幼児や小児に対し

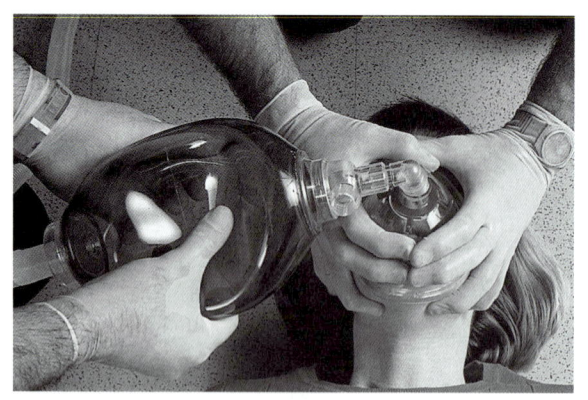

図13-16 バッグマスクを用いた換気を二人で行う場合、1人が両手でバッグを揉む間、もう1人がECクランプ法を両手で行いながらマスクを正しい位置に保持し気道を維持する。

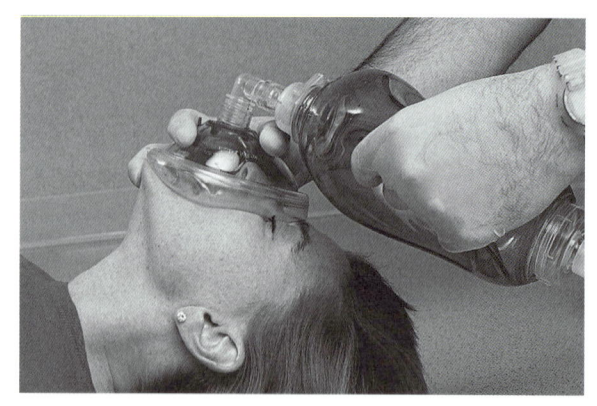

図13-17 1人で換気を行う場合、片手でのECクランプ法を行い、顔とマスクの気密性を保つ。

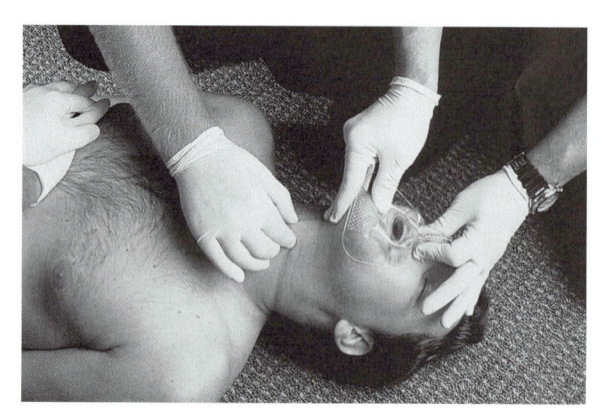

図13-18 人工呼吸を行う際、セリック法（輪状軟骨圧迫法）は胃の過膨張を予防、あるいは軽減するのに役立つ。

ては3秒に1回バッグを揉み続ける。

9. 1人しかいない場合には、顔とマスクの気密性を保つために片手でのECクランプ法を行う（**図13-17**）。頸部が伸展されるように頭部後屈あご先挙上法を行う。脊髄損傷が疑われる場合にはマスクに向かって下顎を引き込みながら両膝を用いて負傷者の頭部を正中位に保つ。もう一方の手で5秒に1回のリズムでバッグを揉む。成人に対しては5秒に1回、幼児や小児に対しては3秒に1回の割合でバッグを揉み続ける。

バッグマスクを用いて換気を補助しつつ換気の効果を評価する。換気時の空気の出入りに異常な抵抗を感じるような場合には、負傷者の胸郭の上下運動、換気回数、脈拍に悪影響を及ぼすかもしれない。もし負傷者の胸郭の上下運動が認められない場合には、エアウェイを用いる、あるいはセリック法（輪状軟骨圧迫法）を用いて頭部の位置変更を行う必要がある（**図13-18**）。しかし、セリック法は嘔吐している負傷者に行うと食道破裂を生じることがあるため禁忌であることを忘れてはならない。

バッグマスクや他のいかなる換気用具を用いるにしても胃の膨張、すなわち胃を空気で膨らませてしまうことに留意しなければならない。胃の膨張を防ぐ、あるいは軽減するためには以下のことを確認する。
(1) 負傷者の気道が適切な位置になっているか、(2) 負傷者を適切な回数で換気できているか、(3) 負傷者を適切な換気量で換気できているか、である。

この手技の根本的な目標は、負傷者の肺に酸素を送

現場では

外側警戒線区域にいる、あるいは搬送中の負傷者が呼吸困難の症状を呈している場合には必ず酸素投与を行うべきである。このような症状には息切れ、1分間に20回以上の呼吸、呼吸補助筋の使用、意識レベルの変化、チアノーゼ、頭部外傷、あるいはショックを示唆するあらゆる症状が含まれる。

り、呼気を排出させ、胃に入る空気の量を最小限にすることであることを忘れてはならない。もし他に救助に加わることができる者がいれば、第14章「高度な気道管理」に詳述されているセリック法を行う。事態対処医療要員が二人法によるバッグマスク手技を行っている際には、換気に従事している事態対処医療要員がセリック法を行うことが可能である。気道が広い、あるいは気道確保困難な負傷者では換気で両手が塞がってしまう。そのような場合には、可能であれば3人目がセリック法を行う。

第13章 基本的な気道管理

> **考慮すべき集団**
>
> バッグマスク換気を小児負傷者に行う際、適切なサイズの器具を用い、換気量を制限する。肺の過膨張や外傷を防ぐために、バッグを揉む量は胸郭の上昇が確認されれば十分である。

> **医療機器**
>
> 吸引は機械装置を用いて行われるか、または電動ポンプを動力として行われる。厳しい事態対処現場では、大きなバッテリー駆動の電動吸引装置を持ち込むことは、その装置がとても大きく扱いにくいため現実的ではないだろう。その代わりに大きめの注射器やベローズ形（蛇腹形）の使い捨て吸引器具を使用する。所属機関において事態対処環境で使用する器具のタイプはメディカルディレクターが決定することになる。どのような状況下でも吸引装置を利用できるように訓練の中でその装置を用いて吸引の練習をしなければならない。

もし、負傷者の胃部が膨満しているのが明らかであれば、頭部の位置を変更し輪状軟骨圧迫をするべきである。脊椎損傷の可能性がある負傷者の場合には頭部よりむしろ下顎の位置変更、つまり下顎挙上法をやり直すべきである。もし、多量の空気がマスクから漏れてくる場合には、より空気漏れが生じないようにマスクの位置変更を行う。以上を行っても負傷者の胸郭の上下運動が認められない場合には気道閉塞を生じていないか確認しなければならない。閉塞物がないようであれば、例えば口対口人工呼吸法といった代替となる方法で換気を試みるべきである。高度なトレーニングを受けたことがあり資格もあるなら高度な気道確保を考慮してもよいし、二次救命処置ができる者の協力を仰いでもよい。

気道の吸引

吸引の目的は負傷者の気道から気管や肺に入るかもしれないあらゆる異物（例えば血液、唾液、吐物、残渣など）を除去し妨げるものがない状態を保つことにある。吐物や血液、分泌物で負傷者の口や咽喉が塞がってしまうような場合、吸引器具を用いると液体を迅速、かつ効果的に除去でき、換気が可能となる。口内に分泌物がある状態で負傷者を換気すると分泌物は肺に押し込まれることとなり、上気道閉塞や誤嚥が生じる。もし負傷者からごぼごぼと音が聞こえてくるようであれば、吸引が必要である。

以下の事象があれば吸引の適応となる。

- 意識レベルが低下している負傷者で自分では気道を開放した状態に保つことができないもの。
- 異物が多量に存在するため気道開放を保つことができない負傷者。

柔軟な吸引カテーテルを用いると口や鼻から液体や小さな異物片を吸引することができる。ヤンカー（硬性）吸引管は口からの吸引にのみ使う。ヤンカー吸引管を口に挿入する際に深さを測る必要はなく、先端をよく見ておくだけで良い。大きな異物片を除去するには大きな口径のヤンカー吸引管や類似の透明なチューブを用いるのが良い。

負傷者に吸引を行うには以下のことに留意する。

1. 近傍にいるすべての人員が適切な個人防護具（ゴーグルやフェイスマスク、手袋）を装着しているか確認する。
2. 吸引によってくしゃみ、咳、嘔吐が生じ、心拍数が低下する可能性がある。
3. 負傷者を適切な体位にする。外傷がなく意識のある負傷者に対しては負傷者の頭側に行き負傷者の頭を横に向ける。外傷があり意識のない負傷者に対しては負傷者の頭側に行き、脊椎の並びを保ちながら正対するようにログロールを行う。
4. 吸引カテーテルを選び計測する（**図 13-19**）。
5. 口か鼻か、吸引経路を考慮する。
6. 吸引の器具や装置を点検する。つまりすべての部品が存在し機能するか確認する。もし電動ユニットを使用するのであれば、吸引処置に入る前に電源が利用可能で装置が機能することを確認しなければならない。
7. 親指で吸引装置の近位にある通気孔を覆い、成人や小児に対しては100〜120 mmHg、幼児に対しては60〜100 mmHgに最大吸引圧を設定する。
8. 吸引カテーテルを挿入する前に通気孔から親指を離す。決して挿入する際に吸引してはならない。

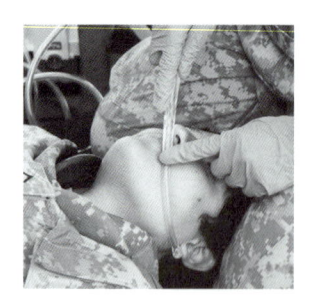

図 13-19 吸引カテーテルを選び挿入する長さを測る。

9. 口から吸引を行う際には、クロスフィンガー法（図 13-20）を行い負傷者の口を開ける。
10. ヤンカー（硬性）管を使用するのであれば凸側（曲がりの膨らんでいる側）を口蓋に向けながら挿入し咽頭にさしかかったところで止める。
11. 軟性の吸引カテーテルを使用する場合はカテーテルを舌根部まで挿入する。
12. 鼻から吸引を行うためには、まず片方の鼻孔にカテーテルを愛護的に挿入し、その後、他方の鼻孔に挿入する。
13. 近位の通気口を塞ぎ吸引を開始する。
14. 先端を左右に動かしゆっくりと引き抜きながら吸引を行う（図 13-21）。
15. 吸引にかける時間は 15 秒以内にとどめる。
16. 低酸素、顔色の変化、脈拍の増加や減少、あるいは呼吸の変化が生じていないか負傷者を観察する。適応があった場合補助換気ができるように準備しておかなければならない。

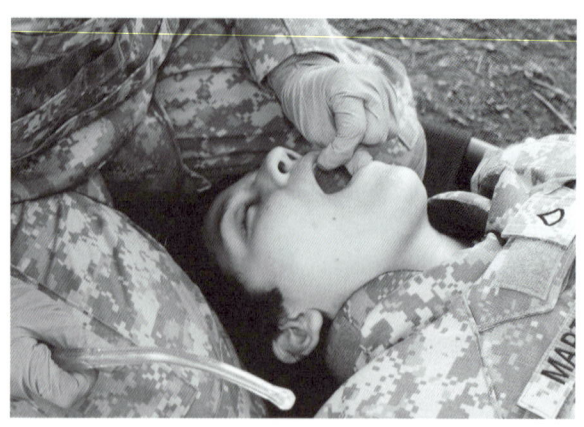

図 13-20 クロスフィンガー法を用いて負傷者の口を開ける。

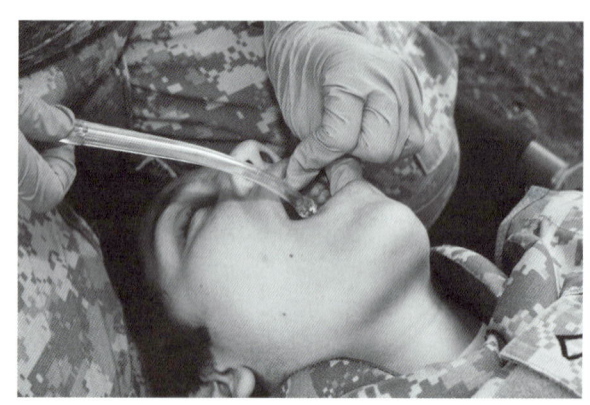

図 13-21 先端を左右に動かしゆっくりと引き抜きながら吸引を行う。

小児負傷者では解剖学的に異なる点があるため、事態対処現場において成人負傷者を安定化するのに必要でない器材でも小児負傷者の安定化を得るのに必要になるかもしれない。例えば、小児は呼吸回数や酸素需要が成人の 2 倍以上となるため、呼吸困難を伴う小児負傷者では酸素投与が必要となる。事態対処現場で小児負傷者に対応するのなら、その場に酸素ボンベを持ってくるように大声で呼ぶか、酸素が手に入るところまで小児負傷者を後送させなければならない。

小児負傷者の気道を適切に管理するためには事態対処現場においても正しいサイズの器具が即座に入手できるようにする必要がある。医療情報を収集する際に、とくに危険性の高い捜査令状や人質に対応している状況では、幼児や小児が含まれるのかどうか見極めることは重大な意味を持つ。もし幼児や小児が居合わせているのであれば、適切な小児サイズの器具を装備に入れて携行する必要がある。

現場では

もし基本的な気道確保で負傷者の気道を開放させ保持することができなければ高度な気道確保を行う必要がある。もしあなたが BLS レベルの訓練しか受けていなければ ALS ができる要員を呼ぶことを決して躊躇してはならない。

考慮すべき集団

　成人と比較して小児の気道は径が細く長さが短い。また肺は小さく心臓は小児の胸郭の頭側に位置する。声門の開口部（声帯）はより高位でより前方（前胸壁側）にある。そして頸部は存在しないかのように見える。子どもの成長に従って、声帯や喉頭蓋は解剖学的に正常な成人の位置になっていき頸部も均整のとれた長さになる。小児の気道や他の重要な構造の解剖は成人の解剖とは以下の点で異なる（図13-22）。

- 大きく丸い後頭部のため気道の位置決めにさらなる注意が必要となる。正中位（スニッフィングポジション）がとれるように小さなタオルを小児負傷者の肩の下に入れ正中位を確保する。
- 口のサイズに比較して舌が大きくまた口腔の前方に位置している。また、子どもの舌は小さな下顎に比べてより大きく気道を容易に閉塞してしまう。したがって、経口エアウエイを挿入することを考えなければならない。
- 乳児やよちよち歩きの子の喉頭蓋は長く、薄く、U字形をしており気道に対して45°の角度を持つため大人の喉頭蓋に比べて気道に占める割合が大きい。小児負傷者に対して気管挿管を行うにあたって、マッキントッシュ喉頭鏡のブレードを用いるのは適切でない。その代わりに直線的なブレードを持つミラー喉頭鏡を用いるべきである（第14章「高度な気道管理」を参照）。
- 頸部を屈曲あるいは過伸展した場合には気管軟骨輪があまり発達していないので簡単に気管が閉塞する。
- 乳児では気管の径がさらに細く、飲用のストローの径と同じくらいなので、気道は分泌物、血液や浮腫で簡単に閉塞する。乳児は必ず鼻で呼吸しているので気道の開放を保つためにはバルブ吸引装置を用いて頻回に鼻腔を吸引する必要がある。

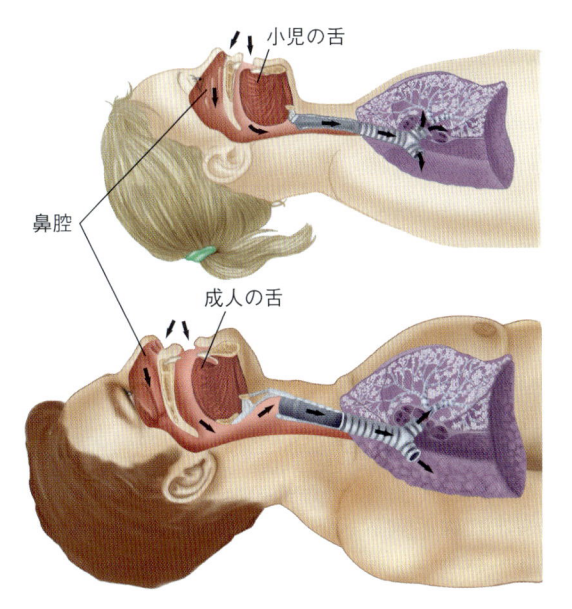

図13-22 小児の気道の解剖は成人と比べていくつかの点で異なる。小児では後頭部は成人より大きいので頭部の位置に特別な配慮が必要となる。舌はより大きく口腔の前方に位置している。気管は径がより細くより曲がりやすい。気道自体は成人より低く、またより細いトンネルのような形状になっている。

まとめ

確認事項

- 事態対処現場においては、舌が気道を塞いだり、頸部外傷の創や異物の誤嚥によって気道閉塞が生じる。
- 頭部後屈あご先挙上法や下顎挙上法といった簡便な用手的気道確保は負傷者の気道を開放させるのに時としてもっとも効果的な方法である。
- 頸部や顔面の重症外傷を負っていない負傷者に対して気道を開放する際には頭部後屈あご先挙上法を行う。もし、頸椎損傷が疑われる場合は、気道開放のために下顎挙上法を行う。
- 覚醒または半覚醒状態の負傷者の気道を開放させておくためには経鼻エアウエイや経口エアウエイといった気道確保器具を使用する。
- 不十分な呼吸しか認められない負傷者、あるいは呼吸をしていない負傷者に対して適切な換気を行わなければならない。口対口人工呼吸とバッグマスク換気は事態対処現場で用いられる2つの人工換気方法である。事態対処現場は危険であるため酸素は利用できない。
- 事態対処現場では気道の吸引は機械装置か電動ポンプを動力として行われる。いかなる状況下においても吸引装置を活用できるように所属する機関で使用されている装置を用いて気道吸引を練習する。

重要語句

胃の膨張
胃が空気で満たされた状態、しばしば人工呼吸の際の多量で高圧な換気の結果生じる。

咽頭
口腔と食道を繋ぐ空間。

咽頭反射
吐き気を催す正常な反射メカニズムを指す。軟口蓋あるいは喉の奥に触れることによって発現する。

下顎挙上法
下顎角の後方に指をかけて顎を前方に引き出すことにより気道を開放させる方法。頸椎外傷の可能性のある負傷者に対して行う。

気道の開放
開放された障害物のない清浄な気道の状態。

経口エアウエイ（oropharyngeal airway：OPA）
舌が上気道を閉塞させないように、そして気道吸引が容易に行えるように口に挿入するエアウエイ。

経鼻エアウエイ（nasopharyngeal airway：NPA）
意識はあるが自分では気道の開放を保てない負傷者の鼻孔に挿入するエアウエイ。

誤嚥
気道に関する文脈においては、吐物や異物が肺に入ること。

セリック法
輪状軟骨を圧迫して胃の膨張を防ぐのに用いられる技法。輪状軟骨圧迫法も参照すること。

頭部後屈あご先挙上法
額を背屈させるように傾けて顎先を持ち上げる2つの動きの連携を指す。外傷のある負傷者に行ってはならない。

脳脊髄液（cerebrospinal fluid：CSF）
脳室で産生される液体であり、くも膜下腔に流れ硬膜内を浸している。

バッグマスク
換気バッグに一方弁と顔を覆うマスクが取り付けられた器具。

鼻中隔
鼻の正中にある仕切り。

防護資材
弁付きポケットマスクのような防護具であり、負傷者の体液に曝露することを防ぐもの。

無呼吸
呼吸をしていないこと。

輪状軟骨圧迫法
輪状軟骨を圧迫すること。意識のない負傷者の胃の膨張や吐物の逆流を防ぐために食道を閉塞させることとなる。

第14章 高度な気道管理

学習目標

- マギル鉗子による異物除去を行うために直接喉頭鏡をどのように使うかを実演することができる。
- 事態対処現場における経口気管挿管の適応と禁忌を説明することができる。
- 事態対処現場における直視下経口気管挿管の手順を説明することができる。
- 事態対処現場におけるコンビチューブ™の挿管手順を説明することができる。
- 事態対処現場におけるラリンゲアルチューブの挿管手順を説明することができる。
- 事態対処現場におけるラリンゲアルマスクの挿管手順を説明することができる。
- 事態対処現場における用指挿管の適応と禁忌を説明することができる。
- 事態対処現場における用指挿管の手順を説明することができる。
- 事態対処現場における盲目的経鼻挿管の適応と禁忌を説明することができる。
- 事態対処現場における経鼻挿管の手順を説明することができる。
- 事態対処現場における輪状甲状靱帯切開の適応と禁忌を説明することができる。
- 事態対処現場における輪状甲状靱帯切開の手順を説明することができる。
- 事態対処現場における輪状甲状靱帯穿刺の適応と禁忌を説明することができる。
- 事態対処現場における輪状甲状靱帯穿刺の手順を説明することができる。
- 事態対処現場における迅速気管挿管の手順を説明することができる。

はじめに

　基本的な気道確保の手技により傷病者の気道が開放維持しない場合には高度な気道確保手技が必要になる。これらの高度手技は、所属機関のプロトコールにより、十分な研修を受け、認証された者がオンラインまたはオフラインによる医師の指示を受けて行うべきである。

　もっともよく起こりがちな誤りは、基本的な気道確保を試みることなく高度なテクニックが先行して行われることである。自分でできるからといって、基本的な気道確保を行う前に、即座に高度な手技を試みてはならない。同じように重要なことであるが、高度な手技の適応がある場合（例えば頸部銃創）には二次救命処置（advanced life support；ALS）要員に迅速な対応を依頼し、傷病者の気道確保を確立しなければならない（図14-1）。

気道閉塞

　吸引による基本的な気道確保手順による異物除去が失敗し、気道閉塞が残存する場合には、高度な手順が必要となる。閉塞が近位の場合は、マギル鉗子による異物除去と直接喉頭鏡が有効である。

1. 左手で喉頭鏡を保持する。
2. 下顎を親指で押さえて開口する。
3. 喉頭鏡のブレードを口腔内右側に入れ、舌を左側によける。
4. ブレードの角度を45°に進めて、喉頭鏡の軸に沿って、上方に愛護的に引き上げる。歯や歯茎をテコに使ってはならない。

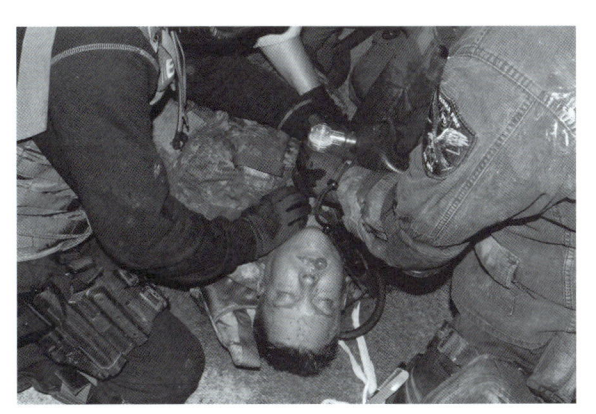

図14-1　外傷によっては、さらに高度な気道確保手技、緊急輪状甲状靱帯切開術などが必要になる場合もある。

5. 異物が見えるまで先端から目を離してはならない。声帯を越えてはならない。
6. 分泌物が多いときには視野の確保に吸引を使う。
7. 先を閉じたマギル鉗子を口腔内に挿入する。
8. 異物をつかみ、直視しながら排除する。
9. 気道内に破片がないことを確認して喉頭鏡のブレードを外す。

異物除去に成功した後は、再度傷病者の呼吸と循環を確認し適切に管理する。直接喉頭鏡で異物除去ができない場合は、バッグマスク換気を行うが、バッグマスク換気が適切な換気支援を行うことができない場合は、高度な気道確保手順（気管チューブ、ラリンゲアルマスクや他の声門上気道確保手順など）を行う。安全を確保次第、適切な施設に後送・搬送する。

経口気管挿管

経口気管挿管は気管チューブを口腔内から声帯を越えて気管内に留置することである（図14-2）。経口気管挿管によって気管チューブを通じた肺の直接換気が可能になる。カフ付きの気管チューブを用いた気管挿管は、気道確保ができない傷病者や呼吸補助を必要とする傷病者を管理するゴールドスタンダードである。しかし、気管挿管には高度な訓練や実践が必要となる。有資格の医療従事者や熟練者のみが行うべきである。

酸素投与、投薬や吸引は気管チューブを通じて気管に直接行うことができる。経口気管挿管の適応は、換気を適切に行うことができない場合、重症顔面外傷、気道閉塞または差し迫る気道閉塞が予測される場合（火災吸煙外傷）、確実な気道確保が必要な場合を含む。経口気管挿管の利点は気道の完全管理が可能になることである。気管チューブが気管内に到達し、カフが膨らめば上気道内の舌や血液、異物の通過を防ぐことができる。誤嚥の危険を減らすことができ、酸素運搬を円滑にし、気道深部の吸引を可能にする。気管チューブには小児や幼児にも使用可能な各種サイズがある。

経口気管挿管の合併症には、喉頭鏡や気道内操作による徐脈がある。喉頭鏡は歯や口唇、舌、歯茎や気道内の外傷を生じうるが、適切な手技があればまれであ

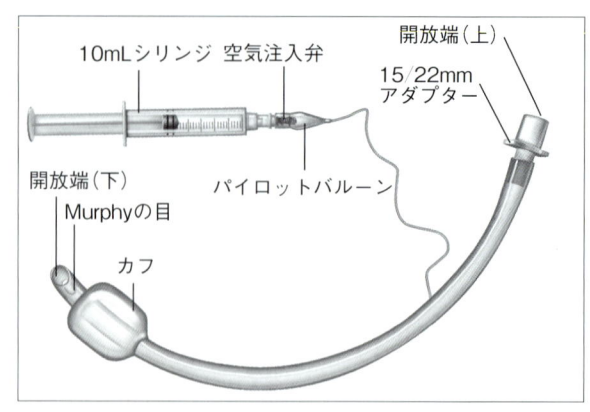

図14-2 気管チューブには各種サイズがある。チューブのサイズは内径で示され、2.5 mmから9 mmまである。

る。傷病者が重篤で手順が長びけば低酸素症（酸素不足）となるため、傷病者の酸素化を綿密に観察し（皮膚の色やできればパルスオキシメトリーを用いる）、できるならば酸素の事前投与を行う。他の合併症は嘔吐、誤嚥、食道挿管である。これらは肺への有効な換気を阻害し、気づかなければ死に至る。さらに、気管挿管に用いられる薬剤は反射を小さくし、呼吸労作を小さくするが、傷病者の気管挿管ができずに換気に失敗すれば致死的な結果になる。これらの薬剤はどうしても必要な場合に限り、また事態対処医療要員（tactical medical provider；TMP）が十分に訓練されている場合に限り使用するべきである。

経口気管挿管を試みる前に、必要な資器材を揃えておくことは非常に重要である（図14-3）。事態対処医療要員はいつでも即座に使えるようにすべての気道確保の資器材を準備しておく。

- 喉頭鏡ハンドルとブレード
- 適切なサイズの気管チューブ
- スタイレット（探り針）
- 10 mL シリンジ
- 気管チューブに用いる潤滑剤
- 先端が柔らかく、本体の硬いカテーテルと吸引装置
- マギル鉗子
- 聴診器
- 市販の固定器具
- 呼気終末二酸化炭素分圧モニターなどの二次確認器材

資器材の配置は所属機関のプロトコールや個人に

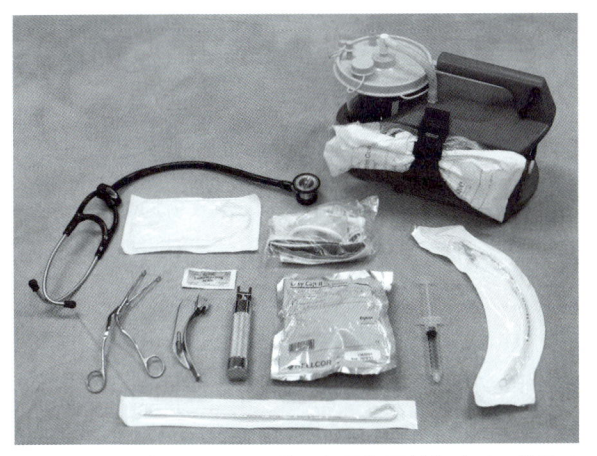

図14-3　気管挿管を始める前に必要資器材をすべて揃える。

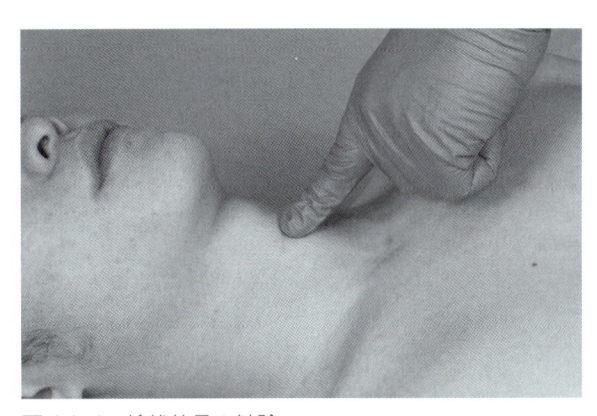

図14-4　輪状軟骨の触診

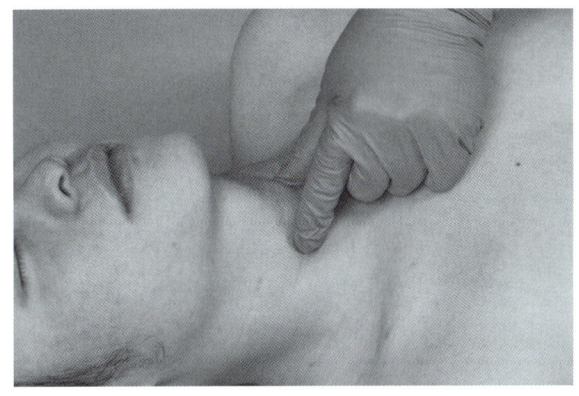

図14-5　しっかりと、しかし行き過ぎないように輪状軟骨の後部を圧迫し、後ろにある食道を絞り込む。

よって異なる。

セリック法

　咳反射や咽頭反射のない無反応な傷病者は、胃酸や食物が食道から上気道に入り肺に入る危険性がある。これは誤嚥と呼ばれ、最後に気道組織を損傷し、下気道の通過を妨げる。セリック法または輪状軟骨圧迫法は、この合併症を予防するために使うことができる。この手順は食道圧迫により胃内容の逆流と上気道への誤嚥の予防に有効である。さらに、気管挿管中に声帯を見やすくし、声帯を越えて気管内へのチューブ留置を容易かつ迅速にする。

　この操作は次の手順に従う。

1. （頸椎損傷の疑いがなければ、）頸部を少し伸展させて、甲状軟骨（アダムのリンゴ）のすぐ下にある輪状軟骨を確認する。
2. 示指で触診し、輪状軟骨の位置を確認する（**図14-4**）。
3. 輪状軟骨の左右に母指と示指を置く。しっかりと、しかし行き過ぎないように輪状軟骨の後部を圧迫し、後ろにある食道をふさぐ。強く押しすぎると喉頭がつぶれてしまう。この圧迫を気管挿管が終わるまで続ける（**図14-5**）。

　セリック法は理想的には第3の事態対処医療要員により行われるべきで、事態対処医療要員が2人しかいない場合は行うべきではない。この操作を行うには、他の構造を損傷したり、うっかりと気道を閉塞しないように解剖学的指標を正確に見極める必要がある。頸動脈を圧迫しないようにしなければならない。頸動脈の圧迫により徐脈を生じる場合があり、低血圧やショックを招く場合がある。

気管挿管の手順―直視下（経口）気管挿管

　遮蔽物の後ろや、比較的安全地帯にいて安全を確保し、器具が集まったら、標準予防策の個人防護具つまり、手袋、ゴーグル、マスクを身に着ける。可能であれば、バッグマスク換気や酸素などの基本的な気道確保方法を使って、気管挿管前に可及的な酸素化を行う。できれば1人か2人の事態対処医療要員が基本的な手技で気道換気を支援し、3人目が高度な気道資器材を組み立てるのがよい。

　気管挿管の手順は30秒以上かかってはならない。30秒の時間制限は、換気が止まり、喉頭鏡のブレードが傷病者の口腔内に入ったときから、換気が再び始まったときまでである。もしも気管挿管がうまくいかない場合は、いったん中止し、チューブを抜いて、傷病者を酸素化して、所属機関のプロトコールでやり直す。

　直視下気管挿管は次の手順に従う。

1. 頭部後屈あご先挙上法（脊椎損傷の危険があれば下顎挙上法）で気道を開き気道内の異物を取り除く。
2. バッグマスクを口腔に当てて、適切な回数で換気する。大人は5秒に1回、幼児・小児は3秒に1回とする。できれば、気管挿管の1～2分前に毎分20～24回の呼吸で酸素化する。酸素が使えない場合でも、30秒の気管挿管は害を及ぼすことはほとんどない。
3. パートナーが傷病者の換気を行っている間に、素早く器具を組み立てて検査する。喉頭鏡の電球やスタイレットの電気がつくこと、適切なサイズのチューブを選び、気管チューブのカフに漏れがないことを確認する。明かりのつかないタイプのスタイレットを使う場合は、好みの角度に調整してからチューブに入れる。入れやすいように少し角度をつけてもよい。必要に応じてチューブとスタイレットに潤滑剤を付ける。
4. 現場には、おそらく心電図モニターやパルスオキシメータはないので、エアウエイを外すのは換気後1～2分後にする。
5. 3人目の事態対処医療要員がいれば、セリック法を行い、声帯を見やすく、スタイレットを入れやすくする。この操作は嘔吐や誤嚥を予防する。事態対処医療要員が2人しかいなければ、パートナーがバッグマスクで換気を行いながら、この操作を片手で行う。
6. 輪状軟骨の圧迫は傷病者が嘔吐しなければ、気管チューブのカフが膨らむまで行う。もし嘔吐が起こったら、食道が破裂するかもしれないので、圧迫を解除する。嘔気や嘔吐が終わったら、気道内の吸引を行い、セリック法を再開する。
7. 傷病者の声帯がもっともよく見えるように、頭部と頸部の位置を決める。脊椎損傷がなければ、頭部後屈あご先挙上法で頸椎構造を一直線にする。明かりのついたスタイレットを使う場合は、舌と顎を捉えて上げると挿管が容易になる。
8. 脊椎損傷を疑う場合は、パートナーが頸椎カラーを着けて、用手的に頭頸部を中立位に保っていることを確認する。声帯を適切に直視下に置くためには、腹ばいになるか、傷病者の頭をまたいでのけぞるようにする必要があるかもしれない（図14-6）。
9. 喉頭鏡のハンドルを左手で握る。ブレードがロックされていること、明かりがつくことを確認する。手袋をした右手指で傷病者の口を開ける。ブレードを優しく傷病者の口の右側から入れて、舌を左に押しながら中央に移動する。声帯を見るために、舌をよけなければならない（図14-7）。
10. 喉頭蓋を直視する。マッキントッシュ曲ブレードを舌基部に沿って進めると、喉頭蓋谷で止まるのでここで声帯が見えるように持ち上げる。ミラー直ブレードを使う場合は、咽頭の奥深くに優しく入れて、声帯が見えるように舌と喉頭蓋を持ち上げる。持ち上げる力は真上方向で、喉頭鏡のハンドルと平行方向である。傷病者の頭の方向に傾けてはならない。手首を回転してはならない。下顎を使って頭を持ち上げているようにしなければならない。歯を折ったり、唇を傷つけてはならない。上顎の歯をブレードのテコや支点にしてはならない。声帯を確認したら目を離してはならない。気管チューブの適切な位置は、声帯を直視下におき、その声帯の間に置くことである。
11. 右手で気管チューブを挿入し、声帯とチューブの先端を常に見ているようにする。声帯が見えなくなるので、喉頭鏡のブレードの真ん中を越えてチューブを入れてはならない。傷病者の口腔内右側からチューブを入れる。カフがしぼんだままで声帯を越えるところまで確認する。気管チューブの外側に「cm」の記載があるので、歯や唇の位置を書類に記録する。歯や歯茎の位置では、この数字は内径（チューブサイズ）の約3倍である。声帯を越えてチューブが入ったら、喉頭鏡を抜いて、スタイレットを使った場合には、スタイレットを抜く。チューブはしっ

安全のために

傷病者が高齢の場合には、気管挿管前に義歯、入れ歯、ブリッジなどを外していることを確認する。

第 14 章　高度な気道管理　179

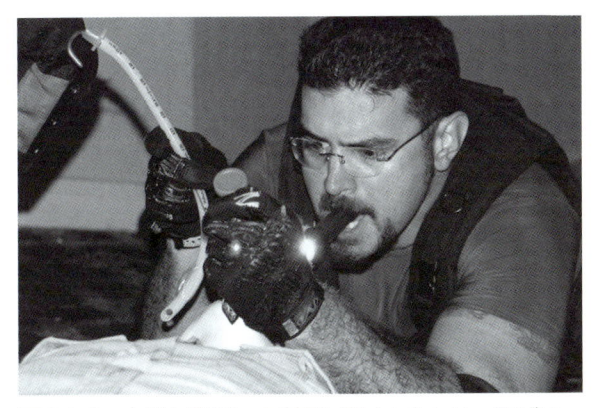

図 14-6　声帯を適切に直視下に置くためには、腹ばい、もしくは傷病者の頭をまたいでのけぞるようにする必要があるかもしれない。

安全のために

狙撃などの継続する脅威のために、事態対処現場においては明かりの使用は禁止されるかもしれない。外部へ明かりがもれるのを避けるために、明かりを使う医療行為は制限しなければならない。気管挿管は明かりがなくても、外科的気道確保や、用指挿管、経鼻挿管などで行うことが可能である。照明付き喉頭鏡を使う場合には、口腔内に入れてから（ブレードをロックして）明かりをつける。まず自分の身を守り、注意を払う。作戦を考慮のうえで医療処置を工夫する。

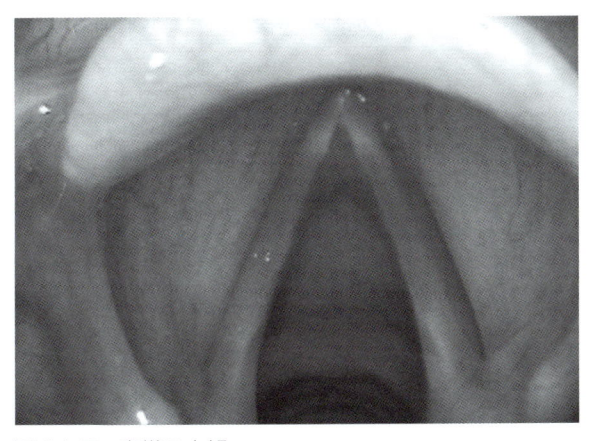

図 14-7　声帯の内観

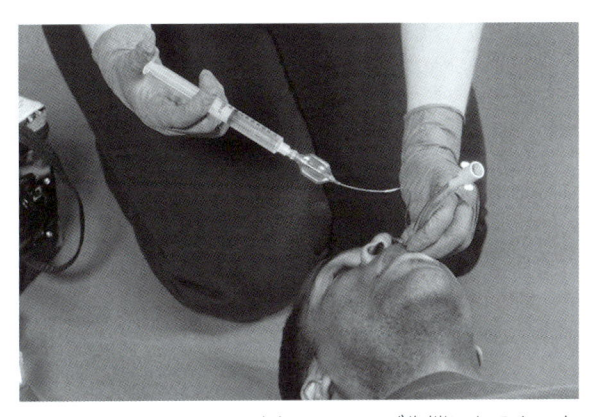

図 14-8　5〜10 mL の空気でチューブ先端にあるカフを膨らませる。

かりと固定するまで抜けないようにする。
12. バルーンが適度に膨らむまでチューブ先端にあるカフを膨らませる。3〜10 mL の範囲となる（**図 14-8**）。これで気管を密閉することができて、肺に直接送気しても漏れなくなる。誤嚥も予防できる。パイロットバルーンを優しく絞って、空気量を調節する。パイロットバルーンは満杯であっても、指で容易に圧迫できる。カフ内の空気が逆流して空にならないように、シリンジをすぐに外す。
13. 気管チューブを保持していない事態対処医療要員は、バッグマスクを使って換気を始める。気管チューブの留置を確認する。チューブから換気を行い、聴診器で胃と肺の音を聞く。右肺、左肺からは呼吸音が同じく聞こえて、胃からは音が聞こえないはずである。子どもの場合は、胸骨切痕で聴診する。換気ごとに胸部の隆起と下降を確認できるはずである。子どもでは呼吸音が誤認され、チューブが食道内にあっても呼吸音が聞こえることがあるためとくに重要である。胃の聴診で呼吸音が聞こえてはならない。上腹部で呼吸音が聞こえたら、チューブを抜いて、再度換気を行い、気管挿管を再び試みる。
14. 気管チューブの留置を適切に確認することは必須である。気管チューブが声帯を越えたことを直視下に確認すること、換気により胸郭が隆起すること、両肺の呼吸音が聞こえることが原則的な確認方法である。事態対処現場において、呼気終末二酸化炭素分圧モニターがあれば効率的に確認できる。このモニターはチューブが適切な位置であれば黄色を表示する。携帯型パルスオキシメータが広く普及しており、指先型パルスオキシメータは多くの事態対処医療（tactical emergency medical support；TEMS）で使われている。できれば、酸素濃度計測のためにこの器材を使う。

> **考慮すべき集団**
>
> 子どもの場合、多くはバッグマスクを用いた換気補助で十分であり、安定化の第一選択となる。バッグマスク換気で十分な酸素化や換気が行えない場合、搬送時間が長い場合に気管挿管が考慮されるべきである。気管挿管は誤嚥の危険が少なく、確実な気道確保が可能な反面、病院前の状況で合併症と失敗率が有意に高いという研究結果がある。合併症には、歯牙・口腔内損傷、胃内容の誤嚥、迷走神経反射による徐脈、長い時間の操作による低酸素血症による徐脈、頭蓋内圧亢進、不正確な留置がある。気管チューブの右気管支内留置は、低酸素、不適切換気を生じることがある。致死的な合併症は気づかずに放置される食道挿管である。
>
> 幼児や小児の気管挿管を準備する場合には、大人と子どもの気道の違いを認識しなければならない。子どもは比較的舌が大きく、前方に気道があり、気管は柔らかく圧迫されやすい。年少幼児は、後頭部が大きいので、気道を見やすくするには、タオルやシャツを肩の下に置くとよい。
>
> 小児用の器具の準備は、ミラー直喉頭鏡ブレードのサイズ0〜3、カフ付き気管チューブ2.5（未熟児の現場分娩用）〜6.0を含めて必須である。カフ付き気管チューブは、子どもの気道を胃内容や血液の誤嚥から守る。
>
> 多くのALS要員は薄い小児用ハンドルを好むが、どのような喉頭鏡ハンドルでも使うことができる。直（ミラーかウィスヒップル）ブレードは、平たい喉頭蓋を持ち上げやすい。曲（マッキントッシュ）ブレードは、他に何もない場合以外は小児に使わない。

15. 気管チューブが誤って外れないようにしっかり固定する。
16. 気管挿管の合併症の観察を行う。右気管支挿管（気管チューブが入りすぎて先端が右気管支内にある）は、左肺の呼吸音の低下を伴う。右気管支挿管が明白であれば、気管チューブの深さと調整のダブルチェックを行う。緊張性気胸の危険性を観察する。搬送中は脈拍と血圧を観察する。

気管チューブに耐えられない患者

直接の酸素化により低酸素血症から回復すると、咽頭反射や、意識が回復して気管チューブを外そうとする場合がある。気管挿管を継続する場合と気管チューブを外す場合（抜管）の危険と利点を評価しなければならない。傷病者が覚醒して自分で呼吸可能となり、チューブを外せそうな場合は、気道が開放している限り気管チューブを外すべきである。できるならば、また時間が許せば、喉の分泌物や血液の吸引を試みる。カフをしぼませて、呼気に合わせて注意深く抜く。患者が嘔吐したらすぐに吸引し、気道を確認し、安全にできるのであれば、酸素投与をする。意識のある傷病者は抜管直後の喉頭痙攣の危険が高く、しばらくかすれ声の場合がある。所属機関のプロトコールによっては、気管挿管を続ける必要があれば、耐えられない傷病者には鎮静薬を認める場合がある。

> **医療機器**
>
> **ライトワンド**
>
> 気管チューブスタイレットに似た器具が市販されている。"ライトワンド"は曲がりやすく、先端が明るく光る。気管チューブを留置困難な場合、例えば3人以上の事態対処医療要員による挿管ができない場合などに使われる。気管チューブの先端が気道の中や喉頭蓋付近にあり、盲目的な挿管の成功率を上げるために喉頭や気管を照らすように設計されている。ライトワンドは夜間の照明規制にかかわらない範囲で有効である。

マルチルーメンエアウエイ

気管チューブに加えて、声帯の直視が不用な気道確保の器具がいくつかある（**表14-1**）。コンビチューブ™のようなマルチルーメンエアウエイは、声帯の直視なく挿入できて、気管でも食道でも留置すれば肺の換気を行うことができ、挿入もはるかに容易である（**図14-9**）。チューブが気管に行けば、気管チューブのように肺を直接換気できる。ほとんどの場合は食道に行くが、それでも、換気をすることができる。フェイスマスクの密閉を維持する必要がない、中咽頭で膨らむバルーンがあり、マスクではなくチューブから肺が換気される。これらの器具の挿入には訓練が必要になる。メディカルディレクターがこの器具をいつ、どのように使うかを決めることになる。

禁 忌

マルチルーメンエアウエイは、以下の傷病者に使ってはならない。

- 覚醒または半覚醒で咽頭反射がある傷病者
- 14歳未満の子ども

第 14 章　高度な気道管理

表 14-1　マルチルーメンエアウエイの利点と欠点

利　点	欠　点
留置が容易	効果が不安定（カフの不具合）
マスクの密閉が不用	深昏睡傷病者に適応
最小限の手技と維持訓練ですむ	バルーンの継続観察が必要
脊椎損傷の傷病者に使いやすい	身長 5 フィート（152 cm）以下では使用困難
盲目的挿入が可能	2 つのチューブのどちらを使うか呼吸音の慎重な聴取が必要

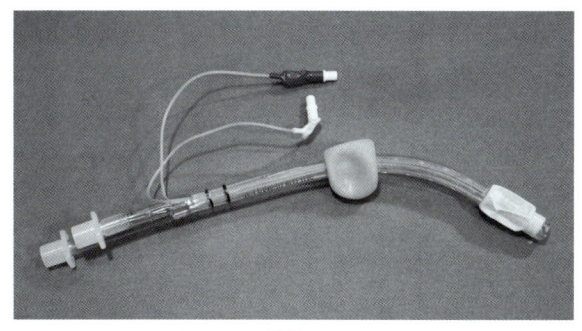

図 14-9　コンビチューブ™のようなマルチルーメンエアウエイは声帯の直視なく挿入できて、気管でも食道でも留置すれば肺の換気を行うことができ、挿入もはるかに容易である。

- 身長 5 フィート（152 cm）以下の大人
- 腐食剤を摂取した傷病者
- 診断名の既知な食道疾患がある傷病者

コンビチューブ™

まず、常に顔面保護を含む適切な標準予防策を講じる。最初の留置を食道に行うと、2 番目のチューブから嘔吐が起こる可能性がある。

コンビチューブ™の挿入は次の手順に従う。

1. 気道閉塞がないかどうか、傷病者の上気道を観察する。
2. 手順の開始前に、血液の酸素化を最大にするためにバッグマスクを用いて、1～2 分の深呼吸を行う。安全にできるならば酸素を投与する。
3. 傷病者の頭を中立位にする。
4. 白いカフは 15 mL の空気で、青いカフは 100 mL の空気で膨らませ、両方のカフ（白と青）に空気漏れがないかテストする（**図 14-10**）。
5. コンビチューブ™を咽頭の自然な彎曲に沿って挿入する（**図 14-11**）。
6. 舌と下顎を母指と示指の間に把持して挙上する（下顎挙上法）。
7. コンビチューブ™の黒い輪が傷病者の歯の位置にくるまで優しくしっかりと挿入する。
8. コンビチューブ™に力を加えない。チューブが容易に挿入できなければ、引き抜いて再度行う。再度の試みに際しては酸素化を行う。
9. 適切な位置にきたら、100 mL のシリンジで no. 1 バルーン（青）を 100 mL の空気で満たし、20 mL のシリンジで no. 2 バルーン（白）を 15 mL の空気で満たす（**図 14-12**）。
10. no. 1 チューブ（青）から換気する。呼吸音が聴診できて、胃の音がなければ、換気を続ける（**図 14-13**）。
11. no. 1 青チューブから送気したときに、呼吸音が聴取できず、胃の送気音が聴取される場合は、バック換気を短い（白）チューブ no. 2 に切り替える。呼吸音が聞こえること、胃の送気音がないことを確認する。
12. どちらのチューブからも肺換気ができない場合は、コンビチューブ™は咽頭の奥深くに進んでいる。no. 1 バルーンカフをしぼませて、コンビチューブ™を約 2～3 cm 口から抜く。
13. 再び、no. 1 バルーンを 100 mL の空気で膨らませ、長い no. 1 チューブから換気する。呼吸音が聴取できて、胃の送気音がなければ換気を続ける。
14. 呼吸音が聴取できなければ、即座に両方のカフを縮めて、抜管する。経口咽頭チューブや経鼻咽頭チューブを挿入し、バッグマスクで過換気をする。

コンビチューブ™は、チューブの配置が決められないときや、傷病者が（嘔吐を始めて）チューブに耐えられないとき、また、遠位または咽頭チューブに嘔吐しないかぎりは抜いてはならない。抜くときには吸引

医療機器

コンビチューブ™はコンビチューブ™ 1 点と 2 本のシリンジのキットである。

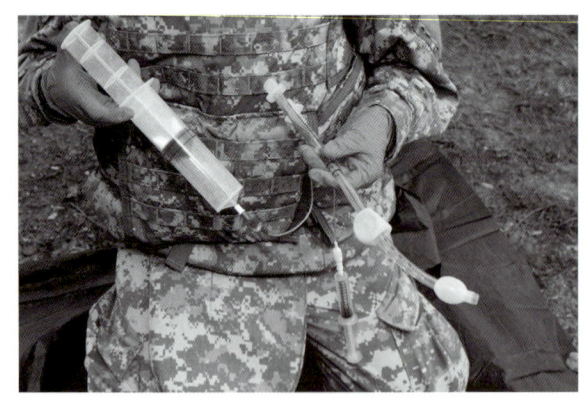

図 14-10 白は 15 mL、青は 100 mL の空気で膨らませ、両方のカフ（白と青）から空気漏れがないかテストする。

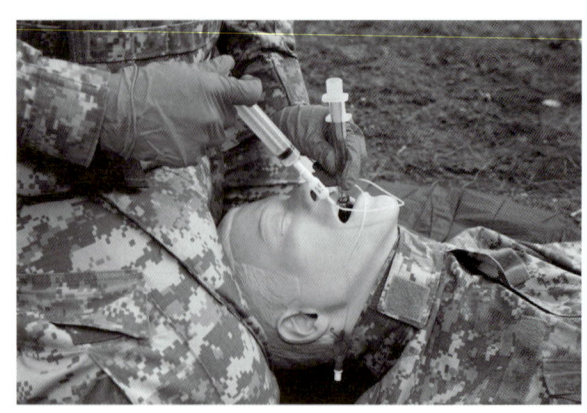

図 14-12 100 mL のシリンジで no. 1 バルーン（青）を 100 mL の空気で満たし、20 mL のシリンジで no. 2 バルーン（白）を 15 mL の空気で満たす。

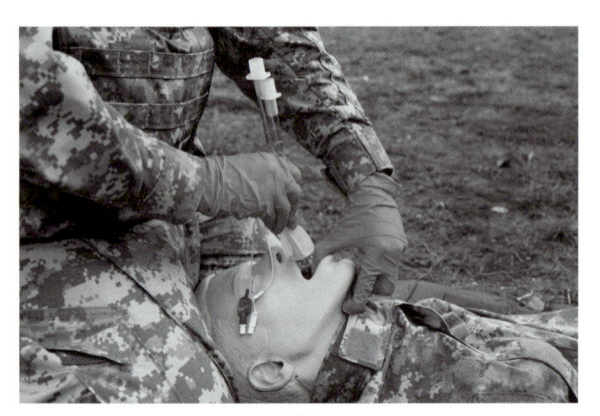

図 14-11 コンビチューブ™ を咽頭の自然な彎曲に沿って挿入する。

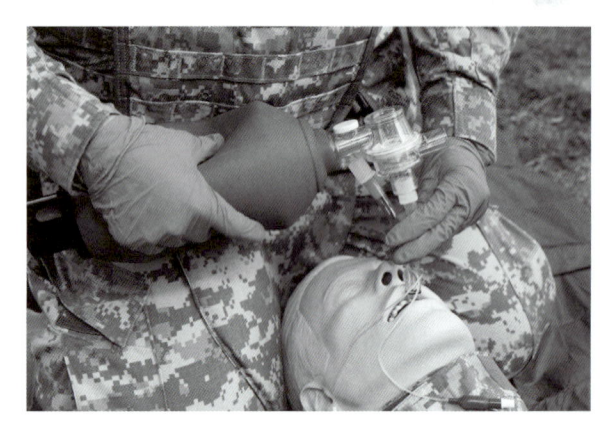

図 14-13 no. 1 チューブ（青）から換気する。

具を準備する。傷病者を横に向けて no. 1 パイロットバルーンから咽頭カフをしぼませる。no. 2 パイロットバルーンを使って、遠位カフを縮め、吸引しながらコンビチューブ™ を抜く。

シングルルーメンエアウエイ

ラリンゲアルチューブ（King LT™エアウエイ）

ラリンゲアルチューブは、食道に盲目的に挿入するシングルルーメンエアウエイである（**図 14-14**）。2つの拡張カフの間に換気口のついた彎曲チューブからなっている。カフは両方とも単弁、パイロットバルーンを使って膨らませる。エアウエイが適切に食道に入れば、1つのカフが食道を封鎖し、もう1つが中咽頭を封鎖する。2つのカフの間の開口部が肺を換気する。

ラリンゲアルチューブは身長4フィート（122 cm）以上の傷病者の呼吸管理を想定している。嘔吐や誤飲

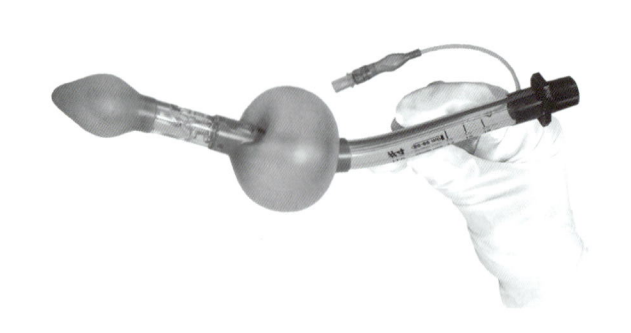

図 14-14 ラリンゲアルチューブは、食道に盲目的に挿入するシングルルーメンエアウエイである。

から気道を保護しない。高い気道圧が生じれば空気が胃や口腔内に漏れる。気管内に挿管された場合には、エアウエイを抜かなければならず、食道内に再留置しなければならない。

ラリンゲアルチューブの挿入は次の手順に従う。

1. 所属機関のプロトコールと傷病者の身長から適切な器具を選択する。

第 14 章　高度な気道管理

医療機器

ラリンゲアルチューブは高圧蒸気滅菌で再利用が可能で、ラリンゲアルチューブ D™ とラリンゲアルチューブ S-D™ は単回使用具（使い捨て）である。ラリンゲアルチューブ (S)-D™ には吸引口がついていて、18 Fr までの標準型胃チューブが通過可能で、必要に応じて胃の減圧が可能である。

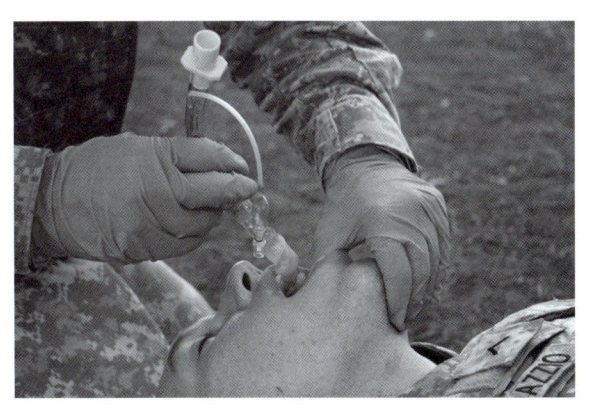

図 14-17　ラリンゲアルチューブを外すときは、カフを縮めて、気道から優しく抜く。

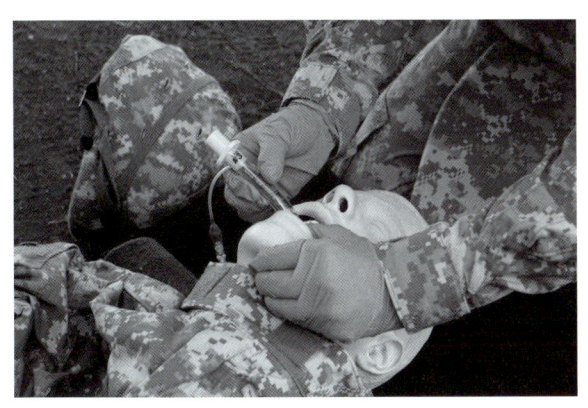

図 14-15　傷病者の顎を持ち上げて、口角からラリンゲアルチューブの先端を挿入する。

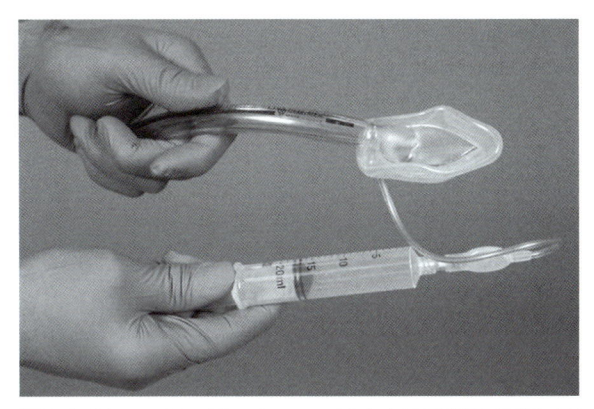

図 14-18　ラリンゲアルマスクは本来は手術室仕様に開発されたが、多くの病院前医療チームもその有効性を認めている。

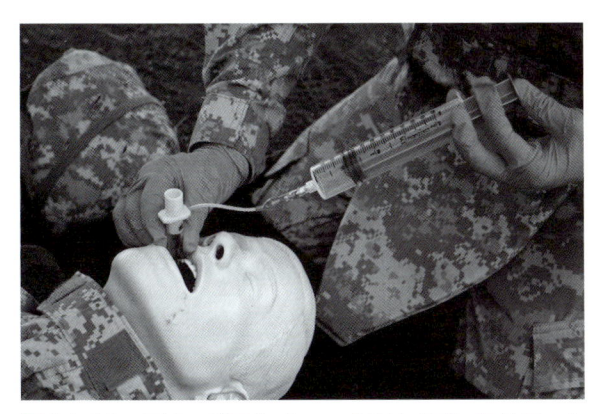

図 14-16　ラリンゲアルチューブのサイズに応じて、カフを膨らませる。

2. 正しい手順で傷病者の気道を最適化する。
3. ラリンゲアルチューブのカフテストを行う。カフが適切に膨らめば、チューブの先端と後面を水で濡らす。換気口の近くは濡らさない。挿入前にカフの空気を抜く。
4. 利き手と反対の手で傷病者の顎を持ち上げて、開口し、禁忌でなければさらに顎を持ち上げる。口角からラリンゲアルチューブの先端を挿入し（**図 14-15**）、チューブを傷病者の顔の側面に向ける。
5. チューブを進めて舌の後方にチューブがあることを確認してから回転させる。
6. 接続した根元が歯や歯茎の位置にくるまで、チューブを進める。
7. ラリンゲアルチューブのサイズに応じて、カフを膨らませる（**図 14-16**）。
8. バッグマスクをラリンゲアルチューブにつなげて、所属機関のプロトコールに従い換気する。
9. ラリンゲアルチューブを外すときは、カフを縮めて、気道から優しく抜く（**図 14-17**）。

ラリンゲアルマスク

ラリンゲアルマスク（laryngeal mask airway；LMA）は本来は手術室仕様に開発された（**図 14-18**）。しかし、当初から医療現場で広く使われている。

ラリンゲアルマスクは 2 つの部品からなる。チュー

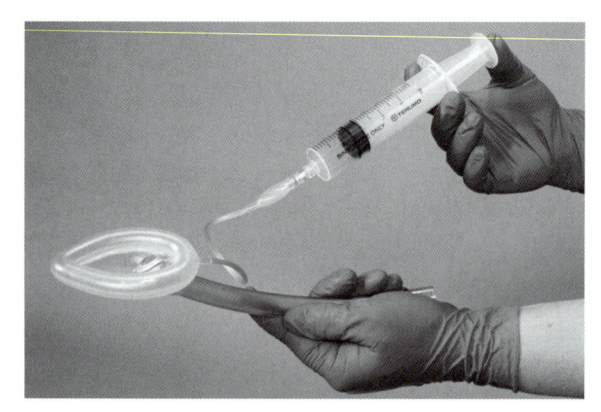

図14-19 各サイズの必要量の50%増の空気を入れてラリンゲアルマスクのカフをチェックする。その後、完全にカフを縮める。

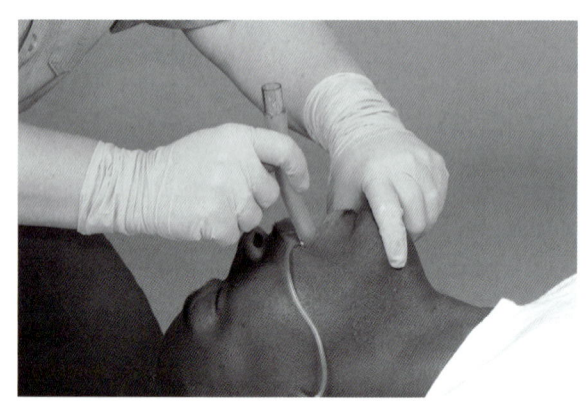

図14-20 口蓋に沿って、ラリンゲアルマスクを挿入する。硬口蓋に向けて指でチューブを押し込み、完全に入れる。

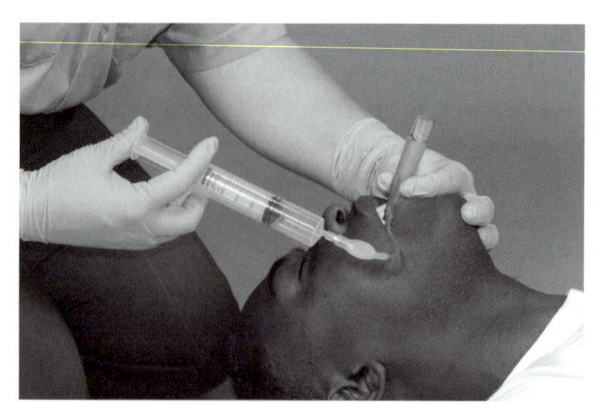

図14-21 サイズに応じた量の空気をカフに入れる。

ブとマスクまたはカフである。シリコン製で（適切な消毒後に）再使用可能なものと使い捨てのタイプがある。盲目的な挿入後に、気道に沿ってマスクの空気注入により喉頭開口部周囲を封鎖する。喉頭蓋はマスクやカフに覆われる。ラリンゲアルマスクは胃からの逆流を防ぐことはできない。サイズは7種類あり、大人と子どもに使用可能である。

ラリンゲアルマスクの挿入は、次の手順に従う。

1. 各サイズの必要量の50%増の空気を入れてラリンゲアルマスクのカフをチェックする（**図14-19**）。
2. 挿入時に口腔底や口蓋を擦るかもしれない底部に潤滑剤を付ける。
3. 手順の開始前に血液の酸素化を最大にするために、パートナーがバッグマスクを用いて1〜2分の深呼吸を施す。利用可能で安全ならば酸素を使う。
4. ラリンゲアルマスクの留置前に30秒以上の換気を行う。
5. 傷病者の頭を、スニッフィングポジションにする。
6. カフとチューブの間に指を入れる。カフとチューブの間のくぼみに利き手の示指を置く。傷病者の口を開く。
7. 口蓋に沿って、ラリンゲアルマスクを挿入する。硬口蓋に向けて指でチューブを押し込み、完全に入れる（**図14-20**）。
8. サイズに応じた量の空気をカフに入れる（**図14-21**）。こうするとラリンゲアルマスクが1〜2cm口から出てくる。換気で明らかな空気漏れはないはずである。
9. バッグマスクを付けて換気を行う。胸郭の隆起、呼吸音の確認を行う。傷病者をよく観察する。

用指挿管

用指挿管は事態対処医療要員が手袋をつけて、気管チューブの気管への盲目的な留置を指で誘導する方法である。この方法は傷病者が噛むことがない深昏睡の場合にのみ行うべきである。これには相当な訓練が必要である。

用指挿管は次のような例外的な環境で行われる。

- 喉頭鏡がない、または壊れた場合。
- 他の方法が失敗した場合。
- 閉じ込められた空間に傷病者がいるなど他の気道確保が困難な場合。
- 傷病者が極度の肥満か短頸の場合。

- 分泌過多で気道の視野がない場合。
- 外傷で頭が動かせない、固定具が直接喉頭鏡と干渉する場合。
- 気道の大きな損傷から挿管の位置確認ができない場合。

用指挿管は傷病者が深昏睡ではなく、嘔吐反射がある場合や呼吸している場合は禁忌である。

用指挿管は喉頭鏡が不用なため、器具に不具合のある場合に有効である。口腔内の分泌が過量で声帯を直視確認できない場合も有効である。用指挿管は、傷病者の頭をスニッフィングポジションにする必要がないため、外傷傷病者や頭をスニッフィングポジションにできない傷病者（肥満や短頸など）に行うことができる。

用指挿管の大きな欠点は、指を傷病者の口腔内に入れる必要から、噛まれる危険があることである。そのため用指挿管は、傷病者が深昏睡か無呼吸の場合、閉口予防のバイトブロック（咬合阻止器）や筋弛緩薬が投与された場合にのみ行われる。また、伝染病の感染の危険もある。歯で噛まれれば、とくに歯が鋭利だったり折れていたりする場合、手袋はすぐに破れて指が切れてしまう。

用指挿管の成功は訓練の頻度、経験、指の器用さ、指のサイズと長さに依存する。指が短くて太い場合には用指挿管は非常に難しい。

用指挿管の大きな合併症は誤留置である。挿管は感覚で行うため、チューブの方向を誤りやすい。そのため、この操作には非常に入念な確認が必要になる。

喉頭鏡を使う必要がないため、歯の損傷を起こすことはまれであるが、バイトブロックで唇や歯を傷つけることがある。また、力強く行ったり、不適切な手技は気道外傷や腫脹を起こす。

技術にかかわらず、挿管の試みは低酸素を起こしうる。そのため、操作中は傷病者の監視（脈拍、皮膚の色調、心拍数）を注意深く行わなければならない。挿管操作は30秒以内にし、操作間で十分な換気を行う。

用指挿管は次の手順で行う。

1. 標準予防策を講じる（手袋とフェイスシールド）。
2. バッグマスクで1〜2分の酸素化を事前に行う。利用可能で安全ならば酸素を使う。
3. 器具を準備確認し、組み立てる。
4. チューブに適切なスタイレットを入れる。先端を少し（ホッケーのスティックのように）屈曲させる。
5. 傷病者の頭を中立位にする。
6. 奥歯の間にバイトブロックを置いて指を噛まれないようにする（図14-22）。
7. 左中指と示指を口腔内に入れて、喉頭に進めながら舌を前によける。
8. 左中指で喉頭蓋を触診してよける（図14-23）。喉頭蓋は耳朶のように感じるものである。
9. 右手でチューブを進めて、示指で声帯の間に誘導する（図14-24）。
10. 喉頭にチューブが入ると抵抗が出てくる。抵抗

図14-22　奥歯の間にバイトブロックを置いて、指を噛まれないようにする。

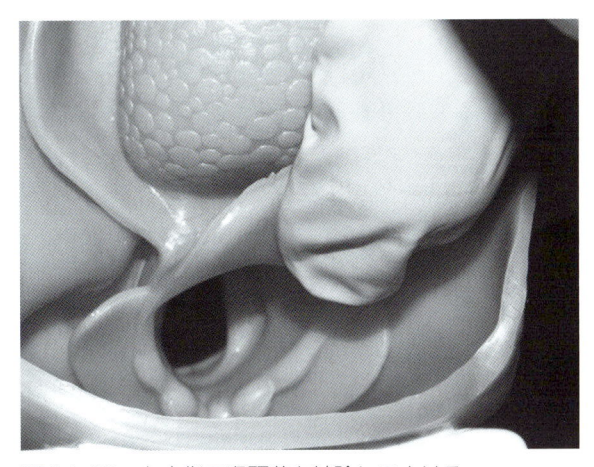

図14-23　左中指で喉頭蓋を触診してよける。

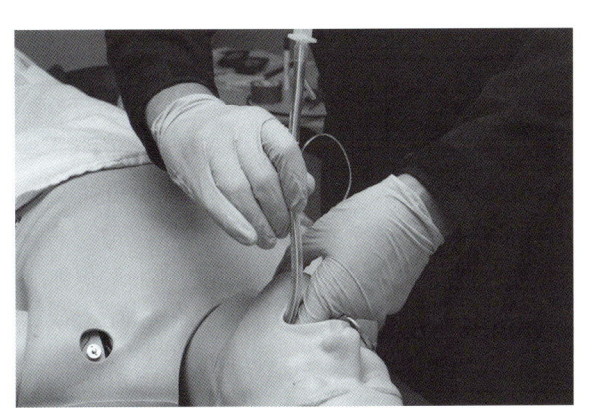

図14-24　右手でチューブを進めて、示指で声帯の間に誘導する。

が増すに従い、チューブがしっかりと固定される。気管チューブを適切な深さまで進める。
11. スタイレットを抜く。
12. 遠位カフを5〜10 mLの空気で満たしてからシリンジを外す。
13. バッグマスクを付けて換気を行い、所属機関のプロトコールでチューブの位置を確認する。
14. 気管チューブを固定する。

経鼻挿管

経鼻挿管は鼻から気管に向けて行うチューブの挿入である。迅速気管挿管（RSI）が行われるようになり、あまり行われなくなった。病院外では、気管挿管は声帯を直視下に見ることなく行われるのが通例のため、"盲目的な"経鼻挿管と名づけられている。

盲目的経鼻挿管は喉頭鏡を用いた挿管が難しいか危険な場合に気道を管理する優れた手技である。この手順は、自発呼吸下に行わなければならないので、低酸素にはなりにくい。

経鼻挿管の適応は、自発呼吸があるが、状態が悪くならないように呼吸管理が必要な場合である。意識があり、精神状態が変容した傷病者や咽頭反射がある傷病者は経鼻挿管の良い適応である。

経鼻挿管は無呼吸傷病者（例えば呼吸停止や心停止）には禁忌であり、このような傷病者は経口気管挿管をする。またこの手技は頭部外傷や脳脊髄液が鼻から出てくるような中顔面骨折では禁忌である。このような傷病者ではチューブが頭蓋腔に入り脳を突き刺す恐れがある。その他、鼻中隔彎曲や鼻ポリープなどの奇形がある場合や、コカインの常習者では禁忌である。このような傷病者では、経鼻挿入でひどい鼻出血を起こすことがある。

同様に、凝固異常や抗凝固剤の内服傷病者では経鼻挿管はやめたほうがよい。このような薬の内服傷病者では、鼻に何かを入れると鼻出血の危険が高い。

盲目的経鼻挿管の第一の利点は、意識があり、呼吸している状態で行うことができる点である。この操作では口の中に（喉頭鏡など）物を入れる必要がない。経鼻ルートは、咽頭反射がある傷病者に行っても、嘔気、嘔吐が少ない。

他の大きな利点は、口腔内や歯を傷つける恐れのある喉頭鏡が不用なことである。傷病者は口を開けなくてよいので、下顎骨折、痙攣、食い縛りなどの開口制限があっても行うことができる。

経鼻挿管では傷病者をスニッフィングポジションにする必要がないため、中顔面骨折が疑われない限り、脊椎損傷の危険がある傷病者に行う理想的な方法である。

最後に、チューブは鼻から入るため、チューブが噛まれることがない。さらに鼻腔の分泌は一般に少ないため、口腔内から留置する場合よりも固定が確実になる。

経鼻挿管の合併症では出血がもっとも多い。挿管がうまくいけば、気道が保護され、誤飲の危険は減少する。しかし、重篤な出血が起こる場合がある。手技が粗い場合にはとくに、鼻出血の危険が高まり、血液の嚥下から嘔吐の危険と誤嚥の危険を高める。

チューブの先端に水溶性の潤滑剤をつけて、鼻腔から優しく挿入すれば、出血の危険を少なくすることができる。

経口気管挿管の器具から、喉頭鏡とスタイレットを差し引けば、盲目的経鼻挿管を行うことができる。経鼻挿管の場合は1.0〜1.5 mmの小さいものがよいが、標準的な挿管チューブを使うことができる。チューブサイズの選択に際しては、鼻腔より少し小さいものを選ぶとよい。

盲目的経鼻挿管用に特別にデザインされたものもある。例えば、エンドトロールチューブは標準的なチューブより曲げやすく、チューブ先端にリング状の"引き金"が付いている。引き金を前方に引いて、全体の彎曲を強める。この機能によりスタイレットと同じ効果が出てくる。

気管チューブを通過する空気の流れから、適切な位置に置かれたことがわかる。傷病者に顔を近づけることがないため傷病者の呼気から汚染リスクを伴わず、経鼻挿管の成功を確実にする幾多の器具が開発されている。

盲目的な経鼻挿管は次のように行う。

1. 標準的予防策を行う（手袋、フェイスシールド）。
2. バッグマスクで前酸素化を行う。安全に使うことができれば、100％酸素を使う。
3. 器具を点検・確認し、組み立てる。
4. 傷病者の頭を中立位にする。

第14章　高度な気道管理　187

> **考慮すべき集団**
> 8歳未満の幼い子どもには盲目的経鼻挿管を行ってはならない。

5. 気管チューブを丸く曲げて、形を整える（**図 14-25**）。
6. 水溶性ゲルをチューブ先端に付ける。
7. 鼻中隔に向けて入りやすい位置でチューブを優しく挿入し、鼻腔底に向けて進める（**図 14-26**）。
8. 傷病者の呼気に合わせて、気管チューブを声帯の間に進める（**図 14-27**）。傷病者が話せるなら、チューブは適切な位置にない。適切な位置にチューブがあれば、咳をすることはできても話ができない。
9. 先端のカフを5〜10 mLの空気で膨らませ、シリンジを外す（**図 14-28**）。

10. 呼気終末二酸化炭素分圧モニターを気管チューブに装着する。
11. バッグマスクを付けて換気を行い、聴診器で呼吸音を確認する。
12. チューブを固定する。

外科的・非外科的気道確保

状況によっては、従来の気道確保を行うことができないことがあり、生存率の向上のためには、強制的かつ侵襲的な方法が必要になる。従来の方法が失敗したとき、気道確保のためには2つの方法がある。外科的輪状甲状靱帯切開と、経皮的喉頭カテーテル換気（非外科的または用針喉頭穿刺）である。これらを行うためには、頸部全面の解剖学的指標に精通する必要がある（**図 14-29**）。

輪状甲状靱帯切開を行う場合は、輪状甲状間膜の切開に伴い皮下や皮膚の細血管からの少出血に対処でき

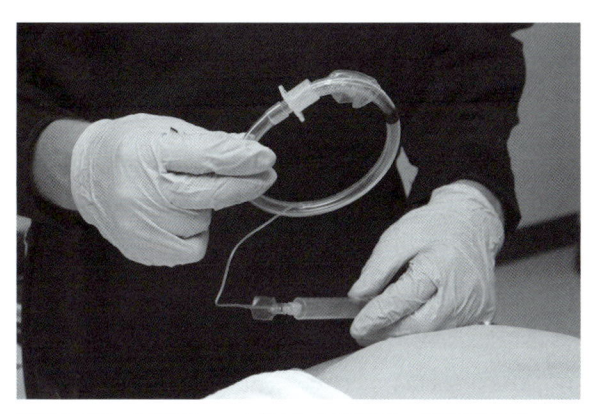

図 14-25 気管チューブを丸く曲げて、形を整える。

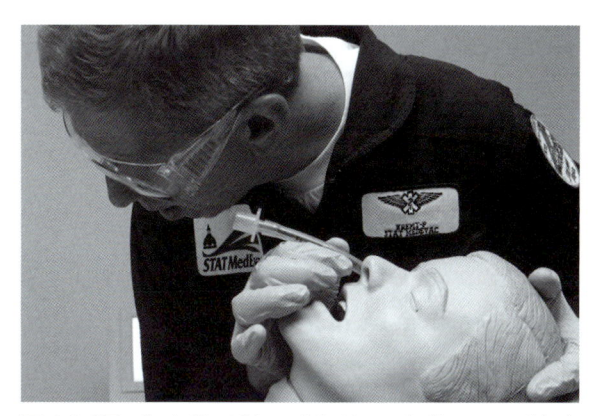

図 14-27 傷病者の呼気に合わせて、気管チューブを声帯の間に進める。

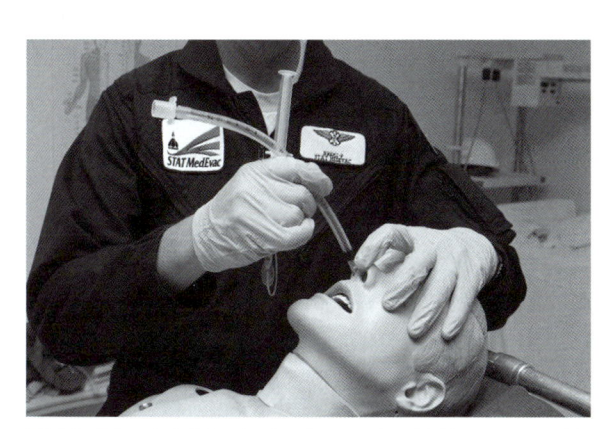

図 14-26 鼻中隔に向けて入りやすい位置でチューブを優しく挿入し、鼻腔底に向けて進める。

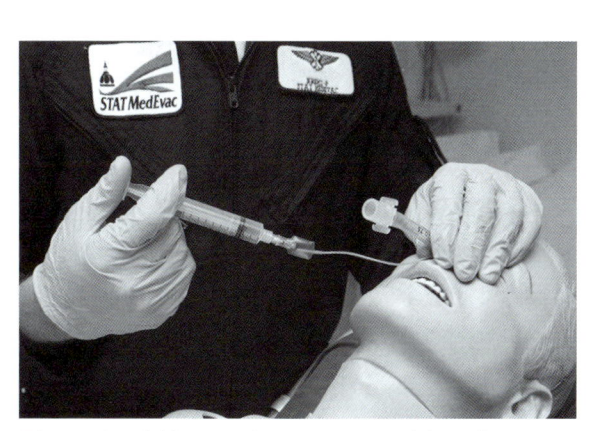

図 14-28 先端のカフを5〜10 mLの空気で膨らませ、シリンジを外す。

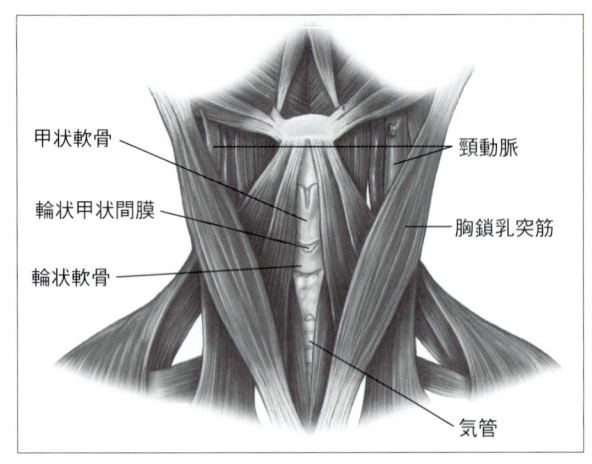

図 14-29　頸部全面の解剖

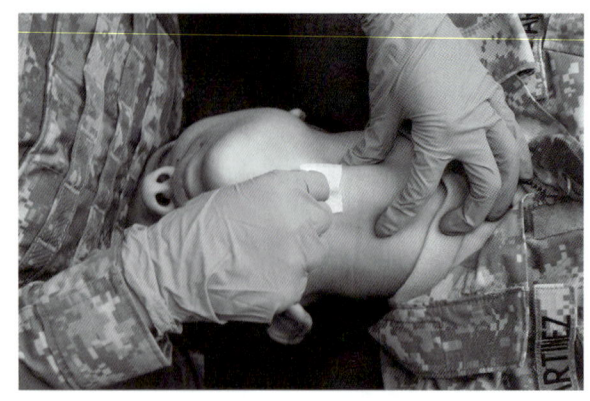

図 14-30　ヨード剤を含む液で処置箇所を消毒する。

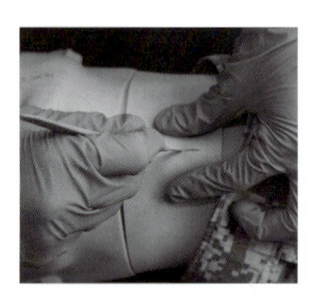

図 14-31　咽頭を固定し、輪状甲状間膜上に 1〜2 cm の垂直な切開を行う。

る準備が必要になる。これらの出血は気管にチューブを留置してから軽く押さえることで管理可能であるが、これによって処置が遅れてはならない。

輪状甲状靱帯切開

輪状甲状靱帯切開（外科的輪状甲状靱帯切開術）は、メスを用いて、声門下領域（声帯の下）の気管に直接チューブを挿入する手技である。輪状甲状間膜は、皮膚との間に重要構造がないため、気管に外科的な開窓を行う理想的な部位である。この部位の気道は皮膚に比較的近く、薄い輪状甲状間膜を経由して気道に入りやすい。この部位の気道後壁には硬い輪状軟骨があり、万一の食道への穿孔を防ぐことができる。

輪状甲状靱帯切開はより標準的な気道確保ができないときに行う。本法は傷病者の気道確保に際して最初に推奨される方法ではない。例えば、気管挿管ができなくても、有効なバッグマスク換気が可能な場合は、本法は適していない。

ある状況では従来の気道確保が難しくなる。マギル鉗子や直接喉頭鏡で除去できない異物による上気道の閉塞、浮腫（例えば上気道熱傷）による気道閉塞、重症顔面外傷、開口困難などである。頭部外傷、食いしばりがある場合には、他に方法がなく、迅速気管挿管ができなければ輪状甲状靱帯切開術が必要になる。

輪状甲状靱帯切開の主な禁忌は、より低侵襲性の気道確保が可能な場合である。他の禁忌は解剖学的な指標（輪状甲状間膜）が認識できない場合、咽頭の挫滅、気管の横断、解剖学的異常（例えば外傷や腫瘍）、8 歳未満である。輪状甲状靱帯切開術が禁忌の場合には、緊急気管切開術が可能な適切な医療機関に急いで搬送しなければならない。

輪状甲状靱帯切開は迅速に行わなければならない。長い時間がかかれば、不要な低酸素状態から不整脈や永久的な脳障害、心停止を生じる。

事態対処現場における侵襲的な手技にはすべて感染のリスクがある。そのため、輪状甲状靱帯切開は無菌操作で行う必要がある。

輪状甲状靱帯切開の手技

輪状甲状靱帯切開は次の手順で行う。

1. 標準的予防策を講じる（手袋とフェイスシールド）。
2. 器具を確認、組み立て、準備する。多くの場合、標準的な成人では 6.0 mm の気管チューブが必要である。
3. 傷病者の頭を中立位として輪状甲状軟骨の触診をし、位置を確認する。
4. ヨード剤を含む液で処置箇所を消毒する（図 14-30）。
5. 咽頭を固定し、輪状甲状間膜上に 1〜2 cm の垂直な切開を行う（図 14-31）。解剖構造がゆがんでいる場合や肥満傷病者では、輪状甲状間膜の正確な視認のために 4〜5 cm の切開が必要となる。
6. 輪状甲状軟骨を穿刺し、正中から左右水平の切開を行う。

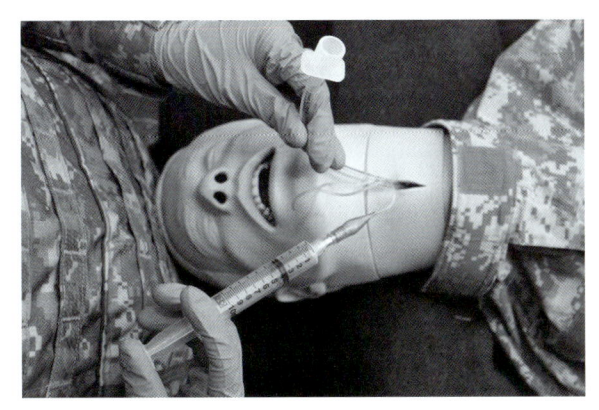

図 14-32　気管チューブの遠位カフを膨らませる。

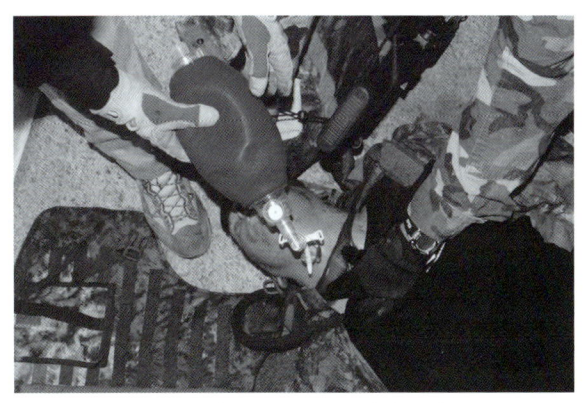

図 14-33　チューブの固定後、再びバッグマスクで患者の換気を行う。

7. 曲の止血鉗子か小指の先で切開部を開く。大量の皮下気腫や近隣の拡大傾向の血腫で解剖構造がゆがんでいる場合には、気管チューブを留置するまで輪状甲状靱帯切開鉤で輪状軟骨の上端を把持する。
8. 気管内にチューブを留置する。
9. 気管チューブの遠位カフを膨らませる（図 14-32）。
10. 呼気終末二酸化炭素分圧モニターを気管チューブとバッグマスクの間に取り付ける。
11. 傷病者の換気を行い、両肺の尖部と横隔膜上の底部の聴診をしてチューブが正確な留置をされていることを確認する。呼気終末二酸化炭素分圧モニターの作動を確かめ、挿管が確実に行われていることを確認する。
12. 挿管の刺入部をできる限り清潔に保つ。チューブと切開部の保護のために被覆材を使う。出血が多い場合は圧迫する。市販の器具やテープでチューブを固定する。チューブの位置と適切な回数での換気の再開を再度確認する（図 14-33）。

輪状甲状靱帯穿刺

輪状甲状靱帯穿刺は気道の刺入部として、輪状甲状軟骨を使う。この手技では、14～16 ゲージのオーバーザニードル静脈内カテーテル（アンジオカット™）を輪状甲状間膜から刺入する。この手技はカテーテルの基部に高圧ジェット換気装置を用いて、一時的な酸素供給と換気を行うものである（図 14-34）。経皮的喉頭カテーテル換気と呼ばれるもので、この手技は完全な気道確保（例えば輪状甲状靱帯切開）ができるまで

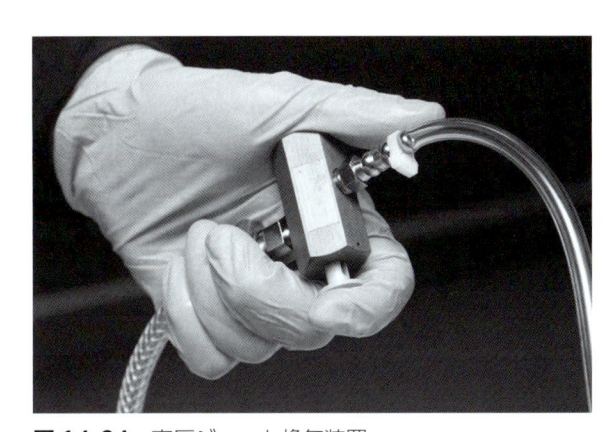

図 14-34　高圧ジェット換気装置

の一時的な手段として行われる。

適応は基本的に輪状甲状靱帯切開と同じで、他の低侵襲性の手技が難しい場合、重症顔面外傷、開口困難、制御困難な口頭咽頭の出血がある場合である。輪状甲状靱帯穿刺はカテーテル刺入部の気道閉塞がある場合は禁忌である。経皮的喉頭カテーテル換気に必要な器具がすぐに揃わない場合は、輪状甲状靱帯切開を選ぶべきである。

ジェット換気装置を使う場合には、傷病者の観察をとくに慎重に行う。開放弁は胸郭が適切に隆起するまで十分に開放しなければならない。過膨張は肺の圧外傷、気胸を起こす危険がある（第 18 章「体幹部損傷」で気胸の詳細を述べる）。逆に弁の開放が短すぎる場合は、不十分な酸素化と換気から低換気になる。本手技は酸素供給の良い手段であるが、長時間にわたると不適切な場合があり、二酸化炭素の蓄積、アシドーシスをきたす。そのような場合は、外科医が気道を確保できる既設の外傷センターに傷病者を搬送すべきである。

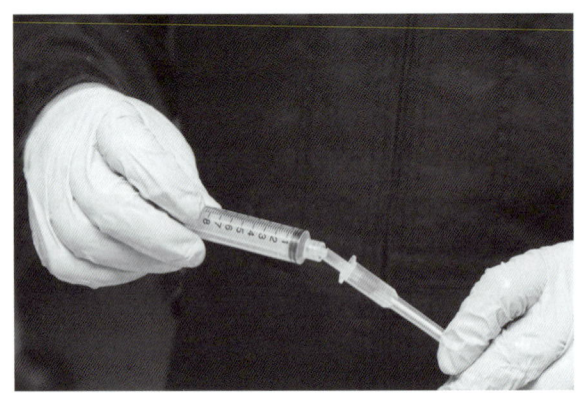

図14-35 約3mLの無菌生理食塩水または蒸留水を入れた10mLのシリンジに、14〜16ゲージの静脈内カテーテルを付ける。

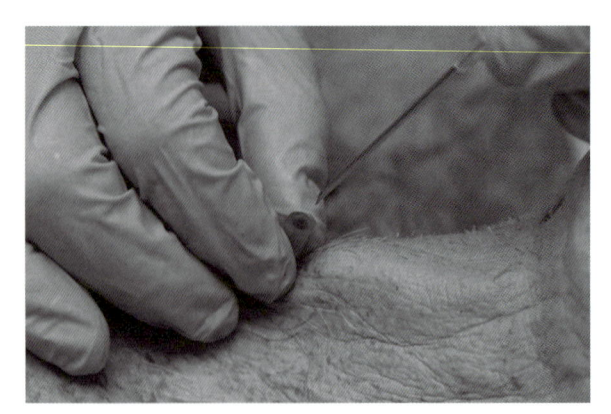

図14-37 カテーテルの基部が皮膚と同じ高さになるまで、カテーテルを進める。

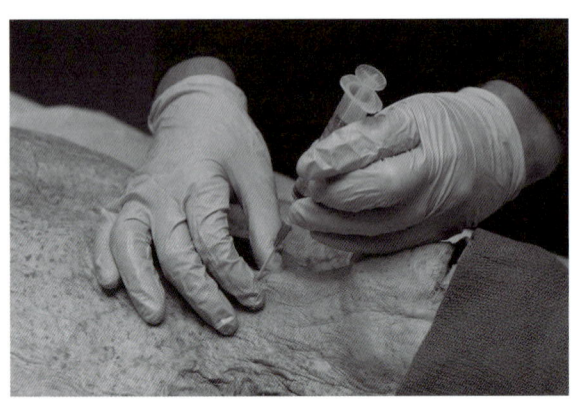

図14-36 喉頭を固定して、足に向かって45°の角度で輪状甲状間膜に針を刺入する。

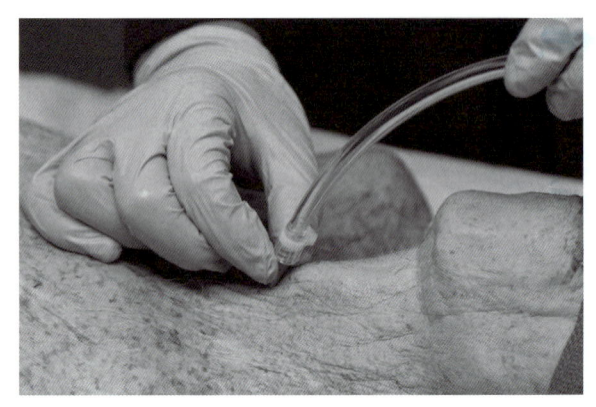

図14-38 酸素チューブの一方をカテーテルにつなぎ、他方をジェット換気装置につなぐ。

輪状甲状靱帯穿刺の手技

経皮的喉頭カテーテル換気を行う輪状甲状靱帯穿刺は次の手順に従う。

1. 標準予防策を講じる(手袋とフェイスシールド)。
2. 約3mLの無菌生理食塩水または蒸留水を入れた10mLのシリンジに14〜16ゲージの静脈内カテーテルを付ける(**図14-35**)。
3. 傷病者の頭を中立位とし、輪状甲状間膜を触診する。
4. ヨード剤を含む液で処置箇所を消毒する。
5. 喉頭を固定して、足に向かって45°の角度で輪状甲状間膜に針を刺入する(**図14-36**)。
6. カテーテルが正確な位置にあることを確認するためにシリンジで吸引する。位置が正しければ容易に空気を引くことができる。
7. カテーテルの基部が皮膚に現れるまで、針をずらす(**図14-37**)。
8. シリンジと針を注射針回収容器に捨てる。
9. 酸素チューブの一方をカテーテルにつなぎ、他方をジェット換気装置につなぐ(**図14-38**)。
10. ジェット換気装置の開放弁を開けて、胸郭が適切に隆起するまで圧力を調整する(**図14-39**)。傷病者の換気は所属機関のプロトコルで行う。
11. 傷病者の換気を行い、両肺の尖部と横隔膜上の底部の聴診をしてチューブが正確な留置をされていることを確認する。
12. 4×4インチ(約10×10cm)のガーゼとテープでカテーテルを固定する。適切な換気と潜在的な合併症を頻回に評価しながら換気を継続する(**図14-40**)。

第 14 章　高度な気道管理　191

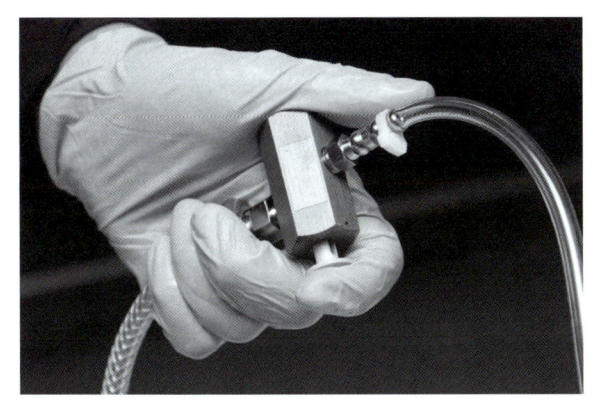

図 14-39　ジェット換気装置の開放弁を開けて、胸郭が適切に隆起するまで圧力を調整する。

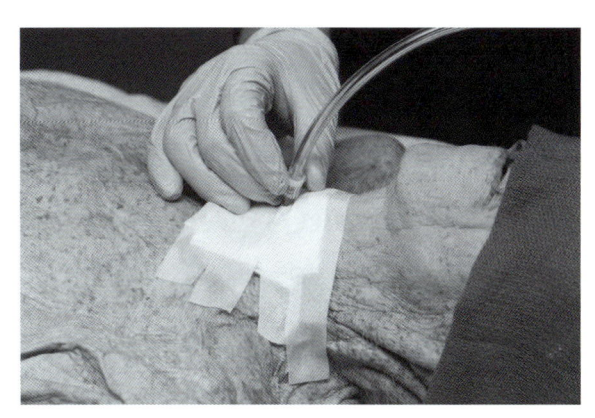

図 14-40　4×4インチ（10×10 cm）のガーゼとテープでカテーテルを固定する。適切な換気と潜在的な合併症を頻回に評価しながら換気を継続する。

安全のために

RSI 施行時には、鎮静薬や弛緩薬の投与後に解剖学的損傷で、気管挿管が難しいことがわかった場合の代替策を考えておく。薬剤投与時には呼吸が止まり、すぐに酸素が必要になる。事態対処医療要員は、輪状甲状靱帯切開など、他の手段でも気道確保ができなければならない。輪状甲状靱帯切開を行う器材は、RSI 施行時にすぐに使えるようでなければならない。

安全のために

5 歳未満の小児の最初の気管挿管が不成功で、追加の弛緩薬が必要な場合はサクシニルコリンの反復使用をしてはならない。これらの傷病者で長時間の弛緩が必要な場合には非脱分極性の薬剤を使う。

迅速気管挿管

迅速気管挿管（rapid-sequence intubation；RSI）が必要な傷病者の典型例として、致死的な重症外傷があり、気道確保が真に必要な場合がある。RSI は一般に意識があり、興奮しており、気管挿管が必要ながら、噛み締めや咽頭反射があり気管挿管に協力できない場合に行われる。薬剤を使った急速麻酔で鎮静させて、化学的な筋麻痺を起こし、事態対処医療要員が傷病者を開口させて挿管可能にする。

これを行う事態対処医療要員は医師であったり、看護師であったり、経験に長けたパラメディック（日本にはない高度な救急救命士）であったりする。常に所属機関のプロトコールに従って行う。

RSI を行う場合は、8 個の P を考える。

1. 器具を**準備**（prepare）して集める。
2. **事前の酸素化**（preoxygenate）を行う。できれば高流量酸素で 2〜5 分非再呼吸マスクで換気を行う。事態対処現場では、これはできないかもしれない。
3. **前投薬**（premedicate）を施し、傷病者を鎮静、麻痺させる。
   a. 頭部外傷や頭蓋内圧亢進の危険のある傷病者では、頭蓋内圧亢進の予防のために脱攣縮量（典型的には脱分極性神経筋遮断薬の正常量の 10％）の投薬を考慮する。
   b. 頭部外傷や頭蓋内圧亢進の危険のある傷病者では、上気道刺激で生じる頭蓋内圧亢進を抑えるために 1 mg/kg のリドカイン静注を考慮する。
   c. 喉頭鏡を行う間に徐脈の危険がある場合〔とくに体重 44 ポンド（約 20 kg）以下や 5 歳未満の子どもの場合〕には、喉頭鏡に

現場では

RSI 施行時の前投薬をする際には、語呂合わせ「PALS」を覚えておく。
P：preparalytic（予備弛緩）
A：atropine（アトロピン）
L：lidocaine（リドカイン）
S：sedation（鎮静）

事態対処医療 Tactical Medicine Essentials

　　　　よる迷走神経作用の抑制のためにアトロピン投与を考慮する。
　d. 手技を行う前に不安が大きい場合には、鎮静薬の投与を考慮する。しかし、これは事態対処現場では不用な場合が多い。傷病者の鎮静時には、ベンゾジアゼピンのような鎮静と健忘を伴う薬剤を使う。
4. 適切な薬剤で傷病者を**麻痺（paralyze）**させる。無呼吸、顎の弛緩、睫毛反射や逃避反射の減弱、バッグマスク換気時の抵抗減弱があれば、気管挿管に適した弛緩が得られている。
5. 輪状軟骨を後方に**圧迫（pressure）**する。
6. 気管挿管をする［チューブを**通過（pass）**させる］。

> **安全のために**
> サクシニルコリンの禁忌は牽引されていない重症四肢骨折である。筋収縮が内部損傷を生じるかもしれない。鋭利な骨折端は神経や血管を損傷する恐れがある。

7. 気管チューブの位置を**確認（proof）**し、輪状軟骨の圧迫を解除する。
8. **気管挿管後（postintubation）**の観察を行う。換気を行い、チューブを固定し、弛緩と鎮静を維持する。

表14-2にRSIで使用する鎮静誘導薬のリスト、用量、薬効発現時間と維持時間を示す。表14-3に神経筋遮断薬を要約する。

表14-2　鎮静誘導薬

薬剤名	用量	薬効発現時間	持続時間
チオペンタールナトリウム（Pentothal®）	3〜6 mg/kg	<30秒	5〜10分
メトヘキシタール（Brevital®）	1〜3 mg/kg	<30秒	5〜10分
ミダゾラム（Versed®）	導入 2〜5 mg、鎮静必要時 5 mg	30〜60秒	15〜30分
ロラゼパム（Ativan®）	0.03〜0.06 mg/kg	1〜2分	1〜2時間
ジアゼパム（Valium®）	0.3〜0.6 mg/kg	45〜60秒	15〜30分
エトミデート（Amidate®）	0.2〜0.6 mg/kg	15〜45秒	3〜12分
ケタミン（ケタラール®）	1〜2 mg/kg	45〜60秒	10〜20分
プロポフォール（ディプリバン®）	1〜2 mg/kg	15〜45秒	5〜10分
フェンタニル（Sublimaze®）	2〜3 µg/kg	3〜5分	30〜60分

表14-3　神経筋遮断薬

薬剤区分	薬剤名	用量	薬効発現時間	持続時間
脱分極性神経筋遮断薬	サクシニルコリン（Anectine®、Quelicin®）	1〜2 mg/kg	<1分	5〜10分
非脱分極性神経筋遮断薬	ベクロニウム（Norcuron®）	挿管時 0.15 mg/kg 挿管後弛緩 0.01〜0.1 mg/kg	90〜120秒	60〜75分
	ロクロニウム（Zemuron®）	挿管時 0.6〜1.2 mg/kg 挿管後弛緩 0.1〜0.2 mg/kg	<2分	30〜60分
	パンクロニウム（Pavulon®）	挿管時 0.1 mg/kg 挿管後弛緩 0.015〜0.1 mg/kg	<1〜2分	2〜2.5時間
	シサトラクリウム（Nimbex®）	挿管時 0.15〜0.2 mg/kg 挿管後弛緩 0.03 mg/kg	2〜3分	30〜40分

まとめ

確認事項

- マギル鉗子と直接喉頭鏡は近位気道異物の除去のために用いる。
- 気管チューブにより肺の直接換気を行う経口気管挿管は、気道管理のゴールドスタンダードである。事態対処医療要員はいつでも即座に使えるようすべての気道確保の資器材を準備しておく。
- 気管挿管は安全な環境で行うべきである。
- 気管挿管した傷病者が意識を取り戻した場合には、挿管の継続と抜管のリスクと利点を評価する必要がある。
- コンビチューブ™のようなマルチルーメンエアウエイは、留置位置が気管でも食道でも肺を換気できるように設計されている。
- ラリンゲアルチューブやラリンゲアルマスクは盲目的に挿管するシングルルーメンエアウエイの例である。
- 用指挿管を行う場合には、RSI の薬剤、バイトブロックを用いるが、傷病者は意識のない状態でなければならない。
- 盲目的経鼻気管挿管は傷病者の覚醒下、呼吸下に行うことができる。
- 輪状甲状靱帯切開や輪状甲状靱帯穿刺は従来の手法が失敗した場合に気道を確保する2つの方法である。
- RSI を行う事態対処医療要員は医師、看護師、経験に長けたパラメディックの場合がある。所属機関のプロトコールに従って、事態対処医療要員が訓練され、RSI の実施を承認されているのであれば、正確な薬剤、その用量、時期を見極めた投薬ができる。

まとめ

重要語句

圧外傷
　体表の圧の不均衡から生じる外傷、例えば肺への過度の加圧。

気管
　肺へ気流を通す主要なパイプ。

気管挿管
　気道を維持確保するために、喉頭経由で声帯間から気管にチューブを留置すること。

気管チューブ
　気管に挿入されたチューブ。遠位カフ、近位の膨張孔、15/22 mm アダプター、側面に cm の標示がある。

経口気管挿管
　口から気管チューブを挿入すること。

経皮的喉頭カテーテル換気
　用針喉頭穿刺により高圧ジェット換気装置を用いて、カテーテルの基部に空気を送気して、酸素化と一時換気を行う方法。

コンビチューブ™
　2つの孔、2つのバルーン、2つの換気ポート、1本のチューブからなる多孔の気道確保用器具であり、気管挿管が失敗したりできない場合の代替器具。

迅速気管挿管（rapid-sequence intubation；RSI）
　鎮静、弛緩を行い素早く気管挿管を行う一連の特別な手技。

声門下領域
　声帯より下の気管内。

抜管
　気管チューブを気管内に留置後抜くこと。

マルチルーメンエアウエイ
　食道気管コンビチューブ™や咽頭気管ルーメンエアウエイのように換気を助ける多数のチューブがあり、気管に入っても食道に入っても機能する高度な気道器具。

ラリンゲアルチューブ（King LT™）
　気管、マスク換気に代わって用いられる声門上エアウエイ。

ラリンゲアルマスク（laryngeal mask airway；LMA）
　盲目的に口腔内に挿入して、喉頭を隔離して直接換気を行う高度な気道器具である。チューブ、喉頭の開口部を塞ぐカフからなる。

輪状甲状間膜
　喉頭を形成し、甲状腺、輪状軟骨につながる薄い筋膜。

輪状甲状靱帯切開
　外科的輪状甲状靱帯切開術と同様に緊急処置である。輪状甲状間膜をメスで切開し、気管チューブや気管切開チューブを気管の声門下領域に挿入すること。

輪状甲状靱帯穿刺
　14〜16 ゲージのオーバーザニードル静脈内カテーテルを輪状甲状軟骨から気管に刺入すること。

第15章

ショックの管理

学習目標

- 事態対処現場で起こりうる循環血液量減少性ショックの原因を説明することができる。
- 事態対処現場で循環血液量減少性ショックをどのように治療するかを説明することができる。
- 事態対処現場でいつどのように輸液療法を開始するかを説明することができる。
- 低血圧容認管理の治療概念を説明することができる。
- 事態対処現場で使用される骨髄輸液とその効果について定義することができる。
- 事態対処現場で骨髄輸液をどのように行うかを説明することができる。

はじめに

事態対処医療要員（tactical medical provider；TMP）は、ショック状態をいち早く認知し、治療を開始する能力をもたなければならない。ショック状態に陥った負傷者はまさしく生命の危機に瀕した状態であり、事態対処医療要員は事態対処現場で早期にショックを認知し、適切な治療を行うエキスパートであることが求められる（図15-1）。常に所属機関のプロトコールに従い、訓練どおりに決められた負傷者対応を行うことが基本である。本章では事態対処現場においてもっとも遭遇するショック、つまり循環血液量減少性ショックについて解説する。

循環血液量減少性ショック

循環血液量減少性ショックとは、重要な組織や臓器への血流、酸素、グルコースの運搬が著しく低下したことによる組織灌流の不均衡状態である。循環血液量減少性ショック状態では生体の代償反応により、血流は3つの重要臓器（腎臓、心臓、脳）へと再分配される。循環血液量減少性ショックの原因は種々あるが、事態対処現場において代表的なものは血液喪失（出血）と体液喪失（脱水）の2つである。体表からの出血があれば、ショックの原因が容易に識別できることも多い。しかし、体腔内への出血の場合、その識別は難しくなる。皮膚が冷たく湿った状態であり、脈が浅くて弱く、頻脈（100回/分以上）を呈している外傷負傷

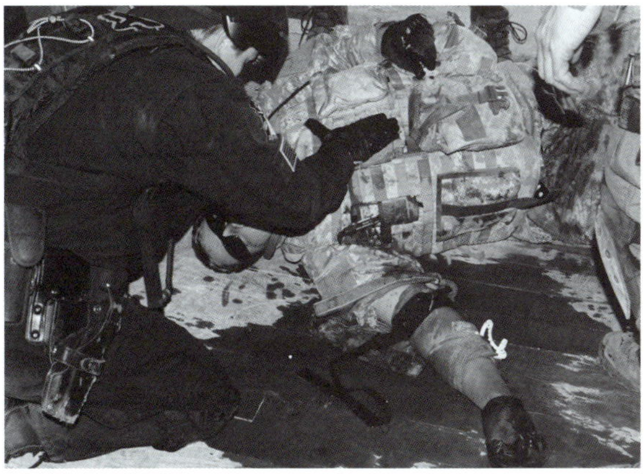

図15-1 ショック状態に陥った負傷者は死に瀕した状態であり、事態対処医療要員は事態対処現場で早期にショックを認知し、適切な治療を行うエキスパートであることが求められる。

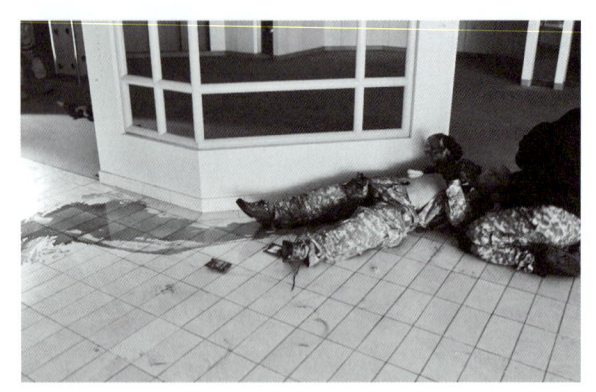

図15-2 循環血液量減少は、裂創や穿通性外傷などに伴う体液の減少によって生じる。

循環血液量減少性ショックの所見と症状

ショックを呈する負傷者は生命の危機に瀕しており、事態対処医療要員は循環血液量減少性ショックの所見と症状を認識するエキスパートでなければならない。
- 速くて、弱い脈拍
- 意識状態の変化（反応の鈍麻、混迷、意識レベルの低下）
- 冷たく、湿潤した皮膚
- チアノーゼ（口唇、口腔粘膜、爪床）
- 血圧の低下（血圧低下は時間が経過してから起こることもある）

者はショック状態にある。複数部位に損傷を負った負傷者では、量の多少はあるものの循環血液量減少状態にある。循環血液量減少は、大きな裂創や穿通創などからの循環血液量そのものの減少により、または、重度熱傷、激しい下痢・嘔吐などによる体液の移動・喪失によって生じる。（図15-2）体腔内への出血は、鈍的外傷や穿通性外傷（銃創、刺創）、重症骨折に伴う損傷により生じる。

循環血液量減少性ショックでは、皮膚は冷たく、湿っており、青白い所見を呈する。そのほか、爪床、口唇、耳朵などが青紫となるチアノーゼを呈し、脈は、浅く、速く、弱く触れることが特徴的な所見であり、循環血液量減少状態が進行すると脈拍は触知不能となる。呼吸は浅く、速くなり、あえいだ状態となる。体温は、熱の産生が減少するため低体温傾向となり、尿量は減少または無尿となる。尿量の減少は、脳および心臓への血流を保つための代償反応として腎臓への血流が減少することにより生じる。ショック状態が進むにつれて意識状態に変化が生じ、無気力、意識もうろう、意識消失へと進行する。

体内への出血に伴う循環血液量減少性ショックでは、上記所見に加えて以下の所見がみられることがある。
- 皮下出血。軟部組織内への出血を示す。
- 腹部および骨盤部の圧痛、硬直。
- 喀血。
- 吐血。コーヒー残渣様または鮮紅色血液の嘔吐、食物残渣の混入する場合もある。
- 下部消化管からの出血では便への血液の混入、栗色または黒色の排便を生じるが、事態対処現場で観察されることはまれである。

負傷者の脈拍（速さ、強さ）、皮膚、呼吸（速さ、状態）に十分な注意を払う。ショック状態の負傷者では、速くて弱い脈拍、浅い呼吸、蒼白な顔貌を呈する。

ショック負傷者の観察を行う場合には以下の点に注意する。
- 腹腔内出血を示唆する腹部の圧痛、膨隆の有無を確認する。
- 皮下組織への出血を伴う大腿骨骨折の有無を知るため大腿の変形、腫脹を確認する。
- 体内・外の出血源検索ならびにショックの原因を探るために頭部から足先まで全身を観察する。

循環血液量減少性ショックの治療

治療目標

循環血液量減少性ショック負傷者の治療目標は、組織灌流および酸素化を速やかに改善することである。事態対処現場での治療は、出血の制御、循環の維持、十分な酸素化と呼吸の補助をめざす。

治療のステップ

事態対処現場における循環血液量減少性ショック負傷者の治療は以下のステップで行う。

1. 外出血に対しては、直接圧迫、挙上、副木固定（第20章「四肢損傷」参照）、止血剤、止血帯（第12章「出血の制御」参照）により止血を図る。
2. 負傷者体位を確保する。安全であることが確認できれば、出血部位を露出し、適切な手法を用

いて止血を図る。嘔吐または口腔周囲からの出血がみられる場合には、負傷者を側臥位または仰臥位のまま頭部を横に向ける（頭部外傷および頸髄損傷が疑われる負傷者を除く）。衣服を脱がせて、全身を観察し、合併損傷を探す（例えば銃創において入射口があれば射出口もある）。

3. 頭部後屈あご先挙上法、下顎挙上法にて気道を確保する（図15-3）。
4. 呼吸を補助する。酸素投与の有無にかかわらず口対マスク人工呼吸やバッグマスクを使用する。
5. 意識状態を確認するために神経学的検査を行う。
6. 体温の保持に努める。濡れた衣服は脱衣し、負傷者を軽量のマイラー毛布または断熱素材で覆い低体温を防ぎ、ショックの悪化を防ぐ。（図15-4）
7. ショック状態はロード＆ゴーの適応である。速やかに負傷者を後送し、救急医療施設へ搬送する。
8. 二次救命処置の資格をもつ事態対処医療要員は、搬送途中に輸液投与を開始してもよい。しかし、現場で輸液投与を開始することにより後送および搬送を遅らせてはならない。

輸液療法と循環血液量減少性ショック

14〜16ゲージの大口径血管留置カテーテルを用いて最低1カ所の末梢輸液ラインを確保する。重症負傷者に対しては末梢ラインを2カ所から確保する。輸液の選択に関してプロトコールに特別な指定がない場合には生理食塩水（0.9% NaCl）を投与する。輸液速度は所属機関のプロトコールに従う。

負傷者の血行動態が不安定（橈骨動脈触知不能、脈拍110〜120回/分以上）で、頭部外傷がないにもかかわらず意識状態の変化がみられる、または胸痛を訴える場合には、生理食塩水、膠質液、他の適切な輸液を500〜1,000 mL急速投与する。意識状態が正常に戻り、橈骨動脈が触知可能となる状態をめざす。

低血圧容認管理は、出血部位が制御されていない出血性ショック負傷者に対する新しい治療概念として重要である。低血圧容認管理では、収縮期血圧を90 mmHg以上に上昇させず、橈骨動脈が触知可能で意識状態が正常に保たれるレベルに輸液を制限する。血圧の過度な上昇は出血を助長させる可能性が考えられるからである。頭部外傷を伴う負傷者、高齢者では血圧を正常化することが予後の改善につながる可能性があるため本治療法は適応としない。

輸液投与

輸液投与を行うには適切な訓練と資格が必要であ

> **考慮すべき集団**
>
> 小児負傷者では血圧測定は容易でない。血圧は初期には代償機構により正常に保たれており、あるレベルを超えると突然低下する。橈骨動脈、大腿動脈、総頸動脈で脈拍を注意深く観察することが必要である。小児では正常時とショック時のバイタルサインの境界域は狭く、出血が継続しているような場合では、初期の頻脈状態から瀕死状態の徴候である徐脈へと変化する。

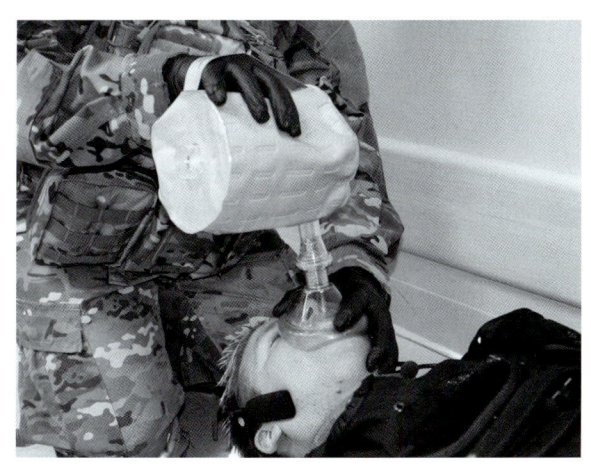

図15-3 呼吸補助

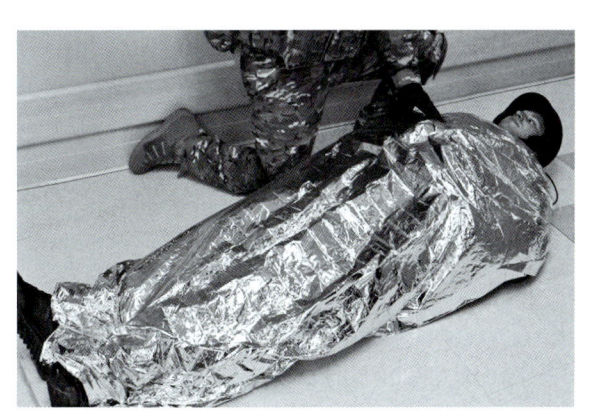

図15-4 負傷者を軽量のマイラー毛布または断熱素材で覆い低体温を防ぎ、ショックの悪化を防ぐ。

考慮すべき集団-小児

　幼児や小児の循環血液量は成人に比べて少ないため、少量の出血、体液の喪失であってもショックにつながる。小児における循環血液量減少に対する代償反応は成人とは異なる。小児ではまず脈拍の増加、呼吸数の増加が生じ、皮膚の色調は蒼白または青くなる。小児のショック時の所見としては頻脈、毛細血管再充満時間の遅延（2秒以上）、意識状態の変化であり、ショック状態が進行すると徐脈となり、低体温を呈する。

　ショックの治療はCAB（循環circulation、気道airway、呼吸breathing）の評価から始め、直ちに全身状態の安定化に向け治療を開始する。循環の評価では外出血だけでなく、内出血の可能性も考え、出血部位の探索を注意深く行う。以下の点にはとくに注意する。

- **脈拍**：脈拍の速さ、質を評価する。浅くて、速く、弱い脈拍は異常を知らせるサインである。脈拍の正常値は年齢によって変化するが、160回/分以上の脈拍ではショックを考える。
- **皮膚の状態**：手や足の温度、湿潤状態を評価する。手足の温度が体幹と比べて低くないか。皮膚は乾燥しているのか湿っているのか。温かいか冷たいか。
- **毛細血管再充満時間**：手足の指を数秒間赤みがなくなるまで圧迫し、その後圧迫を開放する。指の色調が2秒以内にもとに戻るか、2秒以上か。
- **皮膚の色調**：負傷者の皮膚の色調はどうか（ピンク、蒼白、灰白色、青色）。

　脈拍、皮膚の色調および状態、毛細血管再充満時間はショックを認知する重要な手がかりとなる。

　救命に必要な処置だけを行い、現場での処置に時間を費やしてはならない。出血を止め、気道を開放し、救出後は速やかに搬送する。小児負傷者では高流量の酸素投与が必要である。搬送に付き添えるならば、静脈路確保を試みる。末梢静脈路がすぐに確保できず、患児の意識がない場合には、骨髄輸液を考慮する。まず20 mL/kgの輸液をボーラス投与し、必要に応じて60 mL/kgまでの輸液投与を追加する。血糖値を測定し、低血糖を補正する。バイタルサインを継続して評価しつつ、速やかに適切な医療施設へ搬送する。

安全のために

　静脈路確保および輸液投与時には、必要な物品を無菌状態に保つことを忘れてはならない。次の手順を頭に浮かべながら手技を進めることがミスを防ぐことにつながる。

る。所属機関のプロトコールおよびメディカルディレクターの指示を遵守する。輸液路確保を試みることにより搬送を遅らせてはならない。とくに循環血液量減少性ショックはロード＆ゴーの適応であり、速やかに搬送に移る。静脈路確保は搬送中の救急車内で行う。後送や搬送が直ちに行えない状態にある場合は、上級レベルの事態対処医療要員がいれば現場にて静脈路確保を行ってもよい。

　必要な資器材の準備および輸液路の組み立ての行程をあらかじめ手順化しておく。必要な物品はひとまとまりとして保管しておくことが迅速に作業を進めるのに役立つ。静脈路確保開始から終了までの行程を手順化し、それに沿って手技を進める。

　静脈路確保（上肢）の手順を以下に示す。

1. 手を洗い、清潔操作を心がける。
2. 資器材を揃え、穿刺する部位を決定する。負傷者に自分が誰であるかを知らせ、静脈路確保を行う許可を得る。
3. 時間が許す場合には、負傷者氏名を確認し、作業手順を説明する。アレルギー歴も確認する。
4. 資器材を点検したのち、組み立てる。使用する輸液の種類、にごりの有無、使用期限を確認する。輸液の変色や浮遊物の混入がある場合には破棄して別のものを使用する。
5. 輸液バッグを負傷者の心臓より2フィート（60 cm）以上高い位置につるし、輸液回路チャンバー部を圧迫してチャンバー内に半分程度まで輸液を満たす。
6. 輸液回路内の空気を取り除く。
7. 固定用のテープを適当な長さに切り、手の届きやすいところに準備する。
8. 穿刺部位を決める。
9. 穿刺部位から2インチ（5 cm）程度中枢側に駆血帯を巻く。適切な駆血の程度は、静脈の流れが遮られ、かつ橈骨動脈は触知できる程度である。負傷者に手を数回開いたり閉じたりするように説明する。静脈を触知し、うっ血の強い血管を選択する。酒精綿で穿刺部から外に向かい円を描くように皮膚を消毒する（図15-5）。
10. 可能であれば清潔な別の手袋に替える。

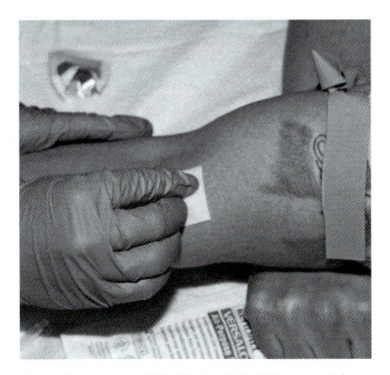

図 15-5 酒精綿で穿刺部から外に向かい円を描くように消毒する。

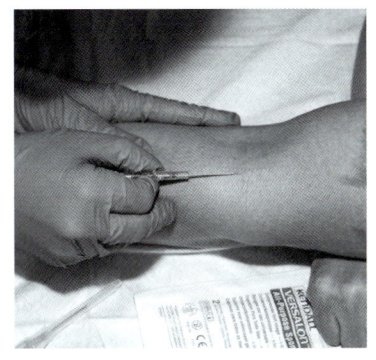

図 15-6 フラッシュチャンバー部を母指と示指とで保持し、穿刺針を静脈直上または少し脇に位置する。

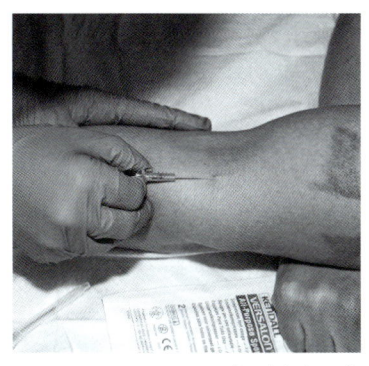

図 15-7 カテーテル部が確実に血管内に入るよう、さらに 1/8 インチ（3 mm）程度針を進める。

11. 利き手で穿刺針を持ち、針を不潔にしないようにカバーを外す。
12. フラッシュチャンバー部を母指と示指とで保持し、穿刺針を静脈直上または少し脇に位置する（**図 15-6**）。
13. 消毒した部位の末梢側の皮膚を手前に引き、穿刺部位の皮膚をピンと張る。
14. 静脈穿刺部位より 1/2 インチ（約 1 cm）末梢側に針先を位置し、針先斜面を上に向け、針を静脈の走行に合わせる。
15. 穿刺針と皮膚とが 20～30 度となる角度に保ち、皮膚を穿刺する。
16. 穿刺針を皮膚とほぼ水平になる程度まで寝かせ、静脈の走行方向に針を進める。
17. 静脈に針先が届くまでさらに針を進める。
18. フラッシュチャンバー内に血液が逆流してくるのを確認する。
19. カテーテル部が確実に血管内に入るよう、さらに 1/8 インチ（3 mm）程度針を進める（**図 15-7**）。
20. 利き手でフラッシュチャンバー部をしっかり固定し、反対の手でカテーテルハブ部を持ち、ハブ根部までカテーテルを静脈内に進める。
21. カテーテルを残し、針を抜く。
22. 利き手で輸液回路先端のキャップを取り外し、直ちに回路をハブ部に接続する。その間、利き手でないほうの手でカテーテルハブ部をしっかり固定し続ける（**図 15-8**）。
23. 負傷者に手の力を抜くように伝え、駆血帯を外す。
24. 輸液回路のクランプを解除し、適切な輸液速度に調整する。
25. 刺入部を確認し、明らかな腫れ、発赤、浮腫などの血管外漏出の徴候がみられた場合には輸液を中止する。
26. 血液の付着がある場合には拭き取り、カテーテルハブ部をテープで固定する。その際、ハブ部と回路の接合部は見える状態で固定する。
27. 穿刺部に抗菌薬軟膏を塗り、清潔な被覆材で覆う。
28. 輸液回路を腕上でループ状に固定する（**図 15-9**）。
29. 必要に応じて、腕をシーネで軽く固定し動きを制限する。
30. 輸液開始日時、カテーテルの太さ、施行者のイニシャルをテープに記載し、被覆材上に貼る。

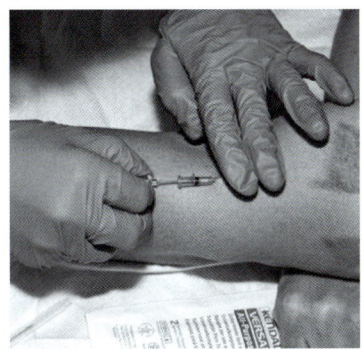

図 15-8 利き手でないほうの手でカテーテルハブ部をしっかり固定しつつ、素早く輸液回路をカテーテルハブ部に接続する。

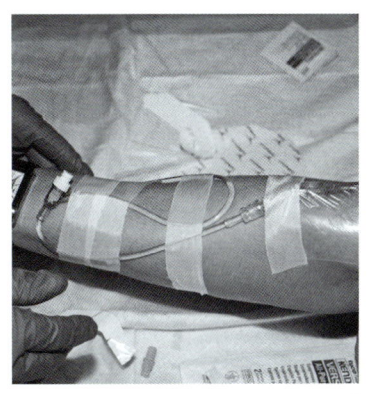

図 15-9 輸液回路を腕上でループ状に固定する。

31. 負傷者氏名、輸液速度、輸液開始日時、施行者の氏名を別のテープに記載し、輸液バッグに貼る。
32. 輸液開始日時、施行者のイニシャルを別のテープに記載し、輸液回路にタブ状に固定する。
33. 再度、刺入部に漏れがないかを確認する。

輸液トラブルの解決策

輸液速度に影響する因子は複数存在する。例えば、輸液バッグを固定する位置の高さが十分でない場合には輸液の流速は遅くなる。加圧バッグを使用することにより、輸液バッグの高さや腕の位置にかかわりなく、ある程度の輸液流速を保つことができる。静脈輸液開始後に以下の点を確認するとよい。輸液の滴下が悪い場合にも以下の点を確認し、問題点を明らかにする。

- **輸液の種類を確認する**：血液製剤や膠質液などの粘性のある輸液では流速は遅くなる。輸液を希釈することにより流速が得られやすくなる。冷たい輸液は温かい輸液に比べて流速が低下する。冷環境下では輸液を事前に温めておく。これにより輸液による低体温も防ぐことができる。
- **輸液回路を確認する**：急速輸液時には成人用輸液回路を使用し、流量を厳密に調整する必要がある場合には小児用回路を使用する。
- **輸液バッグの高さを確認する**：血液の圧力に負けないよう、輸液バッグは十分に高い位置に固定する。輸液バッグの高さをできるだけ高くするか、加圧バッグを使用する。
- **カテーテルの種類を確認する**：口径の大きなカテーテル（ゲージ数の小さいもの）ほど輸液流速は速くなる。
- **駆血帯を確認する**：血管確保完了後に駆血帯を外したか確認する。
- **暗中では赤色または青色低光量の懐中電灯を使用する**：暗中で輸液を開始する場合には居場所を特定されないよう明かり使用時のルールを守る。

骨髄輸液

骨髄輸液とは長幹骨の骨髄腔内に輸液や薬剤を投与する方法である。ショック状態にある負傷者では、末梢静脈が虚脱しており静脈路確保がきわめて困難なことがある。そのような場合でも、長幹骨の骨折などがない限り骨髄腔のスペースは保たれている。それゆえ、骨髄腔は"虚脱しない静脈"と呼ばれる。骨髄内に投与された輸液や薬剤は、静脈内に投与された場合と同様に速やかに吸収されて体循環へと流れる。静脈内に投与できるもの（晶質液、薬剤、輸血、血液製剤）であれば骨髄内に投与が可能である。骨髄輸液は、ショック状態にある重症外傷負傷者において静脈路確保が困難な場合に適応となる。

以下の手順に従い、骨髄輸液路確保（下肢）を行う。

1. 使用する輸液の種類、にごりの有無、使用期限を確認する。輸液の変色や浮遊物の混入がある場合には破棄して別のものを使用する。
2. 骨髄針、シリンジ、生理食塩水、輸液回路などの必要資器材を準備する。
3. 適切な輸液回路を選択し、輸液バッグに接続する。
4. チャンバーおよび輸液回路内に輸液を満たし、輸液回路内に空気が残っていないことを確認する。
5. シリンジと延長チューブを準備する。
6. 固定用のテープを数枚適当な長さに切り、手の届きやすいところに準備する。
7. 標準予防策を行う。骨髄の穿刺に入る前に準備が整っていることを確認する。
8. 骨髄穿刺を行う適切な部位を選択する。骨髄穿刺にふさわしい部位は複数あるが、事態対処医療要員は地域の救急医療サービス（emergency medical service；EMS）のプロトコールに従い部位を選択する。成人に対してBIG（Bone Injection Gun™、骨内医薬品注入キット）を使用する場合には、脛骨粗面より内側2cm、膝に向かい頭側へ1cmの部位を穿刺する（**図15-10**）。EZ-IO®（骨髄輸液路確保用骨髄ニードル穿刺システム）を使用する場合には、膝蓋骨より2cm遠位側、内側に1cmの部位に穿刺する。
9. 穿刺部位を適切に消毒する。清潔操作を行い、穿刺部位から外側に向かい円を描くように消毒する。
10. 膝の裏側に折り畳んだタオルを置いて膝を安定化させ、しっかり押さえて下腿を固定し、指が

第 15 章　ショックの管理　201

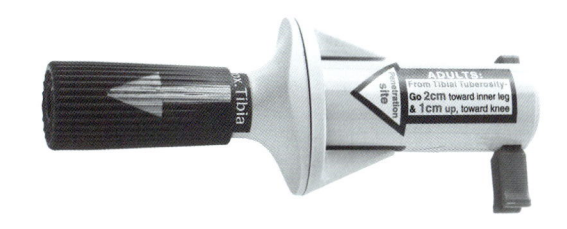

図 15-10　成人用 BIG（Bone Injection Gun™）

医療装備

事態対処現場で使用できる骨髄針としては、成人用 BIG（Bone Injection Gun™）、EZ-IO®、Jamshidi® IO needle、Sur-Fast® IO needle、FAST 1® IO needle などいくつかの種類が存在する。

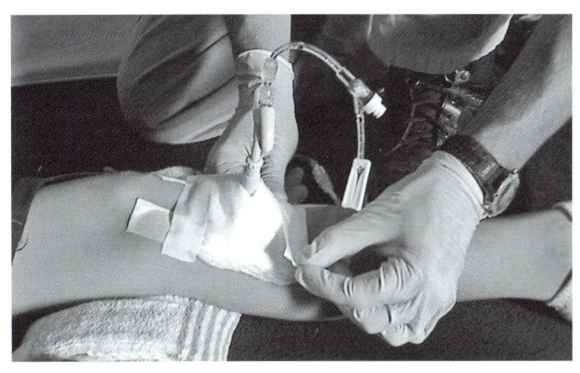

図 15-11　重ねたガーゼとテープで骨髄針を固定する。

穿刺部位から十分離れていることを確認したのち、骨髄穿刺を行う。

11. 所属機関のプロトコールおよび使用説明書に従い骨髄針を穿刺する。キャップを外し、スタイレットを取り除く。
12. シリンジおよび延長チューブを骨髄針に接続する。空気、その後、血液および骨髄がシリンジで吸引できることを確かめ、骨髄針が適切な位置に挿入されていることを確認する。
13. ゆっくりと生理食塩水を注入する。周囲組織へ輸液の漏れがないことを確認し、漏れがあるようであれば直ちに注入を中止する。骨髄針留置に伴い骨折を生じることがあるが、骨折が生じた場合には骨髄針を抜去し、対側への穿刺を試みる。
14. 輸液回路を接続し、輸液を適切な速度で開始する。成人の場合、末梢静脈からの輸液に比べて骨髄輸液では十分な輸液速度が得られない場合があるため、加圧バッグを使用して輸液を行う。
15. 骨髄針の固定を行う（図 15-11）。重ねたガーゼとテープを十分に使って固定を行う。固定の方法は穿通物を固定する場合と同様である。下腿全周性にテープを巻くと下腿の血流障害を引き起こし、コンパートメント症候群を生じる可能性があるため、全周性にテープを巻かないように注意する。
16. 針を廃棄物容器に捨てる。

まとめ

確認事項

- 事態対処医療要員は循環血液量減少性ショック状態にある負傷者の早期認知および適切な治療を行える能力をもたねばならない。
- 事態対処現場で遭遇する循環血液量減少性ショックのもっとも多い原因は血液および体液の喪失である。体液の著しい減少や、体液が血管内から血管外組織へ移動した場合に循環血液量減少状態となる。
- 事態対処現場における循環血液量減少性ショックの徴候と症状を以下に示す。
  - 速くて、浅い脈拍
  - 意識状態の変容
  - 冷たく、湿った皮膚
  - チアノーゼ
  - 収縮期血圧の低下
- 事態対処現場における循環血液量減少性ショック治療の目的は、組織の循環および酸素化を改善することである。止血、循環の改善、十分な酸素投与および呼吸補助によってこの目的は達成することができる。
- 末梢静脈路確保に時間を費やし、搬送が遅れることがあってはならない。輸液投与は搬送途中に開始すればよい。
- 上級レベルの事態対処医療要員であっても輸液路が確保できない場合には、骨髄輸液を考慮する。

重要語句

骨髄輸液
骨髄腔内に輸液・薬剤を投与すること。

循環血液量減少
循環血液量の減少した状態。

循環血液量減少性ショック
体内または体外への出血、体液の大量喪失により循環血液量が減少し、組織への十分な血流が得られなくなる状態。

低血圧容認管理
出血の助長を防ぐことを目的として、輸液を制限して収縮期血圧を 90 mmHg 以下に保ち、橈骨動脈が触知可能であり、かつ意識状態が正常に保たれる程度の低血圧を維持すること。

吐血
血を吐くこと。

第16章 離脱と後送

学習目標

- 負傷者の離脱と後送における事態対処医療要員（TMP）の役割を説明することができる。
- 自力離脱が、負傷したSWAT隊員本人とSWATユニット全体にもたらす利点を説明することができる。
- 負傷者を離脱させ後送する緊急対処訓練の役割について説明することができる。
- 事態対処現場で用いられる用手離脱手技について説明することができる。
- 負傷者後送中に事態対処医療（TEMS）ユニットから救急医療サービス（EMS）へどのように引き継ぎをするか議論することができる。
- TEMSユニットがどのように安全に航空医療搬送の機材や隊員とかかわるかについて議論することができる。

はじめに

　離脱（extraction）とは、負傷者を受傷地点から医療が行える比較的安全な場所（例えば遮蔽物）へと移動させる一連の行動である（図16-1）。負傷したSWAT（Special Weapons and Tactics、特殊火器戦術部隊）隊員は自ら応急処置や自力離脱できることもあるが、ほかのSWAT隊員または事態対処医療要員（tactical medical provider；TMP）が必要な場合もある。

　後送（evacuation）とは、遮蔽物から搬送車両まで負傷者を適時に効率的に移動させることである（図16-2）。後送は負傷者を安定化するのに必要な医療処置を施行できる事態対処医療要員によって行うのが理想的である。遮蔽物から、救急医療サービス（emergency medical service；EMS）が負傷者と事態対処医療要員に接触して病院搬送を開始する傷病者集積地点（casualty collection point；CCP）まで、負傷者を牽引したり移送したりするところまでを含むこともある。EMSは通常、搬送中に二次救命処置を行うことができる高規格の救急車または航空機をもっている。第7章「医療情報と医療支援」に緊急搬送を行うための医療計画立案の役割について述べてある。

離　脱

　離脱の概念は単純であるが、ロープ、ハーネス、ストレッチャーなど負傷者を安全に離脱させるために使われるさまざまな技術や装備を考えると単純なことではない。防弾ブランケット、防弾楯、SWATの装甲車が負傷者や事態対処医療要員を保護するのに使用される。離脱に使われ

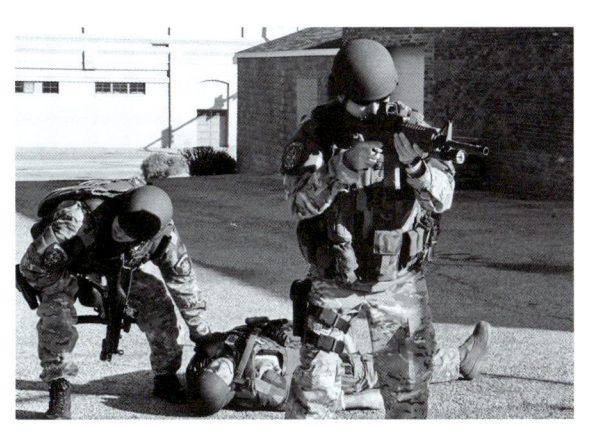

図16-1　負傷者を比較的安全な場所まで移動させる離脱

事態対処医療 Tactical Medicine Essentials

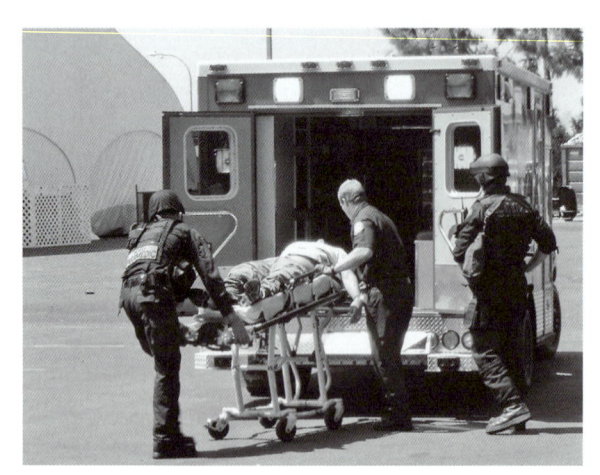

図16-2 負傷者の安定化を図りながら遮蔽物から搬送車両まで移動させる後送

現場では

離脱（extraction）と救出（extrication）という言葉は混同されて用いられることがあるが、救出は事故にあった車や倒壊した建物、爆発による瓦礫の中で動けないでいる要救助者を、安全に救出することである。この言葉は危険な現場から要救助者を救出する特別な訓練を受け装備をした消防組織の救助専門チームや都市型捜索救助（urban search and rescue；USAR）チームでよく用いられる。

る装備や戦術には、多くの選択肢や組み合わせがある。事態対処医療要員は自分の組織で可能な戦術と装備を研究し、その装備でさまざまな戦術を遂行できるかどうか、SWATユニットや事態対処医療（tactical emergency medical support；TEMS）ユニットとの緊急対処訓練（immediate action drill；IAD）に参加してみる。SWAT隊員が負傷しても無意識のうちに訓練どおり行う必要があり、正しい決断が自動的にできるようにするため、訓練は非常に重要である。

負傷したSWAT隊員に対する緊急対処訓練について、任務前のブリーフィングで話し合いをしておく。そのまま突入するのか、その場にとどまり事態対処医療要員を連れてくるのか、突入をあきらめチーム全体で負傷した隊員を離脱させるのか。戦術はチーム全体で共有しなければならず、それにより適切な考え方と戦術をもって任務を遂行できる。例えば、人質を救出するために建物に突入する場合、もしもSWAT隊員が撃たれても、ほかの隊員は負傷した隊員をまたいで任務を遂行するであろう。突入チームの一番の目的は人質を救出することであり、最大限の人員とスピードが要求される。負傷したSWAT隊員は取り残されるが、列の最後尾にいる事態対処医療要員によって処置される。

自力離脱

理想的には、負傷したSWAT隊員は自力離脱を試みるべきである。負傷したSWAT隊員は、直ちに自分自身の周囲の安全を確保して遮蔽物の裏へと移動する。遮蔽物の裏に入ることができれば、自身の外傷の評価を行い自ら応急処置を行うことができる。

四肢の外傷だけの場合、患肢を止血帯で縛れば、SWATのほかの隊員が事態対処医療要員を要請して安全な経路を確保するまで、数時間はその場にいることができる。負傷したSWAT隊員は遮蔽物の後ろで、自分で処置をしているので、ほかの隊員が負傷した隊員を救助するために危険の高い場所に緊急で突入するリスクが生じることはない。しかし、SWAT隊員が体幹部の穿通性外傷を負った場合は、自身での離脱や治療は難しく、仲間による離脱と処置が必要となる。

緊急対処訓練を行うとき、SWATの指揮官と事態対処医療要員は"自分の生命を守るため戦い続ける"という信条をSWAT隊員に教え込む。SWAT隊員は負傷したとき、戦いをあきらめて降伏するのは間違いであると理解すべきである（図16-3）。ただその場に横たわって、すぐに救助されると期待することを教えたり、そのような希望を与えたりしてはならない。SWAT指揮官は、隊員が遮蔽物へ移動し自分で処置を行う間、応戦するような訓練を与えるべきである。SWAT隊員は応急手当や牽引されている間でさえ、

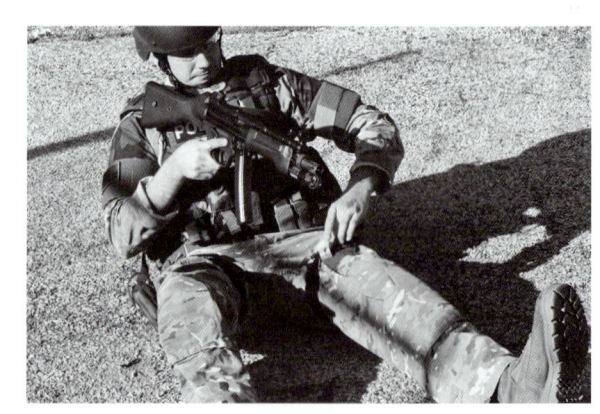

図16-3 SWAT隊員は戦い続けるために自分で処置を行う。

> **現場では**
> SWAT 隊員は撃たれても直ちに犠牲者となるのではなく、戦闘をして機能し続けるという態度をもち続ける。これは訓練中にもっとも奨励される教訓の1つである。

戦闘態勢でいるべきである。

訓練中に強調すべきほかの点は、個人用ファーストエイドキット（individual first aid kit：IFAK）によって救命可能であるということである。最新のIFAKは非常にコンパクトであり、AR-15/M-4ライフルの弾倉2つ分と同じスペースしか取らない。実際に事態対処用圧迫包帯、止血帯、ニトリル手袋、CPRマスク、バンドエイド®、イブプロフェンとアセトアミノフェンは弾倉2つ分のポーチに収まる。これらのキットによって、自分または相棒の大量出血を止め、負傷した隊員を安定化させて救命できるということを覚えておく。IFAKを携帯し自分と相棒の処置に備えることは、仲間の生命を守る究極の方法である。同僚のSWAT隊員は、自分で処置のできる意識ある負傷した隊員を助けるために、遮蔽物から出ていくリスクは冒さない。

用手離脱手技の概観

用手離脱は、負傷者を引っ張ったり引きずったりして運ぶ方法である。車輪のついたストレッチャーやその他の高度な用具なしで行うことができる。ストレッチャーや救急車のあるところまで運ぶことを想定している。

負傷者の取り扱い

用手で運び出される負傷者は、可能な限り慎重に扱わなければならない。雑で不適切な扱いはさらなる外傷を負わせてしまう可能性がある。離脱は組織的に秩序だった方法で行われるべきである。持ち上げる、移動させるなどの1つひとつの動作は、可能な限り細心の注意を払って丁寧に行うべきである。理想的には創部の所見を評価し必要な処置をするまで動かすべきではないが、負傷したSWAT隊員を評価し安定化の処置をする前に、すぐに離脱させる必要が生じるときもある。これは脊椎損傷が疑われる場合も同様である。銃撃されるリスクは脊椎損傷が悪化するリスクを上回るからである。緊急で負傷者の移動が必要なとき、危険を回避できるところや遮蔽物まで動かせば十分である。そして負傷者の状態を評価して安定化処置を行う。

救援者の原則

用手離脱では、離脱を行う人が救援者となる。負傷者を不適切に扱うと、負傷者だけでなく救援者も負傷する可能性がある。離脱の妨げになるような筋挫傷や捻挫などのけがを最小限にするため、以下の原則を守る。

- 負傷者を移動させたり持ち上げたりするときは、身体でてこの原理を用いる。
- 自身の身体的能力や限界を知る。
- 負傷者を持ち上げたり運んだりするとき、しっかりとした足場で行う。
- 後ろ向きに歩くと、転倒したり無駄な動きとなったりするので行わない。
- 負傷者を持ち上げたり降ろしたりするとき、背中ではなく脚の筋肉を使う。
- 負傷者を運んだり一緒に立ったりするときは、背中の筋肉ではなく肩と脚の筋肉を使う。
- 負傷者を牽引するとき、背中をまっすぐにして腕と肩を使う。
- ほかの救援者と協調して、よく考え段階的に移動を行う。重量のある人や物は持ち上げるより、ずらしたり転がしたりする。
- 負傷者を運ぶ計画を立てる。体重250ポンド（110kg）以上の負傷したSWAT隊員が緊急で離脱が必要な場合は、牽引するか助けを呼ぶ。250ポンドの負傷者を1人で運ぼうとしてはならない。

牽　引

危険性の高い事態対処現場では、比較的安全に行えるという観点からは、牽引という行為はもっとも簡単で安全な離脱の手段である。負傷者を牽引するとき、身体の長軸方向に引っ張らなければならない。この方法は脊椎を可能な限りまっすぐ運ぶことができる。負傷したSWAT隊員の防弾ベストの襟の内側を両手でしっかりつかみ、前腕で首をしっかり支え、頭頸部の動きを制限することができる。このガイドラインに従えば、生命を脅かす環境から、さらなる外傷を加えることなく負傷者を運ぶことができる。

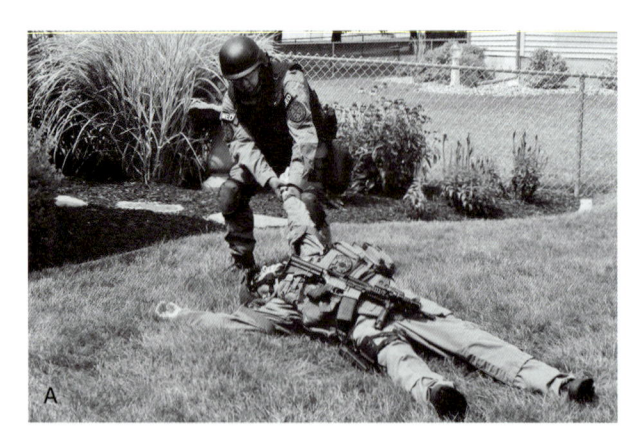

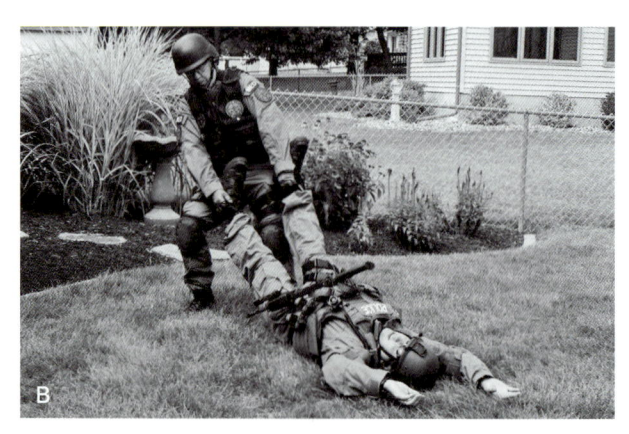

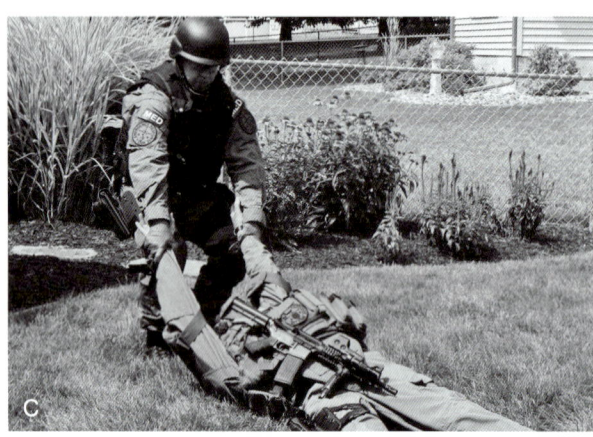

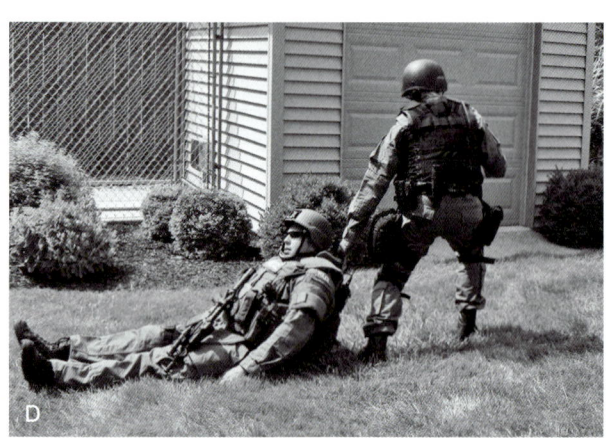

図16-4 単独救援者による単純牽引。A：腕、B：脚、C：両腕、D：装備の牽引

> **現場では**
>
> 牽引することで小さな擦過傷ができるが、容易に治癒するので生命を脅かす外傷にはならない。もしも負傷者が生命を脅かすような重症の外傷である場合は、迅速な離脱が擦過傷よりも優先される。

> **医療装備**
>
> ベルトスリングループは、迅速に負傷者を離脱させるのに役立つ。救援者は素早くこれを両足首に巻いて輪をつくり、しっかりときつく締め、1〜2人の救援者で負傷者を牽引する。
>
> 市販の牽引用ハーネスには、ドラゴンおよびスリングリンク牽引システムがある。ドラゴンハンドルシステムは、1人または2人の救援者用に設計されており、クッション付きの取っ手が付いた単純な2つのループのハーネスである（図16-5）。スリングリンクは、負傷者を迅速に牽引することも垂直方向へ離脱させることも可能である（窓の外に負傷者を降ろすなど）（図16-6）。常に所属する機関の戦術とプロトコルに従う。訓練していないまたは許可されていない場合は、この方法を試みるべきではない。
>
> その他の離脱器具には、RATストラップ、ナイロン製つり革による牽引システム、ガースヒッチ（腹帯結び）、8mmのナイロンロープを収容したバッグがある（図16-7）。TEMSユニットのリーダーは、どの装備を使うかを調査し、決定しなければならない。どのような状況下でもその装備を使えるように、その装備を使用して訓練を行う。

単独救援者による単純牽引

もっとも単純な方法で、負傷者に近づいて行き、救援者がしっかりつかんで牽引する。

- 負傷者の腕をまっすぐのばして頭の上にくるように引き上げ、手首をつかみ腕まで持ち上げて牽引する（図16-4A）。同じ方法を脚にもあてはめることができる（図16-4B）。脚を持って牽引する場合は、ブーツの内側をつかむ。
- 負傷者の両方の手首をそれぞれつかみ、後ろ向きに牽引する（図16-4C）。
- 負傷者のバックパックやベストについている紐をつかんで、遮蔽物の近くまで牽引する（図16-4D）。

第16章　離脱と後送　207

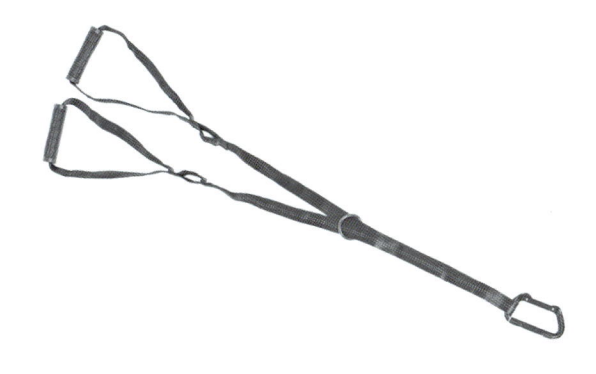

図16-5　ドラゴンハンドルシステム

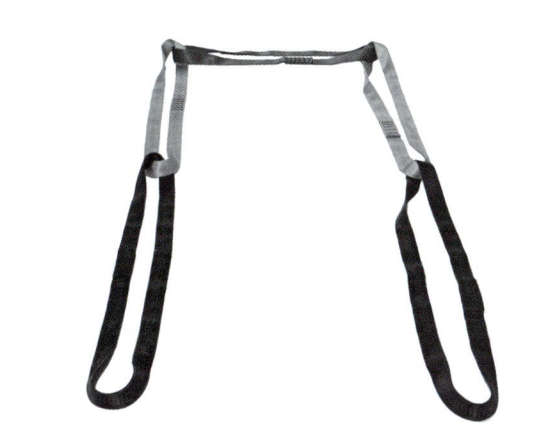

図16-6　スリングリンクシステム

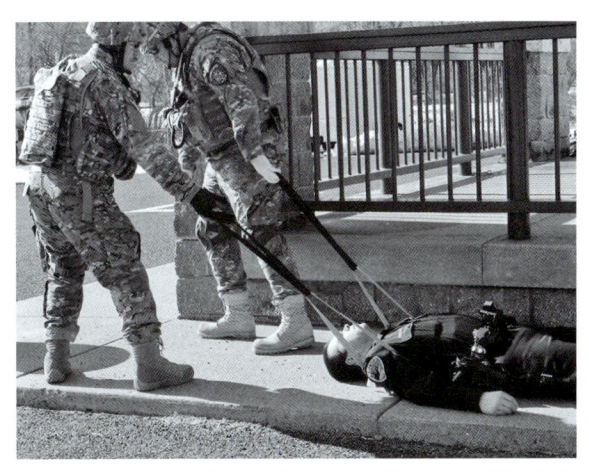

図16-7　ナイロン製つり革による牽引システムは、負傷者を牽引する救援者の役に立つ。

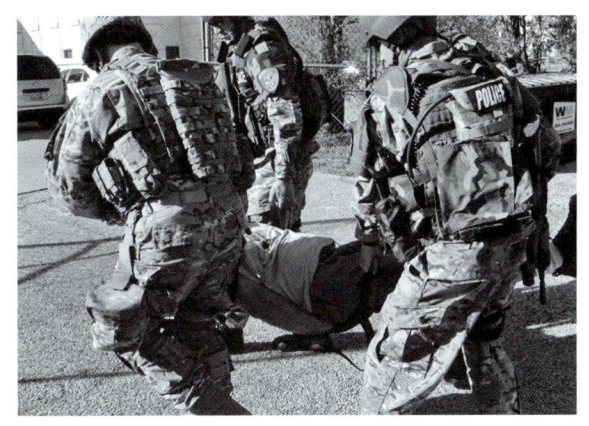

図16-8　軟性ストレッチャーは4人の救援者で負傷者を運搬することができる。

ストレッチャー牽引

　軟性ストレッチャーは、丸めたり畳んだりして小さなサイズになるよう設計されており、バックパックに入れて持ち運べる。軟性ストレッチャーには4～8つの取手がついており、負傷者を牽引したり運んだりすることができる（**図16-8**）。軟性ストレッチャーは主に、遮蔽物の裏や建物の外で、傷病者集積地点まで負傷者を牽引するのに使われる（**図16-9**）。軟性ストレッチャーを使うとき、ビルや学校の滑らかな廊下では比較的安全に1人で片手で牽引することができるが、コンクリートや芝生を長い距離引きずろうとすると摩擦が大きくなるため2人必要となる。また軟性ストレッチャーは、摩擦が原因で起きる擦過傷や裂創を防ぐことができる。

　救援者が階段を降りつつ1人で牽引する場合は、重力によって急速に負傷者が滑り落ちてしまわないよう注意が必要である。そうならないために、2人目の救援者がストレッチャーの足側の端を足とともに持って転落しないようにする。階段を使って負傷者を離脱さ

> **安全のために**
>
> 　単独救援者による牽引は2人で行うように変更が可能である。2人ならば体重250ポンド（110kg）の人を、より早く、消耗も少なく牽引できる。

せる場合に、頭や脊柱にさらなる外傷を加えないようにすることが重要である。階段を牽引されるときは、SWAT隊員は身体を保護するためヘルメットやベストはそのままにする。

　SKEDのような硬性または半硬性のストレッチャーは、負傷者をより保護する必要がある場合に用いられる（**図16-10**）。ログロールしないときや全身固定の際に、SKEDストレッチャーは脊椎の動きを制限することができる。屋外でも滑るため、1人または2人の救援者でもより簡単に牽引することができる。

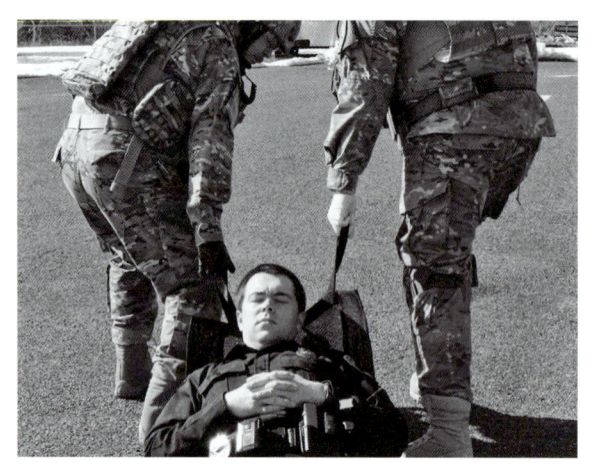

図16-9　軟性ストレッチャーは2人の救援者で負傷者を牽引することができる。

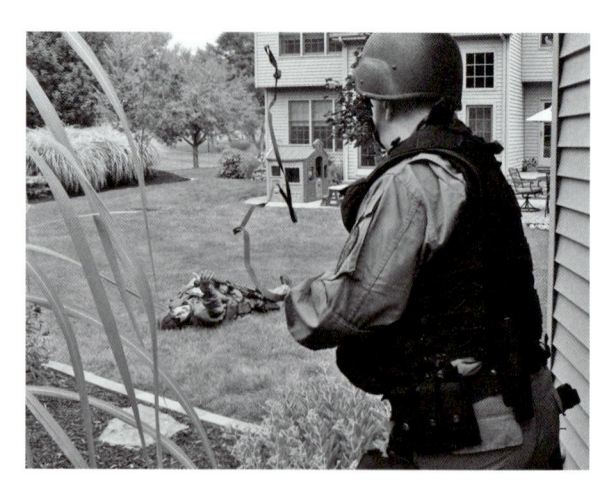

図16-11　投げ込みロープによる救援では、負傷者がロープを自分の身体や装備、ベスト、ベストのカラビナに固定する。

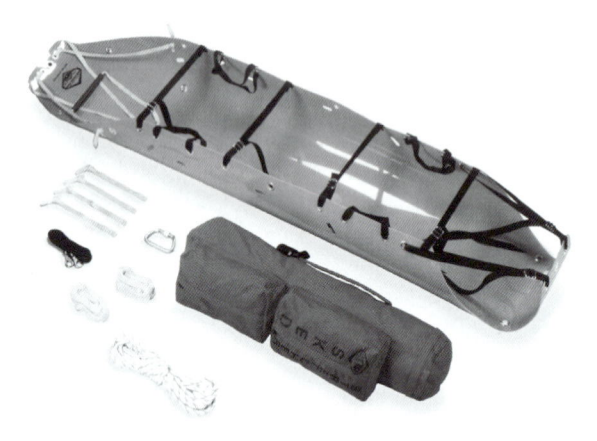

図16-10　SKEDストレッチャー

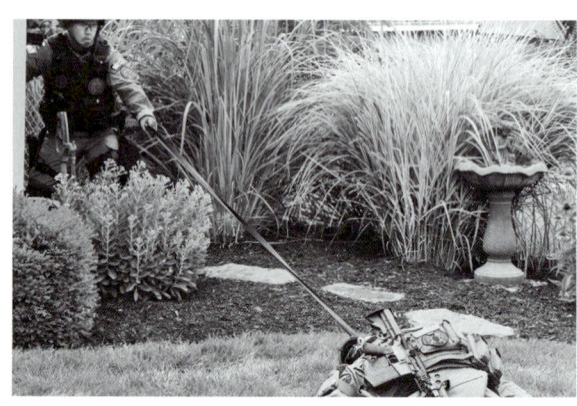

図16-12　ロープをつけたら、救援者は遮蔽物まで負傷者を引っ張ることができる。

投げ込みロープによる牽引

　救援者が負傷者を安全な場所に牽引する方法として投げ込みロープによる牽引がある。負傷者が意識はあるが動けず、銃撃の脅威にさらされているとき、近くの救援者は遮蔽物の裏から強いナイロンのロープを負傷者に向けて投げる。負傷者はロープを身体に巻きつけて固定するか、防弾ベストのカラビナにつける（**図16-11**）。ロープを固定すると、遮蔽物の裏にいる救援者がロープを引く（**図16-12**）。訓練中に、SWAT隊員の防弾ベストの最上部についているカラビナが使えるかどうか、すぐに壊れないかテストしておくべきである。

用手搬送

　用手搬送は救援者にとって苦痛であり、負傷者の状態を悪化させる可能性もある。しかし、用手搬送が負傷者の生命を救うのに不可欠であったという事例もある。ストレッチャーがないときやほかの手段が実用的でないときには、安全なところに負傷者を用手搬送することが唯一の手段となる可能性がある。武器や装備を着けた平均的なSWAT隊員の大きな体格を考えると、1人で運ぶのは困難である。もし1人で負傷者を運ぶ場合には、遮蔽物までの短い距離を牽引することが負傷者と救援者ともに安全であり、リスクを軽減できて好ましい。

軽量化し負傷者を固定

　用手搬送するために最初にすべきことは、不必要な装備を外し、重量を軽くすることである。銃撃を受ける可能性がある場合には、ヘルメットと防弾ベストは着けたままにし、安全になったところで外す。負傷者は持ち上げられる姿勢にしておく。負傷者に意識があ

第16章　離脱と後送

医療装備

負傷者や救援者が銃撃または他の攻撃を受ける可能性のあるときは、適切な防弾をすべきである。防弾楯、防弾ブランケット、装甲車などの使用を考慮する。

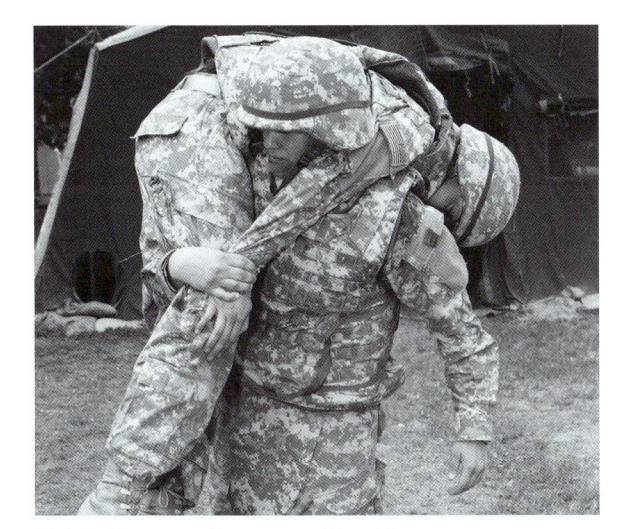

図 16-13　ファイアーマンズキャリー

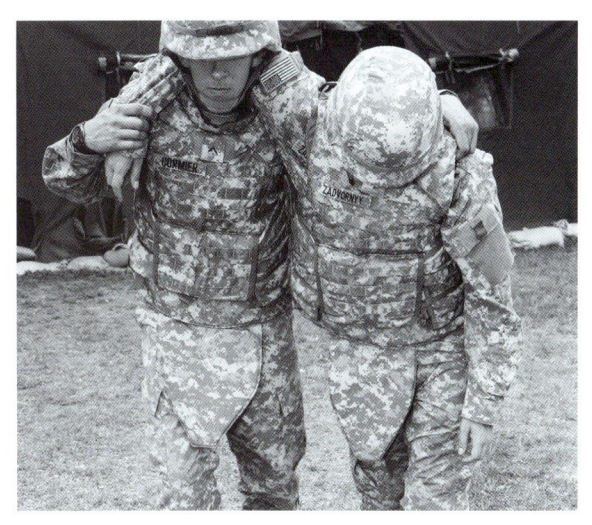

図 16-14　支持搬送

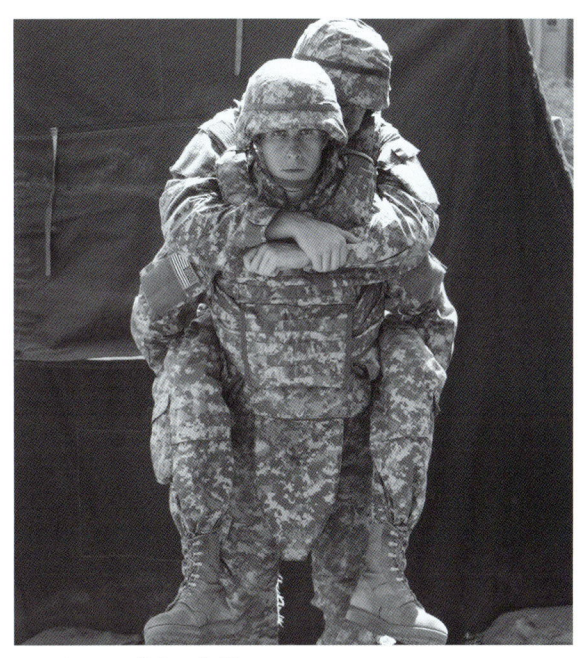

図 16-15　背負い搬送

る場合は、どのような姿勢で搬送するかを伝えておく。こうすることで負傷者の不安を取り除き、協力を得やすくする。固定や搬送の方法によっては、負傷者を仰臥位や腹臥位にする必要があるかもしれない。

用手搬送の分類

単独救援者による搬送

ファイアーマンズキャリー（肩にかついで運ぶ方法）は難しく、かなりの力が必要で、背中を負傷したり負傷者・救援者ともに標的になりやすくなる可能性がある（図 16-13）。この方法の利点は、平坦でなくても水中でも草の生い茂る場所でも、安定して短距離を素早く搬送できることである。しかし、トレーニングを受けていない場合や所属する機関の承認がない場合は行うべきではない。今日では、この方法はTEMSユニットではほとんど用いられない。

支持搬送を行う場合、負傷者は歩行できるか、少なくとも救援者を松葉杖にして片足立ちができなければならない。この方法は、負傷者が歩行可能か、片足立ちができるときに限って用いる（図 16-14）。背負い搬送は、負傷者が救援者に背負われている間は首につかまっていなければならないので、意識のある負傷者にしか使えない（図 16-15）。

2人の救援者による搬送

救援者が2人のほうが、負傷者はより快適でさらなる外傷のリスクが減り、救援者が疲れにくいため1人よりも好ましい。2人による四肢搬送法は、長距離を運ぶのに優れた方法である（図 16-16）。負傷者を住居のドアのような狭い空間から出すときは、有効である。持ち上げる際はコミュニケーションが成功の鍵となる。口頭の指示でお互いの動きを合わせる。

1人目の救援者が負傷者の頭側で膝をつき、2人目は足側で膝をつき、お互い向かい合せになる。負傷者は胸の前で腕を交差させる。1人目の救援者は腕を負傷

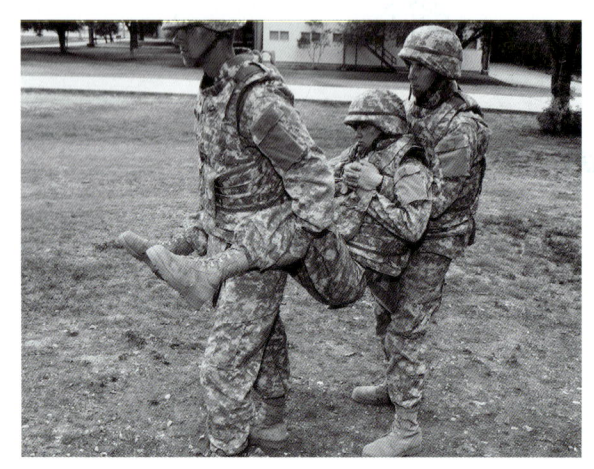

図16-16 2人による四肢搬送

現場では

制圧された安全な環境において、負傷者に神経学的異常を認め脊髄損傷が疑われれば、バックボード、スクープストレッチャー、頸椎カラーを用いて全脊柱固定を行い、後送・搬送にEMSを要請することを考慮する。理想的ではない環境の場合は、バックボードの代わりにドアを用いたり、頸椎の可動域制限のためにブーツ紐で頭部をくくったりして、工夫や一時しのぎをする。所属する機関のプロトコールや戦術を遵守する。

者の腋窩に入れ、手首または前腕をつかみ、負傷者が坐位になるまで上半身を引きつける。2人目の救援者は負傷者の両脚の間に入り、負傷者と同じ向きになり膝の下または足首を持つ。頭側の救援者が指示を出し、垂直に立ち上がって移動をする。

後　送

TEMSとEMSの引き継ぎ

傷病者集積地点には二次救命処置ができるよう訓練されたEMSと十分な医療資器材があるのが理想である。多くのTEMSユニットは、1～2人の事態対処医療要員に二次救命処置が可能な救急車両で負傷者の搬送を任せている。TEMSユニットからEMSへの途切れのない引き継ぎが最適な負傷者管理をもたらす。

EMSの救急車は防弾ではないため、どのようなピストルやライフルの弾丸も貫通してしまう。離脱の必要がある状況で、救急車を使ってはならない。救急車は弾丸や爆弾の金属片に対して有効な防御手段をもた

現場では

内側警戒線区域で負傷したSWAT隊員を離脱させるために車両が必要な状況では、ピストルやライフルの射撃を防ぐことのできる防弾の厚いガラスや鋼板で覆われた装甲車両が理想的である。この装甲車両には救急医療キットや、ほかのSWAT隊員や同行した事態対処医療要員によって処置できるような補助器具を備えておくべきである。所属機関のプロトコールや戦術を遵守する。

ない。外側警戒線区域の、後送のため運ばれてきた負傷者が集められている傷病者集積地点に、救急車をとめておくべきである。

EMSと病院の連絡

TEMSユニットは一般のEMSとよいコミュニケーション手段をもっていることが重要である。医療における脅威を評価するために情報を集めている間に、待機しているEMSの携帯電話番号と無線周波数を書き出しておく。無線を使用する場合には負傷者名は省略し、可能ならば携帯電話で通話をする。

慎重に扱うべき情報は明らかにする必要はないが、待機しているEMSにも最新の情報を知らせるべきである。事態対処医療要員はEMSを現場内に入れるよう指示してはならない。安全なときに限ってインシデントコマンダーのみが救急隊を現場に呼ぶことを許されている。インシデントコマンダーは全体を把握しており、まだ危険があるかどうか事態対処医療要員の知らない情報をもっている。

事態対処医療要員が救急車に負傷者と同乗する場合は、病院または外傷センターと連絡をとる。受傷機転、外傷部位、到着までの予定時間を連絡する。この情報によって、必要な医療機器、専門医、手術室を準備することができる。各負傷者のアレルギー、病歴、内服薬、その他診療に関する情報を病院のスタッフ宛てに書くのが理想的である。SWAT隊員以外の負傷者の場合SAMPLE法（訳者注：sign 症状、allergy アレルギー、medication 医薬品、past history 既往歴、last meal 最終飲食、events & environment 受傷機転や受傷現場の状況）による病歴聴取ができれば、病院スタッフに報告する。

被疑者は搬送中に、EMSや事態対処医療要員に向かって訴追に有用な供述をすることがある。このよう

> **論点**
>
> 　時に EMS が到着するのが非常に遅いことがある。これはコミュニケーション不足、準備不足、あるいは限られた救急車の台数のために救急車を待機させられないことが原因となっている。救急車が遅れる状況では重症度を考慮して、いつくるかわからない救急車を待つか、ほかの利用できる搬送手段を用いるかを決断する。
> 　ロード&ゴーの状況で救急車が現場にいなければ、指揮官と TEMS のリーダーが、負傷者を緊急でその場にある車両で搬送するかどうかを決定する。警察のパトカーまたは SWAT 隊員所有のトラックが、負傷者を緊急で病院に搬送するために選択される。
> 　各州では EMS のガイドラインや救急車の点検・認可・認証の規定が厳しく定められている。もしも負傷した SWAT 隊員を認証されていない救急車で病院に搬送する場合は、捜査の対象となる可能性がある。綿密に事前計画を立案して、このような状況が起きる可能性を軽減するようにする。

なことは死に瀕しているときほど起こりうる。死亡する直前に意識があれば、罪を告白し共犯者を曝露することもある。こうした供述は法廷の審理に十分に加味される。このような情報を探ることは医療従事者の仕事ではないが、よく話を聞き、すべて書きとめるべきである。この供述はできる限り早く記録し、適切な捜査機関に提出する。

航空医療搬送

　航空医療搬送も多くの場合、選択肢となりうる（**図16-17**）。交通渋滞の都市部や人里離れた場所で救急車で行くには遠く病院からも離れた場所では有用な手段である。多くの地域では、搬送中に負傷者に付き添うのは航空医療搬送の乗務員だけになる。もし負傷者が被疑者で、意識があり危険な存在となりうる場合は、現場を出発する前に手などを適切に拘束する必要がある。所属機関のプロトコールに則って行う。

> **安全のために**
>
> 　米国では毎年、航空医療搬送による死亡事故が発生している。航空機が飛行すれば理論的には事故のリスクが発生する。負傷者が安定しており陸路搬送が可能であれば、航空医療搬送は避けるべきである。

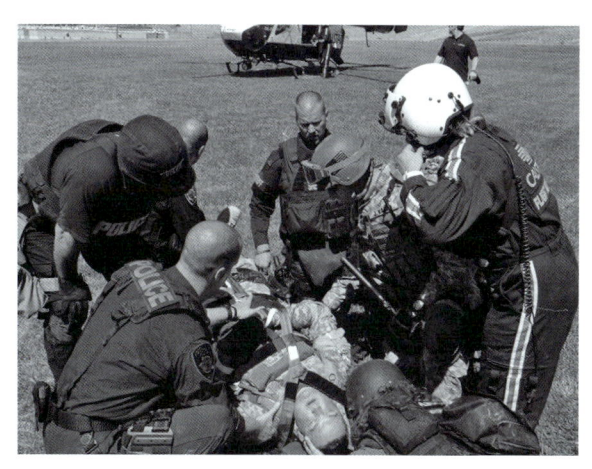

図 16-17　航空医療搬送は、外傷センターまで非常に遠い地方などで用いられる。

> **医療装備**
>
> 　地域によっては負傷者を病院に搬送するのに、空路または海路を考慮する。事前に綿密な計画を立てれば、TEMS ユニットはどのような状況にも対応できる。

　航空医療搬送を行う場合、TEMS ユニットのリーダーは可能ならば着陸地点の GPS（global positioning system、全地球測位システム）を明らかにし、航空医療搬送の準備をする。スタンバイの体制が整ったら、go サインから 3 分以内に離陸できるようにする。正確な着陸地点はこの搬送のために情報が必要な人にのみ伝えるのが理想的である。

　航空医療搬送が行われる前に、現場を可能な限り制圧しておかなければならない。航空機が銃撃される可能性がある場合は、航空医療搬送の必要性についてインシデントコマンダー、TEMS ユニットリーダー、パイロット、乗務員と議論すべきである。リスクと利点、代替手段（例えば救急車）、必要とされる治療レベル、搬送時間などを考慮する。乗務員の生命を不必要に危険にさらしてはならない。

着陸地点の準備

　TEMS ユニットは障害物のない安全な着陸地点を準備しなければならない。事態対処医療要員は航空医療搬送チームをまとめ、適切な手続と通信方法を遵守する。安全な着陸、搬入、搬出、離陸について知る必要がある。

　ヘリコプターの着陸地点は、比較的平坦で地形の凹

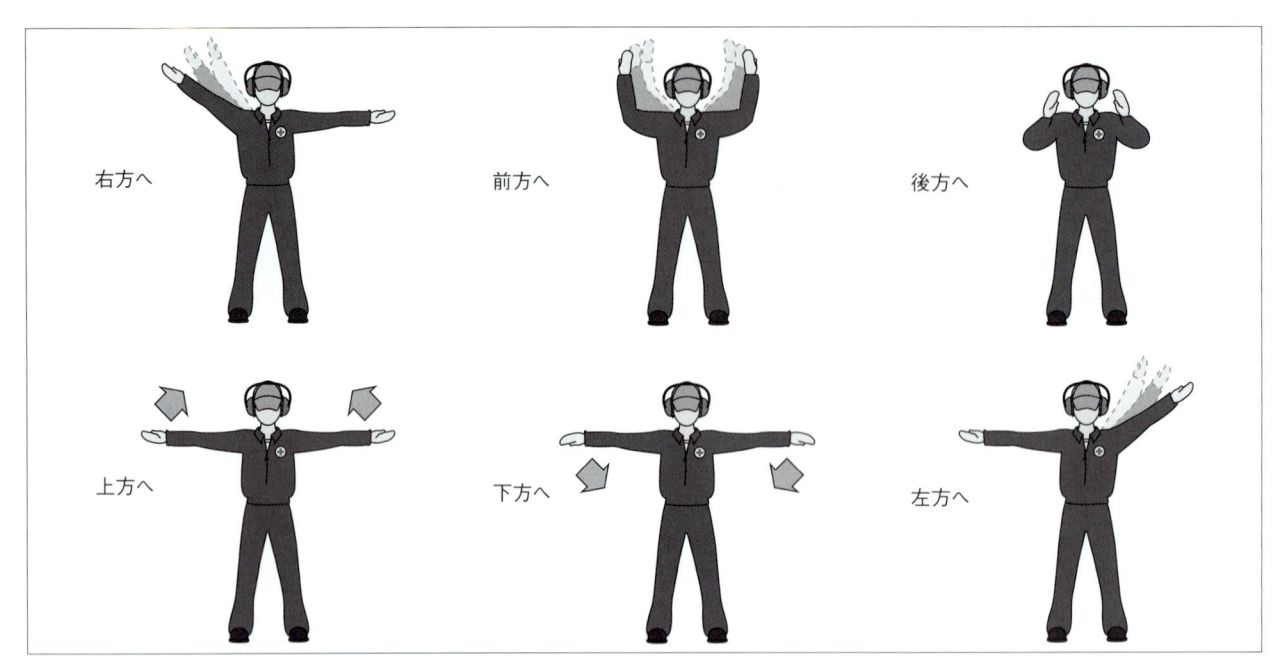

図16-18 ヘリコプターの手信号の例。所属機関で使用するものに慣れておく。

凸がなく、機体のサイズに応じた広さが必要である。多くの一般のヘリコプターでは、日中で障害物がなければ100フィート×100フィート（30 m×30 m）が推奨されるが、夜間であればさらに広さが必要である。着陸地点の準備は、以下の手順に沿って行う。

1. ヘリコプターの乗務員と無線や手信号で交信する着陸地点担当者（landing zone officer；LZO）を指名する（図16-18）。LZOはこの任務に集中しなければならないので、離着陸の際に負傷者の治療や安全確保を行っている者であってはならない。
2. 着陸地点を決定する。まだ被疑者が確保されていない場合には、ピストルやライフルの銃弾が届かない離れた場所にしなければならない。事故を起こすような塔や電線、いかなる地形的特徴からも距離をおかなければならない。最低でも100フィート（30 m）四方の固く平坦で、ゴミや破片が舞い上がってヘリコプターや周囲の者を傷つけるようなことがないよう、あらゆる障害物がない場所である。
3. LZOは目立つ格好（例えばオレンジ色のベストで強力な懐中電灯を用いる）で空中から識別できるようでなければならない。風向きや風速、何か注意が必要であれば、無線でパイロットに伝える。

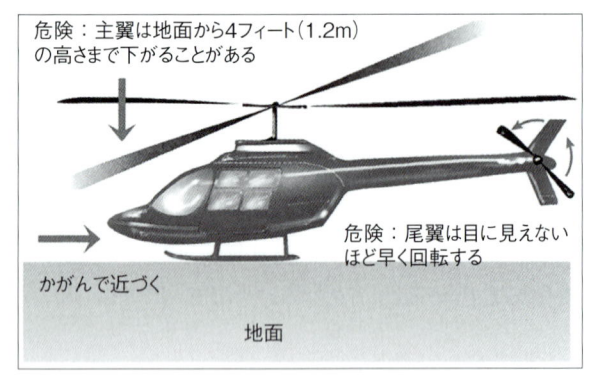

図16-19 ヘリコプターの主翼はしなるので、地面から4フィート（1.2 m）の高さまで下がることがある。

4. 着陸地点は不燃性の照明をつけて知らせる。照明弾は野火や火事になる危険性がある。まぶしい光を直接ヘリコプターに向けてはならない。
5. ヘリコプターが着陸態勢に入ると、LZOは風上に立って頭上に手を上げる。ダウンウォッシュ（水平の回転翼の真下に風が吹きつける）エリアを避けるが、パイロットから視線をそらせてはならない。パイロットは1〜2回旋回し、条件が悪ければ別の着陸地点を選択する。
6. 乗務員の指示があるまで、決してヘリコプターに近づいてはならない。
7. パイロットまたは乗務員の指示があれば、ドアに対して直角の方向から近づいて行く（離れる

ときも同様）。平坦でない場所ではとくに、しゃがむ姿勢をとる。ヘリコプターの主翼はしなるので、地面から4フィート（1.2 m）の高さまで突然下がることもある（**図16-19**）。パイロットの視界に入っていなければならない。ヘリコプターの前方と後方には近づいてはならない。主翼は前方でさらに地面に接近する。ヘリコプターの後部には尾翼があるがほとんど見えない。首を切り落とされる事故やその他の頭部外傷もまれではない。発生する風は風速170マイル/時（75 m/秒）を超えるので、ゴーグルと耳栓をつける。

8. 搬入を手伝うときは乗務員の指示に従う。持ち物はすべて固定し、肩より下で持つ。集団で行動する。
9. ヘリコプターが離陸するとき、LZOは離陸地点の安全を確認し、危険があればパイロットに知らせる。

即時対応チーム

Sean McKayは、以前は消防士、パラメディック（日本にはない高度な救急救命士）、TEMSのチームリーダーをしており、現在は経験あるトレーナーおよび教育者である。彼はTEMSに即時対応チーム（immediate response team）という、消防機関の緊急介入部隊（rapid intervention team）と似た新しい概念を発展させた。即時対応チームは、ボルトカッターや小型のハンマー、バール、丸鋸、ロープ、折り畳み式ストレッチャー、牽引用ハーネスなど種々の特別な道具を携行しており、負傷者に接近し救出する出入り口をつくることができる。これには垂直の離脱のために、負傷者を昇降させる能力も含まれる（**図16-20**）。

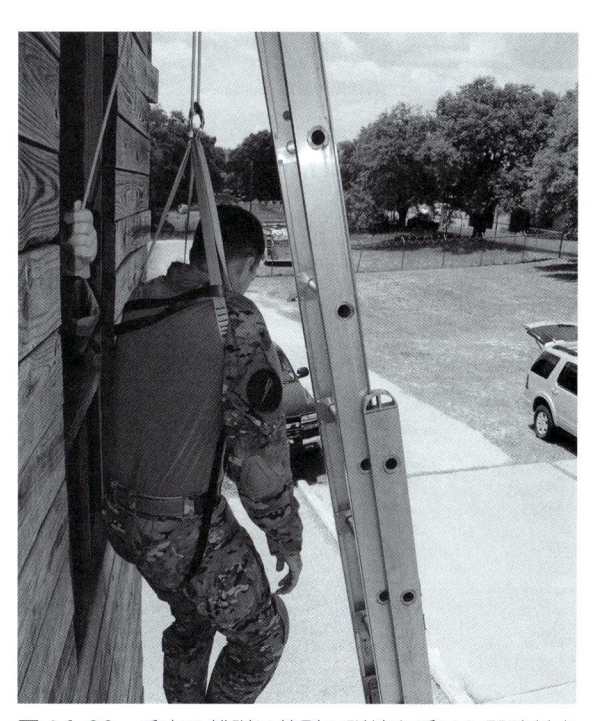

図16-20 垂直の離脱は特別に訓練を受けた即時対応チームが行う。

まとめ

確認事項

- 離脱とは、負傷者を受傷地点から医療が行える比較的安全な場所（例えば遮蔽物）へと移動させる一連の行動である。
- 離脱を行うのに数人のSWATまたは事態対処医療要員が必要な状況もあるが、負傷したSWAT隊員が自分自身で処置をし、自力で離脱する状況もある。
- 後送は、負傷者を安定化するのに必要な処置を施行できる事態対処医療要員によって行うことが理想的である。負傷者を遮蔽物から傷病者集積地点まで牽引し移送することを含む。
- 自力離脱では、銃弾や爆発物で負傷したSWAT隊員は理想的には戦闘を継続して、すぐに周囲の安全を確保してから遮蔽物まで移動する。負傷したSWAT隊員は遮蔽物の裏へ移動したら、IFAKを用いて自身で外傷を評価して処置を行う。
- 用手離脱手技には、1人または2人の救援者による牽引、ストレッチャー、投げ込みロープによる牽引、1人または2人の救援者による搬送がある。
- 負傷したSWAT隊員に対する緊急対処訓練を任務の前に行っておく。攻撃に対して突進するか、その場にとどまり事態対処医療要員を連れてくるのか、負傷したSWAT隊員を突入チーム全体で救出して任務を引き上げるのかを決めておく。
- 最善の治療を行うため、EMSとのコミュニケーションは途切れなく行う。
- TEMSユニットのリーダーは、必要があれば航空医療搬送の要請を行う。事態対処医療要員はヘリコプターの安全な着陸、搬入、搬出、離陸について熟知していなければならない。

まとめ

重要語句

救 出
　自動車事故や建物倒壊、爆発の瓦礫に閉じ込められた負傷者を安全に助け出す過程。

後 送
　遮蔽物から搬送車両まで、傷病者を適時に効率的に移動させること。

傷病者集積地点（casualty collection point；CCP）
　緊急医療サービス（EMS）が、傷病者と事態対処医療要員に接触し病院搬送を開始する外側警戒線区域の地点。

離 脱
　傷病者を負傷した地点から比較的安全な地点へと移す過程。

第17章 銃創、爆傷、低致死性兵器による損傷

学習目標

- 銃創の重症度に影響を与える要因について説明することができる。
- 銃創の徴候について説明することができる。
- ロード＆ゴーの適応となる銃創の場所を列挙することができる。
- 負傷したSWAT隊員から防弾ベストを脱がせる方法について説明することができる。
- 爆傷の4つのメカニズムを列挙することができる。
- 事態対処現場で爆発があった場合に発生する可能性がある爆傷について説明することができる。
- 法執行機関の爆弾処理隊員から防護装備を脱がせる方法について説明することができる。
- 低致死性兵器による損傷を管理する方法について説明することができる。

はじめに

事態対処医療要員（tactical medical provider；TMP）として、外傷を引き起こす発射体の種類とメカニズムに基づいて、負傷者が受ける可能性のある損傷を理解する必要がある。事態対処現場での事態対処医療要員の責任は、後送のために負傷者を安定化させることである。多くの場合、銃創や爆傷に対する唯一の根本的な治療は手術である。これらの外科的修復は、出血創の縫合のような単純なものであったり、完全な腸切除といったような広範なものであったりする。目標は負傷者の循環・気道・呼吸を安定化することで、負傷者を生存させたまま後送し、病院に搬送することである。事態対処医療要員は、傷病者の生命を事態対処現場から手術室までつなぐ重要な連係の要である。

その一方で、低致死性兵器による損傷を評価し管理する必要がある。本章では低致死性兵器による損傷の種類の概要を示す。

弾道学

法執行機関の最大の脅威の1つは火器を持ち、それを使用することをためらわない被疑者である（図17-1）。事態対処医療要員として、弾道学を充分に理解し、火器の効果を知っておく必要がある。弾道学とは発射体と火器の研究である。外部弾道学は武器から標的までの発射体の軌跡と速度に関する研究をさす。外部弾道学は非常に複雑で、詳しく研究されている領域である。本章では、体内弾道学や人体組織への発射体の影響（図17-2）に焦点をあてる。

発射体の運動エネルギーは移動によるエネルギーである。このエネルギーは発射体が接触するものに転送される。本章では実質臓器と中腔臓器、骨および軟部組織に転送される運動エネルギーの効果について説明する。

発射体の質量は大きく異なる。質量と速度の違いは、発射体による人体への損傷に大きな影響を与える。弾丸が入り、身体を通過すると、それが有する運動エネルギーの一部が周囲組織に伝達される。これにより、ほとんどの運動エネルギーが解放されて転送される時点で、一時的な空洞を形成する。一時的な空洞はミリ秒単位で存在する。弾丸が回転しはじめ、または粉砕した場合、それは劇的に遅くなり、周囲の組織への運動エネルギーを大量に転送する。弾丸が組織を通過したのち、射管と小さな永久空洞が残る。

第17章 銃創、爆傷、低致死性兵器による損傷

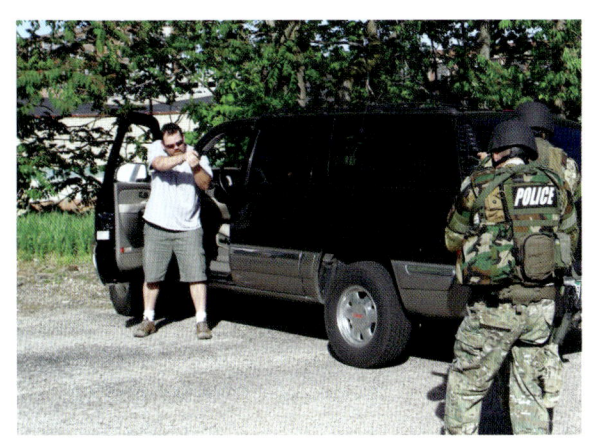

図17-1 SWATユニットへの最大の脅威の1つは、火器を持っており、使用してもかまわないと思っている被疑者である。

傷の重症度は、いくつかの要因に依存する。

- **弾丸口径（サイズ）**：大きな銃弾ほど、銃創が大きい。
- **弾丸のデザインと形状**：いくつかの弾丸は、目標に当たることで拡大する軟らかい先端をもっているものや、一方、衝撃によってキノコ型に広がるようにデザインされ、くぼみのある先端をもつもの（ホローポイント弾）もある。フルメタルジャケット弾は、身体に当たると回転しながら組織を貫通し、破壊的な傷害を起こす。
- **弾丸の重量**：弾丸の運動エネルギーはその重量に比例する。組織に当たり、弾芯が外側ジャケットから分かれたり、弾丸がばらばらに壊れたりすると、弾丸の実際の重量は変わる。弾丸がその重量を保持することができるならば、貫通する深さは最大限になる。
- **速度**：弾丸が速いほど運動エネルギーは大きい。
- **撃たれた、または衝撃を受けた組織のタイプ**：脳または心臓への銃創は致命的である。
- **弾丸の破砕**：弾丸が横回転〔振れ（ヨーイング）として知られている運動〕、縦回転をして動揺するならば、破片はより大きな損傷をきたす。

ピストルやショットガンは、800フィート（約240メートル）/秒から約1,600フィート（約490メートル）/秒でもっとも初速が遅い。これらの弾丸は一般に強力なライフルの弾薬ほど高いエネルギーと貫通力をもっていない。これらの遅い弾丸によって引き起こされる損傷のほとんどは軟部組織の挫滅や裂創である。

ピストルとショットガンによる銃創とその合併症はさまざまなかたちでみられる。

- 単純な穿通創（**図17-3**）
- 不釣合に大きな射出口をもつ完全穿通創
- 四肢の骨折、切断、および広範な軟部組織損傷
- 体腔の臓器脱出
- 広範な軟部組織と内臓の損傷（**図17-4**）
- 大量出血、ショック、および死

中程度の速度の銃弾による損傷はほとんど空洞形成によって起こる。空洞形成は、弾丸からの圧力波が皮膚や組織を外側に引き伸ばすときに一時的な空洞をつくることにより起こる。皮膚と組織は迅速にそれらの正常位置に戻ることができるが、しばしば損傷している。これにより、実質器官に挫傷を生じ、中腔器官を破裂させる。永久的な空洞は、動脈からの出血により、広範囲の血腫となる。

すべての高速装弾（ライフル弾）は軟部組織の中で

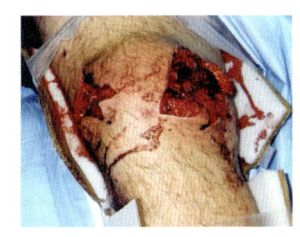

図17-2 弾丸は人体に多大な、人生を変えてしまうような損傷を引き起こす可能性がある。

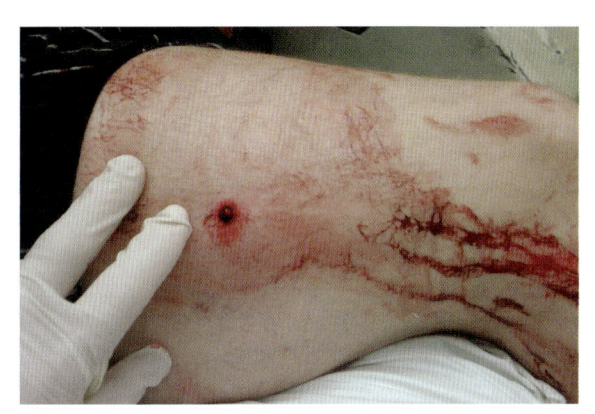

図17-3 大腿部の単純穿通創

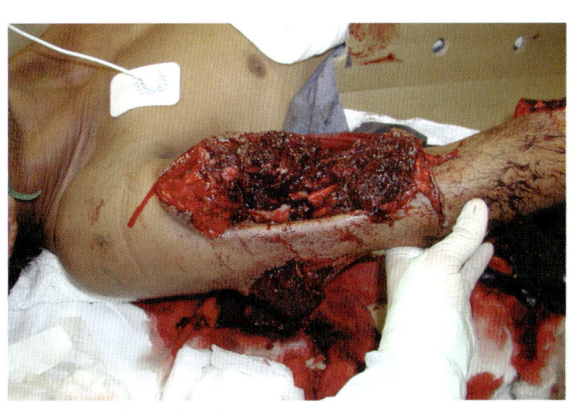

図17-4 上腕の銃創

衝撃波を起こす。これらの弾丸はより遅い速度の弾丸と同じタイプの挫滅損傷と裂創を起こすが、空洞形成が増強する。高速装弾は、弾丸に先行する衝撃波と流体力学的エネルギーも起こす。衝撃波は伸展した組織中で大きく影響するが、効果の継続は数ミリ秒だけである。

フルメタルジャケット弾と狩猟用のより重い狩猟タイプのライフル弾による空洞形成を比較する。フルメタルジャケット弾は、ずっと深く入り込んでから回転で速度が落ちる。弾丸が速度を落とすときに、その運動エネルギーのほとんどを解放するので、表面組織の深く下にもっとも大きな面積の損傷をきたす。

より重い狩猟用弾丸は、組織に深く貫通するものの、より遅い弾丸であるため、皮膚または最初の接触面の近くにもっとも大きな空洞を形成する。

ショットガンの散弾は、集中荷重が低く、速度も遅いためほとんどが表面近くの損傷である。その貫通力は、より高速の固体弾丸より少ない。しかし、これは至近距離でのショットガンの散弾の致死効果を減少させるものではない。適した状態にある弾丸ならどんなものも、致命的となり得ることを忘れてはならない。

銃創のタイプ

銃創は、銃口から目標までの距離で分類される。その5つの分類とは、接触銃創、近距離銃創、準接銃創、中距離銃創、および遠距離銃創である。

> **論 点**
>
> 物議をかもすかもしれないが、事態対処医療要員にとって重要なことは、現場で見られるかもしれないさまざまな火器による損傷の相対的な重症度と種類を知ることである。基本的なこととして.22口径リムファイア40グレン弾でさえ殺傷できるのに、強力な.30-06ライフル185グレン弾による銃創でも、身体の受傷部位と破壊された組織の容積とタイプによっては生存可能であるかもしれないということである。加えて考慮すべきは、防弾ベストまたはヘルメットを貫通できるかどうかである。ピストルから発射された重量240グレンの.44口径のマグナム弾はレベルⅢベストによって防げるかもしれないが、AR-15やM-16/M-4カービン銃（ライフル）から発射された、より小口径でより軽い高速の.223口径あるいは5.56 mmの重量55グレンの銃弾は同じベストを貫通することができる。

- 接触銃創：撃たれたときに銃口が身体に接しているときの損傷。接触損傷は、射入口周囲に煤煙があり、破れたような創縁、または皮膚に銃口による傷や紫斑がみられる。
- 近距離銃創：銃口が皮膚から約6〜12インチ（約15〜30センチ）離れているときの損傷。火薬と爆発による煤煙が負傷者の皮膚または衣類に付着することがある。
- 準接銃創：この損傷は火薬粒陥入、火薬煤煙、そして時には焼けて黒ずんだ皮膚がみられる。
- 中距離銃創：この損傷は射入口のまわりに多くの赤茶色から橙赤色の小さい斑点状の傷がみられる。
- 遠距離銃創：この損傷の唯一の証拠は損傷そのものだけのことが多い。

銃創の評価と管理

銃創を目撃したら、まず助けを呼びすべての脅威が排除されるまで待つ。最初にしなければならないことは、自身とチームの安全である。

現場が安全となり、自分と負傷者が比較的安全な場所にいるなら、CAB'N（循環・気道・呼吸−神経学的徴候）を評価する。迅速に創を露出して、その位置とおおよその大きさ、創の数を観察する。

銃創の症状には、出血創と創近くの衣類に火薬粒点刻（陥入して燃えた火薬粒子の小さな黒い痕）、煤煙痕、火薬熱傷（燃えた火薬による実際の熱傷痕）、または火薬粒陥入（火薬煤煙による黒い痕）などがある（**図17-5**）。典型的な射入口は比較的なめらかな創縁をもち内部に向かって斜めになっている一方、射出口は切り裂けたような創縁をもつ（**図17-6**）。銃創は貫通あるいは穿通する。穿通創は射入口をもつが、射出口をもたない。貫通創は射入し射出する。損傷が射入口または射出口のどちらであるかを決定しようとする必要はない。重要なのは創の位置、大きさ、および数である。

小口径、低速弾による銃創は、ほとんど外部の証拠を残さず、比較的低いエネルギーとより少量の組織損傷のため位置の確認や検出をするのが困難である。これらの損傷の唯一の症状は、衣類の小さな亀裂またはわずかな出血である。負傷者の衣類のどのような出血斑でも怪しむべきである。

もし、負傷者が頭部、頸部あるいは体幹に銃創を受けていたら、生命にかかわるロード＆ゴー状況と考えるべきである（図17-7）。銃弾は人体の中を長距離移動し、硬い骨の表面で跳ね返るかもしれない。正確な臓器損傷は、事態対処現場における迅速な理学的検査でも、判断することはできない。いつも、最悪を仮定し、止血や、気道・適正な呼吸を確保して、迅速に負傷者を避難・搬送する。正常なバイタルサインの負傷者でも代償不全となり、数分以内に死ぬこともあり得る。致命的な銃創と非致死性の銃創を区別することは、現場では非常に困難である。すべての四肢以外の貫通あるいは穿通外傷は、致命的ではないという確証がない限り、その可能性があると仮定する。常にロード＆ゴーである。

搬送の間、負傷者に付き添うならば、二次評価を実施して他に損傷がないか確認する。負傷者の気道と呼吸を監視し、所属機関のプロトコールに従い、必要であれば、高度な処置を行う（第14章、「高度な気道管理」、および第18章「体幹部損傷」参照）。ショックを監視し、所属機関のプロトコールに従い治療する（第15章「ショックの管理」参照）。

四肢の銃創にとって、安定化処置は必須である。継続的な脅威のため事態対処医療要員がSWAT（Special Weapons and Tactics、特殊火器戦術部隊）隊員に接触することができない場合は、可能ならば、SWAT隊員は自身で止血帯を適用するであろう。負傷者が遮蔽物の後ろにいるならば、事態対処医療要員は、負傷者の循環を評価して出血を止めるために止血帯を用いるか否かを決定する。出血が多ければ、十分に慎重に、止血帯を適用する。出血が少ないならば、直接圧迫と圧迫包帯による被覆を行う。負傷者の気道と呼吸を確保し、負傷者を後送して、病院に搬送する。

防弾ベスト除去

防弾ベストを着ている負傷したSWAT隊員を治療することは事態対処医療要員特有の課題である。訓練の間に、管轄内で使用される装備に慣れて、明るい状態でどのように迅速にそれを取り除くかを知っておくべきである（図17-8）。

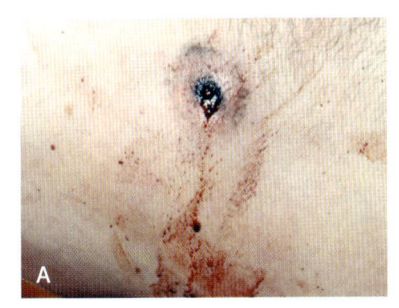

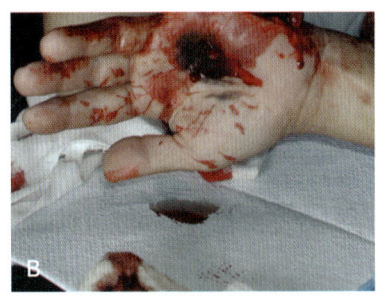

図17-5 銃創の徴候。A：火薬粒陥入、B：煤煙痕

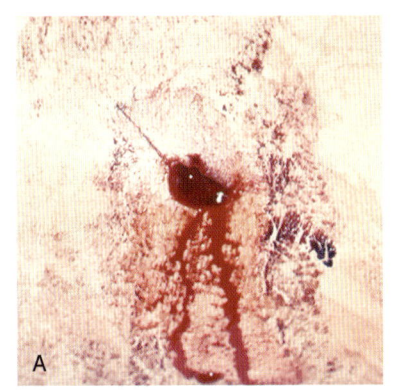

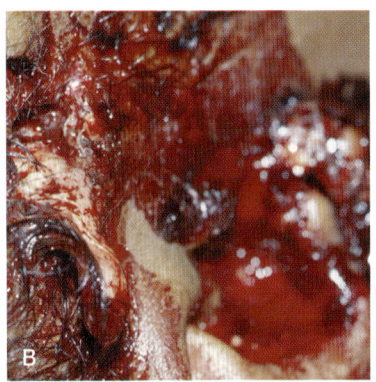

図17-6 A：典型的な射入口の創は比較的滑らかな創縁で内側に斜めに切り込む。B：射出口の創は引き裂かれたような創縁である。

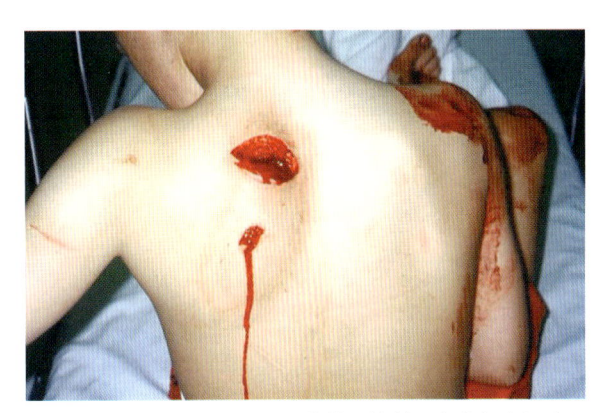

図17-7 頭、頸部、または体幹の銃創は生命を脅かす、ロード＆ゴー損傷である。

負傷したSWAT隊員のための日常的な訓練と緊急対処訓練で、迅速に防弾ベストを除去して処置を開始するために、もっとも効果的な方法を決められる。

事態対処現場においては、すべての脅威が排除されるか、銃撃の差し迫った危険から解放されるまで、負傷者の防弾ベストを取り去ってはならない。

負傷者が遮蔽物に離脱されたならば、迅速にベストを緩めて、ベストは脱がさず、その下で出血の徴候を迅速に触診・診察する。触診により、痛みや血腫による腫脹から、鈍的外傷を見つけるかもしれない。これ

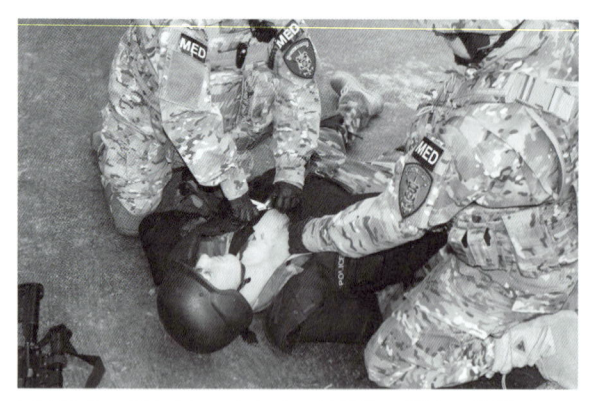

図17-8 訓練中に、あらゆる状況下で迅速に防弾ベストを脱がせる方法に慣れておく必要がある。

> **現場では**
>
> 射入口の形状は、武器の角度、負傷者から武器までの距離、防弾、負傷者の服装、あるいはその他の要因により変わる。衣類の血痕を含めて、どのような出血でも捜す。それが銃創の唯一の徴候であるかもしれない。

> **現場では**
>
> 銃創を検査するときに、皮膚と組織の弾性の性質を含む多くの要因により、どれが射入口であるか、そしてどれが射出口であるかを決定することは困難かもしれない。記録の際に、損傷の基本的な記述を行うべきである。損傷が射入口または射出口のどちらであるかを推察しようとしてはならない。警察データと負傷者の医療記録が矛盾すると、刑事事件に否定的な影響を与える。単に、損傷と衣類がどのようであったかを述べる。火薬による熱傷や斑点などの正しい用語を使う。例えば、「大腿部穿通外傷。左膝の約20 cm近位に位置する、周囲に煤煙色のリングを伴う不整形の1 cmの穴がある」。

は防弾衣に銃弾が当たった際は珍しい所見ではない。

防弾ベストが弾丸によって突き破られ、血液によってひどく汚染されているならば、通常、証拠として使われ、結局は捨てられるので、ベストを取り去るもっとも速い方法ならば、ストラップを切ることをためらうべきでない。理想的には、負傷者の評価と管理を続けている間、SWAT隊員は、防弾ベストを取り去るのを手伝う。防弾材料はハサミでは切れないので、カットしようとしない。

爆傷

もっとも一般的には軍事衝突と関連するが、爆傷はSWAT出動時にも発生する。

爆発には4つの異なる損傷のメカニズムがある（**図17-9**）。

- **一次爆傷**：爆発そのものによる損傷。すなわち、身体の損傷は爆発によって発生する圧力波によって起こる。被害者が爆発に近いとき、爆発衝撃波が身体の中を伝わる際に、主要な血管の途絶と主要な臓器の破裂をきたす。
- **二次爆傷**：爆発装置からの破片や爆発によって吹き飛ばされたガラスまたは裂片など、飛来する物体に起因している損傷。物体は爆発の力によって飛ばされて、被害者に当たり、損傷させる。これらの物体は遠い距離を飛び、従来の軍用火薬では最高約3,000マイル（4,800 km）/時という、すさまじいスピードで飛ばされる。
- **三次爆傷**：爆発によって負傷者が固定物にぶつかったときに起こる損傷。爆風はまた負傷者の身体を転倒させ、吹き飛ばし、さらに損傷を起こす。身体が地面と衝突することは、"グラウンドショック"と称される。場合によっては、爆風が足を切断することもある。
- **種々の（四次）爆傷**：爆発による熱気または火炎による熱傷、有害ガスを吸入することによる呼吸障害、およびビルの倒壊による挫滅損傷などが含まれる。

爆発から生還した大部分の負傷者は上述の4タイプの損傷のいくつかを合併しているであろう。本章では一次爆傷に限って述べる。なぜならば、この損傷がもっとも容易に見過ごされるものであるからである。

損傷を受けやすい組織

中耳、肺、および消化管などの空気を含んでいる臓器は圧力変化にもっとも影響されやすい。異なる密度の組織の接合部や頭部や頸部組織などの曝露面もまた損傷を受けやすい。耳は、爆発損傷にもっとも敏感な器官である。

耳の中の鼓膜は圧力の微小変化を検出し、気圧より5～7ポンド/平方インチ（Psi）（約0.3～0.5気圧）高い圧力になると破裂する。したがって、鼓膜は、他の爆傷の存在の可能性を判断する材料となる敏感な指針で

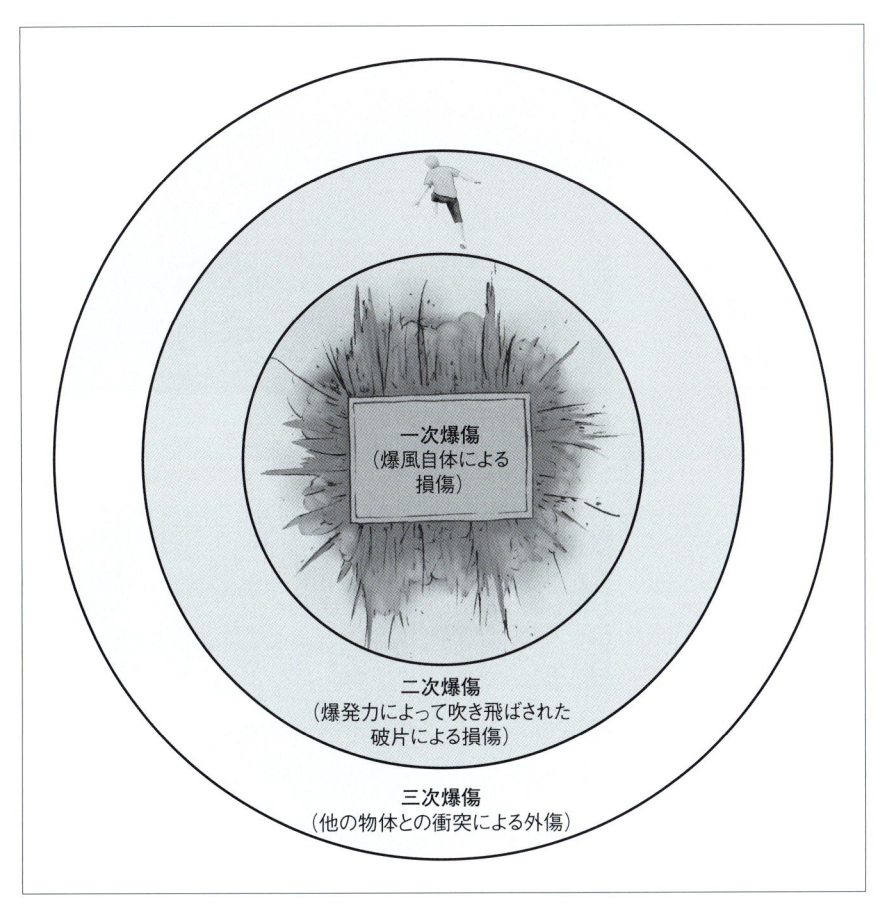

図 17-9　爆傷のメカニズム

ある。負傷者は耳鳴り、耳痛、およびある程度の聴力損失を訴え、耳管に出血を認めるかもしれない。耳の構造物の転位が起こるかもしれない。永久的な聴力障害もありうる。

爆傷肺は、爆発への近距離での曝露に起因する肺外傷（肺の収縮と出血から成る）と定義される。

爆発が解放空間で起こった場合、爆発側の肺が通常傷つくが、被害者が閉鎖空間にいた場合は、爆風波が壁に反射して、両側が傷害される。負傷者は呼吸苦や胸痛を訴え、喀血し、頻呼吸または呼吸困難などの徴候を示すかもしれない。気胸と緊張性気胸はよくみられる損傷であり、現場での緊急脱気（第 18 章「体幹部損傷」で記載）を必要とするかもしれない。続いて直ちに肺水腫が起こる。もし爆発被害者で肺損傷を疑えば（鼓膜破裂だけでも）、可能ならば酸素を投与する。陽圧で酸素を与えたり、過度な静脈輸液をしたりするのを避ける。

実質臓器は衝撃波から相対的に保護されるが、二次的な飛来物により、または身体が吹き飛ばされて傷つけられるかもしれない。しかし、中腔臓器は肺と同様なメカニズムによって傷つけられるかもしれない。

点状出血（皮膚にみられる点状の出血）から大きな血腫（広範囲の紫斑）は一次爆傷の最初の徴候である。負傷者は数時間、損傷のある様子を示さないかもしれないが、小腸や大腸の穿孔や破裂は危険である。

神経損傷と頭部外傷は、爆傷による死亡のもっとも一般的な要因である。くも膜下（脳を覆っているくも膜の下）、硬膜下（脳のもっとも外側の膜の下）の血腫は一次爆傷でしばしばみられる徴候である。

永久的な、または一時的な神経学的損傷は脳震盪、脳出血、または肺損傷からの空気塞栓症による二次的なものである。直後の一時的な意識消失は、逆向健忘があるかどうかにかかわらず、頭部外傷によってだけでなく心血管障害によっても引き起こされる。徐脈と低血圧は、爆発による強烈な圧力波を受けたあとによくみられる。

外傷性切断を含む四肢外傷もよくみられる。骨折、内出血、擦過傷、挫傷、および鈍的外傷などの他の傷害は、しばしば三次爆傷と関連する。爆風による外傷性切断の負傷者は、他の致命的な傷害を爆発でこうむっていることが多い。

爆傷の評価と管理

爆発物の爆発を目撃したら、助けを呼んで脅威が排除されるまで待つ。二次爆発装置は実際に脅威であり、世界中の過去の事件において EMR（emergency medical responder、いわゆる消防隊員）を殺傷した。現場が安全になってからしか負傷者に接近しはじめることはできない。

爆傷は、最初は明らかでないかもしれない。爆風の物理特性を利用するようになったため、唯一の目に見える損傷が鈍的外傷（紫斑）、穿通外傷（出血、開放創）、または熱傷だけかもしれない。出血、聴力損失、および耳鳴りは爆傷の徴候かもしれないため、さらに

損傷を検索し続けるべきである（**図17-10**）。空気で満たされた、肺、腸、および内耳などの器官が爆傷を受けやすいことを忘れてはならない。

爆傷のための処置は以下を中心に行う。

- 気道の安定化（第13章「基本的な気道管理」、および第14章「高度な気道管理」参照）
- 呼吸（気胸、血胸、フレイルチェスト、および肺挫傷に注意を払う）（第18章「体幹部損傷」参照）
- 循環（出血とショックに注意を払う）（第12章「出血の制御」、および第15章「ショックの管理」参照）
- 安定化処置を継続的に行い、後送と搬送を適切に実施する

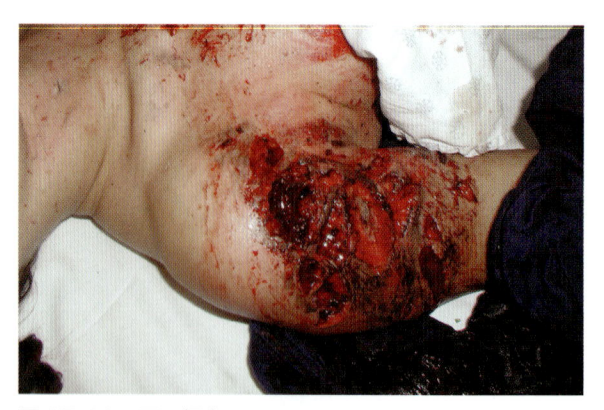

図17-10 肩の爆傷

法執行機関の爆弾処理隊員

爆発物が発見されると、爆発物処理班が現場に呼ばれる。爆発が起こったときに、負傷者を評価し、対応することができるように、法執行機関の爆発物処理班の防護装備をどのように取り除くかを知っておく必要がある。連邦捜査局（Federal Bureau of Investigation；FBI）で認定された爆発物処理班によって広く使われているSRS 5 MED ENG™防爆スーツの除去過程は難しく、練習しなければならない。関係機関に使用されている資器材に精通していることは必須である。

典型的な法執行機関の爆発物処理隊員は、90ポンド（約40 kg）の防爆スーツを使用しているが、適切に着用、着脱するために、多くの知識と労力を必要とする（**図17-11**）。これらのケブラー®でできた、厚く重い防弾スーツは、特徴的な首の保護部品、脚と鼠径部の防護板、および特別な分厚い空冷式ヘルメット、着用者を冷却しておくための電気送風機のついたフェイスシールドを装備している。これらの衣服は（助手の助けで）重ねるように着用し、爆発から着用者を保護するようにデザインされている。それらは、ハサミで切って容易に取り除くことはできない。

防爆スーツを着けた法執行機関の爆発物処理隊員を評価する際、以下の点を心にとめておく。

- 頸部をまっすぐに中立位に安定させる必要がある。評価と処置の間、徒手による正中保持を維持する。
- 透明なフェイスシールドが取り除かれたあと、負傷者の気道と呼吸を評価する。必要に応じて負傷者の気道と呼吸を補助する。

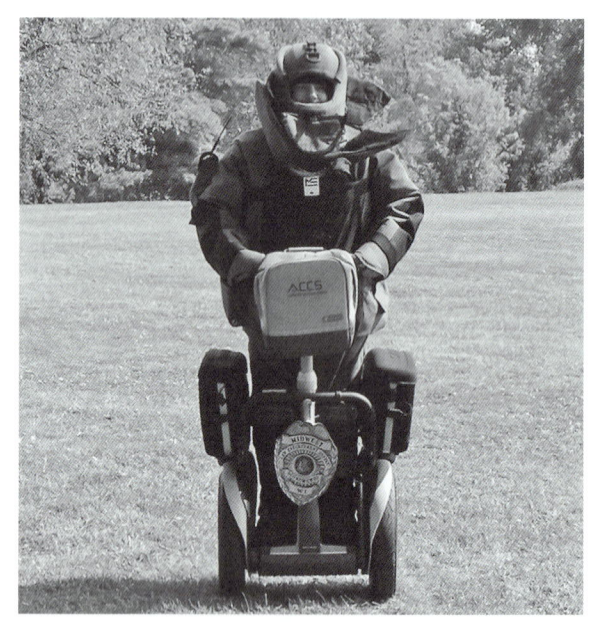

図17-11 法執行機関の爆発物処理班の防爆スーツは、迅速に脱がせるのが難しい。

- スーツを開いたあと、上肢または下肢からの明らかな出血を見つけた場合は、すぐに止血帯を使用する。
- バックボードやストレッチャーに法執行機関の爆発物処理隊員を持ち上げるためには、最大6人のチームが必要になる。防爆スーツに応じて、いくつかの機関は軟性ストレッチャーを使用し、事態対処医療要員は徒手による正中保持と脊椎固定を行う。

低致死性兵器による損傷

低致死性兵器はしばしば軽度損傷を起こす。機関の方針とプロトコールによって低致死性兵器による損傷を管理するべきである。負傷した被疑者の搬送の可否について悩んだなら、事態対処運用リーダーや事態対処医療（tactical emergency medical support；TEMS）

のメディカルディレクターに連絡するべきである。

被疑者、人質、またはバイスタンダーを評価する前に、すべての脅威を確実に排除する。被疑者はSWAT隊員によって手錠をかけられて、徹底的に検査されるべきである。武器の検査を目視していないなら、自身で負傷者の検査を行う。武器の検査ののちに、負傷者のCAB'Nを評価し、管理する。

近距離攻撃用武器

警棒を含む近距離攻撃用武器は、打撲傷、軟部組織腫脹、擦過傷、大きな裂創、骨折、頭部外傷、および腹部臓器損傷を起こしうる。負傷者が腹部の痛みを訴えたり、頭部外傷を認めるなら、評価と処置のために負傷者を直ちに病院へ搬送する。非開放性軟部組織損傷はRICE法（安静 rest、氷冷却 ice、圧迫 compression、挙上 elevation）に従い、開放性軟部組織損傷では出血を止めて、傷を手当てする（第21章「軟部組織の損傷」参照）。骨折には、四肢への副木固定を考慮する（第20章「四肢外傷」参照）。

長射程の発射体

メーカーが推奨した範囲より近い範囲で使われると、あるいは頭部、頸部、鼠径部に当たると、長射程の発射体は、生命にかかわる損傷を起こす可能性がある。

ほとんどのメーカーは、標的から最小限15～20フィート（約4.5～6メートル）離れて立つように勧める。ビーンバッグ弾の身体への穿通を含め、より近い範囲では重症となる。ビーンバッグ弾や他の発射体が身体に入った場合は、発射体を穿通物として扱い、固定して、負傷者を病院に搬送する（第21章（「軟部組織の損傷」）参照）。

頭部、頸部、胸部、腹部、体幹、または性器に挫傷があれば、致命的な損傷の危険があるため、さらなる評価のために負傷者はすぐ病院に搬送されるべきである。

音響閃光弾

音響閃光弾（noise-flash distraction devices；NFDD）は、外傷性切断、穿通創、および熱傷を引き起こすことができる強力な爆破装置である。

この装置が放電し、指の切断や熱傷が過去に起こったことがある。この装置に直接起因するいかなる外傷も爆傷として治療する。負傷者を安定化して、迅速に

現場では

スタンガン（TASER®）が被疑者に使われるならば、スタンガンの矢の除去に関しては所属機関のプロトコールに従う。プロトコールは、誰がスタンガンの矢を取り除き、被疑者を評価するかを明確にするべきである。

機関によっては事態対処医療要員が矢を取り除くことを許可する。一方で、病院での評価と医師による矢の除去を義務づけている機関もある。可能ならば、負傷者の処置報告書に画像をつけるために、除去前の矢の写真をとる。矢が顔面、頸部、胸部、または性器などのデリケートな場所にあるならば、矢は医師によって取り除かれるべきである。

病院に搬送する。

低致死性化学剤

低致死性化学剤〔オレオレジンカプシカム（OC）スプレー、塩化フェナシル（CN）催涙ガス、2-クロロベンザルマロノニトリル（CS）催涙ガス〕の放出後に、粘膜と目は非常に痛くなる。負傷者の粘膜または目が赤く、炎症を起こしていたら、水または通常の生理食塩水によって洗浄する。炭酸水素ナトリウムを追加することは回復を早めるかもしれない。すべてのCSまたはCNの粒子を取り除くために、負傷者の皮膚をこすりとる。呼吸困難を起こす重度のアレルギー反応が出ることもある。所属機関のプロトコールに従った投薬により、重度のアレルギー反応または喘息による気管支攣縮（喘鳴）などの気道困難を治療する。さらなる評価と処置のため、負傷者を病院に搬送する。

圧縮空気技術

圧縮空気技術は、OCまたはN-ペラルゴニルバニリルアミド（PAVA）カプサイシンIIでコーティングされた.68口径プラスチック弾を発射するために使われる。これには化学剤からの刺激と、弾が身体に当たったときの衝撃による痛みの2つの効果がある。

弾が頭部、咽頭、または鼠径部に当たると、その衝撃で重傷となる。負傷者が刺激を訴えるならば、皮膚と目をよく水洗いする。負傷者に頭部、頸部、または鼠径部領域の外傷があるか、喘鳴があるならば、負傷者を直ちに病院に搬送する。目に当たり、その後に頭部外傷を合併した致命的な損傷の報告がある。

まとめ

確認事項

- 弾道学の理解をしっかりすれば、事態対処現場でよりよい銃創の評価、管理ができる。
- 損傷の重症度は、いくつかの要因に左右される。
  - 銃弾の口径
  - 銃弾のデザインとかたち
  - 銃弾の重量
  - 速度
  - 撃たれたあるいは衝撃を受けた組織のタイプ
  - 銃弾の破砕
- 銃創の症状としては出血創と創近くの衣類の火薬粒斑点、火薬熱傷、または火薬粒陥入がある。
- 損傷が射入口または射出口のどちらであるかを決定しようとする必要はない。重要なのは損傷の位置、サイズ、および数である。
- 頭、頸部、または体幹部の銃創はロード＆ゴー損傷である。
- 爆傷のメカニズムには、一次爆傷、二次爆傷、三次爆傷、および種々の（四次）爆傷の4つがある。
- 爆傷では、安定化処置を継続的に行い、後送と搬送を適切に実施する。
- 所属機関の方針とプロトコールに従って低致死性兵器によるすべての損傷を管理する。

重要語句

運動エネルギー
　運動によるエネルギー。このエネルギーは、発射体が接触するものすべてに転送される。

外部弾道学
　武器から標的までの発射体の軌跡と速度に関する研究。これは速度、軌道、および他の多くの要因を含む。

空洞形成
　皮膚やその他の臓器を外側へ引っ張ることで、弾丸による圧力波が形成する一時的な空洞。

鼓　膜
　耳小骨によって音波振動を内耳に送る、中耳の中の薄く半透明の膜。

衝撃波
　2,000フィート（約610メートル）/秒以上の銃口速度による圧力の波で、銃弾に先行し、銃弾の前と周囲にある組織を圧縮する。衝撃波は200気圧以上の圧力に達することがある。

速　度
　位置または速度の変化率。一般的にメートル/秒（m/s）またはフィート/秒（fps）において測定される。

体内弾道学
　発射体とそれらの人体組織への影響の研究。

爆傷肺
　高性能爆薬の爆発に、近距離で曝露した際の肺外傷。

第18章 体幹部損傷

学習目標

- ロード＆ゴーの胸部外傷例を挙げることができる。
- 重度の穿通性および鈍的胸部外傷の症状や症候を挙げることができる。
- 胸部外傷の合併症と安定化処置について説明することができる。
- ロード＆ゴーの腹部外傷例を挙げることができる。
- 腹部穿通創の合併症と安定化処置について説明することができる。
- 腹部鈍的外傷の合併症と安定化処置について説明することができる。
- 骨盤骨折の原因と安定化処置について説明することができる。

はじめに

胸郭には心臓、肺、大血管があるため、胸部が鈍的、鋭的に損傷した場合に重篤な損傷となる可能性が高い。組織は持続的な酸素供給に依存しているので、正常の呼吸メカニズムを妨げる損傷は遅滞なく治療して、永久的な損傷を最小化し防がなければならない。また内出血も胸部外傷で大きな問題である。胸部穿通創は胸郭内の大血管や胸腔内臓器からの出血を引き起こし、肺や心臓を圧迫する。開放性穿通創は胸腔内に空気を引き込み、肺の膨張を妨げる。これらの外傷負傷者に迅速に処置を行えることが生死を分ける違いとなる。

横隔膜から骨盤までは、腹腔というもう一つの大きな体腔で、消化管、泌尿器、内分泌、生殖の構造物を含んでいる。これらのどの臓器も損傷することはあるが、他の臓器に保護されているものもある。平時の外傷緊急では、腹部の認知されない外傷が死因の中でもっとも多い。腹部外傷を示唆する外傷メカニズムがないかどうか、常に強く疑いを持つこと。

ロード＆ゴーの胸部外傷

事態対処現場では、SWAT（Special Weapons and Tactics、特殊火器戦術部隊）隊員や近くの事態対処医療要員（tactical medical provider；TMP）が外傷を目撃しているため受傷機転の多くははっきりしている。負傷者が武装解除した被疑者であれ、完全武装していたが被疑者に刺されたSWAT隊員であれ、すべての脅威を排除してから安定化処置を行わなければならない（**図18-1**）。現場が安全になった後、あるいは負傷者が比較的安全な場所に連れてこられたときに、胸部を露出し、Call-A-CAB'N Goの循環の段階で、腹側、背側を観察し、生命を脅かす外傷の潜在的可能性をチェックする（**表18-1**）。初期安定化処置（止血、気道確保、呼吸補助）のみを行いながら、迅速に二次救命処置を行える救急車または航空機へ後送して病院へ搬送する。

穿通創と重度鈍的胸部外傷

防弾ベストの改善と着用頻度の増加により、法執行官の穿通性胸部外傷の頻度は減少している。しかし、弾丸やナイフが胸部を穿通することはある。出血のほとんどない小さな弾丸の口径大の創や3mm程度の弾丸等の破片であっても、大血管や心臓のような重要臓器を損傷すれば数分でSWAT隊員を死に至らしめる（**図18-2**）。組織への損傷はすぐに

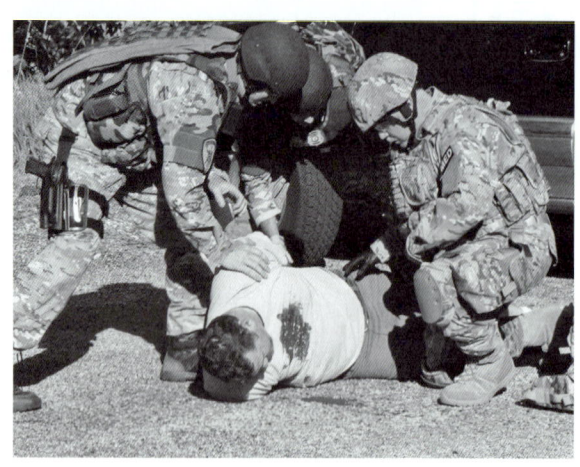

図18-1　すべての脅威を排除してから、負傷者を処置しなければならない。外傷評価を行う前に被疑者に手錠をかけることも含まれる。

表18-1　ロード＆ゴーの胸部外傷

- 胸部や体幹への穿通性外傷（ナイフ、弾丸、爆弾の破片）
- 重度の鈍的胸部外傷
- 開放性気胸
- 緊張性気胸
- フレイルチェスト

起こるが、外傷による症状や症候は損傷血管からの出血が持続して進行する結果起こるため少し間がある。

鈍的外傷は胸部への挫傷と肋骨骨折に起因する。折れた肋骨が肺を損傷し、気胸、血胸、緊張性気胸などの重篤な合併症を引き起こす。鈍的胸部外傷では、多発肋骨骨折、フレイルチェスト、肺挫傷、心筋挫傷が生じる場合があり、視認できない損傷のこともある。以下の合併症に留意するように心がける。

胸部外傷の重要な症状や症候には、以下のようなものがある。

- 損傷部位の痛み
- 呼吸の増悪、頻呼吸を引き起こす局所的な損傷部位の痛み
- 胸壁の打撲痕
- 胸部の穿通創の触診での捻髪音
- 胸部の穿刺創
- 呼吸困難（呼吸困難、息切れ）
- 血痰（血液の混じった咳き込み）
- 吸気時、片側/両側の正常な胸郭の膨張の欠如
- 早くて弱い脈、低血圧
- 口唇や爪床のチアノーゼ

である。

負傷したSWAT隊員の循環を評価する際は、安全に行えるようであれば、防弾ベストを緩めるか外して胸部を露出させる。

負傷者の上肢を挙上させ腋窩や側胸部を検索する。これらの箇所は防弾具では完全に防護できない。銃撃や爆弾の可能性が残存する場合、迅速に創を視診してから、可及的速やかにSWAT隊員の防弾ベストを取り換える。被疑者が倒れ、既知あるいは疑いのある脅威が排除されている場合には、負傷したSWAT隊員の装具や防弾ベストを完全に外す際に他のSWAT隊員の力を借りる。

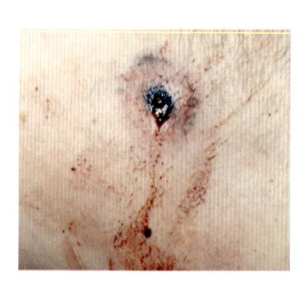

図18-2　小口径の弾丸による胸部穿通創。

事態対処現場で、負傷者の胸部を常に迅速に、しかしながら徹底して検索する（図18-3）。露出した胸部の迅速な検索では、浅くて努力性の呼吸、血液の付着した切創や小さな穴、打撲痕、チアノーゼ、ショック症状を探す。被覆する必要のある開放性気胸を示唆するような、血液や空気が出入りする胸郭の穴を視診、聴診する（本章で後で詳述する）。背部を検索するために負傷者を側臥位にしてログロールしながら両側胸部も視診する。両側の胸部が弾丸やナイフによって穿通した場合には、両側肺が虚脱してしまう可能性がある。圧迫包帯と直接圧迫で出血を制御する。負傷者に刺さっている穿通物は除去してはならない。病院で外科医が抜去するまで、動かないように穿通物を安定させる。

次に、負傷者の気道を確保する。話ができれば、気道は確保されている。酸素化を保つために高流量の酸素マスクや鼻カニューラを必要で可能であれば使用する。

負傷者の呼吸をチェックする。必要ならバッグマスクを用いるか、さらに高度な方法である気管挿管を行い、傷病者の呼吸をサポートする。最後に神経の評価を迅速に行う。穿通性胸部損傷はロード＆ゴー外傷のため、迅速に高度な救命処置が可能な救急車まで負傷者を後送する。一側の胸部穿通性損傷の負傷者は、"地面に向かう弾丸の姿勢"で知られるように患側を下にして創部を被覆せずに側臥位でストレッチャーに載せ

第18章 体幹部損傷

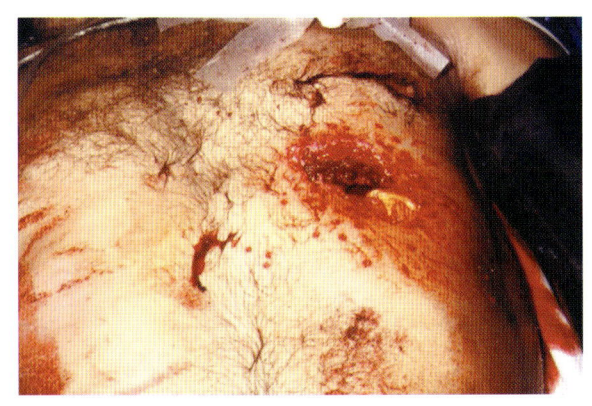

図 18-3 散弾による胸部創などの損傷では、負傷者の胸部を迅速、かつ徹底的に検索する。

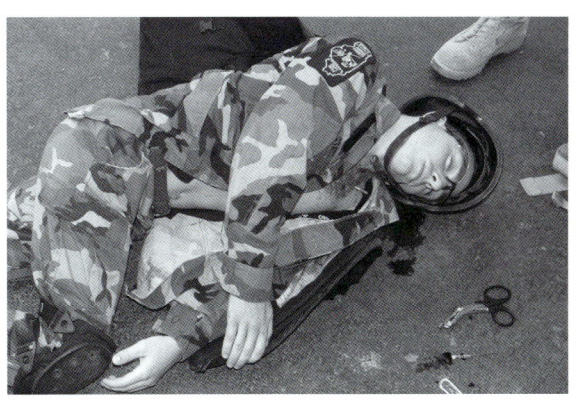

図 18-4 "地面に向かう弾丸"姿勢は、搬送中の傷病者の肺機能を最大化する。

る（**図 18-4**）。この姿勢は健常肺（この肺だけが機能している）の血流を増加させる。また、嘔吐による誤嚥のリスクも軽減する。搬送中の負傷者への同行を許可された場合には、時間と状況が許す範囲で二次評価を行う。理想的には創が他にもないか身体をすべて露出して検索する。

銃創が他にあっても何ら痛みや症状を訴えない場合もあるため、事態対処現場での迅速な評価中に、銃、破片、ナイフによる小さな出血のない創を見落とすことがある。静脈路を1本、または2本確保して、所属機関のプロトコールに沿って輸液を開始する。過剰輸液は血液中の凝固因子の希釈と血圧上昇に伴って内出血を増悪させる凝固障害を引き起こすことに留意する。輸液は病院への搬送段階になるまでは通常行わないが、離脱や搬送が遅延した際には事態対処医療要員の訓練レベルが適切であれば事態対処現場でも輸液を開始する。搬送中、負傷者を持続的に再評価、監視し、穿通創が緊張性気胸となっていないことを確認する。

気胸、血胸、肺挫傷、心筋挫傷、心タンポナーデなどの合併症が潜在していないか負傷者を監視する。

穿通創と重度鈍的胸部外傷の合併症

気　胸

いかなる胸部外傷も胸腔内に空気が集積することで、胸腔内の心臓、肺、大血管や他の臓器に合併損傷が生じる。これが気胸（通常は肺虚脱）とよばれる危険な状況である。この状況下では、負傷者が呼吸しようとすると空気が穴から胸腔内、肺の表面に流入し、同側の肺の虚脱を引き起こす（**図 18-5**）。その結果、

虚脱した個所を通過する血液は酸素化されず、低酸素が進行する。30〜40％を超えて肺が虚脱すると、同側の呼吸音は減少する。呼吸音の消失は胸部外傷の有意な所見であり、後述する緊張性気胸の進行を示唆する。穴のサイズや空気が胸腔を満たす速さによるが、数秒から数時間で肺は虚脱する。大きな穴が胸壁に開くのはまれな状況であるが、負傷者が吸入したときに実際に吸入音を、排出するときには空気の通過音を聴取する。そのため、開放性気胸は、吸入胸部創とも呼ばれる（**図 18-6**）。事態対処現場では、開放性気胸は近接での銃弾の暴発や大きな刃物による創などの穿通性胸部外傷で引き起こされる。幸い、たいがいの胸部への銃創は弾丸径ほどの開放性気胸が起こらない小さな創である。

排出の時に、血液と空気の泡状物を胸部創に認めることがある。酸素化、呼吸能力が減弱し、負傷者は頻拍、頻呼吸、不穏となる。

開放性気胸は緊急のロード&ゴー外傷であり、かつ迅速な安定化処置と緊急搬送のための後送が必要となる。開放性気胸の安定化処置では、被覆材で覆ったり、商品化されている胸腔シールを使用して胸腔への空気の流入を防ぐが、穴を通って胸腔外へ容易に空気が排出されるようにする。胸腔内の空気が逃げるようにして、緊張性気胸（本章で後述）が起きないようにしている。

閉鎖ドレッシングや商品化された被覆材は病院への搬送途上で使用されるが、後送が遅延した場合には事態対処現場でも行われる。

開放性気胸を覆うために、次の手順で行う。

1. 周囲のSWAT隊員や事態対処医療要員も含め

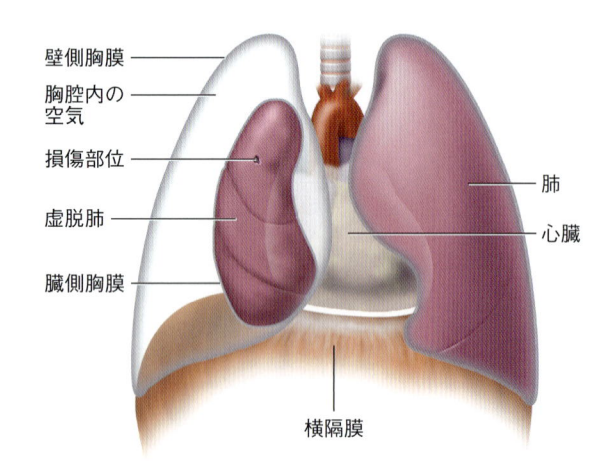

図 18-5 気胸は、空気が開放した胸壁から胸腔の表面、肺表面の間のスペースに漏れて生じる。空気で胸腔内が満たされると肺は虚脱する。

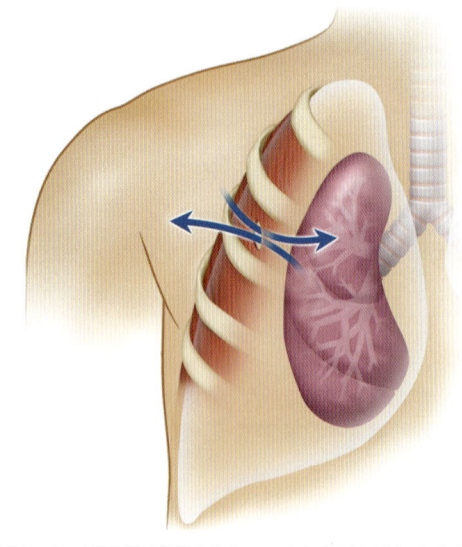

図 18-6 吸入胸部創を通って空気は外部から胸腔内に入り、呼吸のたびに吸入音を立てて出入りする。

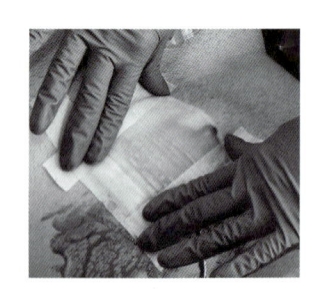

図 18-7 閉鎖ドレッシングを使用する場合は、3辺にテープを張ってバルブ（flutter valve）を設ける。

1. 適切な個人防護具を着用する。
2. 資器材を準備する。
3. 創とその周囲を清潔にする。拭ったり異物を創内に入れないようにする。
4. 商品化された胸腔シールを使用する際は、製造業者の指示書に従う。接着材でシールは動かないのが理想的であるが、そうでない場合は追加のテープや包帯を使用して胸腔シールを正しい位置に保つように配慮する。
5. 閉鎖ドレッシングを使用する場合は、3辺にテープを張ってバルブ（flutter valve）を設ける（図 18-7）。閉鎖ドレッシングで覆う場合には所属機関のプロトコルに従う。
6. 穿刺針による脱気や呼吸補助の必要性を判断するため、緊張性気胸へ進行しないか、シールが不適切になっていないか観察する。

緊張性気胸

緊張性気胸は、明らかに進行性に空気が胸腔内に集積する際に起きる（図 18-8）。空気は徐々に胸腔内圧を上昇させ、損傷肺の完全虚脱と縦隔（胸部中央の心臓と大血管を含んだ部分）の対側への圧排を引き起こす。下大静脈から心臓への灌流を妨げ、ショックから心停止に至る。

緊張性気胸は、閉鎖性鈍的胸部外傷で骨折した肋骨が肺や気管支を傷つけた時に起きやすい。開放性胸部外傷で閉鎖ドレッシングが不適切に使用されたり、機能せずに胸腔内に空気が補捉された場合にも起きる。穿通創や肺の虚脱で胸腔への異常な通路が形成された場合には緊張性気胸が起きえる。

一般的な緊張性気胸の症状や症候は呼吸困難の増悪、意識レベルの変容、頸静脈の怒張、気道の健側への変位、頻脈、低血圧、チアノーゼ、患側の呼吸音減弱である。症状や症候のいくつかは事態対処現場での評価は困難かもしれない。バッグマスクを用いた換気で大きな抵抗を感じることがある。患側の圧が高まって横隔膜が下方へ変位し、腹腔内圧を上昇させ、腹部が固くなるのも症状の一つである。気管偏位は末期的な症状であり、まれにしか見られないことに注意する。

緊張性気胸の治療は二次救命処置として行う必要が

> **医療装備**
>
> 訓練されたSWAT隊員は胸部の筋肉も発達しているため、短い針だと胸腔に到達する十分な長さではないかもしれない。二次救命処置トレーニングを積んだ事態対処医療要員は3.5インチ（約9 cm）以上の外套付穿刺針を携行する。

あるため、その処置を行うトレーニングを受けていない場合は、処置可能な事態対処医療要員を呼ぶ。上昇している胸腔内圧を解放するには穿刺による脱気が必要である。後送、搬送で負傷者を安定させるために、この処置を事態対処現場で行うことがある。

穿刺による脱気は以下の手順で行われる。

1. 必要な資器材を集め、準備する。
2. 基準となる解剖学的位置を確認し、穿刺する場所を決める。
3. アルコール、ベタジン（ポピドンヨード入り消毒薬）などを用いて、穿刺部位を消毒する。
4. 適切な部位を決める。鎖骨中線、第2肋間、第3肋骨の上、もしくは腋窩中線、第5または第6肋骨の上。それぞれの肋骨下縁には肋間動静脈、肋間神経を含んだ神経血管鞘があるため、肋骨上縁から穿刺する（図18-9）。
5. 太い針（プラスチックの外套付）を適切に選択し、数mLの生理食塩水で満たしたシリンジをつけて、挿入時に吸引された気泡が見えるようにする。
6. 心臓に対して側方にわずかに向けて、肋骨に対して90°の角度で挿入する（図18-10）。
7. 空気の流入音、シリンジ内の気泡を確認する。胸腔の高い圧が逃げて圧が正常化される。
8. 外套を針より進めて安全な場所に保持する（図18-11）。
9. 一方弁か、Asherman胸腔シールのような資材を使用して、胸腔内への空気の再流入を防ぐ。
10. 針や鋭利なものを鋭利物廃棄容器に廃棄する。
11. 搬送中、厳密に負傷者のバイタルサイン、酸素飽和度、肺コンプライアンスを監視する。
12. 外套が曲がったり、屈曲した場合、血液が凝固

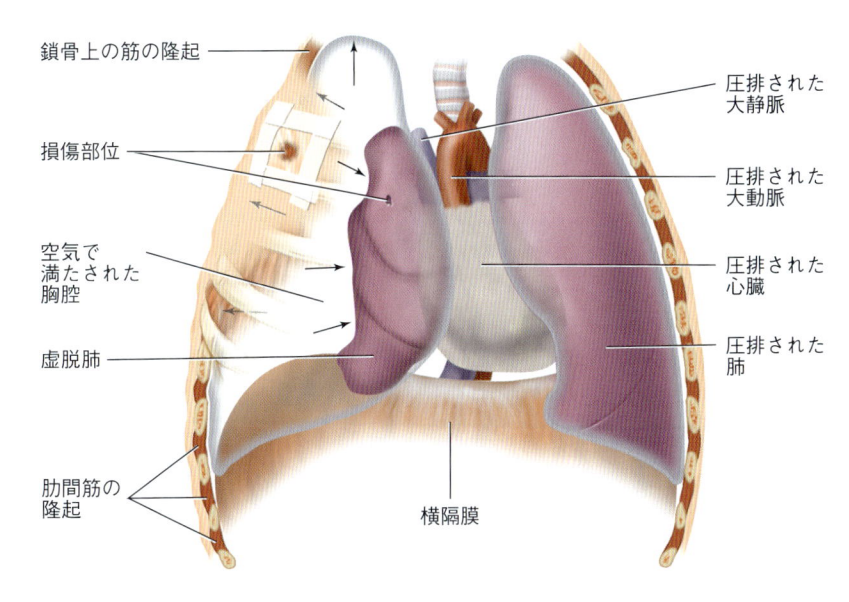

図18-8 緊張性気胸は、穿通性胸部創が強固に覆われ、損傷された肺からの空気が逃げ場を失った時に進行する。空気は胸腔内に集積し、心臓や大血管を圧迫する原因となる。

> **考慮すべき集団**
>
> 小児では、乳頭より下、肩甲骨より下の胸部穿通創の場合、緊張性気胸と同様に腹部外傷も考える。医療情報を集めるなかで、小児や幼児が出動概要に含まれていることがわかったら、14、16ゲージの外套付針と30 mLシリンジを胸腔穿刺のために準備する。

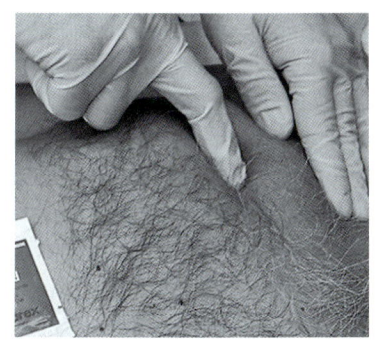

図18-9 第2、第3肋間で適切な部位を定める。

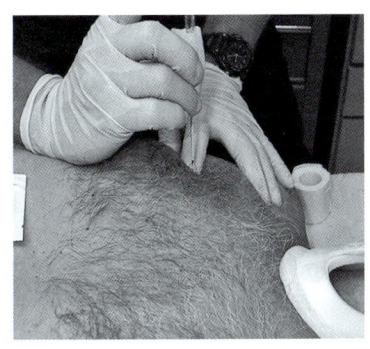

図18-10 90°の角度で針を穿刺する。

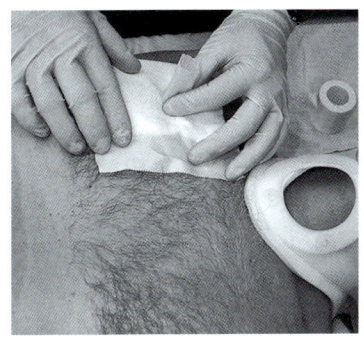

図18-11 外套を安全に留置する。

A 血胸

- 胸腔を満たした血液
- 損傷部位
- 壁側胸膜
- 虚脱肺
- 臓側胸膜
- 肺
- 心臓

B 血気胸

- 胸腔内の空気
- 損傷部位
- 胸腔内の血液

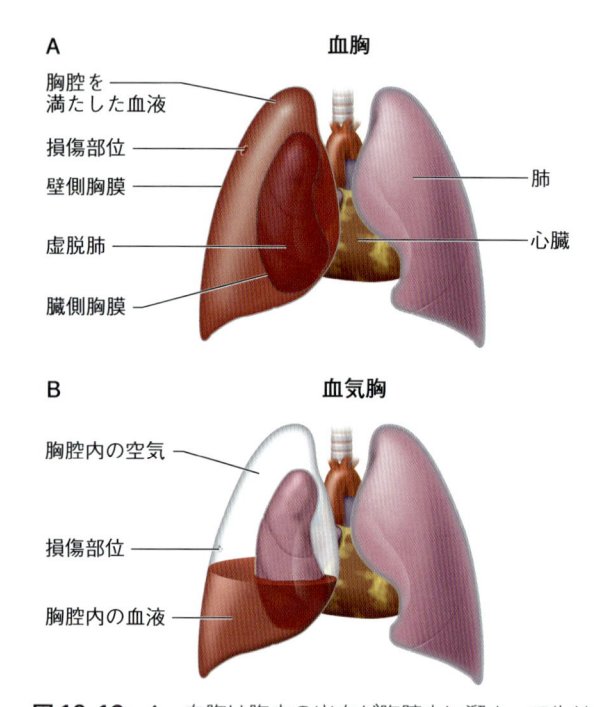

図18-12 A. 血胸は胸内の出血が胸腔内に溜まって生じる。B. 血液と空気が混在する場合は、血気胸の状態である。

するなどして機能しない場合は再度脱気の準備をする。

13. 緊張性気胸が解除されない場合、所属機関のプロトコールに沿って、両側緊急穿刺を考慮する。
14. 到着時に外傷の詳細と行った処置について外傷チームと救急医に伝える。

血　胸

鈍的・鋭的胸部外傷では、肋骨、肺、心臓、大血管からの出血が胸腔内に溜まり、血胸となる（図18-12A）。二次的評価でショック、呼吸障害の増悪、患側の呼吸音減弱の症状や症候があれば、胸腔に血液があり、肺が血液によって変位、圧迫されていることを示すものとなる。事態対処現場は騒がしく混沌としており、聴診器では呼吸音を聴取するのは難しい。出血は胸腔内の明らかな外傷では典型的に起こるものであ

胸腔ドレーン挿入

　気胸、緊張性気胸、血胸、血気胸では、胸腔ドレーン挿入が必要となることがある。胸腔ドレーンは軟性のプラスチックチューブで、胸腔内へ挿入される。空気、血液、膿などの液体を胸腔から排出させる。肺が適切に呼吸できるようになれば生存率が改善する。
　搬送する状況にない場合、後送が遅延したり、他の処置を行っていても状態が悪化しているときに、体制によってはTEMSユニットの医師が胸腔ドレーンを留置することがある。ほとんどの事態対処医療要員はこの処置を行うことを許可されていない。しかしながら、所属機関のプロトコールが容認するのであれば、この処置手順の必須事項、介助方法をきちんと認識する。
　胸腔ドレーンの挿入手順としては、はじめに必要資器材を集める（通常、トレイとして一包化、あるいは胸腔ドレーンキットになっている）：
- 滅菌手袋を含む標準予防策
- メス
- 胸腔ドレーン：成人では36〜40 Fr、小児ではより小さいサイズ
- ケリー鉗子（大）（曲がりと直）
- 針付2-0絹糸などの縫合器具（4つ）
- 2％クロルヘキシジンまたはベタジン消毒剤
- 意識がはっきりしている場合、局所麻酔
- 胸部から胸腔シールなどに流れ出てくる血液や空気を回収する一方弁付の廃液バッグ。もしなければ、一方弁付の尿道留置カテーテルバッグで代用する
- 胸腔ドレーン挿入部位を覆うための滅菌されたワセリン付ガーゼ、テープ、包帯
- 胸腔から空気や血液を引くために陰圧を発生させることのできる吸引器具

　胸腔ドレーンを挿入するため、医療要員は最初に適切な部位を選択する。中腋窩線第5肋間上（腋窩の下）。処置に必要な資器材を準備する。留置カテーテルバッグや回収器具を輪ゴムで一方弁の遠位端につなげる。適切な無菌方法で挿入部位を清潔にする。負傷者に意識があり、時間的余裕があれば挿入部位に麻酔を行う。大きな鉗子（ケリー鉗子など）で胸腔ドレーンの遠位端をクランプし、近位端は曲がり鉗子で挟む。
　約1インチ（約2.5 cm）の横切開を中腋窩線、第5肋骨上に加える。肋骨骨折が同部位にある場合は鎖骨中線上で行う。医療要員は大きな曲がり鉗子で皮下トンネルを作り、心臓や肝臓を傷つけないように慎重に胸膜を貫通する。鉗子を広げた状態で置く（図18-13）。滅菌手袋が汚れていなければ、医療要員は小指を胸部内に進めて胸膜を貫通していることを触って、胸腔内にドレーンが留置できることを確認する。
　医療要員は胸腔ドレーンの遠位端に付けてある鉗子をつかみ、最初のクランプで作った皮下トンネルにドレーンを進める。胸部上方に向かうように上背側の方向にする（図18-14）。上側の鉗子を外し、あらかじめドレーンに記した点まで進める。先ほどの穴より5 cm離れた位置とする。補助員は胸腔ドレーンの外側を保持し、回収器具をつなげた後に、遠位の鉗子を外して吸引を開始する。
　医療要員は挿入部位を縫合して、ドレーンを固定し、閉創する（図18-15）。ドレーンの深さを負傷者の記録に記載し、皮膚の位置でドレーンにフェルト油性マーカーで印を付ける。挿入部位は閉鎖性のワセリン付ガーゼで覆い、接続部位をすべてテープで補強する。

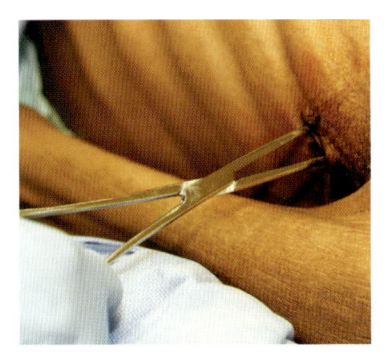

図 18-13　医療要員は胸壁を開けるために鉗子を用いる。

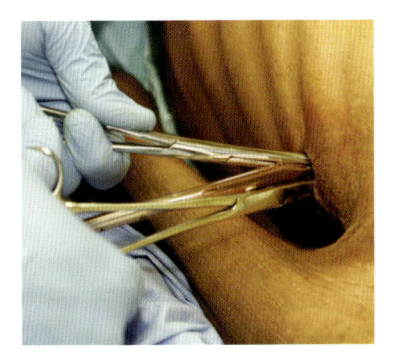

図 18-14　胸腔ドレーンを進める。

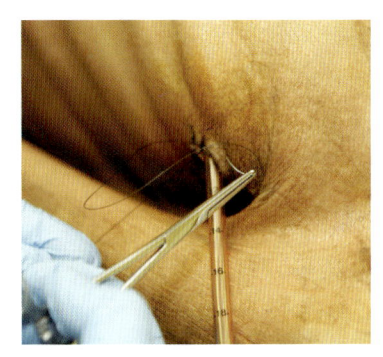

図 18-15　胸腔ドレーンを固定する。

るが、病院前の状況では出血を制御する実践的な方法は事実上ない。この状況を処置できる医療要員は外科医だけである。空気と血液が胸腔内に混在している場合、血気胸と呼ばれる（図 18-12B）。

繰り返すが、胸壁の内側で外傷が起こっている場合に行う処置は、外科手術を行える直近の医療機関に迅速に搬送することである。出血が多量だと縦隔は偏位するため、緊張性気胸、緊張性血気胸に進展しないか厳密に監視する。

血胸の管理は二次救命処置の手順となる。二次救命の訓練を受けていない場合は、事態対処医療要員を呼ぶか、二次救命処置レベルの要員のいる EMS 救急車に負傷者を後送する。搬送の同乗を許可された場合は、高流量の酸素を投与し、低血圧容認管理（収縮期血圧を 90 mmHg 以下に維持する）に基づく輸液を開始する。緊張性気胸の症状の出現に留意する。

心タンポナーデ

心タンポナーデは心臓周囲の組織や心臓そのものへの穿通性外傷で起こることが多いが、鈍的な力でも引き起こされる（図 18-16）。心タンポナーデは冠動静脈が裂けた場合などに、心臓周囲の保護膜、心膜が、血液や液体で満たされたときに起こる。液体が増えるに従い、心臓を血液で満たせなくなる。その結果、心臓は適切な量の血液を駆出できなくなり、収縮期の血液量が低下する。

心タンポナーデの症状や症候には心臓や心周囲の穿通創の外表所見、ショック、頸静脈怒張などがある。ロード＆ゴー外傷であり、負傷者の循環、気道、呼吸を安定化させ、迅速に二次救命処置レベルの救急車に後送する。

同乗が許可されたら、二次評価で聴診器を使用して心音が弱くなっていないかを確認する。脈圧が狭くなる（収縮期血圧と拡張期血圧の差が狭まる）ことも多い。救急車での心電図モニターでは 120〜150/分の頻脈で無脈性電気活動（PEA）となり、まれに心拍ごとに電気的交互脈（QRS が大小交互に心電図モニターで見られる）となることもある。ベックの3徴は心タンポナーデに伴う3症状すなわち低血圧、頸静脈怒張、心音減弱を指す。

心タンポナーデの治療は、まず適切な酸素投与を行い、静脈路確保を行うことから始まる。心嚢穿刺を行える外傷センターへ迅速に搬送されなければならない。

搬送中に心停止となった場合、所属機関のプロトコールに従って胸骨圧迫、心肺蘇生術を開始する。胸骨圧迫によって心嚢の液体や血液を圧出する効果、心臓への流入の増加、血圧の改善を期待する。

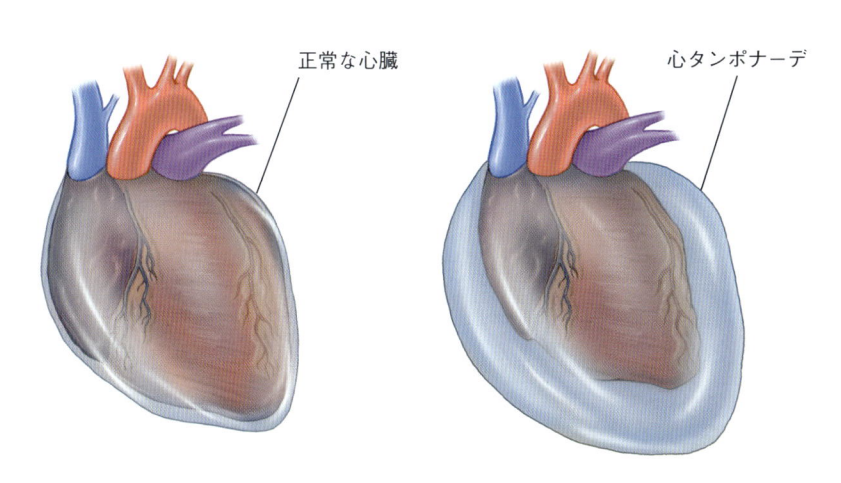

図 18-16　心タンポナーデは心嚢内に血液が貯留し、心室への圧迫を引き起こして、血液を全身に駆出する能力を急激に障害することで致命的となりうる状態である。

心嚢穿刺

　地域によっては、メディカルディレクターが医師にのみ心嚢穿刺を行うことを許可している場合もある。手技を認識することでTEMSユニットが緊急心嚢穿刺を補助することが可能となる。常に、所属機関のプロトコールに従うこと。
　この処置を行うために必要な資器材は以下のとおりである。
- 眼球防護具、鼻と口を覆うマスク、手袋などの個人防護具
- 心電図モニターと除細動器は可能な限り用意するが、必須ではない
- 大口径のプラスチック製カテーテルを包含した心嚢穿刺キット
- 50 mLのルアーロック付シリンジ
- 2%クロルヘキシジン、ベタジン（ポピドンヨード入り消毒薬）、またはアルコール綿
- 滅菌タオル、ドレープ、滅菌手袋や他の無菌の手技のための器材があると理想的である
- 可能なら病院前超音波画像診断し、心嚢穿刺の最良の穿刺部位を決める。可能なら、手技中も超音波ガイド下に行う

　この緊急処置は移動中の救急車の後方で、胸部正中部をナイフや銃撃で損傷した負傷者で受傷後すぐに脈が消失した場合に行われることが多い。医療要員は器材を準備し、パルスオキシメーターなどのバイタルサインを確認する。負傷者を背臥位とし、頭部を20〜30°挙上させる。医療要員は所属機関のプロトコールやオンラインメディカルコントロールに沿って前投薬を行う。全要員は滅菌手袋、帽子、上衣、マスクを装着する。滅菌操作で刺入部位を清潔にして、可能ならドレープで覆う。
　医療要員は刺入部位を決める。穿刺を胸骨左縁第4肋間、あるいは剣状突起正中より1 cm左側から直接行うことが望ましい。エコーで胸骨左縁からの心臓の画像を確認できれば、その部位が合併症をより少なくし、穿刺を行えるもっとも適切な部位である。負傷者に意識があれば、1%キシロカインで皮膚と皮下組織を局所麻酔する。
　医療要員は口径の大きい針に30または60 mLのシリンジをつけ、2〜3 mLの空気を入れておく。針を皮膚から穿刺し、針の先を1 cmほど心臓へ向けて進める。皮膚の切片があれば数 mLの空気内に針内から排泄される。胸骨左縁アプローチでは心嚢液に対して下方へ向けて進める。剣状突起下アプローチでは左肩甲骨に向けて30°の角度で進める（**図18-17**）。穿刺しながら、慎重に吸引する（**図18-18**）。針先が心嚢内に達したときにはいくらかの抵抗を感じる。針先がより先に進むと、心筋が刺激を受けたり、針に拍動の振動が伝わるかもしれない。吸引できるところまで少し針先を戻す。血液が吸引され、容器に排出された場合、出血の度合いが明らかに大きいものでなければ、通常凝固しない。排出された血液は容器に回収され、負傷者と共に搬送する。
　事態対処医療要員は穿刺が行われる直前まで胸骨圧迫と心肺蘇生術を継続する。心肺蘇生術は、穿刺手技中は中止する。吸引されて30秒間、医療要員は事態対処医療要員による心肺蘇生術を中止させる。医療要員はプロトコールやオンラインメディカルコントロールに従って薬剤を投与する。病院へ搬送するまでの間、処置後の合併症が生じていないか評価を行い監視する。

フレイルチェスト

　フレイルチェストは、少なくとも2カ所で3本以上の隣り合った肋骨が骨折した際に生じる（**図18-19**）。その結果、胸壁のある区画が胸郭との連続性を失う。
　フレイル区画は他の胸郭に対して奇異的に（逆に）動くようになる。吸入時に胸壁が正常に拡張するのに対し、フレイル区画は陥没する。
　フレイルチェストを引き起こすほどの鈍的外力であれば直下の肺組織も挫滅し損傷する。この肺挫傷が低酸素を引き起こす。フレイルチェストでは血胸や気胸のリスクも上昇し、明らかな呼吸障害を引き起こす。加えて、胸壁損傷で体動時に痛みが生じ、奇異運動や肺挫傷で障害された呼吸機能をさらに悪化させる。
　フレイルチェストの症状や症候は、疼痛、スプリンティング（呼吸時に増強する疼痛による胸壁の制限された動き）、浅呼吸、興奮、不穏（低酸素）や昏睡（高二酸化炭素血症による）、頻脈、チアノーゼ（蒼白な皮膚）などがある。
　循環を安定させ、気道確保の後に、負傷者の呼吸機能を評価する。胸部損傷の部位に手をおいて評価し、陥没、隆起を起こさないようさせて胸壁の動きを少なくさせる。慎重に簡便に押さえてフレイル区画を安定

医療装備

ポータブルエコー

　現段階では使用される機会は少ないが（訳注：わが国では普及してきている）、ポータブルエコーは診断機器として有用である。ポータブルエコーは腹腔内出血、心タンポナーデ、血胸、気胸、緊張性気胸の診断に用いられる。今後、この有用な機器はサイズやコストが下がるに伴って、事態対処現場で迅速な評価を行うためにより頻繁に用いられるようになるだろう。

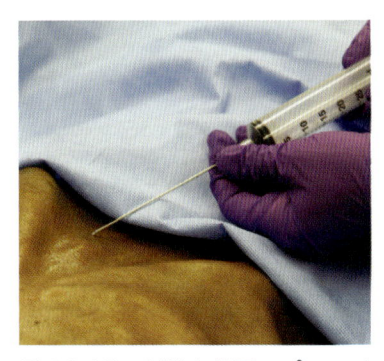

図18-17 剣状突起下アプローチでは左肩甲骨に向かって30°の角度で進める。

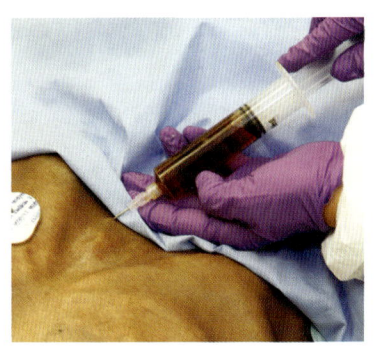

図18-18 穿刺しながら慎重に吸引する。

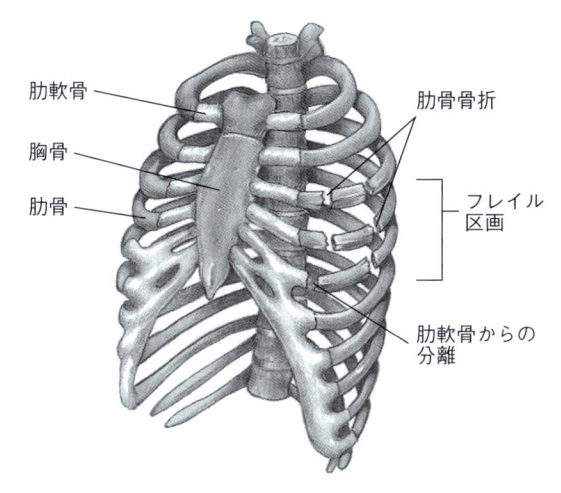

図18-19 フレイルチェストでは3つ以上の隣接する肋骨が2か所以上で骨折した状態である。フレイル区画は、呼吸時に奇異的に動く。

化させて、呼吸による疼痛を減少させ、ゆっくり、深く呼吸するように負傷者を励ます。動揺する区画を安定化させると痛みは減少し、呼吸が効果的に行える。ALSトレーニングを受講していて、所属機関のプロトコールが許可していれば、鎮痛薬の投与を考慮する。状態が安定したら、ALS可能な救急車まで負傷者を後送する。

病院までの搬送の同乗を許可されたなら、迅速に二次評価を行う。静脈輸液を開始し、低血圧容認管理を行う。酸素飽和度、バイタルサイン、脈拍を監視する。緊張性気胸、血胸、フレイルチェストによる肺挫傷からの呼吸不全に留意する。

大きなフレイル区画（5本以上の隣接する肋骨が2カ所で骨折している）で、直下の肺挫傷や他の損傷で明らかに呼吸障害がある場合は、バッグマスクを用いて自発呼吸に合わせて呼吸を補助し、マスク補助によ

る持続陽圧呼吸を考慮する。

肺挫傷

肺挫傷（肺の打撲傷）は鈍的または鋭的外傷で起こる重度の胸部外傷である（**図18-20**）。交通事故による重度外傷や爆心から近い場所での爆傷、高速度の銃創などで起こる。フレイルチェストでは重症の肺挫傷を常に念頭に置く。肺挫傷は致死的になりうる胸部外傷であり、傷んだ肺組織の肺胞は損傷部位からの出血や液状物で機能しなくなり低酸素を引き起こす。低酸素と二酸化炭素の貯留によって、呼吸障害、呼吸困難、頻呼吸、興奮、不穏が引き起こされる。合併症としては肺炎、肺梗塞（組織の壊死）などがある。血痰（血液を伴った咳）や胸部の奇異運動を呈するかもしれない。喘鳴、湿性ラ音、ラ音を聴取する。循環と気道を安定化したら、バッグマスクを用いての呼吸補助や挿管などの二次気道処置を考慮する。病院へ搬送するALSレベルの救急車へ迅速

論点

緊急開胸術は救急医や外傷外科医によって院内で行われる難度の高い医療行為である。開胸を行って、大血管や心臓を修復することで内出血を止血することがその本質である（**図18-21**）。この外科手術は複数の高度の訓練を受け認証された医療要員が滅菌された特殊な医療資器材を用いて行われる。まれに病院前の状況で行われる。

賛否両論あるが、TEMSユニットのなかには必要な資器材を準備し、現場で緊急開胸術を行えるように準備しているところもある。

この外科手順の要点を手短に下記に述べる。

事態対処医療要員は負傷したSWAT隊員の防弾ベスト、資器材を外し、病院への搬送の間、胸部を完全に露出して、隊員の処置の補助をする。

この補助によって救急室での貴重な時間をかせぐことができる。すべての防護具を外し、胸部を露出しておけば、必要なときにすぐに緊急開胸術を開始することが可能となる。

緊急開胸術の間、負傷者は挿管され、医師はメスとハサミを用いて、左胸部を開き、心臓と肺を露出させ、開胸器を用いて術野を拡げる。その後、心膜を垂直に切開し、心臓を露出する。

開胸心マッサージを行いながら、心臓や大血管からの大出血を見つけ修復する。心拍や血圧が改善したら、手術へ移動し、修復を進めて閉胸する。改善しない場合には、しかるべき蘇生術を試みた後に死亡が宣告される。

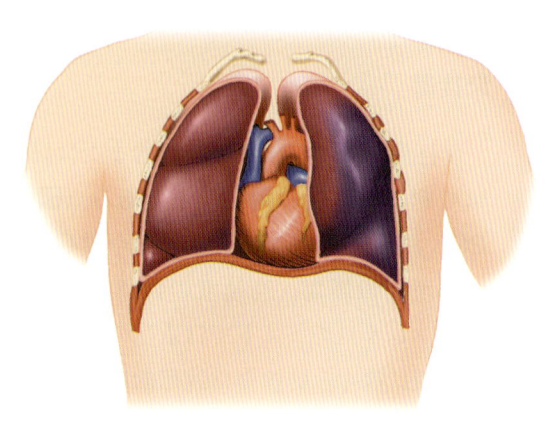

図 18-20　肺挫傷

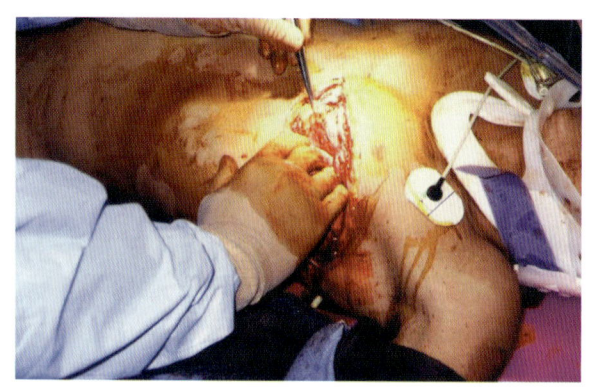

図 18-21　緊急開胸術

心筋挫傷

胸部への鈍的外傷は心臓そのものを損傷することがあり、心筋挫傷となる（心臓の打撲傷）。胸部への重度鈍的外傷はすべて心筋挫傷を疑う。負傷者の脈拍に注意し、不規則なところ（異常なリズム、不整脈）がないか明らかにする。この状態では病院前に特別に行う処置はないが、致死性不整脈（まれではあるが）や心機能が悪化するリスクがある。循環、気道、呼吸の安定化を図ったのちに、迅速にALSレベルの救急車に負傷者を後送する。

搬送での同乗を許可されたら、二次的評価を行い血圧が低下しないか観察する。血圧低下は心筋への損傷の直接の結果である。心筋挫傷の症状や症候は心筋梗塞に類似していることが多く、胸痛、胸部苦悶感など心症状は類似している。心電図で心リズムをチェックし、継続的に心機能を監視する。病院前超音波が可能なら心機能、壁運動、心タンポナーデの有無を知ることができる。所属機関の不整脈管理のプロトコールに従う。

ロード＆ゴーの腹部外傷

腹部外傷は鈍的でも鋭的でも起こる。事態対処現場では、鈍的外傷は、暴行、墜落、車両との衝突、爆発で起こることがほとんどである。鋭的腹部外傷は、ナイフ、弾丸、即席凶器（ドリルの軸、スクリュードライバー）など多数のものが原因となる。

大血管が損傷すれば数分のうちに死に至る。負傷者

表 18-2　ロード＆ゴーの体幹損傷

- 腹部、骨盤、殿部への穿通創
- 圧痛、腹部膨満
- 骨盤不安定性

が2,000 mL以上の内出血をきたしても、痛みや軽度の腹部の張りを訴える以外には症状を呈することはないまま、10〜20分で死に至ることもある。したがって、体幹（腹部、骨盤もしくは殿部）に穿通創がある場合、ロード＆ゴーの適応となる（表 18-2）。大動脈を銃撃されたSWAT隊員は、当初、意識があり、会話し、歩行するかもしれないが、10分以内にショックに至り、死亡するかもしれない。

鈍的外傷

鈍的腹部外傷は圧迫や減速による力によって引き起こされ、閉鎖性腹部外傷となり、皮膚は正常なのに体内の軟部組織損傷を起こす。鈍的外傷を負った負傷者の腹腔内を評価する際は、3つの受傷機転を考慮する。剪断、挫滅、圧迫である。

車両衝突時の負傷者の急減速や高所からの墜落では、内臓が前方へ動き続けるため剪断力が生じる。中空や密の部分ができて、実質臓器や血管構造物が、とくに腹壁に付着している部分で裂ける結果となる。裂けたり割れたりする臓器には、肝臓、腎臓、小腸、大腸、脾臓が含まれる。交通事故では、受傷メカニズムは3段階の衝突とされ、第1に車の壁への衝突、第2に負傷者はハンドルにぶつかり、最後に内臓が負傷者の肋骨内面に当たることになる。

挫滅損傷は衝撃を受けた時間という外部因子の結果であるため、衝撃前に起こる減速による損傷とは異

なっている。

腹部臓器が腹部前壁と脊椎構造物（あるいは背部の別の構造物）の間で挟まれた場合でも挫滅が起こる。腎臓、肝臓や脾臓のような実質臓器はこの機転の損傷ではもっとも高いリスクがある。挫滅力が腹部へ直接働くのは車両衝突時のダッシュボードや前方ボンネット、あるいは落下物による場合である。

最後に考慮すべき受傷機転は圧迫損傷で、直接打ち付けられたり、シートベルトのような固定したもので外から圧迫されて生じる。この圧迫力は臓器をへこませて変形させ、腹腔内圧を上昇させる。腹腔内圧が急激に変化すると、小腸や横隔膜破裂を引き起こす。臓器破裂は制御できない出血を引き起こしうる。

明らかな受傷機転があって腹痛を訴える負傷者では、とくにショック症状が明らかであれば、ロード＆ゴーを考慮すべきである。迅速に循環、気道、呼吸、神経系の評価を行い、脈拍が触知できず、頻脈、蒼白、湿った皮膚、意識レベルの変容を認めたら、迅速にALSレベルの搬送救急車へ負傷者を送る。

搬送の同乗が許可されたら、迅速に二次評価を行う。非再呼吸式マスクで酸素を投与し、ショックの治療を行う。閉鎖性腹部外傷の負傷者でもっとも注意しなければならないのは、損傷の正確な状況を知ることができないということである。そのため、直近の高度な治療を行える施設、すなわち外科医のいる外傷センターへ搬送する必要がある。

穿通性損傷

穿通性損傷は銃創、刺創である（**図18-22**）。穿通性損傷は開放性腹部損傷となり、皮膚や粘膜表面が損傷し、内部組織が露出し、汚染される。一般に、銃創は刺創より損傷がひどく、弾丸はより体の内部まで達し、より大きい運動エネルギーを持っている。銃創は小腸、結腸、肝臓、血管構造物を巻き込むことが多く、その範囲は火器や弾丸の性質によって異なるため、範囲の予測は刺創よりも難しい。刺創による穿通性外傷では、肝臓、小腸、横隔膜、結腸が損傷を受けることが多い。

穿通性損傷の範囲は損傷した部位、受傷機転、組織が受けた運動エネルギーの量による。発射体の軌道から受ける、高速の穿通物は一時的な損傷とともに永久的な損傷となりうる。穿通性損傷を起こす速度は3つのレベルに分類される。ナイフ、銃剣、アイスピックなどの低速、9mmのピストル、ショットガンなどの中速、スポーツ用のライフル、M-16やAK-74などの軍用ライフルなどの高速である。投射物の速度は損傷の重症度に影響する多くの因子の一つに過ぎない。

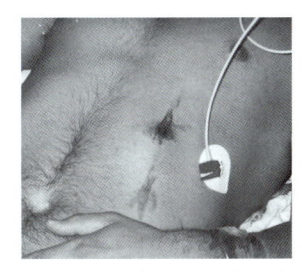

図18-22 銃による腹部穿通創

弾丸は腹部外傷に大きな影響を与える。弾の破片による創は発射地点からの距離によって、低速、中速、高速いずれにもなる。弾丸の弾道と距離を考慮する。弾道は体の位置によって、多くの構造物を通過する。例えば、殿部の穿通性損傷では、50%以上で腹部外傷を合併する。会陰、殿部、性器の穿通創はロード＆ゴーの腹部損傷として治療すべきである。

刺創では当初、ショックに見えないかもしれない。穿通物が通過した跡は創部から明らかではないかもしれない。穿通路は損傷部位の負傷者の体位にもよる（例えば、吸気時なのか呼気時なのか）。体位によって、腹部、肺、心損傷を引き起こすかもしれない。胸部刺創も、腹部に穿通することがある。出血性ショックをきたす腹腔内出血の可能性に注意する。刺さっているものを決して抜いてはならないことを覚えておく。動かないように包帯で刺さっているものを固定する（**図18-23**）。

腹部穿通性損傷では、通常は明らかな創があり、外出血しているが、外出血が明らかでないこともある。内部損傷と損傷した臓器の範囲は外表の創からは正確にはわからない。穿通創のなかには腹壁に達していないものもあるが、事態対処現場では損傷の重症度は判断できない。外科医だけが損傷を評価できる。したがって、このような負傷者を処置する場合、たとえ、すぐに明らかな症状がなかったとしても、穿通物は腹膜を貫通し、腹腔内に達し、臓器を損傷していると仮定する。

大血管が離断したり、実質臓器が裂けたりしたら、出血は急激で重篤である。他の腹腔内損傷の症状は、とくに管腔臓器への穿通創の場合には徐々に出現する。

傷病者の循環を評価する際は、事態対処現場でも安全に行えるのであれば、体幹部をすべて露出する。射

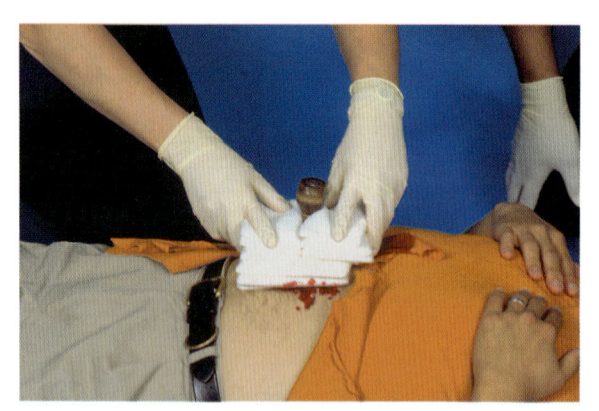

図 18-23　刺さっているものを巻き包帯で固定する。

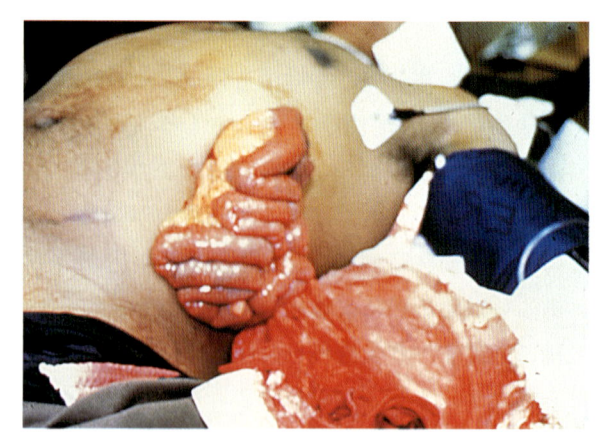

図 18-24　内臓脱出とは内臓や脂肪が開放性腹部創から突出しているものである。

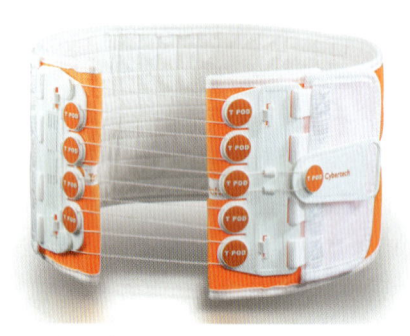

図 18-25　骨盤固定具

出口がないか背部や側部を視診し、開放創があれば滅菌ガーゼで被覆する。穿通物が残存していたら、周囲に包帯を当てて固定し、外出血を制御し、後送時に穿通物ができるだけ動かないようにする。

　裂創が大きくて内臓脱出をしていた場合、臓器を大きく清潔なプラスチックラップ、あるいは濡れた滅菌ガーゼや布で覆って、湿潤を保ち、腸管壁や他の臓器が乾燥するのを防ぐ（図 18-24）。臓器や小腸を腹腔内に押し込んではならない。そうするとさらに外傷や汚染を増長させてしまう。石、埃、ガラスなどの視認できる汚染は、露出した臓器の被覆が優先されるのであれば迅速に生理食塩水で洗い流すが、搬送するための後送が遅れてはならない。循環、気道、呼吸を安定化させて、迅速に負傷者を ALS レベルの救急車まで後送する。搬送中の同乗を許可されたら、高濃度の酸素を投与し、ショックの治療を行う。可能なら二次評価を行い、もっともレベルの高い外傷センターへ負傷者を搬送する。

骨盤骨折

　骨盤は固く、支持する枠組みを形成するために癒合した大きな骨で形作られている。骨盤はきわめて頑丈で、骨折には強い外力が必要である。骨盤骨折の主な原因は、歩行者と車の交通事故、車の衝突事故、高所からの墜落である。

　骨盤骨折があるということは、その外力が他の損傷、例えば、内出血、脊椎損傷や他の臓器損傷を引き起こしている可能性があることを念頭に置く。圧痛、軋音、触診上の不安定性、脚長差、凹み、打撲痕、尿道からの出血、下腹部や骨盤の腫脹などの症状、症候が認められる。

　骨盤骨折はロード＆ゴー損傷である。過度な動きを避ける。ショックの治療を行い、迅速にシーツや商品化された骨盤固定具できつく骨盤を覆って安定化させる（図 18-25）。迅速に搬送用の ALS レベルの救急車まで負傷者を後送させる。同乗を許可されたら、所属機関のプロトコールに沿ってショックの治療を行う。

まとめ

確認事項

- 正常の呼吸を阻害する胸部損傷は迅速に治療する。
- ロード&ゴーの胸部損傷は以下のようなものがある。
  - 胸部や体幹の穿通性外傷
  - 胸部の重度鈍的外傷
  - 開放性気胸
  - 緊張性気胸
  - フレイルチェスト
- 出血のほとんどない小さな弾丸の口径大の創や3 mm程度の弾丸等の破片であっても、大血管や心臓のような重要臓器を損傷すればSWAT隊員でさえ数分で死に至る。
- 鈍的外傷は胸部への挫傷と肋骨骨折に起因する。肋骨は急激に内側へ押され、肺に鈍的、鋭的損傷を引き起こす。
- 負傷者を安定化させ、搬送救急車へ後送した後、潜在する合併症、例えば気胸、緊張性気胸、血胸、血気胸、心タンポナーデ、肺挫傷、心筋挫傷がないか監視する。
- 気胸は肺胸腔内のスペースに空気が貯留する危険な状態である。
- 開放性気胸は胸部への穿通性損傷で生じ、被覆する必要がある。
- 緊張性気胸では脱気が必要である。ALSレベルのTMPは、胸壁の厚いSWAT隊員に適切に穿刺ができるように3.5インチ（約9 cm）、あるいはそれより長い外套付針を携行すべきである。
- 血胸がある負傷者は搬送中、緊張性気胸の症候がないか監視する。
- 心タンポナーデの症状のある負傷者は迅速に外傷センターへ搬送する。二次救命処置として、心嚢穿刺、緊急手術、脈拍が消失した場合には緊急開胸術がある。
- フレイルチェストの場合、血胸や気胸が進行する危険がある。
- 肺挫傷は低酸素を引き起こす。
- 搬送中に心筋挫傷の傷病者が致死性不整脈を起こした場合、所属機関のプロトコールで管理する。
- 閉鎖性腹部外傷の傷病者でもっとも注意しなければならないのは、損傷の正確な状況を知ることができないということである。そのため、直近の高度な治療を行える施設、すなわち外科医のいる外傷センターへ搬送する必要がある。事態対処現場では、明らかな受傷機転があって腹痛を訴える負傷者では、とくにショック症状が明らかであれば、ロード&ゴーを考慮すべきである。
- 銃創は小腸、結腸、肝臓、血管構造物を巻き込むことが多く、その範囲は火器や弾丸の性質によることが多いため、範囲の予測は刺創よりも難しい。刺創による穿通性外傷では、肝臓、小腸、横隔膜、結腸が損傷を受けることが多い。
- 骨盤骨折の場合には非常に強い外力が働いているため、他の損傷にも留意する。

まとめ

重要語句

開放性気胸
　皮膚表面から胸腔内まで及んでいる損傷。臓器損傷を伴い、深部組織の汚染を伴うことがある。

開放性胸部創
　胸部開放、あるいは穿通創で空気が吸入、呼気時に創を通過するときに音が生じる。開放性気胸を参照のこと。

開放性腹部損傷
　皮膚や粘膜が損傷し、深部の組織が露出して、汚染の可能性のある損傷。

気胸
　胸腔内に空気が貯留すること。

緊張性気胸
　胸腔内に空気が貯留し致死的な状態となる。患側の肺は容量、圧ともに虚脱し、健側へ縦隔が偏位する。

血気胸
　胸腔内に空気と血液が貯留すること。

血胸
　胸壁内の血液貯留。

心筋挫傷
　心筋の打撲傷。

心タンポナーデ
　心臓を取り巻く心嚢に液体が貯留した結果、右心室が十分に拡張しなくなり、心拍出量が減少する状態。

心嚢穿刺
　心嚢を穿刺して、液体を除去することで心タンポナーデの状態を解放する処置行為。

肺挫傷
　重度の肺への鈍的損傷で肺組織に腫脹と出血を引き起こす。

フレイルチェスト
　2本以上の肋骨が2カ所以上あるいは胸骨骨折を伴っている状態で、胸壁の一部分が残りの胸郭から分離している。

閉鎖性腹部損傷
　皮膚所見はないが、体内の軟部組織損傷を起こしている損傷。

ベックの3徴
　心タンポナーデに伴う脈圧の狭小化、心音減弱、頸静脈怒張。穿通性胸部外傷で起こることが多い。

第19章 頭部・頸部・脊柱損傷

学習目標

- ロード＆ゴーの適応となる頭部・頸部・脊柱損傷を列挙することができる。
- 事態対処現場での頭部外傷負傷者に対する安定化処置を説明することができる。
- 事態対処現場での頸部外傷負傷者に対する安定化処置を説明することができる。
- 事態対処現場での脊柱外傷負傷者に対する安定化処置を説明することができる。
- 事態対処現場での眼球外傷に対する治療を説明することができる。
- 事態対処現場での鼻外傷に対する治療を説明することができる。
- 事態対処現場での耳外傷に対する治療を説明することができる。
- 事態対処現場での口腔・歯牙損傷に対する治療を説明することができる。

はじめに

　事態対処医療要員（tactical medical provider；TMP）として、直ちに救出し搬送する必要があるロード＆ゴー適応となる損傷を負っているかどうかを判断することは、重要項目の1つである。頭部、頸部、脊柱には外傷を受けやすい重要な機能を有する重要臓器が密集している。これらの臓器への外傷は致死的となる可能性があるが、迅速に治療すれば多くの場合救命できる。眼球、鼻、耳、口腔、歯牙などの感覚器への損傷に対する治療に関しても、以下に記載する。

頭部・頸部・脊柱のロード＆ゴー外傷

　事態対処現場では、多くの場合、受傷状況が目撃されているので、受傷機転（mechanism of injury；MOI）は明らかである。頭部・頸部・脊柱への致死的外傷は、被疑者の武器による穿通創、自動車の衝突による鈍的外傷などで生じる。負傷者が自動車事故の被疑者であろうと、撃たれたSWAT（Special Weapons and Tactics、特殊火器戦術部隊）隊員であろうと、すべての危険性が排除されたのちに、安定化のための処置を開始しなければならない。現場が安全になった後、あるいは負傷者が自分のもとに救出されてきたならば、致死的となりうる外傷がないかどうかをCAB'N（circulation 循環、airway 気道、breathing 呼吸、neurologic exam 神経所見）に沿って観察する（**表19-1**）。時間が限られているため、初期の安定化処置を行い、二次救命処置を行える救急車もしくは搬送航空機まで迅速に後送する。

頭部

　頭部外傷は頭部への外力により、軟部組織、頭蓋骨、脳に損傷を負うことを意味する。頭部外傷が致死的となるもっとも多くの原因は脳損傷である。脳は穿通物（弾丸、ナイフ、その他の鋭利な物体）により直接損傷を受けることがある。しかし、もっとも多いのは、頭部への外力に

表19-1　頭部・頸部・脊柱のロード＆ゴー外傷

- 頭部・頸部・脊柱への穿通性外傷
- 頭部外傷で意識がない、瞳孔不同がある、もしくは意識レベルが低下している場合
- 喉頭・気管への鈍的外傷

よる間接的損傷である。脳損傷のもっとも多い原因である自動車の衝突事故について考えてみよう。搭乗者の頭部がフロントガラスに当たったときに、脳は依然として前に進み続けており、頭蓋骨にぶつかって初めて突然止まる。このような急な減速により、脳の前部は圧縮される（挫傷）とともに、脳の後部は伸展・剪断される（図19-1）。脳が前部の頭蓋骨にぶつかったときには、身体は後方へ動きはじめ、次に頭部は後方のヘッドレストや座席にぶつかり、脳は頭蓋骨の後部にぶつかることになる。このような前後の打撃による損傷を直撃-反衝損傷という。同様の機序での損傷は、側面衝突でも起こる。

損傷を受けた脳は、当初は血管拡張と毛細血管からの漏出により、腫脹しはじめる。脳内の漏出液の増加（脳浮腫）はさらなる脳腫脹を生じる原因となる。しかし、脳浮腫は受傷後数時間経過してからでないと生じない。

脳浮腫は血中酸素濃度の低下により増悪し、逆に血中酸素濃度が高いと改善する。実際に、脳は身体のどの臓器よりも酸素消費量が多い。したがって、頭部外傷の負傷者に対しては、気道の確保と適切な換気を確実に行わなければならない。負傷者の意識がないときには、とくに重要である。チアノーゼなどの低酸素状態の徴候が出現する前に対応する必要がある。

頭部外傷の負傷者は、痙攣発作を起こすことがまれではない。痙攣発作は、直接の損傷による脳の興奮性の亢進や脳実質内への液体の貯留（脳浮腫）が原因で生じる。頭部外傷の負傷者に対応するときには、脳も損傷を負っている可能性があるので、痙攣発作に対応できるように備えておかなければならない。脳浮腫と頭蓋内圧亢進が及ぼすその他の影響には、血圧上昇、徐脈、不規則な呼吸などがあり、これらはクッシング反射として知られている。

頭部外傷後に以下のような徴候や症状があった場合には、重篤な脳損傷が存在している可能性がある。

- 頭皮の裂創、挫創、血腫
- 触診で柔らかく、陥没を感じる
- 頭蓋骨の明らかな骨折や変形
- 意識障害
- 不規則な呼吸パターン
- 徐脈
- 両側眼窩周囲もしくは耳介後部の乳様突起上の皮下斑状出血
- 頭皮損傷部、鼻、耳からの髄液漏
- 対光反射の消失
- 瞳孔不同（図19-2）
- 感覚もしくは運動麻痺
- 意識消失
- 健忘
- 痙攣発作
- 四肢のしびれ、もしくはチクチク感
- めまい
- 視力障害・複視
- 闘争的など異常な態度
- 吐き気や嘔吐

頭皮裂創は、以下のような点で、負傷者をさらに注意深く観察すべきであるという徴候である。銃創がないかどうか、さらに弾丸の破片の反跳による深部の損傷（傷が小さくとも脳の深部に穿通する）や、机の角など硬いところへの打撲（直下に開放性頭蓋骨骨折）

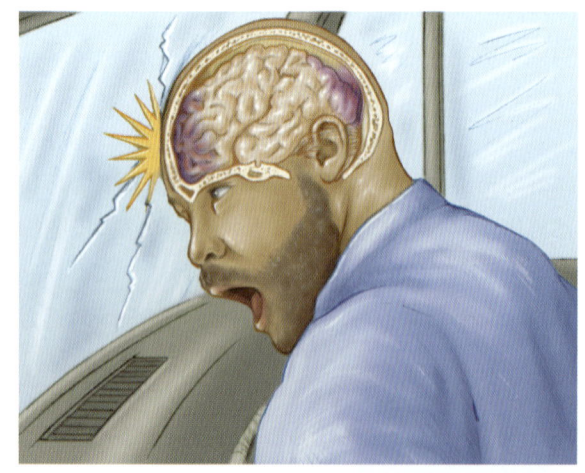

図19-1　車の衝突時には、シートベルトなどの拘束装置を使用していない搭乗者においては、脳は前に進み続け頭蓋骨に衝突し脳の前部に圧迫損傷（脳挫傷）を生じるとともに、脳の後部は伸展・剪断される。

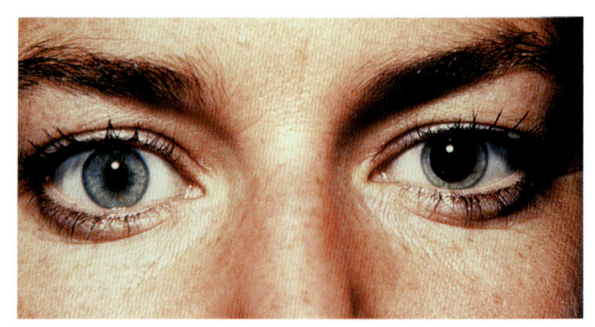

図19-2　瞳孔不同は脳損傷の徴候の可能性がある。

> **安全のために**
>
> ほとんどの SWAT 隊員は防弾ヘルメットを装着しており、頭皮の損傷およびその他の頭部外傷の発生率を低減することができる。SWAT 隊員の頭部を保護するために、訓練中であっても出動時と同様に防護装備を必ず装着するという規律を遵守するよう事態対処医療要員も働きかける。

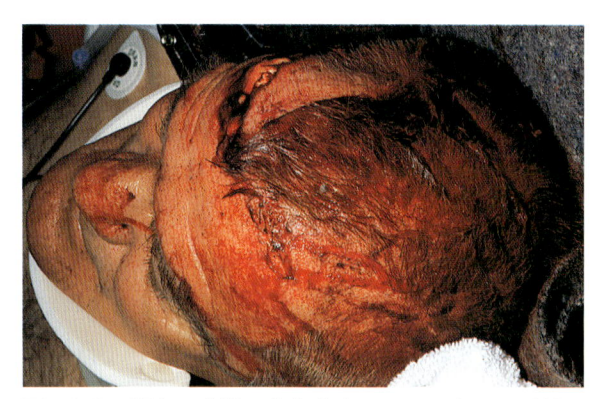

図 19-3 頭皮は非常に血管豊富なので、小さな裂創であってもかなりの出血を生じることがある。

などを示唆する受傷機転がないかどうかを判断しなければならない。割れた窓ガラスによる頭皮裂創は、内部にギザギザのガラスの破片が入っている可能性を考慮した適切な処置が必要である。頭皮は非常に血管豊富であり、擦過創や裂創でひどく出血する可能性があり、止血が困難である（**図 19-3**）。裂創の処置についての詳細は第 21 章「軟部組織の損傷」参照。

> **安全のために**
>
> 火器を持った犯罪者は、防弾装備で保護されていない SWAT 隊員の致命的な身体部位（頸部・顔面）を狙って発砲する。

頭部外傷受傷者の安定化

応援要請を行い、すべての危険性を排除したのちに、迅速に気道の評価と確保を行う。頭部外傷の負傷者には直ちに酸素投与を行う必要がある。低酸素状態もしくは意識障害がある場合には、下顎挙上法で気道を確保し、その後も気道を維持するために口咽頭エアウエイを用いたり、気管挿管を行う。できるだけ迅速に補助換気を行い、非再呼吸マスクで高流量酸素を投与する。受傷機転に基づいて、脊柱固定が必要かどうかを検討する。

頭部の穿通性外傷では大量に出血することがある。直下の骨折や骨片を圧迫することにより血管や脳組織を損傷する可能性があるので、頭部の創傷の処置は慎重に行わなければならない。滅菌ガーゼを当て、脳組織が露出している場合には、ひどく出血している部分を愛護的に圧迫する。それ以外の方法としては、濡らした滅菌ガーゼを当て、露出した脳組織を被覆する。

負傷者の気道の状態を終始観察し、浮腫・血液・分泌物などによる気道の閉塞があれば直ちに対応する。負傷者の状態が悪化した場合には、気道、呼吸、循環の状態を再チェックする。嘔吐した場合に負傷者を側臥位にして吸引できるように準備しておく。

事態対処現場では、適応がない限り過換気を行ってはならない。適応となる状況とは、脳ヘルニアの徴候の出現（除脳・除皮質硬直、瞳孔異常など）、もしくは血圧や酸素化が正常であるにもかかわらず神経学的に急に悪化した場合などである。成人に過換気を行う場合の呼吸数は 20 回/分である。バッグを深く揉みすぎた場合にも、1 回換気量の増加により過換気を行っていることになる。

痙攣発作を生じた場合には、用手的に気道の確保を行う。分泌物や吐物の吸引を行う。負傷者の周囲にある危険物を遠ざけて、痙攣発作時の負傷者のけがを防ぐ。痙攣を生じている負傷者を抑制しようとしてはならない。

循環、気道、呼吸状態が安定したら、できるだけ迅速に負傷者を安全な場所に後送する。二次救命処置（advanced life support；ALS）ユニットによる病院までの搬送を確保し、メディカルディレクターと受け入れ先の病院に初期連絡がなされているか確認する。負傷者の搬送に同乗することが許可された場合には、搬送の途上で迅速に二次評価を行う。可能であれば、グラスゴーコーマスケール（Glasgow Coma Scale；GCS）スコアをつける。搬送途上ではバイタルサインを 5 分ごとに再評価する。

収縮期血圧が 100 mmHg 以上であれば、頭蓋内圧を低下させるために、バックボードの頭側を 30 度挙上する。収縮期血圧が 100 mmHg 未満のときには、水平位のままで搬送する。

低血圧は外傷性脳損傷を悪化させる。頭部外傷負傷者が低血圧であった場合には、輸液を差し控えてはならない。静脈路を確保し、所属機関のプロトコールに従って乳酸リンゲルもしくは生理食塩水の輸液を行う。低血圧であった場合には、輸液負荷（500 mL 全開）を行う。500 mL 輸液後に再評価を行い、依然として 100 mmHg 未満（成人の場合）であれば再度輸液負荷を行う。低血圧の原因が循環血液量減少ではない場合には、所属機関のプロトコールに従って昇圧薬（ドパミン、ネオシネジン®など）の使用を考慮する。

頸部

頸部を通る重要な構造物は、それらを保護するものがないので種々の外傷を受けやすい。気道や血管の損傷のみならず、頸椎損傷による脊髄損傷の可能性も常に考えておく必要がある。頸部で気道が損傷されたときに配慮すべき特殊な病態は、気道内への出血、拡大する血腫の圧迫による気道の閉塞、気管の断裂などである。

頸部の穿通性外傷は、たとえどのような小さなものであっても、致命的となる可能性を考慮し治療にあたるべきロード＆ゴーの緊急事態である。とくに以下のような状況を伴う場合には、その可能性が高い。頸部の腫脹、創傷部位よりの活動性出血、上肢の脈が触れない。ナイフや銃による外傷の場合には、頸動脈の大出血により 2〜3 分以内に著明な血腫が気道を圧迫し気道閉塞を生じることがある（図 19-4）。

前頸部が鈍的に頸椎に押しつけられたり、鋭利な物体が穿通したりした場合には、さまざまな致命的な損傷を生じうる。喉頭およびその支持組織（舌骨、甲状軟骨）が骨折し、気管が喉頭から離脱する可能性がある。喉頭や気管の鈍的損傷は視診だけではわからないことが多く、また穿通性外傷のように見ただけで明らかにわかるようなものではないので、見落とされやすい。したがって、ハンドルにぶつかる、首を絞められた、といったような頸部の鈍的外傷では喉頭や気管の損傷がないかどうかを常に疑い、慎重に気道の評価を行うことが重要である。喉頭や気管の損傷の徴候は以下のようなものである。皮下血腫、発赤、圧痛、発声困難、呼吸困難、喘鳴（高調音）、腫脹。喉頭や気管の重大な損傷では、空気の通り道の断絶（図 19-5）、軟部組織の腫脹、肺への血液の誤嚥などにより直ちに気道閉塞を生じる可能性がある。

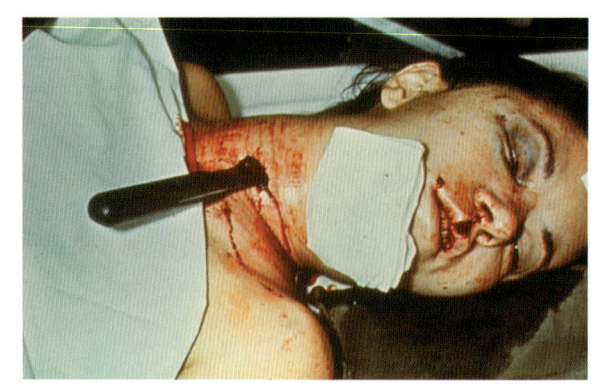

図 19-4 頸部の穿通性外傷では、頸動脈や頸静脈が損傷され深刻な出血を招くことがある。

頸部外傷の安定化

頸部の穿通性外傷では大出血を生じ、呼吸困難となる可能性がある。外出血にはしっかりと圧迫止血を行うとともに、大きな血腫や気管内への血液の流入により気道閉塞を生じていないかどうか観察し続けなければならない。頸動脈などの大血管から大出血がある場合には、創傷部を塞ぐ小さな包帯の直上をしっかりと圧迫して出血部位を直接圧迫する。頸部の開放創に対しては、血管開放部より空気が入って脳、心臓、肺の空気塞栓を生じないように密封閉鎖すべきである（図 19-6）。

頸部にあてたガーゼを固定するために頸部や肩に弾性包帯を巻く場合には、反対側の腋窩を通すことにより過度に首を絞めすぎることなくしっかりと圧迫固定することができる。

穿通物は厚く重ねたガーゼなどを周囲においで動かないように安定化する。事態対処現場では気道を閉塞する可能性のある穿通物だけは抜去するべきであるが、それ以外の穿通物はそのまま固定する。

補助換気ができるようにバッグマスクを準備しておく。血液や分泌物による気道閉塞に対しては、吸引を

> **現場では**
>
> 犯罪者は「三角部を狙え」、別名「死につながる白い三角部」と教えられている。白い三角部とは、制服の下からのぞく白い下着の襟の部分のことであり、防弾ベストのすぐ上部で保護されている。したがって、防弾ベストを着ていないと致命的な外傷を負いやすくなってしまう。

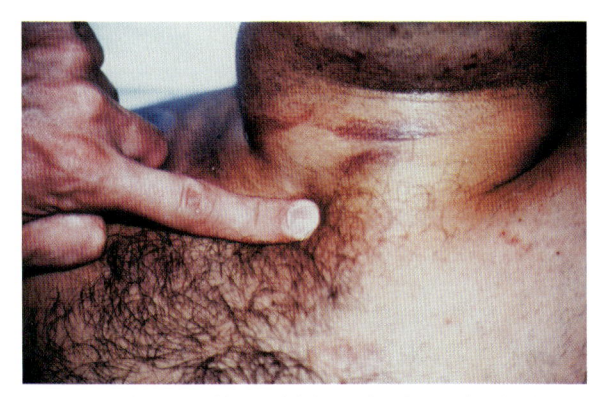

図19-5 喉頭や気管の骨折時には気道から皮下組織への空気の漏れを生じる。皮下組織へ空気が漏れると、触診で握雪感や捻髪音を感じる（皮下気腫）。

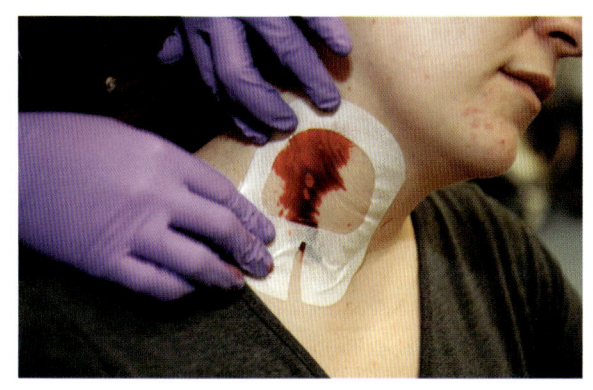

図19-6 血管開放部より空気の流入を防ぐために密封する。

> **論 点**
> 頸部の穿通性外傷の負傷者に頸椎カラーを装着すると、搬送中の頸部観察の妨げとなり、致命的となりうる身体所見が隠されてしまう。

脊 椎

　脊椎損傷は通常、以下のような高エネルギーの受傷機転により生じる。転落、自動車事故、頭頸部への打撃、穿通性外傷、爆発などである。神経血管の障害や脊柱の変形は脊椎損傷の可能性を示唆する。重大な受傷機転による外傷負傷者が頸部・背部痛を訴えている場合には、そうでないと否定されるまでは脊椎損傷があると考える。

　脊椎損傷の症状や徴候は以下のごとくである。明らかな変形部位を愛護的に触診したときの圧痛、四肢のしびれ感・麻痺・チクチク感、脊柱部位の軟部組織損傷。重症脊椎損傷では損傷部位以下の知覚消失、運動麻痺、失禁（膀胱直腸障害）などがみられることがある。頭頸部に明らかな外傷がある場合には、頸椎損傷の可能性が高まる。

脊椎損傷の安定化

　負傷者の循環を観察する場合には、皮膚の状態に特別な注意を払うこと。脊髄損傷があると血管の緊張性が失われ血管が拡張し、当初手足の皮膚は温かくピンク色で、「温かく・ピンクで・乾いている」と表現されるような状態であることがある。負傷者の頭部を正中中間位で動かないように保持する（**図19-7**）。必要に応じて下顎挙上法で気道を確保し維持する。気道の維持のために必要であれば口咽頭エアウエイを使用したり、気管挿管を行う。吸引器を常に使えるように準備しておき、気道の状態を観察し続ける（呼吸数と深さ、話せるかどうか）。

　次に、迅速に神経所見をとる。脊柱の触診における痛み、四肢の運動知覚障害、異常な肢位、失禁、意識障害、眼瞼下垂（瞼の垂れ下がり）や持続勃起症（脊髄損傷による持続性の勃起）などの有無を観察し記録する（**図19-8**）。

　ショックの症状がないか観察し、ショック症状があれば治療する。脊髄損傷の負傷者は、突然自分の手足

行い解除する。適応があり妥当性があれば気管挿管により気道の確保を行う。気管挿管は、上気道の正常構造の変形があるので、不可能ではないにしても非常に難しいことがある。基本的および高度な気道確保手技がうまくいかなかった場合には、負傷者の気道を確保し酸素化と換気を確保するためには輪状甲状靱帯切開もしくは穿刺が唯一の手段となるであろう。高度な気道確保手技に関しては所属機関のプロトコールに従う。

　循環、気道、呼吸状態が安定したら、できるだけ迅速に負傷者を救出し安全な場所に後送する。ALSユニットによる病院までの搬送を確保し、メディカルディレクターと受け入れ先の病院に初期連絡する。負傷者の搬送に同乗することが許可された場合には、搬送の途上で迅速に二次評価を行う。搬送途上ではバイタルサインを5分ごとに再評価する。

が動かなくなり混乱しているので、適切な精神的サポートも行うべきである。

　救出に備えて適切な大きさの頸椎カラーを装着し、バックボード上で完全な脊柱固定を行う。事態対処現場では、ドアを応急のバックボードの代わりに使うなど臨機応変の対応を迫られるときもある。本当に脊髄損傷がある、もしくは疑われるが事態対処医療要員が完全な脊柱固定を行うことができない場合には、適切に救出と後送が行えるように、完全に脊柱固定を行える装備とストレッチャーをもった民間の緊急医療サービス（emergency medical service；EMS）を投入できるよう最大限の努力をするべきである。

　脊柱を不用意に動かすと、負傷者の転帰が悪化する。仰臥位の脊椎損傷の負傷者をバックボードに移動する場合には、ファイアーマンズリフトを行う。SWAT隊員の体格、防護具や装備の重さなどを考えるとファイアーマンズリフトが推奨される。防護具や装備が重いため、ログロールを行うと身体が前に倒れがちになり、脊椎に損傷を与える可能性がある。2～3名の事態対処医療要員やSWAT隊員しかいない場合にはスクープストレッチャーの使用を考慮する（図19-9）。

　ファイアーマンズリフトは以下のような手順で行う。

1. 負傷者の右側に3名以上の人員が並ぶ。
2. 負傷者の左側に3名以上の人員が並ぶ。
3. 負傷者の頭側に位置するリーダーの指示に従う。
4. リーダーの「1、2、3」の合図で負傷者の頭頸部を支持し、衣服、ベルト、防弾ベストなどを持って身体を持ち上げ、地面からバックボード上に移動させる。

　負傷者が腹臥位（顔が下向き）の場合には、ログロールで直接バックボード上に移動させる。腹臥位から仰臥位への体位変換には最低4名の人員が必要で、そのうち1名は負傷者の頭部と頸部を一直線上に維持する役割を担う。すべての動作は、頭部、頸部、体幹が別々に動かないように協調して行わねばならない。1つひとつの動きのたびに、負傷者への二次的損傷の可能性が高まる。SWAT隊員をログロールする前には、脊柱の不要な動きを最小限に抑えて二次的損傷を起こさないように、かさばる装備と防弾ベストを両脇から外し、大腿部のホルスターを外しておく。

　負傷者をバックボード上に乗せたら、脊柱および麻痺した手足を保護するためベルトで固定する。動きが最小限となるように、頸椎カラーと頭部イモビライザーを装着する。ALSユニットによる病院までの搬送を確保し、メディカルディレクターと対応可能な受け入れ先の病院に連絡する。負傷者の搬送に同乗することが許可された場合には、搬送の途上で迅速に二次評価を行う。搬送途上ではバイタルサインを5分ごとに再評価する。

　神経原性ショックの徴候（徐脈、低血圧など）がないかどうか観察を継続する。神経原性ショックの原因

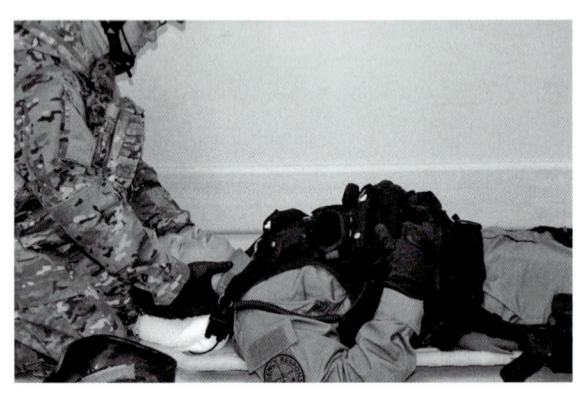

図19-7　頭部と頸椎を中間位で一直線に維持する。

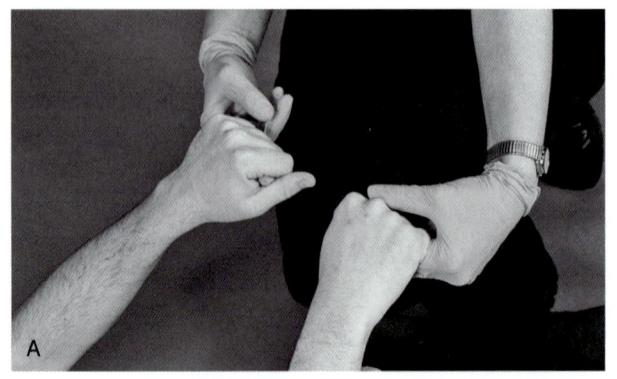

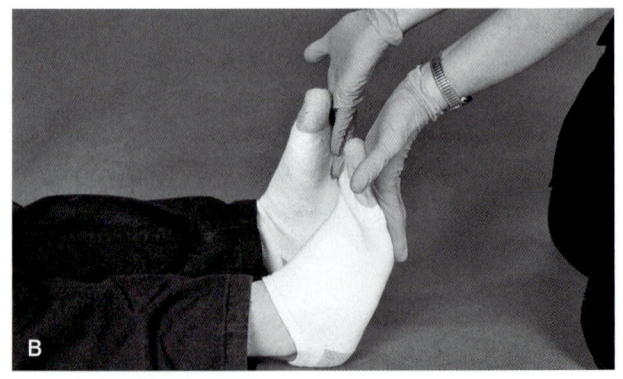

図19-8　A：手を握るように指示して両手の力の左右差を評価する。B：次に、足でこちらの手を押し返すように指示する。

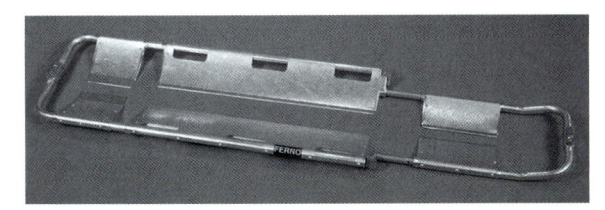

図 19-9　スクープストレッチャー

は血管の拡張、徐脈、呼吸数の減少である。所属機関のプロトコールに従って神経原性ショックの治療を行うこと。多くの救急医療システムでは、広がった血管床を満たすために大量の生理食塩水の輸液が許可されている。血管床拡大がひどい場合には、末梢血管の緊張を高めて神経原性ショックを改善するために、最終的に昇圧薬（ネオシネジン®やドパミン）の使用が必要な場合もある。常に所属機関のプロトコールに従うこと。

応急処置を行ってから搬送する外傷

眼

事態対処現場では眼の外傷がよく起こる。最終目標は眼の外傷を予防することである。発射体、化学物質の飛散、体液の飛散の恐れがある場合には、必ず防護ゴーグルやシールドを装着すべきである。眼外傷が生じた場合には、できる限り迅速に眼科での評価を受けられるようにする。

穿通性眼外傷・眼球破裂

高速で鋭利な物体などは眼を穿通する可能性がある。大きな穿通性外傷は通常見て明らかであり、眼球破裂に至ることがある。しかし、小さな物体ではどこに損傷があるのかはっきりせず、穿通性異物を見落とした場合には悲惨な結果に終わる可能性がある。異物が眼球に刺さっている場合には、穿通物を抜去した

考慮すべき集団

乳幼児に確実にフィットする頸椎カラーはなかなか見つからない。適切なサイズの頸椎カラーがない場合には、バックボード上で当て物をして動きを防止することにより子どもの脊柱を保護する。

現場では

事態対処現場における救急医療では、頸椎への予防措置が考慮されることはそう多くはない。しかし、負傷者に対応する場合には脊椎損傷の可能性を常に頭に入れておくべきである。事態対処現場では、大多数の外傷は脊柱とは無関係の穿通性外傷である。頸部の銃創であっても、脊髄損傷を生じることはまれであり、いったん生じたときには完全麻痺となっている傾向がある。穿通性外傷では不安定な脊椎損傷を生じることはまれであり、したがって致命的な出血の止血、気道と呼吸の補助、内側警戒線区域での活動時間の短縮が重視されている。

医療装備

脊椎損傷や脊髄損傷の可能性が高い場合には、適切な脊柱固定を行って防弾衣や防弾ベストを脱がさなければならない。適切なときに遮蔽物の後ろで防弾ベストやヘルメットを固定しているベルクロベルトやバックル部分を緩めたり、切断したり、外したりして防弾衣を外す。その後、SWAT 隊員に補助してもらい、脊柱軸がぶれないように愛護的にログロールを行い側臥位とする。愛護的に体幹から防弾衣を引き剥がし、バックボードに乗せて頸椎カラーを装着したのち、所属機関のプロトコールに従って搬送する。負傷者を発見されたそのままの姿勢で移動させると決断した場合には、ファイアーマンズリフトで負傷者を持ち上げ、脊柱固定を行いつつバックボード上に移動させる。

医療装備

多くの SWAT ユニットで採用されている最新のレベル Ⅲ 防弾ベストは、およそ 1/2〜3/4 インチ（約 1.2〜1.9 cm）の厚みがある。SWAT 隊員がこれを装着して仰臥位でいると、胸部が同じくらい持ち上がった状態となり、さらにその下のシャツや制服の厚みが 1/4〜1/2 インチ（約 0.6〜1.2 cm）加わる。バックボード上に仰臥位になったときには頭部・頸部が軽度後方へ伸展した状態となる。したがって、中間位を保とうとするには頭部の下に小さなタオルを注意深く入れる必要がある（図 19-10）。

り、洗眼をしたり、点眼薬を使用したりしてはならない（図 19-11）。事態対処医療要員や他の SWAT 隊員が視力障害のある負傷者に常に寄り添い、誘導し安心させる必要がある。穿通物を分厚いガーゼなどで動かないように固定し、健側の眼も被覆し病院へ搬送する（図 19-12）。負傷者の搬送に同乗することが許可

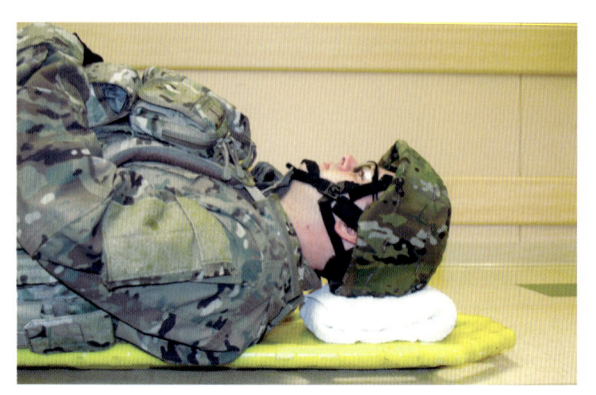

図 19-10 頸椎を中間位に保つために、頭の下に注意深くタオルを入れる。

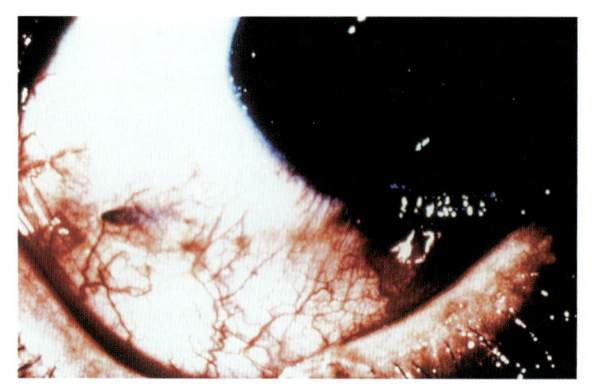

図 19-11 眼球内に穿通する物体は1つとは限らない。この写真は鋭利な銀である。

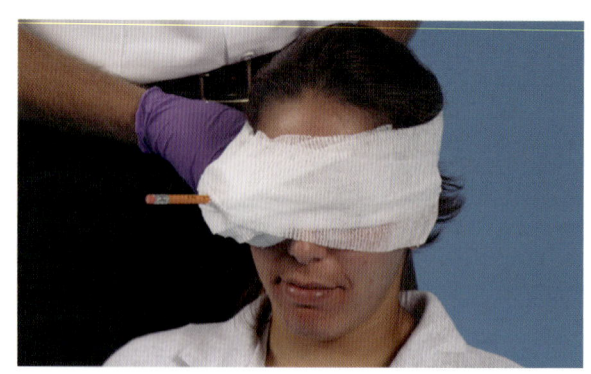

図 19-12 穿通物を防護資材や厚いガーゼなどで動かないように固定し被覆する。

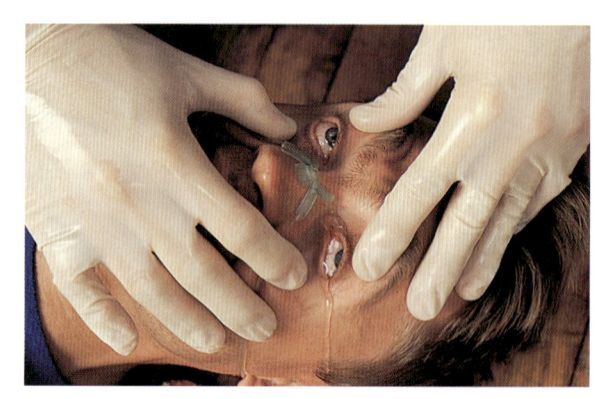

図 19-13 生理食塩水で洗浄するのに鼻カニューラを使うことができる。

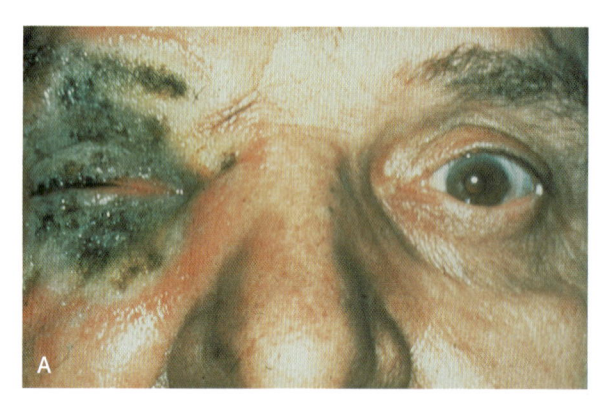

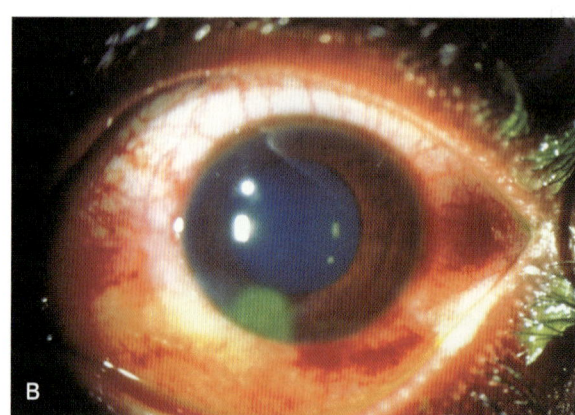

図 19-14 A：眼に酸もしくはアルカリが飛散したときに化学熱傷を生じる。B：苛性アルカリ溶液による化学熱傷。

された場合には、所属機関のプロトコールに従って鎮痛薬を投与する。

化学熱傷

酸やアルカリなどで生じる化学熱傷は、直ちに治療が必要である。患眼を直ちに大量の滅菌生理食塩水で洗浄する（**図 19-13**）。滅菌生理食塩水がない場合には、塩素処理された清潔な水道水でもかまわない。病院（眼科医がいる病院が望ましい）までの搬送途上でも、洗浄し続けなければならない。患側の眼が下になるような側臥位で搬送する。このような体位をとることによって、汚染された水が健側の眼に流れ込むことを防ぐ。

開眼させた眼にゆっくりと洗浄液を注ぐ。眼をこすったり、眼に触ったりしてはならない。化学物質が強アルカリ性（高 pH）であった場合には、転帰は不良でしばしば失明することがあるので、十分に長時間洗浄を行い、緊急に眼科医が対応する必要がある（**図 19-14**）。

第 19 章　頭部・頸部・脊柱損傷

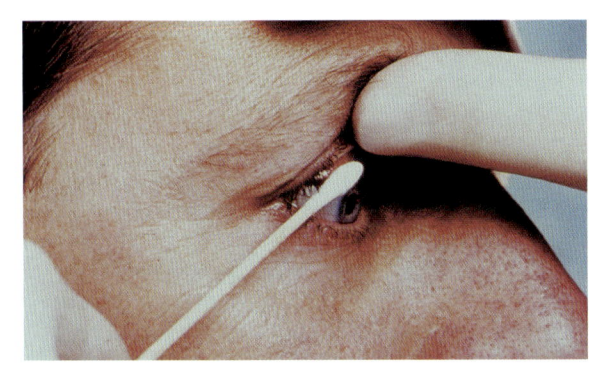

図 19-15　眼瞼の異物を湿潤した滅菌綿棒で愛護的に除去する。

角膜剥離および異物

　SWAT隊員は埃っぽい不潔な環境下で訓練を行い、演習を行うことが多いので、角膜異物や角膜剥離の危険がある。眼は知覚感受性が高いので、小さな1 mmほどの埃や異物であっても、SWAT隊員としての活動ができなくなることがある。小さな埃やごみが眼に入った場合には、手短に観察し、洗浄、軟らかい綿棒など適切な道具で愛護的に除去する（**図 19-15**）。滅菌生理食塩水500～1,000 mL程度で愛護的に洗浄し、異物が除去されたかどうか再評価する。異物が除去できない場合、損傷が重症であることが疑われる場合には、患眼を被覆し眼科医のいる病院へ搬送する。

耳

　昆虫から感染まで、耳の外傷の受傷機転はさまざまである。耳の外傷で軟骨と栄養血管の間に出血を生じると、軟骨が壊死する。壊死した軟骨は線維化し、つぶれた耳（カリフラワーのような形状）になる。軽微な外傷では標準的な創傷処置を行う（第21章「軟部組織の損傷」参照）。異物が取れない場合、感染を生じている場合など単純にはいかないときには、経過観察のため耳鼻咽喉科医の診察を受けるべきである。聴力を失った場合には、SWAT隊員をユニットから退役させる必要がある。

鼻

　鼻は身体的攻撃や自動車事故で打撃を受けやすい。拳やダッシュボードによる鈍的外傷により骨折、顔面の軟部組織損傷、頭部外傷、頸椎損傷などを生じることがある。

　負傷者自身が、偏位の大きな鼻骨骨折に伴う鼻の変形にすぐに気がつくことがある。鼻出血もまた、骨折を示唆する。骨折を示唆するような裂創、重大な打撲傷、血腫などの有無を、鼻腔の内部および外部の両方を視診で観察する。鼻中隔の血腫がある場合には、軟骨壊死と鞍鼻変形（真ん中がつぶれて低くなる）の予防のため緊急にドレナージを行う。鼻骨骨折には、顔面および眼瞼の腫脹、変色、痛みを伴うことが多い。鼻が腫れると、鼻からの呼吸が困難となる。鼻出血は両側の鼻孔をやさしくつまんで止血する。打撲部を冷却し、かかりつけ医の診察を受ける。

口腔外傷

口

　口唇の裂創は歯牙の破折を伴う可能性があるが、汚染を取り除き滅菌ガーゼで被覆する。訓練を受けた医師もしくは歯科医がいて、資器材があれば現場で縫合することも可能である。ほとんどの裂創と出血は、まず外傷パックのガーゼ（4×4もしくは6×6インチ＝約10×10 cmもしくは15×15 cm）で被覆し軽く圧迫するようにテープで固定し、その後縫合のために病院へ紹介すればよい。頬の内側、歯肉、口唇、舌などの口腔内の裂創は医師に診てもらう必要はあるが、縫合処置や特別な治療を要さないことが多い。これらの創傷もまたガーゼでの被覆が可能である。これらの創傷処置のもっとも安直な方法は、ガーゼを歯と創傷部位の間に詰めて、口唇・頬の筋肉による自然な圧で創傷部位を直接圧迫するという方法である。顔面および口腔内はひどく出血することはあるが、現場から救急外来もしくは専門医受診（歯科医師）までの搬送の間は、外傷パックのガーゼによる被覆で十分であることが多い。

歯　牙

　口・口唇・歯牙の外傷は、訓練中・出動中を問わず生じる可能性があり、よくある歯科緊急の基本的な知識が必要である。応急処置の方法を知っているとともに、どのように歯科医師もしくは口腔外科医と連絡をとるかを知っていなければならない。

　歯牙破折の4つの分類は以下のとおりである。

- Class 1　歯牙破折：歯のエナメル質のみの損傷

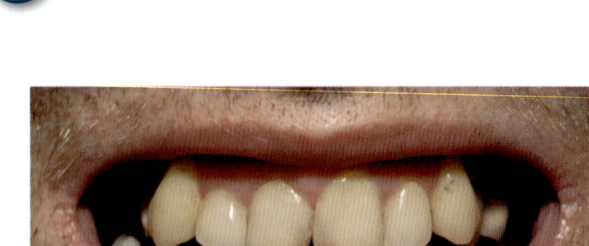

図 19-16　Class 1 歯牙破折：エナメル質のみの損傷。

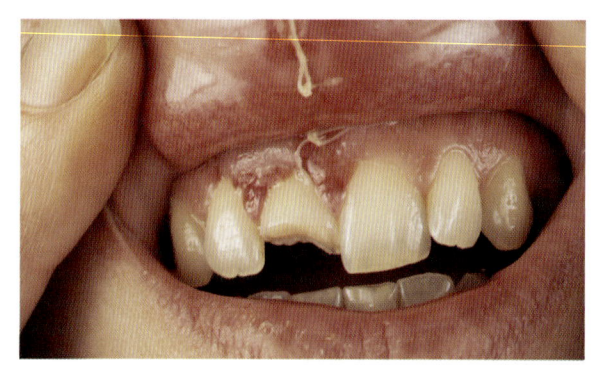

図 19-17　Class 2 歯牙破折：エナメル質と象牙質の損傷はあるが歯髄の損傷はない。象牙質の黄色の部分が見える場合がある。

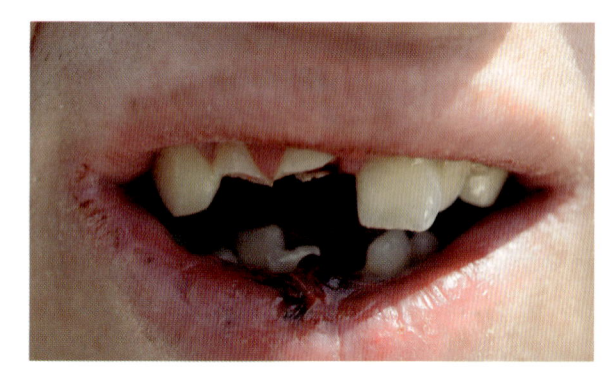

図 19-18　Class 3 歯牙破折：エナメル質、象牙質、歯髄腔に及ぶ損傷。

（図 19-16）。破折端は粗であるが、痛みはほとんどない。SWAT隊員はそのまま任務を遂行し、任務終了後に歯科医を受診するかどうかは自分で判断する。

- Class 2　歯牙破折：エナメル質と象牙質の損傷であるが、歯髄には及んでいない。黄色の象牙質が見える可能性がある（図 19-17）。水や空気との接触により、さらに痛む。SWAT隊員はそのまま任務を遂行できるが、痛みと感染の危険があるので任務終了後できるだけ迅速に歯科医を受診すべきである。
- Class 3　歯牙破折：エナメル質、象牙質のみならず歯髄腔にも及んでいるもの（図 19-18）。神経のごく近くで敏感なため、Class 2歯牙破折よりも疼痛はひどい。歯牙を栄養している動脈が損傷された場合には出血する。出血は局所の圧迫止血で止血すべきであり、痛みは局所麻酔薬を塗布することで制御できる。所属機関のプロトコールに従うこと。痛みがうまく制御できれば、SWAT隊員は任務を継続できる可能性があるが、任務終了後できるだけ迅速に歯科医を受診すべきである。
- Class 4　歯牙破折：歯根部の垂直、水平方向の破折で、歯牙は動揺する。SWAT隊員は任務から外れ、直ちに歯科医を受診する。

歯列の損傷

歯牙は歯槽の損傷で歯列が障害を受けることがある。この損傷には脱臼損傷と脱落損傷がある。

脱臼損傷

脱臼損傷では、通常は前方からの直撃により歯牙は歯槽の中で変位する。脱臼損傷では痛みはほとんどなく、歯並びがずれて見える。変位が2mm以内の場合には、歯牙を愛護的に元の位置に戻せる可能性がある。軟らかい食事と24時間以内の歯科受診が勧められる。変位が大きい場合には、直ちに歯科を受診したほうがよい。

事態対処医療要員が医師、経験豊富な看護師、医師助手であった場合には、歯牙を愛護的に元の位置に戻し、アロンアルファ®やダーマボンド®などの接着剤で隣の歯を副木として固定することも可能である。このときには口唇に接着剤がつかないように注意を要する。所属機関のプロトコールに従うこと。歯牙を適切な位置に戻し、歯牙の表面を乾かし、脱臼した歯牙とその両脇の歯牙に必要にして十分な接着剤をつける。

歯牙脱落損傷

歯牙が完全に抜け落ちてしまう損傷のこと。歯牙脱落損傷は歯科緊急である。歯牙をこすったり、ごしごし洗ったり、消毒したりしてはならない。生理食塩水でやさしく汚れを洗い流す。歯槽は見た目で汚れてい

第19章　頭部・頸部・脊柱損傷

なければ洗う必要はない。

　所属機関のプロトコールで許可されている場合には、歯牙を元の歯槽に戻し、その部分で滅菌ガーゼをしっかりと噛んでもらい、可能な限り歯牙を元の位置と深さに押し戻すようにする。この方法は痛みを伴うので、自分の資格と所属機関のプロトコールで使用できる鎮痛薬を使うと効果的である。このような処置ができない場合には、抜けた歯牙を滅菌生理食塩水もしくは冷たい牛乳の入った滅菌プラスチック容器に入れて密封する。歯牙を痛めるので、乾いたまま搬送したり、水道水に入れて搬送したりしてはならない。できるだけ迅速に口腔外科を受診させる（**図 19-19**）。

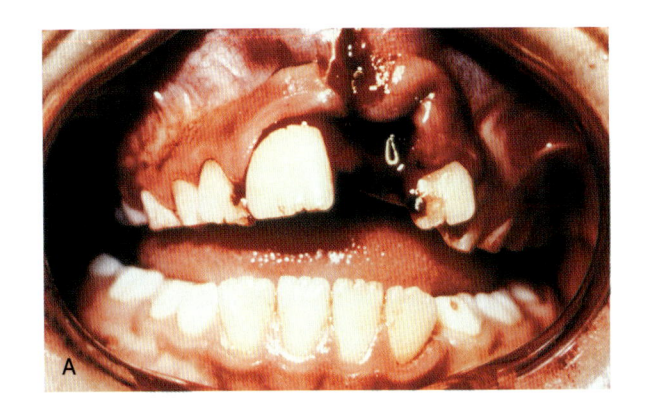

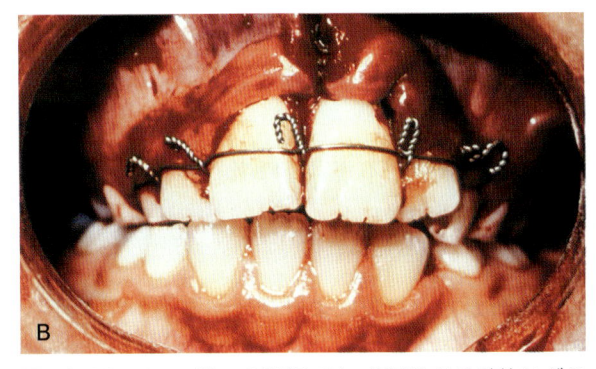

図 19-19　A：口腔への外傷では、歯牙やその破片はどのようなものであっても保存する。B：外傷で歯牙が抜けてしまっても、再移植が成功する可能性は非常に高い。

まとめ

確認事項

- 事態対処医療要員として、負傷者にロード＆ゴーの適応となるような頭部・頸部・脊椎の損傷があるかどうかを判断することはきわめて重要である。
- 頭部外傷の場合には、直ちに気道の評価を行い、気道を安定化させる必要がある。
- 頸部の外傷により気道が損傷を受けた場合には、気道の開放を維持するために高度な気道確保手技が必要となる場合がある。
- SWAT隊員の体格、防護具や装備の重さを考慮すると、負傷したSWAT隊員をバックボードに乗せるためには、ファイアーマンズリフトが推奨される。
- 事態対処現場では眼外傷を生じやすい。発射体、化学物質の飛散、体液による汚染の可能性がある場合には、常に眼球保護ゴーグルやシールドを装着するべきである。
- 眼外傷が生じた場合には、できる限り迅速に眼科での評価を受けられるよう努力する。
- 拳やダッシュボードによる鈍的外傷により骨折、顔面の軟部組織損傷、頭部外傷、頸椎損傷などを生じることがある。
- SWAT隊員は軽微な歯牙破折では、現場で任務を継続することができる。歯牙の脱臼や脱落損傷の場合には口腔外科へ搬送するべきである。

重要語句

Class 1 歯牙破折
　エナメル質のみの損傷。

Class 2 歯牙破折
　エナメル質と象牙質の損傷はあるが、歯髄の損傷はない。

Class 3 歯牙破折
　エナメル質、象牙質、歯髄腔に及ぶ損傷。

Class 4 歯牙破折
　歯根部の損傷で歯牙が動揺する。

クッシング反射
　徐脈、血圧上昇、不規則な呼吸パターンの組み合わせ。頭部外傷負傷者にとって深刻な徴候である。

脱臼損傷
　通常前方からの打撃により歯牙が歯槽の中で変位すること。

直撃-反衝損傷
　脳が頭蓋骨に2回ぶつかって生じる損傷。直撃損傷は打撲部位の直下に生じる。反衝損傷は脳がリバウンドすることにより打撲部位の反対側に生じる。

脳浮腫
　脳のむくみ。

第20章 四肢外傷

学習目標

- 四肢にとってのロード＆ゴー外傷を列挙することができる。
- 事態対処現場において四肢切断を行った負傷者に対する安定化処置について説明することができる。
- 事態対処現場において大腿骨折に対する即席の副木（スプリント）のために使われる物品を列挙することができる。
- 事態対処現場において骨折した大腿骨に副木をあてる実演を行うことができる。
- 事態対処現場において四肢が挟み込まれたり押しつぶされたりしている負傷者に対して必要な、特別な処置を説明することができる。
- 事態対処現場において開放骨折に対する安定化処置を説明することができる。
- 四肢の非開放骨折に対するサムスプリント®の適用について実演を行うことができる。
- 事態対処現場における捻挫や筋挫傷の治療について説明することができる。
- 事態対処現場における脱臼の治療について説明することができる。

はじめに

　四肢外傷は、潜在的に生命を脅かす可能性のあるもの（大腿骨骨折）から不自由なだけのもの（足関節の捻挫）まで広い範囲に及ぶ。本章では、どのような四肢外傷にロード＆ゴーの緊急性があり、どのような四肢外傷が現場で治療可能かを論じる。標準的な副木のなかには、出動中には使えないようなものもあるため、救助・救命のための副木をその場でつくる方法についても述べる。

ロード＆ゴーの適応となる四肢外傷

　事態対処現場では、損傷が目撃されるため、受傷機転が明らかなことが多い。もし、四肢に対する穿通創や鈍的外傷が発生したら、例えば制御できないような出血といった生命を脅かす可能性がある損傷の有無を確認するために、Call-A-CAB'N Go（招集-脅威の排除-循環・気道・呼吸-神経学的徴候-搬送）のうちの循環の段階で負傷者の四肢を露出しなければならない（表20-1）。二次救命処置ができる救急車や航空搬送機まで素早く後送しながら、全身状態の安定化（止血、気道開放の維持、補助呼吸）を開始する。

切　断

　切断は、身体の一部が残りの部分から切り離されていることをいう（図20-1）。切断は生命を脅かしかねず、また、しばしば機能障害をもたらす。四肢切断の際には、初期の出血がしばしば深刻となるが、とくに大腿部や上腕部での切断であれば、止血帯が出血を制御する最良の選択である。止血帯は、できるだけ多くの組織を救うために、実際に切断されている部分になるべく近い場所で装着するべきである。

四肢切断に対する全身状態の安定化

　断端は、出血を制御するために圧迫し、湿らせた滅菌被覆材と弾性包

表20-1　ロード＆ゴーの適応となる四肢外傷

- 四肢切断
- 制御できない大量出血を伴った四肢の穿通外傷もしくは鈍的外傷
- 大腿骨骨折
- 開放骨折

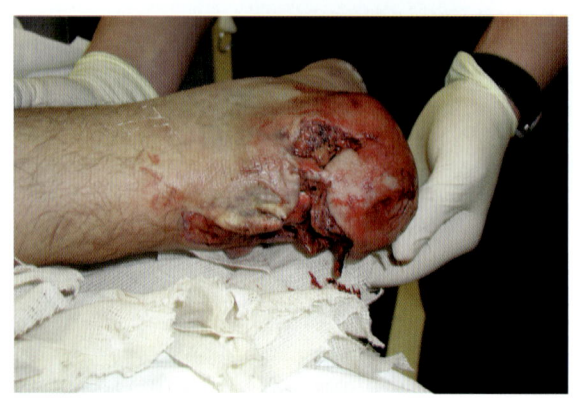

図20-1 四肢切断は、生命を脅かすと同時に、四肢そのものにも脅威である。

帯を用いて覆う。被覆材は断端全体にわたって無理なく均一に圧力がかかるように十分な力でしっかり覆う。湿らせた滅菌被覆材は、内部の組織が空気にさらされ乾ききらないようにするために必要である（**図20-2**）。これは、4×4インチ（10×10 cm）の滅菌ガーゼを用い、その上を被覆材と弾性包帯で覆い止血を達成できる。

切断肢は常に探し出し、再接着の可能性に備えて傷病者とともに搬送するように努めなければならない（**図20-3**）。もし切断肢が見つかれば、ざっと汚れを取る（泥を洗い流す）。生理食塩水で湿らせた被覆材を用いて、露出した筋肉、腱、そして神経組織を覆わなければならない。切断肢はプラスチックの袋に入れて、氷水に入れる。氷しか入っていない容器に切断肢の入ったプラスチックの袋を入れてはならない。なぜなら切断肢の組織に修復できない損傷を与えてしまうからである。負傷者のCAB（循環・気道・呼吸）が安定したら、二次救命処置スタッフによって、負傷者を外傷センターへ搬送する。できれば顕微鏡下手術の可能な外傷センターへ搬送する。もし、負傷者の搬送に同行するならば、二次評価を行い、ショックの徴候が出ていないか絶えず監視しなければならない。

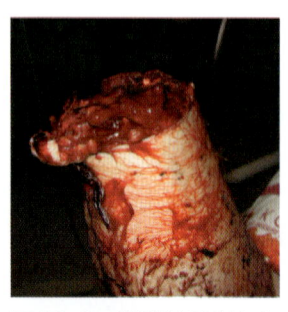

図20-2 断端は露出した組織が乾燥しないように被覆する必要がある。

大腿骨骨折

大腿骨は身体のなかでもっとも大きな骨であり、体内でもっとも強靱ないくつかの筋肉で囲まれている。大腿骨が骨折すると、筋肉は短縮し、鋭利な骨折断端が突き刺さり軟部組織を損傷する。さらに重要なことは、緊張を失った筋肉は血液が溜まるスペースを生じる。一般的に、大腿骨折によって循環血液のうち少なくとも1Lの血液を失う。両側の大腿骨を骨折した負傷者の出血は3Lに達し、生命に重大な脅威をもたらす。大腿骨骨折の症候や症状は、疼痛、腫脹、変形、硬直、短縮、挫傷、損傷部位をかばう仕草、軋音（触診の際にプチプチという音をたてる皮下の空気の音、または骨折して2本になった骨が擦れ合う音）を含む。

> **現場では**
> 負傷したSWAT隊員は、切断部位からの重篤な初期の出血を制御するために、できれば自分で止血帯を装着する。この止血帯は救出や後送の間はそのままにしておく。

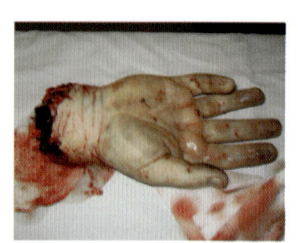

図20-3 切断された部分は再接着の可能性があるため、切断肢の探索に努め、負傷者とともに切断肢を搬送すべきである。理想的には顕微鏡下手術が行える病院に搬送する。

大腿骨骨折の安定化処置

負傷者の循環を安定化させるためには、大腿骨骨折に対して副木を当てなければならない。大腿骨骨折では、理想的には牽引副子を当てなければならない。牽引副子は弛緩した筋肉に再び緊張をもたらし、出血を制御する。牽引副子は大きすぎて出動の際には持ち込めないことが多いので、事態対処現場に導入することは難しい。ケンドリックスプリントのように、バックパックで持ち運べたり、SWATユニットの車両に積載できるような、コンパクトな牽引副子キットもある（**図20-4**）。牽引副子は出血を制御して痛みを軽減するために、できるだけ早く装着されるべきである。

もし牽引副子が使えなければ、副木は以下のようなものから即席でつくることができる。

- 板
- 棒
- 木の枝
- ダンボール

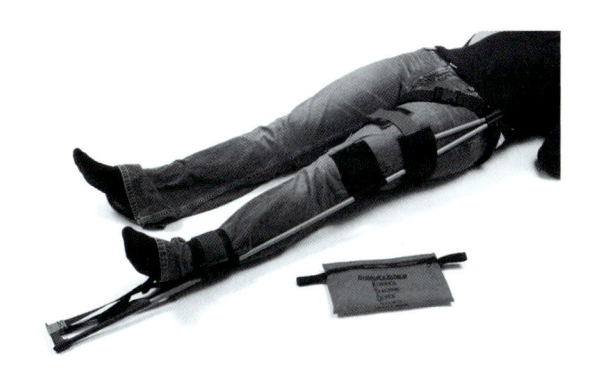

図 20-4　ケンドリックスプリント

▪ ほうき

骨折した脚を（ある程度）固定するために包帯や、包帯と三角巾を組み合わせて健側の脚を解剖学的副木として利用できる。

即席の副木を導入するには以下の手順に従う。

1. 副木に膝を固定できるだけの長さがあるかどうか確かめる。
2. もし可能であれば、少なくとも4カ所（2カ所は骨折部より近位で、残りの2カ所は骨折部より遠位）で副木を固定し、結び目は固結びとし、脚ではなく副木の上で結ぶ。
3. 損傷部位に過度な圧力がかからないように、骨折の隆起が触れるところには副木の下にパッドをあてる。
4. 大腿骨骨折部より遠位の循環をチェックする。蒼白、白色、青みがかった灰色をした皮膚は、循環不全の指標なので注意しなければならない。負傷者の毛細血管の再充満も評価する。損傷した四肢の温度もチェックする。（手袋をはずした状態で）自分の手を使って健側と患側の温度を比べる。損傷部より遠位の皮膚の温度が低い場合には、血の巡りが悪いことを示している可能性がある。
5. 副木を正しい位置に当てる。
6. 大腿骨が高度に変形していたり、末梢の循環が損なわれていたりしたら、解剖学的に正しい位置となるように長管骨を直線状に整える。動かす前に、事態対処医療要員（tactical medical provider；TMP）の訓練レベルや所属機関のプロトコールに沿って、鎮痛薬の使用について考えなければならない。必要最小限の力を加える。損傷した手足の先にしっかり手を添えて引っ張る。損傷部が完全に副木にあてがわれるまでは力を抜いてはならない。常に四肢の長軸方向に牽引する。自然な、損傷していない四肢が横たわる形をイメージしながら、損傷した四肢が損傷していない状態に近い位置になるまで、イメージされた四肢のラインに沿って愛護的に牽引する（**図 20-5**）。足をつかんで牽引を始める際、最初の引っ張りで骨折部が動くため、たいていの場合はある程度の痛みが生じる。もし牽引の介助者が、骨折部下方からじかに損傷した四肢を支えることができれば、この痛みを軽減できるかもしれない。この最初の痛みはすぐに和らぎ、さらに愛護的な牽引を行うことができる。しかし、負傷者が牽引に強く抵抗したり、牽引する前より大きな痛みが引き起こされれば、牽引をやめて変形したままの肢位で患肢に副木を当てなければならない。骨折部に整復を試みるのは2回までである。もしうまくいかなかったら、そのままで副木を当てる。
7. 副木を1本ずつ脚の外側・内側に当てる。もし可能であれば、副木は膝よりも遠位に確実に届くようにする。
8. 副木を紐などでくくる。即席の三角巾となるも

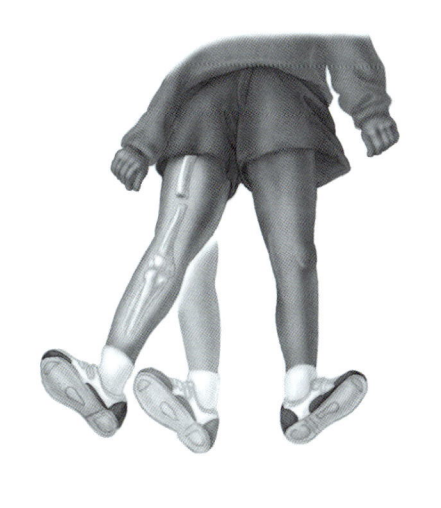

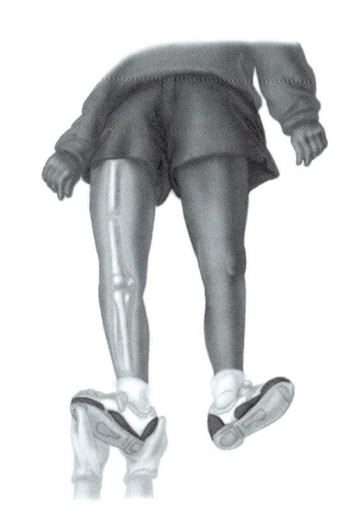

図 20-5　損傷した四肢を牽引するには、損傷していなかった場合の位置を想像し、その位置になるまで愛護的に引っ張る。いったん牽引を開始したら、終了まで決して手を放してはならない。

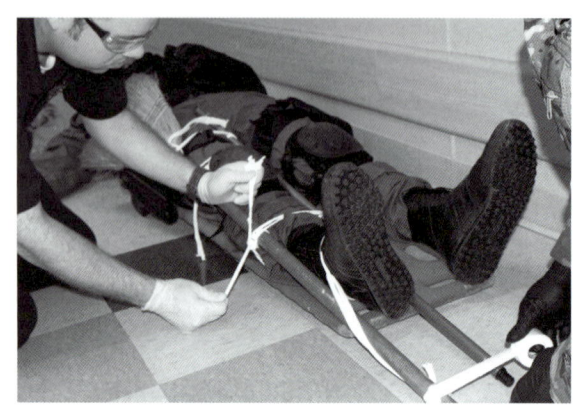

図20-6 三角巾の代わりになるもの、もしくは実際の三角巾で骨折部の遠位と近位の正しい位置に副木をしっかりと固定する。

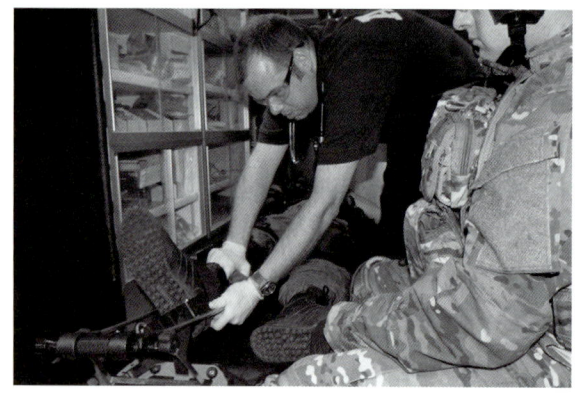

図20-7 副木をあてがった後に患肢の循環を再度チェックする。

の、もしくは三角巾で骨折部の近位と遠位で副木をしっかり固定する。即席の三角巾としては、布を割いたものや、ベルトなど手に入るものなら何でもよい。損傷部位を動かすのは最小限にとどめ、副木を縛り固定する。三角巾を本来の身体の曲線（や空間）に合わせて滑り込ませ、正しい位置で愛護的に、ほどけない結び方で結ぶ。すべての結び目は副木の上で負傷者の身体の外側になるように結ぶ（**図20-6**）。決して骨折・脱臼が疑われる部位の直上で三角巾を結んではならない。

9. 副木の固定が適切かどうか確認する。副木として使用しているものが正しい位置を保つために十分に固定されているか、ただし循環障害をきたさない程度の固定であることを確認する。
10. 副木を当てたあと、負傷者の循環を再度チェックし、（コンパートメント症候群の可能性をふまえて）下腿が腫脹していないか観察する。（**図20-7**）。包帯は、両下肢に巻いて損傷していないほうの下肢を支え、患肢を固定するのに用いる。
11. 負傷者を搬送するため救急車や航空機へ後送する。

もし事態対処現場で牽引副子を使えなかった場合、搬送の前に即席の副木を外して牽引副子を用いる。骨折部より遠位側の循環をチェックし、健側肢の横で本来あるべき脚の長さを決めるために副木を置く。牽引副子は足からさらに6〜10インチ（15〜25 cm）長いものでなければならない。もう1人の事態対処医療要員が牽引副子の踵を挿入する部位に踵を固定するまでは、脚の動きが最小限となるように支持し固定しなければならない。踵が挿入部位にしっかりと入ったら、もう1人の事態対処医療要員が下肢を整復するのに十分な力で愛護的に長軸方向に牽引する。その後、副子を正しい位置に設置し、副子の上位側の連結環を再度評価する。

負傷者は、二次救命処置が施行可能なスタッフによって外傷センターに搬送されなければならない。もし負傷者の搬送に付き添うならば、負傷者を二次評価する。大腿骨の牽引が適切に管理されているかを確認し、負傷者の神経血管の状態を監視する。骨折部から遠位の四肢について、脈拍、色調、温度、神経学的機能、毛細血管再充満時間を頻回にチェックする。損傷した四肢は可能な限り挙上する。痛みと腫脹を軽減させるために、氷水のパックを20分ごとにあてがったり外したりする。氷が直接皮膚に接着することは避ける。循環不全に対する観察を行い、循環不全を防ぐための手段を講じる。

開放骨折

開放骨折では、骨を覆う皮膚が破綻しており、敗血症や死につながる感染の機会が増加する（**図20-8**）。開放骨折は一般的に高エネルギー外傷の結果生じる。そのため、非開放骨折に比べて出血量が多い可能性がある。

開放骨折に対する安定化処置

開放骨折の負傷者はすべて直ちに現場から後送するように手配する。後送に際して負傷者の状態を安定化

挟まれた、もしくは圧挫された四肢

テロ活動の増加により、挟まれた、または圧座された四肢に遭遇する可能性も増加している。倒壊した建物の重い瓦礫や重機に押しつぶされた四肢損傷の負傷者に対する適切な医療処置とは何かを知っていなければならない。しかし、適切なトレーニングを受け、メディカルディレクターから認定されないうちは、この処置を行ってはならない。挟まれた四肢に対する処置で最低限必要な知識は次のとおりである。挟まれた四肢の上にある重量物を単純に持ち上げるといった不適切な救出は突然死を引き起こしうるということである。

もし負傷者が重量物の残骸や建造物の下敷きになって動けなくなっている場合は、すぐに助けを呼ばなければならない。適切なトレーニングを受けた救助チームと装備が必要である。捜索と救助や二次救命処置の技術に関して適切なトレーニングを受けておらず、適切な救出方法や医療資器材がなければ負傷者の救出を試みてはならない。適切な防護装備がなく、訓練を行っていないなかで危険物事案に加わらないことと同様に、適切な装備やトレーニングなしに瓦礫がある場所に立ち向かってはならない。自分が犠牲者になっては他の誰を助けることもできない。負傷者とコミュニケーションを図り、救助がこちらに向かっていることを伝える。

重い瓦礫や物に挟まれていた四肢はクラッシュシンドロームを発症するリスクがある。クラッシュシンドロームは、挟まれた四肢が救出されたり解放された後に筋肉の代謝や循環が障害されるもので、長時間、圧迫されていた場合に生じる。このような状態は、長い時間、四肢を体の下にして（4～6時間圧迫した状態で）横たわっていた負傷者にも起こりうる。

筋肉が4～6時間圧迫されると、筋細胞は壊死を始め、局所の血管内に細胞内の物質が流れ出す。局所を圧迫していた力が取り除かれると、血流が再開し、局所の血管内に流れ出した細胞内の物質が即座に全身の循環に流入する。懸念される物質で主要なものは乳酸、カリウム、ミオグロビンである。とくにミオグロビンが全身循環に流入すると、血液のpHが低下し、高カリウム血症となり、腎機能障害（横紋筋融解症と急性腎不全）が生じる。クラッシュシンドロームでは救出された負傷者は、放出されたカリウムが心臓に到着し、その結果、突然死に見舞われる。それまではしばしば笑顔を見せていた人が突然死するためクラッシュシンドロームは「微笑みながらの死」として知られている。

捜索救助チームと共に働いている際の目標は、挟まれた四肢がいったん解放された際に身体に生じる合併症を防ぐことである。負傷者の管理は必ず所属機関のプロトコールに従って適切にトレーニングされた医療従事者によって施行されなければならない。

まず、高流量の酸素を負傷者に投与し、輸液を開始する。救出する直前に2L以上の生理食塩水（カリウムを含む乳酸リンゲル液ではない）を投与し、重炭酸ナトリウムを1 mEq/kg投与する。重量物を除去する直前には損傷部の近位1カ所か2カ所に止血帯を装着することを考慮する。挟まれた部分が解放されるときは、負傷者に心電図モニターを装着していなければならず、高カリウム血症の症候がみられたら（T波の増高、超急性期T波）、グルコン酸カルシウムを5分おきに緩徐に静脈内投与する。もし静脈輸液路や骨髄輸液路が確保できない場合には、ミオグロビンやカリウムの放出を遅らせ、血液が筋肉に流れ込むのを遅らせるために、挟まれている四肢の近位側に止血帯を装着する。止血帯は、病院に着いてから、もしくは搬送時間が長引く場合は搬送中にゆっくり取り外す。

輸液路が確保されたら、200～300 mL/時の輸液を投与し続けなければならない。尿のpHが6.5より大きい状態を保つように重炭酸ナトリウムを投与する。等浸透圧の溶液にするには、3アンプルの重炭酸ナトリウムを5％ブドウ糖液1Lに加えればよい。マニトールは利尿薬としての選択肢となる。マニトールは、浸透圧性の利尿作用があり、損傷された筋肉の浮腫を軽減し、血管内水分量を増加させる働きがある。また、尿細管を拡張し、内部を洗い流す働きもある。マニトールはまた、直接的な損傷を減少するフリーラジカルスカベンジャーでもある。ループ利尿薬（フロセミド）は尿を酸性化させるため、避けるべきである。

負傷者の生存可能性と損傷肢の温存可能性を最大にするために、二次救命処置スタッフによって適切な医療施設に迅速に搬送することはきわめて重要である。遠位の脈拍と運動機能や知覚の有無を調べて記録する。コンパートメント症候群が生じていないか絶えず観察する。搬送中に必要な輸液を継続し、所属機関のプロトコールに従って必要に応じて鎮痛薬を投与する。

するためには、汚染物質をブラシや水の勢いで洗い流し、創と骨に滅菌ガーゼを当てて外出血を制御する。包帯は損傷部から末梢側の循環を阻害せずに十分止血できるくらいの強さで固定する。包帯より遠位側の循環、感覚、動きを評価することにより包帯の締めつけ具合を観察する。骨折や内出血による腫脹によって包帯は締めつけすぎることがある。もし出血が制御できなければ、止血帯を用いる。いったん出血が制御できたら、なるべく二次救命処置施行可能なスタッフと共に、負傷者を後送し、素早く搬送する。搬送の際、傷病者に付き添うならば、他に外傷がないか二次評価を行う。負傷者が強い疼痛を訴える場合には、所属機関のプロトコールに従って薬剤の投与が必要になるかもしれない。頻脈や血圧の低下、創傷部周辺の皮膚の熱

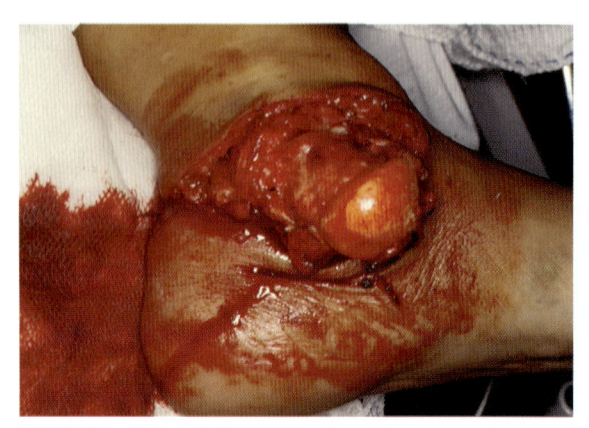

図20-8 骨端は皮膚を貫いて顔を出すか、開放骨折の創内で見えている状態にある。

感など、敗血症の症候も注意して観察しなければならない。

四肢外傷の合併症

コンパートメント症候群

コンパートメント症候群では、四肢を区画する線維質の筋膜組織の内部に出血や腫脹が生じ、利用できる空間が埋め尽くされ、その結果循環が障害され疼痛が生じる。コンパートメント症候群がもっとも生じやすい解剖学的部位は、前腕と下肢である。しかし、どの四肢においても、また殿部においても、コンパートメント症候群は起こりうる。コンパートメント症候群は通常、数時間かけて進行し、搬送中の二次評価の際によく発見される。

コンパートメント症候群の原因には、直近の外傷と長時間の包帯、副木、ギプスの使用、そして、循環を障害するほど強く締めすぎたショックパンツ（pneumatic anti-shock garment；PASG）の装着が含まれる。数々の内因性の要素もまたコンパートメント内の容積を増加させる可能性がある。例えば、コンパートメント内の出血は、非開放骨折、脱臼や挫滅（圧挫）損傷によって引き起こされる可能性がある。よくある誤解は、開放骨折はコンパートメント症候群の心配がない、というものである。

コンパートメント症候群の症候と症状は、当初、損傷の見た目とは不釣り合いな強い痛みとして現れ、時にはコンパートメント部位を超えて、焼けつくような痛みや異常知覚（しびれやチクチクした痛み）として表現される。その他の症候としては、使用していないときの筋肉の緊張や、損傷部位より遠位の感覚や脈拍の消失、伸展時や自発運動時の極度の痛みなどがあげられる。脈拍が触知できるからといって、コンパートメント症候群を除外できない。症候は一般的に、6つのP、すなわちpain（疼痛）、pallor（蒼白）、pulselessness（脈拍触知不能）、paresthesia（異常知覚）、paralysis（麻痺）、pressure（コンパートメント内圧の上昇）で表現される。時には、7番目のPとして、poikilothermia（皮膚温の低下）を含むこともある（例えば、影響を受けた四肢が冷たくなっている場合）。

目標は、負傷者をできるだけ早く救急設備のあるところに搬送することである。四肢の筋肉は遠位の脈が良好に触れていてもすでに壊死している場合がある。なぜなら、それぞれの上肢、下肢にはコンパートメントが複数あるからである。心臓の高さまで（「心臓より高く」ではなく）四肢を挙上し、四肢に氷水のパックを置き、圧迫している被覆材や副木を外したり緩めたりしなければならない。

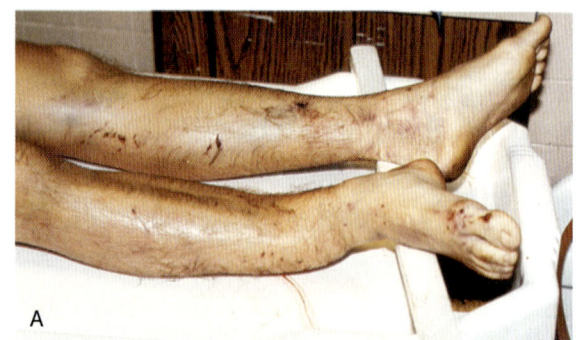

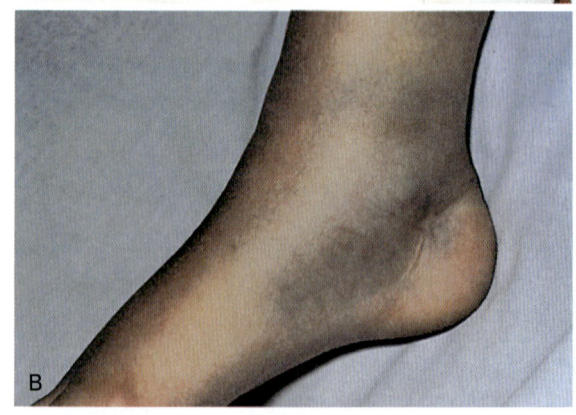

図20-9 A：明らかな変形が骨折の症候である。B：骨折は通常、周囲の組織への皮下出血を伴っている。

第20章 四肢外傷

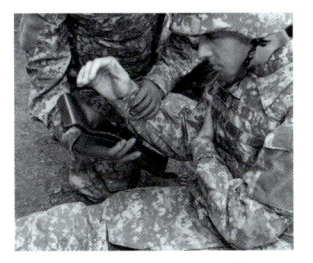

図20-10 サムスプリント®を健側で型取る。

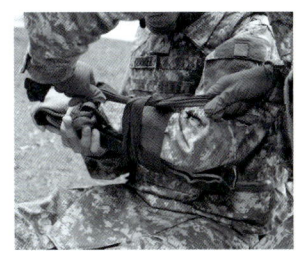

図20-11 もし可能であれば、負傷者自身に損傷した四肢の固定を介助してもらう。

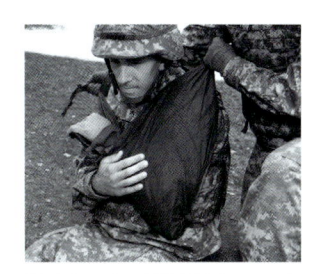

図20-12 四肢固定に三角巾を使用する。

治療後に搬送する外傷

非開放骨折

前腕骨、上腕骨、脛骨の非開放骨折はロード＆ゴーとなる外傷ではない。非開放骨折では、骨を覆っている皮膚に損傷はないため、感染の可能性が低い。非開放骨折の症候と症状は、疼痛、腫脹、変形、ぎこちなさ、短縮、回旋、角状変形、皮下出血、かばう仕草、軋音である（**図20-9**）。

非開放骨折の管理

前腕骨、上腕骨、脛骨の非開放骨折はロード＆ゴーとなる外傷ではないために、後送し搬送する前にサムスプリント®を装着する時間的余裕がある。サムスプリント®は四肢の形状に合うように成形することができるので事態対処現場では有用である。サムスプリント®を用いる場合には、次の手順に従う。

1. 可能であれば、負傷者自身による損傷した四肢の固定法を適用する。
2. サムスプリント®の形を負傷者の健側に合わせて型取る（**図20-10**）。
3. 型取ったサムスプリント®を損傷した四肢にあてがい、固定する。もし可能ならば、負傷者自身にも損傷した四肢の安定化を手伝ってもらう（**図20-11**）。
4. 四肢の安定化のために、三角巾を使用する（**図20-12**）。
5. 四肢を負傷者の体幹に固定するために包帯を用いる。

副木を当てて四肢骨折が完全に固定されるまで、負傷者を後送させてはならない。非開放骨折症例はロー

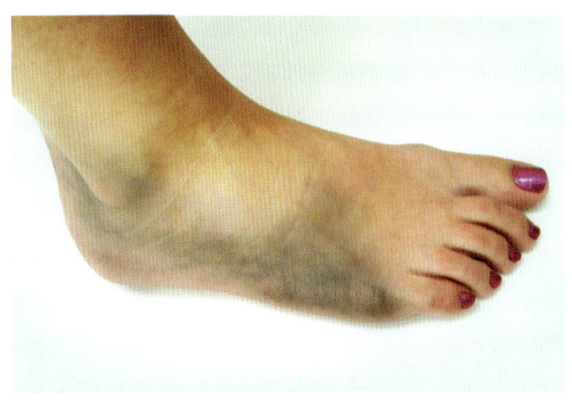

図20-13 捻挫は、膝や足関節にもっともよく生じ、腫脹、挫傷、圧痛、自発痛、そして関節の不安定性といった特徴がある。

ド＆ゴー外傷ではないので、出動事態が解除となり一般のEMS隊員によってストレッチャーや担架で後送させられるようになるまで負傷者は待機すべきである。もし適切であれば、所属機関のプロトコールに従って、後送までの間、鎮痛薬を用いる。もし負傷者の搬送に同伴する場合は、二次評価を行い、ショックに陥らないように観察する。

捻挫

捻挫は、関節を支える靱帯や軟部組織が引き伸ばされたり、ちぎれたりする損傷である。捻挫の症候は、関節の痛みや圧力、動かした際の疼痛、腫脹、圧痛、可動域の減少、変色、筋挫傷などである（**図20-13**）。

捻挫は無理な引っ張る力が加わったり、筋肉や腱がちぎれることで生じる。さらなる症候としては、疼痛、跛行やこわばり（時には筋肉のこぶを伴う）、損傷部位の中程度の腫脹、変色、損傷が影響する部位の筋力の低下などがある。もし筋肉が明らかに裂けているような場合には、その部位にくぼみが触知できる。

程度に差はあれ、疼痛、挫傷、腫脹は、軽度・中等

度・重度といった捻挫の3つのカテゴリーすべてに共通する。軽度の捻挫では、靱帯は牽引されても関節は緩まない。中等度の捻挫では靱帯は部分的にちぎれ、関節の不安定性とある程度の腫脹を生じる。重度の捻挫では、受傷時に強烈な疼痛が生じ、靱帯は完全に裂けたり骨から離解したりする。靱帯が完全に断裂すると関節は不安定となり、機能を失う可能性がある。

捻挫は、関節が正常な位置からはじき出され、関節を支えている靱帯が過度に引き伸ばされるような直接的または間接的な外傷（転落、身体への殴打など）によって生じ、重傷な症例では、靱帯は断裂する可能性がある。事態対処現場では、この外傷はSWAT隊員が腕を広げたまま着地したり、足の側面で跳び上がったり着地したり、でこぼこした地面を走ったり、闘争的な犯罪者を拘束する際に生じる。

筋挫傷

筋挫傷とは筋肉と筋肉を骨につなぎとめている線維質の索状組織、すなわち腱のいずれか、あるいは両方を捻ったり、引き伸ばしたり、断裂することである。身体をじかに殴打した際や、筋肉が過度に引き伸ばされたり、極端に圧縮された場合に急性の筋挫傷が生じる。慢性の筋挫傷は、筋肉や腱の酷使、つまり長期間にわたる繰り返しの動きの結果生じる。激しいトレーニング中に取る休養が不適切な場合、筋挫傷を引き起こす可能性がある。腱は部分的に損傷したり引き伸ばされたり、また、重症例では、完全に裂けたり断裂したりする。上腕二頭筋腱とアキレス腱は事態対処現場で断裂がもっともよく認められる2つの腱である。

SWAT隊員は次のようなこともよく経験する。

- **背筋挫傷**：脊椎を支えている筋肉や腱が捻られたり引き伸ばされたりちぎれたりすると、背筋挫傷を生じる。重いものを持ち上げたり、激しい喧嘩や、倒れたSWAT隊員が引きずられる際にこのような外傷が生じる。
- **ハムストリングの筋挫傷**：ハムストリングの筋挫傷は、大腿背側の主要な筋や腱がちぎれたり引き伸ばされたりして生じる。この損傷により、SWAT隊員は6カ月ほど仕事に復帰できない場合がある。ハムストリングと大腿前方の筋肉である大腿四頭筋との筋力のバランスが崩れることが原因とされている。ドアを蹴ったり、走ったり、跳んだりすることは、

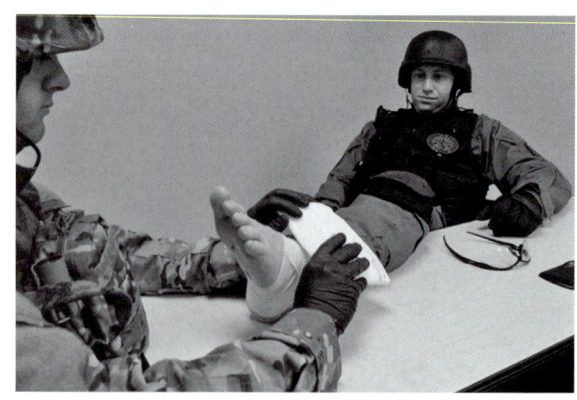

図20-14 損傷した四肢は負傷者の鼻の高さまで挙上する。

ハムストリングを引っ張ることにつながる。ハムストリングの損傷は再発しやすい。

筋挫傷は疼痛、筋攣縮、筋力低下、腫脹、炎症、こむらがえりと関係がある。軽度の筋挫傷では、筋肉や腱は軽く伸ばされたり、引っ張られたりする。中等度の筋挫傷では筋肉や腱は過度に引き伸ばされたり、少し裂けたりするので、いくつかの筋肉の機能が失われるかもしれない。重度の筋挫傷では、筋肉や腱は部分的あるいは完全に断裂し、SWAT隊員として通常どおりには働けなくなる。

捻挫と筋挫傷の治療

ほとんどの捻挫と筋挫傷の負傷者は病院へ搬送する必要はない。しかし、重度の捻挫と骨折を鑑別することは困難であるので、注意しすぎとなるかもしれないが、さらなる評価を行うために搬送する。軽度から中等度の捻挫や筋挫傷に対しては、負傷者を医師に診てもらい、さらなる外傷の評価と治療やリハビリの立案をしてもらう。中等度の捻挫や筋挫傷のなかには、手術とその後何カ月もの理学療法が必要となるものもある。軽度の捻挫や筋挫傷では、回復過程でリハビリ訓練や行動制限を必要とすることがある。良質なリハビリは、引き続いて起こる損傷や永久的な機能障害を避けるために重要である。

ほとんどの捻挫と筋挫傷において、負傷者は医師の診察を受けるまで、いわゆるRICE法に従わなければならない。これは、rest（安静）、ice（氷冷）、compression（圧迫）、elevation（挙上）からなる。腫脹や疼痛が残っている限り、損傷四肢で歩いたり、損傷四肢を使ったりしてはならない。負傷者には「痛むならする

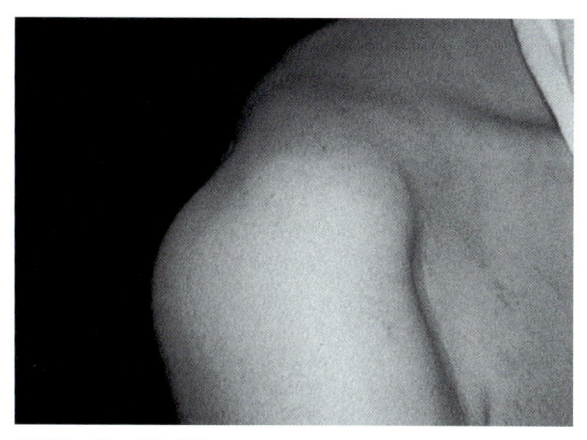

図 20-15　肩の脱臼

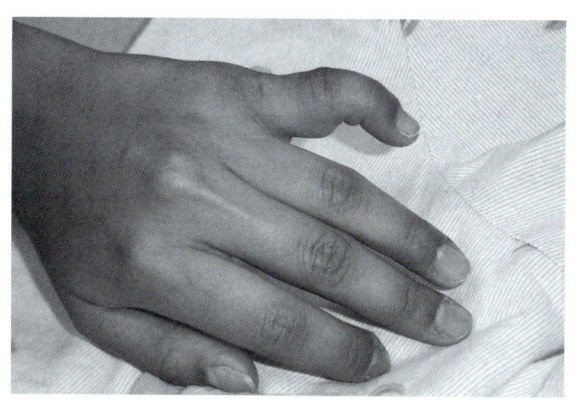

図 20-16　指の脱臼

な」と告げておく。最初の24～48時間は、20分おきに冷却パックを損傷部位にあてがったり、外したりを繰り返さなければならない。損傷した四肢は、腫脹を軽減させるために心臓より高い位置に挙上しなければならない。負傷者には、損傷した四肢を、自分の鼻の高さにまで挙上しておくように勧める（**図20-14**）。弾性包帯によって締めつけない程度に圧迫することは、腫脹を軽減させ治癒を促進するのに役立つ。RICE法を2日間行った後に、損傷部位を温めると、局所の血の巡りがよくなり治癒が促進する。

脱　臼

　骨が関節から外れたとき、その状況を脱臼という（**図20-15**）。身体の一部が正常の可動域を超えたとき、脱臼が起こる。合併骨折がないと証明されるまでは、すべての脱臼は骨折を伴っているとして扱われなければならない。関節脱臼は生命にかかわらないが、適切に対処しなければ、四肢切断につながりうる神経血管損傷の可能性があるために、緊急対応症例にあてはまる。事態対処医療要員の訓練レベルと所属機関のプロトコールに従った鎮痛薬の投与を考慮する。脱臼の症候と症状は、疼痛、腫脹、解剖学的なゆがみ、短縮、皮下出血、かばう仕草や「鍵がかかったように」動かなくなること、動かせないこと、などがあげられる（**図20-16**）。

　適切なトレーニングを受けて、所属機関のプロトコールかメディカルディレクターにより許されている場合にのみ、脱臼の整復を試みる。脱臼を整復し元の位置に戻すことは、さらなる損傷を引き起こしうる。循環を保ちつつ快適な位置で関節に副木を当てる。副木を当てた後で損傷部位より遠位の脈拍を再評価する。さらなる評価と治療のために負傷者を病院へ搬送する。

まとめ

確認事項

- 事態対処現場で遭遇する四肢損傷は、不自由なだけのものから生命に危険を及ぼすものまで多岐にわたる。
- ロード＆ゴー損傷は、四肢切断、大腿骨折と開放骨折を含む。
- 四肢切断の初期の出血は深刻なものとなりうる。事態対処現場において、止血帯は出血制御の最良の選択肢である。
- 大腿骨骨折の際には、尖った骨折端が軟部組織に損傷を与えうる。もし可能であれば、出血を制御し負傷者の苦痛を和らげるために牽引副子を使用する。
- 開放骨折は敗血症や死につながりうる感染の危険性をもたらす。開放骨折は外科的緊急であり、即時の後送と搬送が必要である。
- コンパートメント症候群の目標は、四肢の脈が触れなくなる前に負傷者を緊急対応可能な施設に搬送することである。
- 前腕、上腕、脛骨の非開放骨折はロード＆ゴー適応の外傷ではない。後送・搬送の前にサムスプリント®を装着する。
- 捻挫は関節を支える靱帯や軟部組織が、引き伸ばされたり、ちぎれたりする損傷である。捻挫は、軽度・中等度・重度に分類される。
- 筋挫傷は筋肉や腱を捻ったり、引っ張ったり、裂いたりする損傷である。上腕二頭筋腱、アキレス腱、背筋およびハムストリングの筋挫傷が事態対処現場でよく認められる。
- 脱臼は関節から骨の位置がずれた状態をいう。脱臼は神経血管損傷を引き起こす可能性があるという点で緊急性がある。事態対処医療要員が適切なトレーニングを受け承認を受けている場合のみ、脱臼の整復を試みる。

重要語句

横紋筋融解症
カリウムやミオグロビンの放出につながる筋組織の崩壊であり、カリウムやミオグロビンは血中や尿中に蓄積され腎での濾過機能を障害する。しばしばクラッシュシンドロームに伴って生じる。

筋挫傷
筋肉の伸展や裂傷で、肉離れとも呼ばれる。

クラッシュシンドローム
四肢が押しつぶされたり身体の一部が長い間挟まったままの状態で生じる重篤な代謝障害。腎不全や死をもたらしうる。

高カリウム血症
血中のカリウム濃度が異常に上昇すること。

コンパートメント症候群
限られた空間に危険なほど高い圧力が生じる腫脹。血流を途絶させたり、損傷しやすい組織を傷つける可能性があり、子どもの肘や膝より遠位の骨折でしばしばみられる。

切断
身体の一部が完全に切断された損傷。

捻挫
関節の損傷のことであり、関節を支える靱帯の損傷や、時には亜脱臼や骨端の一時的な位置異常を含む。

ミオグロビン
心筋や骨格筋に高濃度で存在する、酸素運搬に関係する蛋白質。

第21章 軟部組織の損傷

学習目標

- 重症熱傷負傷者の安定化処置を説明することができる。
- 重症電撃傷負傷者の安定化処置を説明することができる。
- 事態対処現場における軟部組織損傷の治療法を説明することができる。
- 事態対処現場における擦過傷の治療法を説明することができる。
- 事態対処現場における裂創の治療法を説明することができる。
- 事態対処現場における皮膚剥離の治療法を説明することができる。
- 事態対処現場における裂片の治療法を説明することができる。
- 事態対処現場における咬傷の治療法を説明することができる。
- 事態対処現場における爪下血腫の治療法を説明することができる。
- 事態対処現場における皮膚真菌症の治療法を説明することができる。
- 事態対処現場における接触性皮膚炎の治療法を説明することができる。
- 事態対処現場における水疱の治療法を説明することができる。

はじめに

皮膚は、外圧や感染に対する第一の防御組織である。比較的強靱ではあるが、損傷を受けやすい。軟部組織における損傷には、打撲痕や擦過創といった軽微なものから熱傷に至るさまざまなものがある。単純な裂創といった軽微の損傷はほとんど治療が必要ではなく、時間経過とともに治癒する。一方で、電撃傷はロード＆ゴー適応であり、傷病者の生存率を高めるため、安定化処置や迅速な搬送が必要である。本章では、一連の軟部組織損傷について扱う。

ロード＆ゴー症例

事態対処現場においては、受傷状況は目撃されているため、受傷機転（mechanism of injury；MOI）はあらかじめ知られていることが多い。重症熱傷や化学熱傷が生じた場合、二次救命処置（advanced life support；ALS）が可能な救急車もしくはヘリコプターによる迅速な後送を手配しながら、時間が限られているため熱傷の進行を止め、循環を安定化させる、気道を確保する、呼吸を補助するといった安定化処置を開始する（表21-1）。

熱傷

事態対処現場における熱傷は珍しいが、陽動作戦の装置、仕掛け爆弾、爆発や火災によって起こることもある。SWAT（Special Weapons and Tactics、特殊火器戦術部隊）ユニットが使用する化学弾薬のなかには、かなりの熱を発生するものもあり、被疑者が立てこもっている住居内で使用された場合、火災が偶発的に発生することもある。こういった化学弾薬を使用する場合、SWATユニットが消防隊を待機させていることが多いのはこのためである。

熱傷がロード＆ゴー症例かどうかを判断するためには、熱傷の深度、範囲、重症度を判定する必要がある。

表21-1 ロード＆ゴー症例

- 体表面積の10％以上の熱傷
- 皮下組織にまで及ぶ熱傷
- 電撃傷

熱傷深度

表在性熱傷、あるいはⅠ度熱傷は、表皮のみの損傷であり、紫外線曝露（日焼け）や軽症の閃光熱傷によるものである。皮膚は赤色を呈しているが、水疱形成はない。通常およそ7日間に瘢痕拘縮をきたすことなく軽快する。これはロード＆ゴー損傷ではない。

皮膚真皮に達する熱傷、あるいはⅡ度熱傷は、浅達性および深達性に分けることができる。浅達性Ⅱ度熱傷では、表皮および真皮の一部は損傷を受けるが、汗腺、皮脂腺、毛包などを含む真皮の深部には損傷は及ばない。この種の熱傷は、火炎にごく短時間曝露されることによって引き起こされることが多い。水疱が形成され、皮膚発赤を認め疼痛を伴う。この熱傷は広範囲に及ぶ、もしくは顔面、手、生殖器、足など厚い皮膚層に及ぶ場合を除き、通常は皮膚移植を必要としない。浅達性Ⅱ度熱傷は通常14～21日間に軽快する。瘢痕拘縮の程度は、熱傷面積による。深達性Ⅱ度熱傷は、蒸気、熱い油類、火炎との接触によって引き起こされることが多く、真皮のより深層に損傷が及ぶ。皮膚全層熱傷との判別が難しい場合もある。皮膚の水疱形成を認めるが炭化はなく、疼痛を伴う。軽快まで21日間以上を必要とし、外科的な植皮術を要する場合もある。熱傷の範囲や部位によっては、中等度の瘢痕拘縮を認めることもある。

皮膚全層熱傷、あるいはⅢ度熱傷は、皮下脂肪組織にまで及ぶ皮膚全層に損傷が及ぶ。熱傷部位では、神経根を含むすべての表皮・真皮の構造物が破壊され、その結果、血流が途絶した、白色で無痛性の、部分的炭化を伴った皮膚所見がみられる。皮膚全層熱傷は自然軽快することがなく、外科的植皮術が通常必要である。皮膚全層熱傷では瘢痕拘縮の程度も強く、長期的な治療が必要になる。体表面積（BSA）の10％以上の皮膚全層熱傷、しかもバイタルサインが不安定な傷病者は、ロード＆ゴーの状態であり、可能であれば熱傷センターへの搬送が望ましい。

また、筋肉、骨、大血管、神経などの皮膚深部の組織にまで熱傷が及んでいる場合は重症度が高く、生命にかかわる。

Ⅰ度熱傷、Ⅱ度熱傷、Ⅲ度熱傷については、**図21-1**を参照されたい。

熱傷面積

熱傷の深度は、熱傷の重症度を規定している因子の1つであるが、熱傷面積も同様に重症度規定因子である。熱傷の体表面積を推定するのにはいくつかの方法がある。もっとも汎用されている9の法則は、成人の体幹部の多くが、体表面積の9％あるいは9％の倍数により大まかに分けられる、という事実に基づく（**図21-2**）。Lund & Browderチャート（**図21-3**）も、熱傷面積を判断するのに用いることができる。

熱傷の重症度

米国熱傷学会は熱傷を、重症、中等症、軽症に3分類している。重症熱傷には以下のような場合が含まれる。

1. Ⅰ・Ⅱ度熱傷が成人において体表面積の25％以上、10歳未満の小児および50歳以上の成人において体表面積の20％以上である
2. Ⅲ度熱傷が体表面積の10％以上である

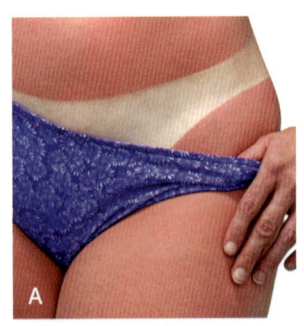

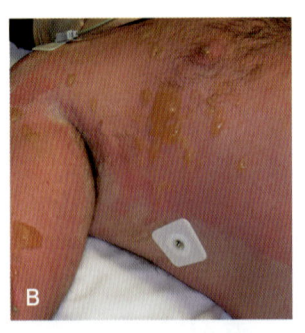

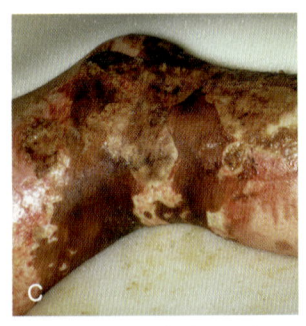

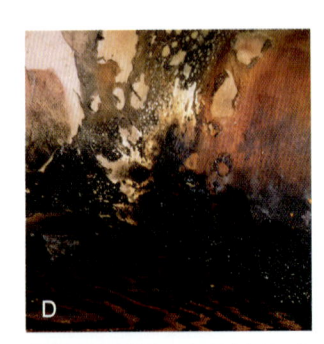

図21-1 熱傷の分類。A：Ⅰ度熱傷では、表皮のみの損傷。B：Ⅱ度熱傷では、真皮の一部にまで熱傷が及ぶが、皮膚全層にまでは及ばない。皮膚はまだら様に白色もしくは赤色を呈し、水疱形成を伴うことが多い。C：Ⅲ度熱傷では、皮膚全層にまで熱傷が及んでおり、時として皮下組織や筋肉にまで及ぶこともある。皮膚は乾燥し、革のようで、しばしば白色調で炭化している。D：筋肉、骨、大血管、神経などの皮膚深部の組織にまで熱傷が及ぶ。

第 21 章 軟部組織の損傷

8. 呼吸障害や末梢循環不全を起こすような腫脹性変化をきたす全周性の熱傷

中等症熱傷には、高電圧性電撃傷を除くと、以下のような場合が含まれる。

1. I・II度熱傷が成人において体表面積の 15〜25%、小児や高齢者において体表面積の 10〜20% である。
2. 機能的もしくは美容的障害を引き起こす可能性のある顔面、眼、耳、手、足、会陰部の熱傷を伴わない III 度熱傷が、体表面積の 2〜10% である。

軽症熱傷には、以下のような場合が含まれる。

1. I・II度熱傷が成人において体表面積の 15% 未満、小児や高齢者において体表面積の 10% 未満である。
2. 機能的もしくは美容的障害を引き起こす可能性のある顔面、眼、耳、手、足、会陰部の熱傷を伴わない III 度熱傷が、体表面積の 2% 未満である。

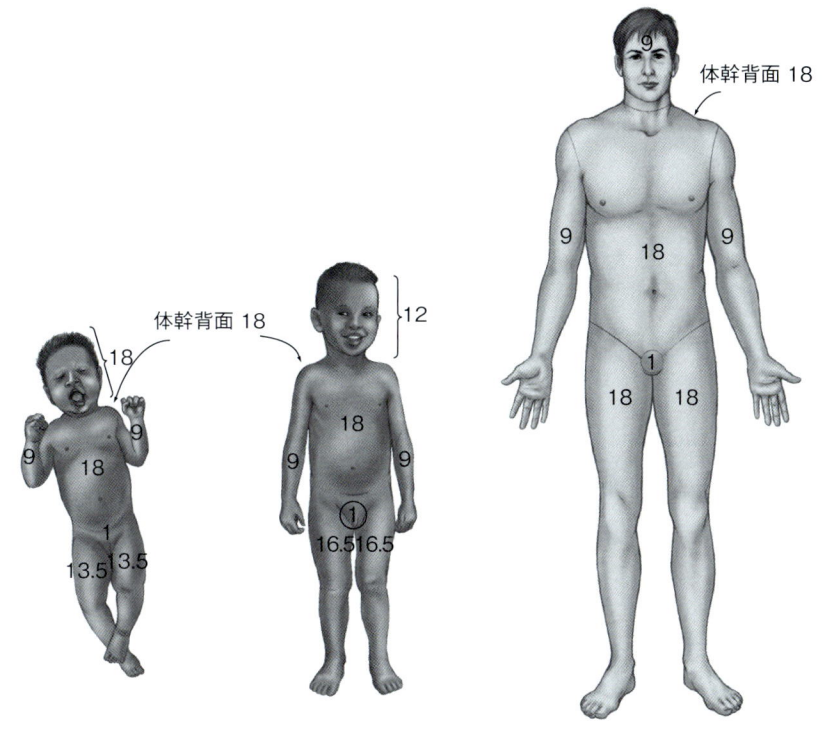

図 21-2 9の法則。体幹部が全体表面積のおよそ 9% に相当する面積によって部位に分けられている。各部位は乳児、小児、成人によって異なる。

3. 機能的もしくは美容的障害を引き起こす可能性のある顔面、眼、耳、手、足、会陰部の熱傷
4. 腐食性の化学剤による熱傷
5. 高電圧性電撃傷
6. 気道熱傷や重症外傷に合併する熱傷
7. 糖尿病やうっ血性心不全等の疾患を有する高リスク群患者の熱傷

図 21-3 Lund & Browder チャートによる熱傷面積 (Lund CC, Browder NC : The estimation of areas of burns. Surg Gynecol Obstet 79 : 352-358, 1944. より)

> **考慮すべき集団**
>
> 小児における熱傷は、成人の場合よりも重症化しやすい。乳児や小児の体重に対する体表面積が相対的に多いので、体液喪失や体温低下がより起こりやすいためである。さらに、成人と比して小児は熱傷に対しての耐性が十分でないことが多い。年齢や解剖学的特徴のため、ショックが重篤化しやすく、低体温化しやすく、また気道の問題を引き起こしやすいためである。

熱傷に対する安定化処置

すべての危険が取り除かれた後、熱傷負傷者に対する安定化処置の目標は、熱傷の進行を止め、循環・気道・呼吸（circulation, airway, breathing；CAB）を安定化し、迅速な搬送を行うことである。標準予防策は常に行う。熱傷によって負傷者の体幹を保護している皮膚組織が破壊され、体液に曝露されることが多くなるため、常に手袋を装着し、清潔な手袋や装備を用いて負傷者に接するべきである。

負傷者を燃焼中の区域から搬出する。衣服が燃えている場合、負傷者を毛布で覆うか、消火のための地域の消防プロトコールで定められているガイドラインに沿った行動をとるようにし、燻炎しているような衣服や貴金属類は取り除くようにする。融解して、皮膚に付着してしまったような衣服は取り除いてはならない。密着していない衣服は、負傷者の皮膚を露出するために愛護的に切り取ってもよい。衣服の完全な除去は、熱傷センターに搬送後行われることになる。

熱感をまだ伴っているような熱傷部位は、清潔水を用いて体幹部温度にまで下げるべきである。所属機関のプロトコールに従って処置する。熱傷面積が比較的小さいようであれば（目安として体表面積の15%未満）、熱傷部位を冷たい、滅菌水もしくは生理食塩水に浸すか、清潔で濡らした冷たい被覆材で覆うようにする。この処置により熱傷の進行を食い止め、疼痛を緩和する。しかし、過度の冷却によって感染の危険性や低体温症の危険性が高まるため、冷却処置は10分以上行うべきではない。負傷者接触よりも前に熱傷の進行がすでに止まっていて、熱傷部位の温度は体幹部の温度と変わりないようであれば、冷却処置そのものを行う必要はない。水に浸ける代替の方法として、熱傷の進行が止まるまで水をかけ続け、被覆材をあてがうことも可能である。

熱傷の進行が止まり、温度も体幹部温度にまで下がれば、熱傷の重症度をすばやく判断し、さらなる感染を防ぐため、熱傷部位を乾燥した滅菌被覆材を用いて覆うようにする。熱傷面積が広範囲でなければ、滅菌ガーゼがもっとも適している。より広範囲な熱傷には、清潔な白シーツで覆うこともできる。熱傷部位にはほかに何も塗らないことがもっとも重要である。軟膏、クリーム、抗菌薬などを使用してはならない。さらに、水疱を破るようなことはしてはならない。

できるだけ早く高濃度酸素投与を行い、必要であればバッグマスクによる補助換気を行う。火災による負傷者は、皮膚の熱傷よりも、噴煙の吸入によって死亡することのほうが多い。噴煙を吸入した負傷者の顔や鼻腔内には煤が付着していることが多く、喘鳴や呼吸困難などの気道の問題が生じることがある。したがって、高濃度酸素投与をできるだけ早く行うべきである。はじめは呼吸の問題はなさそうであっても、短時間で重度の呼吸障害に陥ることがあることを覚えておくことが重要である。気道の問題がないかどうか絶えず気道の評価を行い、必要であれば気管挿管を含めた気道開放のための処置を行うようにする。

より生命にかかわる可能性のある外傷の有無についても評価する。熱傷負傷者は、当初はバイタルサインも正常で意思疎通が可能なので、素早く評価することも容易なはずである。

ショックがあれば、その治療も行う。広範囲熱傷があれば、熱の蒸発などの原因により低体温症（体幹部の温度低下）を生じることがある。低体温症を防ぐため、温かい毛布で負傷者を覆うようにする。

ALSレベルの搬送車両まで迅速に後送する。ロード＆ゴー負傷者に対して、時間をかけて評価を行うために、あるいは熱傷を被覆するために搬送を遅らせることがあってはならない。搬送に同伴することが許可された場合、負傷者の状態が安定していて直近の医療機関に直ちに搬送することが必要でない場合、熱傷センターへ直接搬送することを考慮する。メディカルディレクターに確認や助言を求める。

重症熱傷負傷者に対して、事態対処現場では会話可能で何ら問題はなかったとしても、最終的には気管挿管が必要となることが多い。このような負傷者に対し

ては、麻酔薬などが十分揃った、整った環境下で気管挿管を行うことが望ましいことは明らかであるが、搬送途中に高度な気道確保が緊急に必要となる場合も必ずある。熱傷負傷者の気道に対してさらなる損傷を引き起こす可能性もあるため、もっとも気管挿管の経験のある者が、負傷者の気道管理を行うべきである。

重症熱傷負傷者においては、大口径の静脈路確保ができるだけ早く行われるべきである。熱傷負傷者において輸液開始が4時間より遅れれば、死亡率は高くなる。太い血管に大口径の静脈路確保を行い、乳酸リンゲル液もしくは生理食塩水の点滴を開始する。穿刺部位が他になければ、熱傷患肢で行ってもよい。熱傷患肢でも上肢の静脈路確保は、下肢の静脈路確保よりもよい。

熱傷を爆発の際に負ったかどうかなど、いくつかの因子によって最適の輸液量は決定される。爆発により熱傷があるのならば、低血圧容認管理の原則および所属機関のプロトコールに従った点滴治療を行うようにする。

爆傷がなければ、熱傷負傷者が必要とするおおよその輸液量は、パークランドの公式（Baxterの公式）に基づき計算することができる。この法則によると、輸液療法として、乳酸リンゲル液もしくは代替として生理食塩水を4 mL/kg×熱傷面積（%）[mL]投与すること、投与量の半分は受傷後8時間で投与し、投与量の1/4は次の8時間で投与し、残りの1/4は次の8時間で投与すること、となっている。すべての計算は受傷の時間から決定されるため、治療開始までの時間を要した、あるいはそれまでに十分治療が行われなかったなどの理由により、輸液療法の不足分を補うために追加の輸液療法が必要になることもある。負傷者のバイタルサインが不安定でショック症状を呈しているのであれば、より積極的に輸液療法を行うことが必要になるかもしれない。

熱傷負傷者に対して、所属機関のプロトコールに従い、積極的な疼痛管理を行うべきである。鎮痛薬を投与する前に負傷者の疼痛を評価する。同じ指標（例えば、最良を1、最悪を10とする疼痛スケールなど）を用いて、5分ごとに再評価を行うべきである。熱傷負傷者では、除痛が得られるまでに必要な鎮痛剤の投与量が通常よりも多いかもしれない。代謝速度が上昇しているため、通常よりも鎮痛薬の量が必要になる。鎮痛薬投与に際しては、所属機関のプロトコールを参照、あるいは、メディカルコントロールに相談する。

> **USAISR 10の法則**
>
> 米国陸軍の戦闘負傷者救護TCCC（tactical combat casualty care）ガイドラインでは、熱傷負傷者に対する新しい輸液療法の公式を導入している。この方式を採用している事態即応医療チーム（tactical emergency medical support；TEMS）もあるが、所属機関のプロトコールに従うことが重要である。
> 米国陸軍外科学研究所（United States Army Institute of Surgical Research；USAISR）10の法則によると、体表面積の20%以上の熱傷があれば、静脈路もしくは骨髄路による輸液療法を速やかに開始すべきである。以下の公式が、体重40～80 kgまでの成人における初期輸液投与速度を示している。
> 　熱傷の体表面積（%）×10 mL/時
> 　体重が80 kg以上の場合、10 kgを超えるごとに輸液速度を100 mL/時増加させる。

電撃傷

電撃傷は、実際の出動や訓練中に起こりうる（図21-4）。古い建物、あるいは廃墟内の部屋や屋根裏、地下室を捜索している際、SWATの隊員は露出した電線と直接接触することがあるかもしれない。高圧電流の危険があると判断した場合、電力会社に連絡すべきである。

電撃傷は、体表面の損傷はほとんどなくても、体内に広範囲の損傷を起こすことがある（図21-5）。入口創は目立たず小さいが、出口創は深く、広範囲となっている場合がある（図21-6）。これはロード＆ゴーの損傷である。体内組織の損傷の程度は、体内組織の抵抗、負傷者の体内を通過する電流の強さ、曝露された時間により決定される。

電源と接触した場合、体内に流れる電流の量は、皮

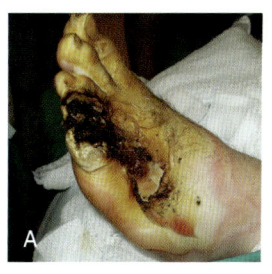

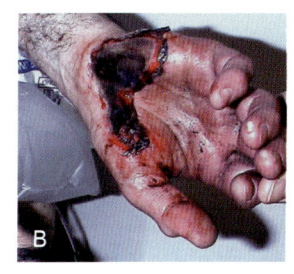

図21-4　A：足の電撃傷　B：手の電撃傷

膚の抵抗によってある程度決まる。湿っていて、薄く、清潔な皮膚の抵抗は、乾燥していて、厚く、汚れた皮膚の抵抗よりも少ない。したがって、前腕の湿った内側の表面は、乾燥し厚い手掌よりも皮膚抵抗が少ないことになる。電流が接触部位から体内に流れていく過程の中で、熱に変換され、電流の流れに従って体内を伝わっていく。通常は血管や神経に沿って進むので、組織に広範囲な損傷を引き起こす。電流が強いほど、より多くの熱が産生される。電圧が低い場合（例えば家庭内電圧のように1,000 V未満の場合）、電流は抵抗がもっとも少ない部位に沿って、通常は血管、神経、筋肉走行に沿って流れる。電圧が高い場合（高圧電線などの場合）、電流は最短経路で流れる。

交流電流は直流電流よりも危険な場合が多い。これは、交流電流による筋肉収縮が繰り返され、電源そのものが止められるまで負傷者が電源から動けなくなることによる。さらに、交流電流のほうが心室細動の危険性が高く、電流の進路もより広範囲になる。一方の手からもう一方の手まで電流が流れると、心臓内を流れる可能性があるので危険である。心臓に0.1 Aの電流が流れるだけで心室細動が起こりうる。

電撃傷に対する安定化処置

電撃傷の現場での最優先事項は、次の負傷者とならないように自分たちやバイスタンダーの安全を確保することである。電源から負傷者を引き離すために、ロープ、木の棒などを使ってはならない。電線を切ってはならない。高圧電線の近くには近づいてはならない。

送電網の多くは、自動的に再起動するブレーカーに守られている。日常的に、例えば突風によって木の枝が電線と接触してしまった場合、大規模停電を防ぐためにブレーカーは再起動することが望ましい。その結果、「ダメになってしまった」ように見える電線に、何回も復旧して電気が流れることがありうる。破損した高圧電線に対する安全な対処方法はたった1つ、電力会社を呼ぶことである。負傷者との接触は、有資格者が電力を止めるまで待つべきである。

この「待つ」所為は、近くに重症かもしれない負傷者がいるなかで、電力が止められるのを待っているしかないという無力感で、事態対処医療要員にとってはとてもつらいことかもしれない。だが、こういった状況下では、救助者自身が死亡することもありうることを忘れてはならない。このような状況では、注意深く安全に行動することで、最大多数の人々を助けること

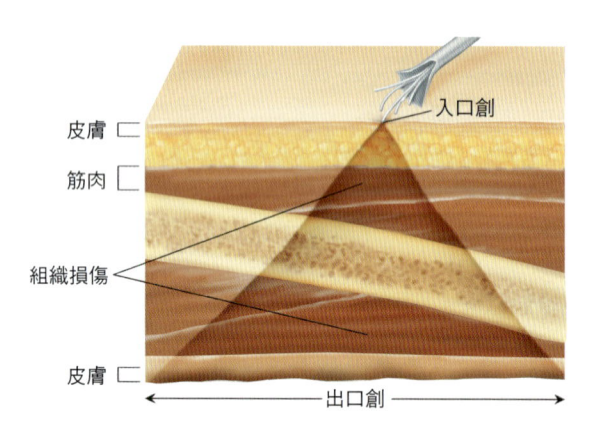

図21-5 電撃傷の体表面の損傷だけでは実際の損傷を見誤ることがある。入口創は小さな熱傷にすぎなくても、体内の組織への損傷は広範囲に及ぶことがある。

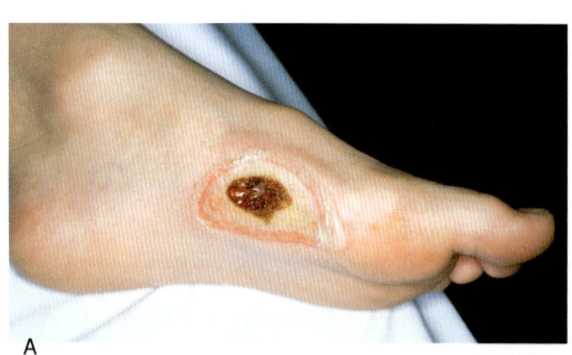

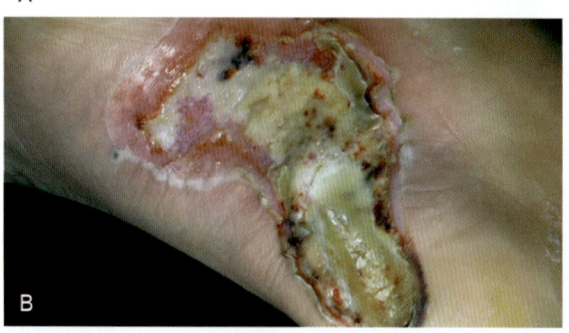

図21-6 電撃症には入口創と出口創がある。A：入口創はとても小さい。B：出口創は広範囲に及び、深いことがある。

> **安全のために**
>
> 多くの訓練場には、訓練のために市に寄付された、取り壊す予定の古い家屋が含まれる。訓練前に、訓練本部は消防署とも協力して、感電の危険性がないことを確認すべきである。訓練前の医療における脅威評価においては、感電の危険性がないことがすでに検査済みであることを確認すべきである。

第 21 章　軟部組織の損傷

ができるのである。

　感電の危険性がなくなれば、負傷者の気道にまず注意を払う。頸椎損傷の可能性も考慮し、修正下顎挙上法により気道を開放する。必要であればCPR（cardiopulmonary resuscitation）を行い、心室細動を認識し治療するために、モニターや自動体外式除細動器（automated external defibrillator；AED）装着を行う。負傷者が心停止に陥っていなかったとしても、不整脈の危険はある。

　負傷者の意識状態に注意する。入口創・出口創を探し、皮膚や軟部組織を注意深く触診することにより、電流が体内のどのような経路をたどったかを推測するようにする。熱によって深部組織の挫滅が重度であれば、周辺の筋肉組織は腫脹し硬くなる。したがって、腹部緊満や末梢の緊満があれば、重症内部損傷があるかもしれない。骨折や脱臼にも注意し、四肢の動脈触知を行っておく。

　気道・呼吸・循環が安定すれば、負傷者をALSレベルの搬送車両まで迅速に後送する。搬送の決定や熱傷センターへの直接航空搬送に関しては、メディカルコントロールに相談する。

　搬送に同伴することが許可された場合、静脈路確保を行い、熱傷に対する輸液療法を開始する。非常な疼痛があれば、疼痛管理のための鎮痛薬投与に関してメディカルコントロールに相談する。酸素投与を行い、切迫性ショックに備えて負傷者の処置を行う。負傷者の不安がとても強いことが多いので、穏やかな口調で話し、最善の治療を行う計画に関して説明することが重要である。

治療後に搬送する損傷

　軟部組織への損傷は、単純な打撲や擦過傷から、重症の裂創まで幅広い。軟部組織損傷の結果、軟部組織の欠損、血管・神経・骨などの深部臓器の露出などが生じる。どのような軟部組織損傷においても、止血を行い、感染の危険性を下げるためさらなる汚染を防ぎ、さらなる損傷が起こらないように創部を保護することが重要である。

閉鎖創

　閉鎖創では、皮膚創の下の軟部組織の損傷はある

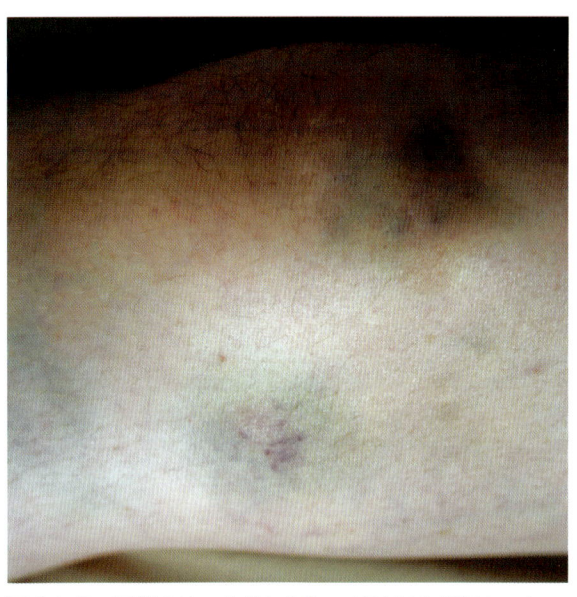

図21-7　打撲痕は、身体に対して鈍的外力が加わったことにより生じる。

が、表皮自体への損傷はない。特徴的な閉鎖創は打撲痕である（**図21-7**）。打撲痕（あざ）では、皮膚の損傷はないが、表皮下での損傷が生じている。神経根への外傷により疼痛が生じ、損傷を受けた細胞間の間隙に水分が滲出することにより腫脹（浮腫）が生じる。真皮内の微小血管が損傷を受けると、血液が組織内に流出し、青黒い斑点（斑状出血）が受傷部位に認められる。また、大血管が損傷を受けると、血腫（皮下に血液が貯留した状態）が、腫脹した青いしみになって生じる。組織の修復が進むと、概観が紫、茶、緑、黄と変化し、ゆっくりと元の皮膚の色に戻る。

　SWAT隊員の多くは、これらの損傷については言及することすらないだろう。実際に申し出たSWAT隊員に関しては、最初の24〜48時間にかけて、標準的なRICE法による治療を行う。RICEとは、rest（安静）、ice（冷却）、compression with elastic bandage（弾性包帯による圧迫）、elevation to the same height as the nose（鼻の高さまでの患部挙上）をさす。冷却パックは氷と水の混合とし、皮膚の上に直接置いてはならない。冷却パックは20分あてがったあとは、20分は除去する。圧迫包帯をつけたまま寝ると、一晩で腫脹や圧迫の原因となり、組織障害の原因ともなりうるので、行わないように負傷者に注意する。36〜48時間経過すれば、負傷部位の血流を増加し、創傷治癒を促進するために、負傷者は日中ときどき、負傷部位を加湿してもよい。

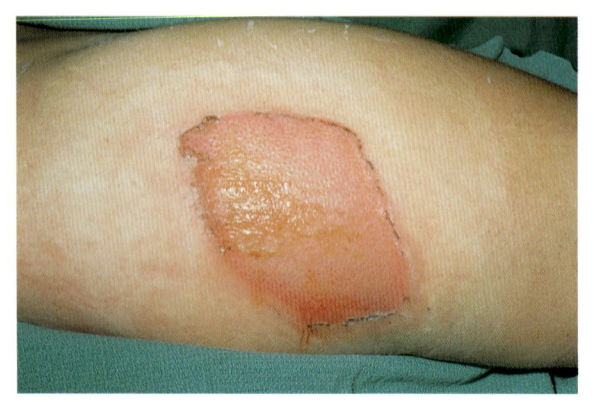

図21-8 擦過傷は、皮膚が硬い表面に接触したり、こすりつけられたりして、表皮の一部が欠損すると生じる。

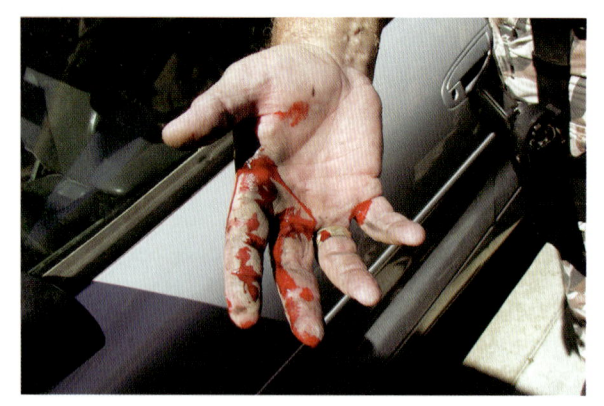

図21-9 裂創は、軽微な開放創になりうる。

開放創

開放創は、皮膚組織の連続性が保たれていないことが特徴である。開放創は、以下に述べる2つの理由により、閉鎖創よりも潜在的に重症化しやすい。1つ目として、易感染性がある。開放創は微生物により汚染されている。汚染によって感染が起こるかどうかは、創部がどのように管理されるかによって決まってくる。2つ目として、開放創は重篤な出血源となりうるからである（第12章「出血の制御」参照）。ひどく汚染された創や咬傷といった創部では重大な合併症の危険性が高まるため、必ず医師の診察を受けるべきである。

擦過傷

擦過傷は、皮膚が硬い表面に接触したり、こすられたりして、表皮の一部が欠損すると生じる（図21-8）。いわゆるブラシ傷やマット傷などが擦過傷のわかりやすい一例である。擦過傷では少量の出血が認められ、かなりの疼痛を伴う。創部は砂利やゴミなどにより汚染されていることがある。例えば、舗道で滑った場合の「擦り傷」などもそうである。皮膚に欠損が生じているので、感染の危険がある。石や枝などの小さな異物が創部に残ったままの状態だと、重篤な感染の危険性がさらに高くなる。

標準予防策を講じる。創部に異物が認められない小さな擦過傷では、微生物や砂利を除去するために短時間の安全な皮膚洗浄のみを行うとよい。洗浄によって出血しやすくなるので、滅菌被覆材による直接圧迫止血を行う。出血が止まればバシトラシン軟膏などの抗菌薬入りの軟膏を創部に塗布する。絆創膏もしくは適切な大きさの被覆材を軟膏の上に貼付する。SWAT隊員は任務もしくは訓練が終了すれば、創部が感染を起こさずに治癒するよう、経過観察のための通院治療が必要である。

創部に埋没している異物を無理に取り除こうとしてはならない。繰り返し創部を洗浄し、乾燥した滅菌被覆材で創部を覆う。創部に異物が埋没している負傷者は、さらなる治療のために医療機関への搬送が必要である。

裂創

裂創は、ナイフや髭剃りの刃などの鋭利な物によって、皮膚表面と皮下の組織に到達する直線の、あるいはジグザグ様の切創をいう（図21-9）。時に、裂創はジグザグ、もしくは辺縁が不整な創に限って使われ、直線の創に対しては切創という用語が用いられることがある。創の辺縁が比較的整であることから、裂創よりも切創のほうが創傷治癒は早い。裂創の重症度は、創部の深達度と損傷を受けた組織により決まる（図

> **安全のために**
>
> 擦過傷や裂創のあるSWAT隊員に関しては、破傷風ワクチンの接種歴の問診を行うべきである。SWAT隊員に汚染された創部があり、ワクチン接種後5年以上経過している場合、あるいは軽微な裂創があり、ワクチン接種後10年以上経過している場合のいずれも、破傷風ワクチンの追加接種が必要である。SWAT隊員に対して、ワクチン接種を適切に行うため、一両日中にかかりつけ医を受診もしくは公衆衛生部局に相談を行うように指導する。

第 21 章　軟部組織の損傷

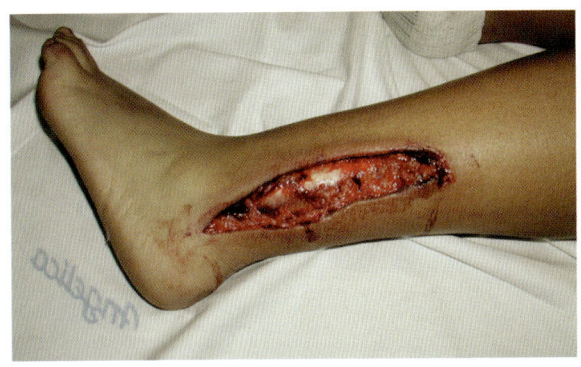

図 21-10　裂創の深達度はさまざまであり、皮膚や皮下組織から、深部にある筋肉、神経、血管に達する場合もある。

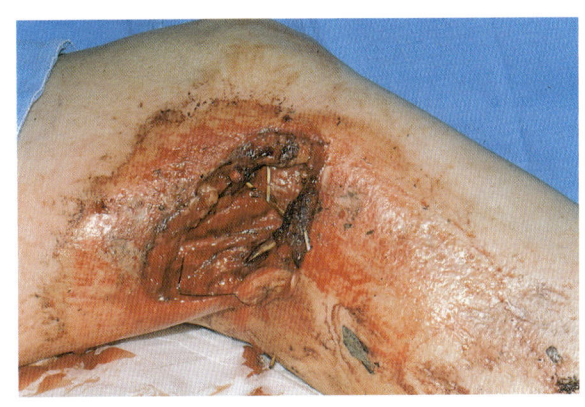

図 21-11　皮膚剝離は、皮膚片が部分的に、あるいは完全に剝離したときに生じる。

21-10）。裂創は、とくに腕のように主要な動脈血管が表層近傍を走行している部分では、血管壁の損傷に伴う重症出血源となりうる。裂創の治療での優先事項は、最初に創部を直接圧迫することにより、出血を制御することである。主要動脈の損傷による重症出血は致命的になる場合がある（第12章「出血の制御」参照）。

　負傷者の治療を開始する前に、標準予防策により救助者が自身の安全を守ることが重要である。乾燥した滅菌被覆材を用いて創部全体を覆う。手袋を装着した手で被覆材を圧迫する。圧迫を続けながら、包帯を用いて被覆材を固定する。出血が続く、もしくは再出血するようであれば、もともとの被覆材を残したまま、2番目の被覆材をその上にあてがい、包帯で固定する。閉創のため、救急医療機関へ負傷者を搬送する。さらに出血が続く、もしくは再出血するようであれば、創部よりも近位の末梢肢に止血帯の装着を行う。

皮膚剝離

　皮膚剝離は、皮膚片が部分的に、あるいは完全に剝離した状態をいう（**図 21-11**）。皮膚剝離が生じる部位によって、重症出血を伴うこともある。この損傷では、出血による血液量喪失と感染に加えて、剝離片への血流途絶が問題になる。剝離片と体幹をつなぐ部分（根部）が折れ曲がったりよじれたりしていると、剝離片への血流が障害され、循環が直ちに回復しなければ剝離片は壊死を引き起こす。

　比較的小さな皮膚剝離であれば、創部を速やかに洗浄し、土砂やゴミなどを洗い流したのち、剝離片をもともとの部位に愛護的に戻し、創部がほぼ元どおりの位置になるようにする。剝離片が動かないように、乾燥した滅菌圧迫包帯で保護する。より大きな皮膚剝離は地域の救急外来で縫合やステープル（皮膚縫合器）による治療が必要である。追加の治療の可能性もあり、医療機関へ搬送する。

裂　片

　裂片は、小さな刺創や穿通創の小さな異物をいう。所属機関のプロトコールに従って可能ならすぐに取り除くことができる。多くの裂片は、18ゲージ針や11番メス刃を用いて取り除くことができる。取り除いたあとは、創部の観察が必要である。裂片の一部が破損し、創部に残存しているようであれば、精査と治療のため、医療機関へ負傷者を搬送すべきである。残存異物摘出および感染予防のために、手術が必要になる場合もある。

咬　傷

　SWAT隊員には、イヌ咬傷およびヒト咬傷の危険性があり、いずれの場合も危険性が高い。被疑者は、外敵を威嚇するために、しばしばブルドッグなどの猛犬を飼っていることがある（**図 21-12**）。すべての咬傷は、重症感染症や膿瘍が生じる可能性が高い。

　口腔内は温かく、常に湿度が高いため、細菌の増殖に適した環境である。ヒトの唾液が組織内に注入されると、重症感染症が起こることがある。狂犬病は、感染動物（例えばアライグマ、イヌ、ネコなど）による咬傷から生じる深刻な感染症である。

　すべての動物咬傷およびヒト咬傷は医師による評価を受けるべきである。咬傷によって、蜂窩織炎（細菌

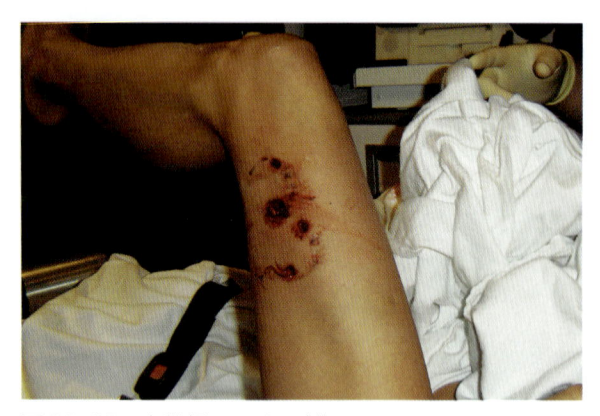

図 21-12　大腿部へのイヌ咬傷

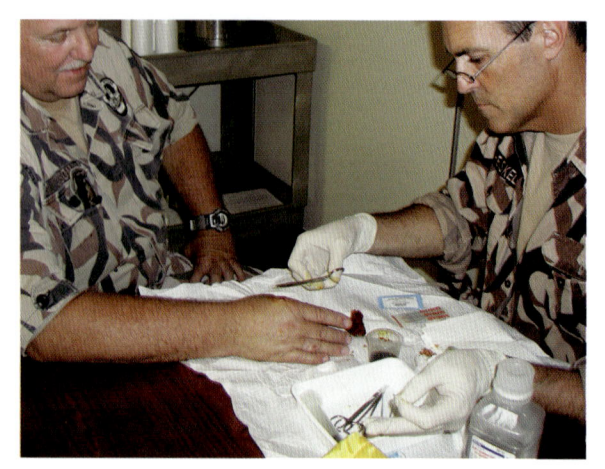

図 21-13　TEMS ユニットの医師には、現場での閉創が許可されることもある。

高度な創傷処置

　プロトコールにもよるが、TEMS ユニットの医師あるいは資格を有する医療従事者は、現場での閉創が許可されることもある（図 21-13）。一般的な医学的知識および任務の要件をふまえたうえで、いつ、どこで閉創するかを決めなければならない。軽症の創に関しては、以下の資器材を用いて現場で安全に閉創することができる。

- ステリストリップ™テープ：ステリストリップ™テープは粘着テープであり、低侵襲で素早く、容易に貼付することができる。この粘着テープは、繊維で補強されたプラスチック材料でできており、テープ幅には 1/8 インチ、1/4 インチ、1/2 インチ（0.3、0.7、1.3 cm）がある。
- シアノアクリレート接着剤：この組織用の接着剤は、関節の近傍にはなく、ぶつけられたりこすられたりすることが少ない、顔面のような体幹部の小さな創部に用いることができる。接着された裂創はできるだけ乾燥した状態に保ち、処置後数日間はシャワーでもできるだけ濡らさないようにすることが重要である（通常 5～7 分以下）。接着剤は 8～10 日間で自然に脱離する。
- ステープル：頭皮、体幹部、上肢、下肢の多くの裂創は、単純な裂創である場合が多く、ステープルを用いて容易に処置することができる。ステープル針の材質は、ステンレススチールであり、とめるだけで創断端をしっかりと固定することができる。ステープルを用いることの利点は、大きな裂創の場合、通常の縫合よりもはるかに短時間で閉創できることである（図 21-14）。ステープル使用の唯一の不利な点は、ステープルの針穴ができるので、縫合処置と比較すると創部の瘢痕がやや大きくなることである。したがって、美容的な観点が重要となる部位ではステープルは使用すべきではない。
- 縫合：外科的縫合を用いた裂創の処置は、米国では通常医師によってよく行われている。軍隊および民間医療機関でも近年増加しているように、医師補助員（physician assistant、日本にはない制度）や資格を有する医療従事者により皮膚創の閉創のために縫合が行われている。

　より進んだ創管理では、どの創部を閉創すべきかを理解することも含まれている。単純な裂創で、深部組織にまで達しておらず、異物・骨折・腱断裂などがないといった場合には、十分な洗浄を行ったのち、ポリスポリン（Polysporin®）、バシトラシンなどの抗菌成分を有する軟膏塗布を行ったのち、乾いた滅菌被覆材で覆うだけで創傷治癒が促進される。一方、真皮の深部にまで裂創が到達している場合（その場合、皮下脂肪も視認できる）、ステリストリップ™テープ、ステープル、縫合、接着剤などを用いる閉創を考慮すべきである。

　より進んだ閉創方法を用いて閉創する場合、医療従事者は検創を行い、創部より遠位の神経および血管の評価を行ったのち、最善の閉創術を決定すべきである。局所麻酔もしくはブロック麻酔を行って、裂創部の痛覚を鈍麻させ、創部の十分な洗浄を行う。

　適切な照明を用いて、最終的に十分な検創を行い、異物や感染徴候の有無を確認する。異物は完全に除去し、活動性出血に対しては止血を行い、滅菌生理食塩水で創部を十分に洗浄する。

　縫合を行う場合、単純な垂直マットレス縫合が、美容的にも良好な、もっともよく使われる方法である。処置後、創部管理、被覆交換、創部感染など注意すべき合併症に関して負傷者に十分伝えておく。

　縫合糸は、体幹部・四肢末梢に関してはおよそ 10 日間、顔面は 5 日間以上付着したままとする。抜糸は滅菌した環境下で、医療従事者によって行われる。抜糸後、しっかりと閉創を行うためにも創部にステリストリップ™テープを貼付してもよい。

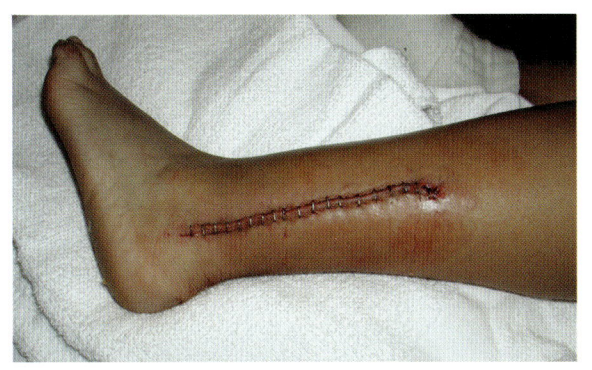

図21-14 ステープルを用いると大きな裂創を素早く閉創することができる。

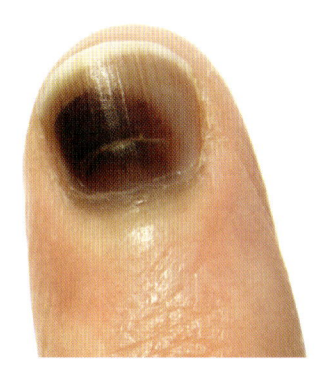

図21-15 爪下血腫

安全のために

SWAT隊員および事態対処医療要員（tactical medical provider；TMP）は、見慣れない動物が周りにいるときは注意する必要がある。狂犬病ウイルス感染をきたしている動物には、スカンク、キツネ、アライグマ、コウモリなどがあり、地方のみならず市街地でも遭遇することがある。イヌも、野生、あるいは狂犬病ワクチンを義務づける法律を飼い主が無視している場合は、狂犬病ウイルスに感染している場合がある。狂犬病を発病する可能性がある動物、もしくはワクチン接種が不明もしくは未接種の飼いイヌあるいは飼いネコによる咬傷の場合、狂犬病ウイルス感染を慎重に評価するべきである。SWAT隊員が動物に噛まれた場合、経過観察のためにその動物を安全な場所で10～12日間保管するか、狂犬病ウイルス検査のために脳組織を診断検査室に送るために殺処分すべきである。

性の皮膚感染症）、膿瘍（膿が嚢内に貯留）、敗血症などが引き起こされることがあり、抗菌薬治療や場合によっては手術治療が必要になることがあるので、医療機関受診が必要である。小動物による咬傷でも、負傷者には狂犬病発病の危険性があり、曝露後の治療が必要である。SWAT隊員の医療記録を医療機関の医師に伝える。創部を乾燥した滅菌被覆材で覆い、負傷者を救急医療機関に速やかに搬送する。重症例では疼痛管理が必要になる場合もあり、その際は所属機関のプロトコールに従う。

爪下血腫

爪下血腫は、手足の爪に突然、圧迫が加わったことによる損傷で、爪の下に紫色の血液が貯留する爪床の損傷がみられる（**図21-15**）。爪下血腫に対する治療が遅れると、疼痛がさらに増強し、合併症の可能性もある。爪下血腫が自然に外へ排液されなければ、数週間にわたって疼痛が続き、最終的には爪の喪失につながる。これに対しては、血腫の一番深い部分の爪に小さな穴をあける開窓術を行う。この手技は通常医師が行うものであるが、時に看護師やパラメディック（日本にはない高度な救急救命士）により行われる場合もある。所属機関のプロトコールに従う。

開窓術を行うためには、まずアルコール綿もしくはポビドンヨード（イソジン®）を用いて爪の汚れを落とす。充電式の電気メスを用いて爪に穴をあけるのが望ましい方法ではあるが、現場ではこのような特殊な医療資器材は使えないことがほとんどである。クリップの先端を殺菌するため加熱する。処置前に感覚を鈍麻させるため、冷却パックを爪床にあてがう。クリップの先端が赤く熱せられると、紫色の血腫の真ん中に穴を開けるために爪に当てる。代替の方法として、小さなドリルを用いたり、18ゲージ針を用いたり、爪に優しく穴を開けるのに11番メス刃を用いるといった方法がある。

爪下血腫が濃厚な血腫によるものであれば、1つの穴では排液が不十分で、2番目もしくは3番目の開窓術が必要になる場合がある。血液が排液されれば、抗菌薬入りの軟膏を塗布し、絆創膏を貼付する。爪は数週間以内に脱落し、3カ月から6カ月かけて元に戻る。

皮膚真菌症

真菌感染は、足および体幹部でよくみられる。真菌感染は瘙痒感を伴うことがあり、しばしば疼痛や腫脹がみられる。表在皮膚感染はヒト対ヒト感染がもっとも多いが、土壌や動物から感染することもある。

表在皮膚感染は、解剖学的な位置により名称が異な

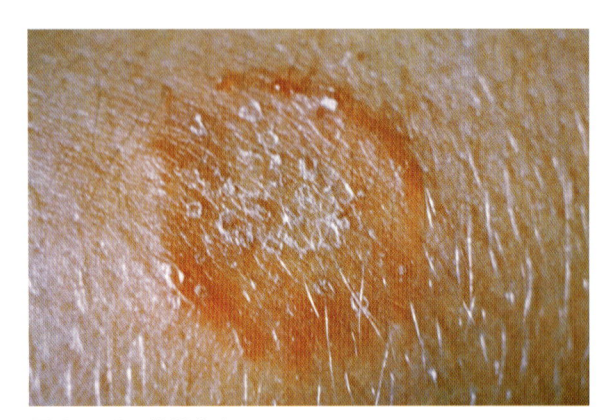

図 21-16　体部白癬

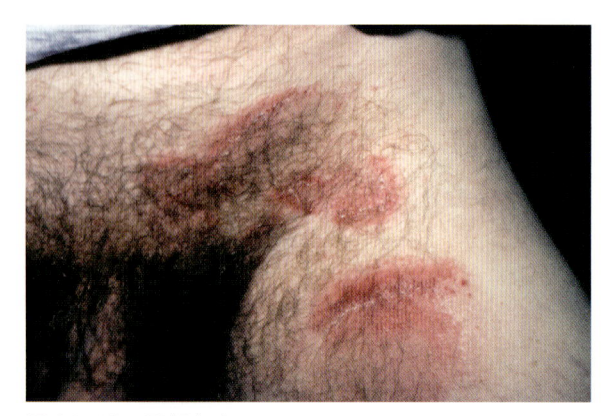

図 21-18　股部白癬

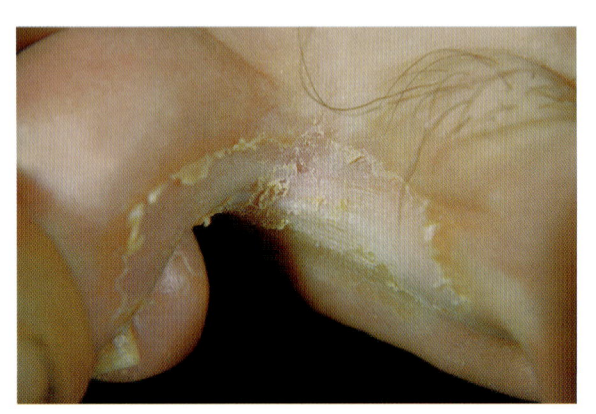

図 21-17　足白癬

安全のために

メチシリン耐性黄色ブドウ球菌（methicillin-resistant *Staphylococcus aureus*；MRSA）の皮膚感染は近年よくみられるようになった。この細菌感染は複数の抗菌薬治療に耐性を示すため、感染制御が困難となる場合がある。MRSAにより蜂窩織炎、膿瘍、創部感染、肺炎そして敗血症性ショックが起こりうる。症状と症候には、発赤、熱感、圧痛、発熱がみられる。MRSAは既感染傷病者から接触感染により伝播するため、標準予防策を講じ、負傷者を他のSWAT隊員から隔離することが必要である。メディカルコントロールにさらなる指示を仰ぐとよい。

る。

- 体幹部（体部白癬）：水虫ともいわれる（図21-16）。あたかも皮下に虫がいるかのようにリング状にみられるが、実際の虫によるものではない。膿貯留を伴うこともある、重度の炎症があるかもしれない。
- 足（足白癬）：足の水虫ともいわれる（図21-17）。足指の間から感染が始まることが多く、足底部全体に感染が広がることもある。感染部位は、乾燥し、うろこ状にひび割れし、血液が滲み出す場合がある。
- 鼠径部（股部白癬）：鼠径部の水虫ともいわれる（図21-18）。陰嚢と大腿部の間の皮膚にリング状の病変が広がる。片側、あるいは両側ともに感染を起こしている場合がある。非常に瘙痒感が強く、歩行時や運動時には摩擦のため疼痛を伴うことがある。

これらの軽微な皮膚真菌症は、訓練や実際の出動に影響を与えることはほとんどないが、高温多湿な環境に長期間派遣されているような場合、真菌感染症に伴う不快感は、集中力を削ぐ原因となりうる。SWAT隊員には、感染した皮膚の乾燥を保ち、靴下や衣服を頻回に交換するように指導するとともに、抗真菌薬入りの軟膏を処方してもらうようかかりつけ医師に照会する。瘙痒感、発赤、刺激症状は、ステロイド軟膏を塗布すると改善することが多い。より重症な感染症が起こった場合には、経口抗真菌薬の内服や皮膚科専門医受診が必要になる。

接触性皮膚炎

接触性皮膚炎は、ツタウルシやアメリカツタウルシなどの刺激物や特定の石鹸、処方薬品、銃の手入れのための油などのアレルギー性物質に曝露されたときに生じる。出動の際にもっともよく起こる障害の1つは、環境因子や職業関連因子との接触に伴う皮膚炎である。例えば、現場近くに避けるべきツタウルシが多くみられた場合など、接触性皮膚炎を起こす原因に関する教育が重要である。

接触性皮膚炎を起こす可能性のあるものには以下の

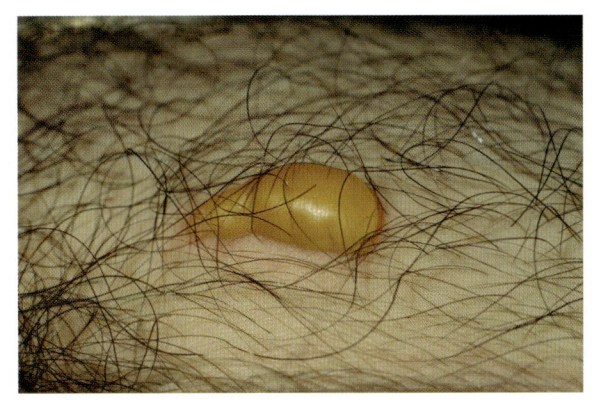

図 21-19 囊胞は液体を含む膨隆性病変である。

ものがある。
- 植物：ツタウルシ、アメリカツタウルシ、ドクウルシ
- 工業用薬品、染色液
- ゴム製品、ラテックス
- 芳香剤、個人用衛生用品
- 貴金属類（銅、銀、ニッケル）

接触性皮膚炎の症状や症候には、発赤し瘙痒感を伴う湿疹、囊胞を伴うより重症の腫脹がある（**図21-19**）。ツタウルシ、アメリカツタウルシ、ドクウルシによる接触性皮膚炎では、直線状の紋様が特徴的である。小水疱や囊胞に含まれる液体には感染性がない。瘙痒感や水疱形成はよくみられる。接触性皮膚炎は接触部位に限局していることが多いが、時間経過とともに広がることがある。囊胞は破裂したり、滲出液がみられたり、外皮化したりすることがある。二次的な細菌感染の可能性もある。感染が鎮静化すると、瘢痕化および時に皮膚の肥厚化がみられる。原因物質に曝露され続けると、皮膚炎が長期化する可能性がある。負傷者に、湿疹が広がる可能性があるため、湿疹部分をかかないように指導する。経口ステロイド剤、経口抗ヒスタミン剤、局所外用ステロイド軟膏などを処方してもらうようにかかりつけ医師に照会する。

SWAT隊員が任務を完遂するため現場に滞在し続けなければならないとき、嗜眠傾向のある抗ヒスタミン剤や眠気を誘発する薬剤の処方は行ってはならない。

摩擦による水疱

長時間に及ぶ警ら、精力的な業務活動、まだ履きならしていないブーツを着用することなどで、足（とくに踵部）への摩擦が増加し、水疱形成を起こすことがある。水疱による疼痛や不快感によってSWAT隊員は効率的な活動ができなくなる。最善の治療は予防である。訓練の間に、SWAT隊員に新しいブーツは履きならすように、また、不快感が起こった段階でできるだけ早く活動を中止し、水疱形成をできるだけ最小限にとどめるべく疼痛部位の周りにモールスキン（ドーナツ型のパッチ）などを使うように指導する。

水疱の治療においては、踵部や足底部など、明らかに破れそうな部分以外では、皮膚はそのままにしておくべきである。破れそうな場合には、殺菌したピン、針あるいはメス刃の端で水疱の端に小さな穴を開け、やさしく圧迫して液体を除去する。大きなモールスキンパッチあるいは滅菌被覆材を水疱の上にあてがう。水疱の上層が部分的に破れている場合、所属機関のプロトコールに従って取り除くことも可能である。水疱部分をきれいに洗い、ポビドンヨードかバシトラシン軟膏を塗布し、密着型の被覆材で覆う。易感染性であるため、訓練あるいは現場活動の間は足および水疱をきれいに保つように指導する。創部の経過観察および追加の治療のため、かかりつけ医師に照会する。

まとめ

確認事項

- 熱傷がロード＆ゴー症例かどうかを判断するためには、熱傷の深達度、熱傷面積、重症度を判断する必要がある。
- 熱傷は、どの程度の深達度かによって、表在性熱傷（Ⅰ度熱傷）、皮膚真皮に達する熱傷（Ⅱ度熱傷）、皮膚全層熱傷（Ⅲ度熱傷）に分類することができる。
- 熱傷負傷者に対する安定化処置のために以下のことを行う。
  - 汚染されているかもしれない体液から自分自身を守るため、そして負傷者を感染から守るため、標準予防策を用いる。
  - さらなる組織細胞障害を防ぐため、熱傷部位を冷却する。
  - 貴金属類や身体に密着しているような衣服を取り除く。熱傷皮膚内に融解したかもしれない異物は取り除かない。
  - 気道開放・開通を確実に行う。高濃度酸素投与を行い、必要であればバッグマスク換気などの補助換気を行う。
  - 熱傷部位は滅菌被覆材で覆い、清潔な毛布で負傷者を覆い低体温症を防ぐ。搬送のための迅速な後送を行う。
- 電撃傷の現場での最優先事項は、自分自身が第二の負傷者とならないように安全を確保することである。すべての危険がなくなるまで負傷者に接触してはならない。
- 軟部組織における開放創では、出血を止め、被覆材で覆い、創部に異物が混ざっている場合、あるいは出血が止まらない場合には、追加の治療のため負傷者を搬送する。
- 小動物やヒトによる咬傷は、重症感染症を引き起こす可能性があり、医師による診察が必要である。小動物は、狂犬病ウイルスに感染している可能性がある。

まとめ

重要語句

9の法則
体幹部が全体表面積のおよそ9％に相当する面積の部位に分けられ、熱傷の体表面積を計算することができる。

Lund & Browder チャート
9の法則よりも詳細な公式で、成長に伴う体表面積の変化を考慮にいれている。

足白癬
足の水虫ともいわれる。よくある表在性皮膚感染である。

汚染
病原微生物あるいは土砂、砂利、金属などの異物が存在すること。

開窓術
圧を下げるために小さな穴を開けること。

開放創
皮膚組織の連続性が保たれていない創で、深部組織における感染の危険性がより高まる。

股部白癬
鼠径部の水虫ともいわれる。陰囊と大腿部の間の皮膚に広がるリング状の病変。

擦過傷
皮膚が硬い表面に接触したり、こすられたりした結果生じる、表皮の一部の欠損もしくは損傷。

深達性Ⅱ度熱傷
蒸気、熱い油類、火炎との接触によって引き起こされることが多く、真皮のより深層に損傷が及ぶ。皮膚の水疱形成を認めるが炭化はなく、疼痛を伴う。

接触性皮膚炎
刺激物やアレルゲンに曝露されることによる皮膚の炎症。

切創
辺縁整の直線状の創。

浅達性Ⅱ度熱傷
表皮および真皮の一部に及ぶ熱傷であるが、真皮の深部にまでは熱傷は及ばない。

爪下血腫
指あるいは足の爪に対する圧迫が突然加わったことによる爪下の出血に伴う爪下の血液貯留。開窓術による治療が行われる。

体部白癬
水虫ともいわれる。辺縁が明瞭で、時として膨隆を伴う。

打撲痕
皮膚の損傷はないが、表皮下での出血に伴う損傷。

囊胞
液体を含む膨隆性病変。

パークランドの公式（Baxterの公式）
乳酸リンゲル液もしくは代替として生理食塩水を4 mL/kg×熱傷面積（％）［mL］投与することを勧める公式である。長時間の搬送の際に必要な輸液量を計算するのに使われることがある。

皮下組織にまで及ぶ熱傷
筋肉、骨、大血管、神経などの皮膚深部の組織にまで熱傷が及ぶ全層性の、重症度が高く、生命にかかわる熱傷である。

皮膚真皮に達する熱傷
表皮および真皮の一部は損傷を受けるが、汗腺、皮脂腺、毛包などを含む真皮の深部には損傷は及ばない。皮膚はまだら様に白色もしくは赤色を呈し、水疱形成を伴うことが多い。

皮膚全層熱傷
皮下脂肪組織にまで及ぶ皮膚全層に損傷が及ぶ。熱傷部位では、神経根を含むすべての表皮・真皮の構造物が破壊され、その結果、血流が途絶した、白色で無痛性の、部分的炭化を伴った皮膚所見がみられる。

皮膚剥離
皮膚片が部分的に、あるいは完全に剥離した損傷。

表在性熱傷
表皮のみの損傷。皮膚は赤色を呈しているが、水疱形成はなく、実際に熱傷そのものもない場合がある。

閉鎖創
皮膚の下あるいは粘膜における損傷はあるが、表皮自体への損傷はない創。

裂創
ジグザグ様の開放創。

第22章

環境による緊急症

学習目標

- 身体が熱を失う5つの異なる過程と、熱の移動を加減する種々の方法をあげることができる。
- 事態対処現場で低体温症になる危険因子を説明することができる。
- 低体温症の傷病者に対する応急処置を説明することができる。
- 局所寒冷傷害とその原因について説明することができる。
- 局所寒冷傷害になる危険因子をあげることができる。
- 局所寒冷傷害の傷病者に対する応急処置を説明することができる。
- 高温への曝露による3つの疾患をあげることができる。
- 熱痙攣の傷病者に対する応急処置を説明することができる。
- 熱疲労の傷病者に対する応急処置を説明することができる。
- 熱射病の傷病者に対する応急処置を説明することができる。
- 落雷を受けた傷病者に対する応急処置を説明できる。
- クロゴケグモ咬傷の傷病者に対する応急処置を説明することができる。
- ドクイトグモ咬傷の傷病者に対する応急処置を説明することができる。
- ハチ刺傷の傷病者に対する応急処置を説明することができる。
- アナフィラキシーの傷病者に対する応急処置を説明することができる。
- マムシ咬傷の傷病者に対する応急処置を説明することができる。
- サンゴヘビ咬傷の傷病者に対する応急処置を説明することができる。
- サソリ刺傷の傷病者に対する応急処置を説明することができる。
- ダニ咬傷の傷病者に対する応急処置を説明することができる。

はじめに

　SWAT（Special Weapons and Tactics、特殊火器戦術部隊）の任務が理想的な環境で行われることはほとんどない。高温や低温の程度が、汗や大気への放射といった体温調整のメカニズムを上回ることがある。事態対処医療要員（tactical medical provider；TMP）は環境による緊急症が発生するのを防ぎ、環境による緊急症が発生したらそれを認識して適切な対応をとり、救命しなければならない。本章では、身体がどのように深部体温を調整しているのか、環境からの熱の出入りについて学習する。低体温症、凍傷、高体温症などの環境による緊急症の診断と治療について、また電撃傷や刺咬傷による毒注入について述べる。

寒冷曝露

　体内の化学反応が効果的に行われるよう、体温は非常に狭い幅に調節されなければならない。しかし低温環境にさらされると、このメカニズムを超えてしまう。低温環境では、手、足、耳、鼻などの身体の一部や身体全体に障害を与えうる。深部体温が下がると低体温症となる。

　熱は常に温かいところから冷たいところへ移動するので、身体は外界へ熱を逃したり、外界から熱を得たりする。熱の移動は以下の5通りの過程で起こる。

- **伝導**は、直接接することによって身体から冷たいものへと熱が移動する。例えば温かい手が冷たい金属に触れたり、37℃以下の水の中に浸したりしたときである。熱は身体から冷たい物体へと直接移動するが、温かいものに触れた場合は身体へと熱が移動する。
- **対流**は、冷たい空気が身体の表面を通過するなど、熱が循環する大気へ移動する場合に起こる。風が強い冬の日に外で薄い服を着て立っている人が外界へ熱を逃すのは、ほとんどがこの対流の影響である。
- **気化**とは、液体から気体への変化であり、エネルギーまたは熱を必要とする。汗によって身体が冷やされる自然現象は気化である。寒いところで走ったSWAT隊員は汗のかきはじめは温かく感じるが、その後活動せず汗が気化すると、非常に寒くなり低体温症になる。
- **放射**は、放射エネルギーによる熱の移動である。放射エネルギーは目に見えない光で熱を移動させる。例えば寒い部屋に立っていると身体は放射によって熱を失い、炎や日光に向かって立っていると放

射によって熱を得る。
- **呼吸**によって、肺の温かい空気が大気に放出され、冷たい空気が取り入れられるので熱を失う。暑い天気で気温が体温より十分高いと、呼吸によって熱を得る。

低体温症

低体温症とは文字どおり、"体温が低い"ということである。心臓や肺などの主要臓器の温度、すなわち深部体温が35℃以下と低いときに診断される。通常、体温は37℃である。数℃の深部体温の低下に耐えられるが、限界を超えると体温調節能力を失い、熱を産生できなくなる（筋肉はシバリングしなくなる）。身体の熱喪失の進行が始まり、温かいところに移動するまで継続する。

熱の喪失を防ぐため、通常は皮膚の血管を収縮させる。それにより口唇や指尖が紫色になり特徴的な所見を認める。次に熱喪失の警告としてシバリングによる熱産生があり、これは多くの筋肉が熱を産生するために収縮することである。寒冷曝露により増悪し、この調節機構が限界を超えると、身体の多くの機能が低下してくる。最終的に心臓などの主要臓器も機能を失い、治療しなければ死に至る。

低体温症は急速に起こることもあり、例えばSWAT隊員が氷のように冷たい浅い小川で滑って転倒し、長い任務中にずっと濡れたままでいたときなどである。狙撃員が屋根の上でずっと待ち構えて数時間も寒い環境にさらされていたときに、低体温症が徐々に進行することもある（**図22-1**）。低体温症を発症するのに、温度は必ずしも氷点下である必要はない。もしもSWAT隊員が汗をかいて濡れている場合、10℃程度でも低体温症になる可能性がある。

症 候

低体温症の症候は、一般には深部体温が下がるにつれてより重症になってくる。低体温症には、**表22-1**

> **安全のために**
> 風がほとんどない寒い日には、放射によって身体から（とくに外気にさらされている頭と首から）熱がもっとも喪失する。

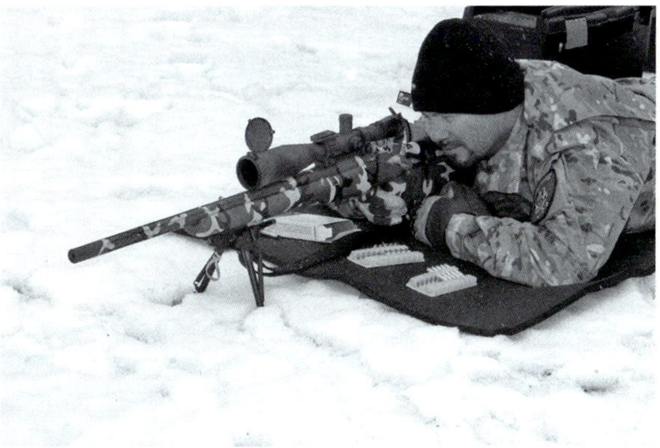

図22-1 狙撃員が数時間も寒い環境にさらされていたときに、低体温症が徐々に進行することもある。

に示すような4つの段階がある。段階ごとに明確な区別はないが、それぞれの異なる症候は重症度を推測するうえで役に立つ。

傷病者の体温を評価するために、手袋を外し手の甲を傷病者の皮膚にあてる（**図22-2**）。皮膚が冷たいと感じたら傷病者は低体温症である可能性がある。

軽症の低体温症は、深部体温が32〜35℃である。傷病者は意識があり、筋肉によって熱を産生しようとシバリングをしており、跳びはねたり足ぶみしたりして震えている。心拍数と呼吸数は増加している。皮膚の色が薄い人は皮膚が赤いが、最終的には青白くなり、チアノーゼになる。寒いところにいる人の口唇と指尖が青くなるのは、皮膚の血管が収縮するためである。

重症の低体温症は、深部体温が32℃以下で起こる。シバリングは止まり、筋肉の活動は減少する。まず協調運動のような細かく繊細な筋肉の活動ができなくなる。最終的にさらに体温が下がると、すべての筋肉の活動がなくなる。

深部体温が29℃以下になると、傷病者は致死的となり、寒さと戦おうという気力も失われる。意識レベルは低下し、低体温による混乱によって服を脱いでしま

> **考慮すべき集団**
> これはすべての環境障害にいえることであるが、高齢者と小児は体温調節がしにくいため、より障害が起こりやすい。高齢者と小児は過酷な環境からの移動が体力的に厳しく、また自分自身のいる環境を変える能力に乏しく、また体温調整に影響する薬を飲んでいる可能性もある。

表22-1 低体温症の特徴

深部体温	32〜35℃	32〜29℃	27〜29℃	27℃以下
症候と症状	シバリング、足が震える	協調運動不能、筋硬直	昏睡	死亡しているように見える
心肺機能	血管収縮、呼吸促迫	呼吸・心拍減少	脈拍の減弱、不整脈、呼吸さらに減少	心肺停止
意識レベル	反応が鈍い	混乱、無気力、傾眠	無反応	無反応

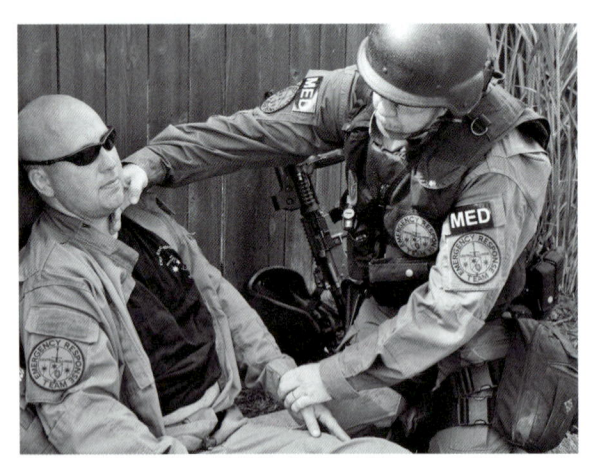

図22-2 傷病者の体温を評価するために、手袋を外し手の甲を傷病者の皮膚にあてる。

医療装備

寒冷環境で活動するのならば、低体温の測定が可能な深部体温計を持っていく。正確に計測するため、深部体温計は直腸に挿入する。普通の体温計では、低体温症の傷病者を測定することはできない。

安全のために

非常に忙しいときには、早期の低体温症のかすかな症候をとらえるのが難しいこともある。任務が長くなるときには、SWAT隊員はそれぞれリハビリ基地で低体温症の評価をする。

うこともある。触覚が低下または消失し、気分変化、誤判断が生じ、協調がなくなり記憶喪失が起きる。あまり話さなくなり、関節や筋肉が硬直し話しづらくなる。最終的には筋肉が硬直しはじめ、傷病者は硬直して動かないように見える。

深部体温が27℃以下になると、脈拍は微弱になり、呼吸は浅く遅くなり停止する。血圧が低くなるにつれ不整脈も現れる。

深部体温が27℃以下では、心肺停止となり対光反射は鈍く、死亡しているように見える。

低体温で心拍のない傷病者を死亡と決めつけてはならない。適切な治療がなされれば、重症の低体温症の傷病者でも救命できることがある。

評価と応急処置

低体温症が発見されるのは、SWAT隊員が事態対処運用センターに戻ってきたときやリハビリ基地で評価しているとき、仲間が症候に気づいたときである。傷病者がリハビリ基地にいるSWAT隊員であれ、寒い部屋にいる戦闘中の人質であれ、まず安全を確認し比較的安全なところに移動して評価を開始する。生命を脅かす危険がないかどうか、CAB'N（循環circulation、気道airway、呼吸breathing、神経neurologic examの順に）を確認する。循環を評価するとき、橈骨動脈を触れることができなければ、やさしく頸動脈に触れ、脈拍がないと判断するまで30〜45秒は待つ。低体温で脈の触れない傷病者に対して、心肺蘇生（cardiopulmonary resuscitation；CPR）を行うことは賛同できないという意見がある。このような傷病者は、ある種"代謝の冷凍庫（metabolic ice box）"の状態で代謝のバランスがとれているのであり、心肺蘇生によりそれが乱されるためである。心拍数が1〜2回/分であっても心臓の活動があれば、復温して心拍が再開することもある。しかし心肺蘇生を正しく行えば重要臓器への血流は増加するので、脈のない低体温症の傷病者を診たら心肺蘇生を開始するという専門家もいる。米国心臓協会は、呼吸と循環がなければ心肺蘇生を開始するよう推奨している。低体温症の傷病者では、心拍の確認の時間を長くとる必要がある。

低体温症の程度によって灌流が障害される。皮膚所見はショックの同定には有用ではない。ショックがあると仮定し、適切に治療しなければならない。循環が悪く、厚着をしているため、出血を同定するのは困難である。出血をきたすような受傷機転がある場合には出血を探す。

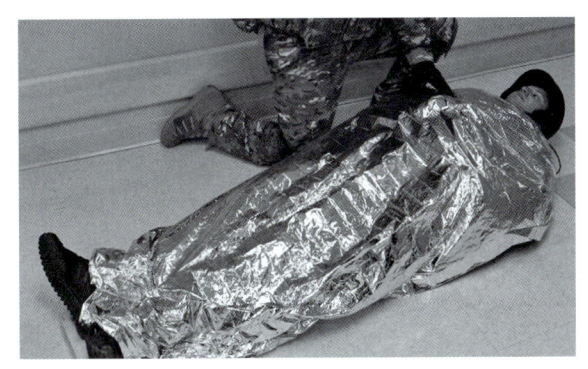

図 22-3 濡れた服を脱がせ、乾いた毛布で覆う。

気道を評価する場合、低体温症の結果として生じる生理学的変化を考慮する。気道が開放し、呼吸があることを確認する。呼吸が浅くて遅い場合、バッグマスクによる呼吸補助が必要である。もし温かく湿潤な酸素が利用可能であれば用いる。

常に傷病者を丁寧に扱い、痛みやさらなる外傷を皮膚に与えないよう心がける。四肢をマッサージしてはならない。傷病者は絶食とし、コーヒー、茶、コーラなどの刺激物、喫煙やかみタバコも禁止する。

軽度の低体温症でさえ、不整脈や凝固障害など重篤な結果や合併症を起こすことがある。すべての低体温症の傷病者は早期後送と評価・治療のための搬送が必要である。寒冷環境から傷病者を搬送するもっとも安全な方法を検討する（第16章「離脱と後送」参照）。早く安全にかつ丁寧に行動する。低体温症の傷病者を粗雑に扱うと、徐脈で収縮が弱くなった冷たい心臓が心室細動を起こす可能性があり、触れていた脈拍が触れなくなる。爪先や足に凍傷が疑われる傷病者は、悪化を防ぐため歩かせてはならない。

もし搬送が遅れるならば、さらなる熱の喪失から守らなければならない。風のない場所へ移動させ、身体から熱を奪うようなものとの接触を避ける。熱はほとんどが頭頸部から奪われる。濡れた服を脱がせ、乾いた毛布で覆う（図 22-3）。

すぐに傷病者を二次救命処置が可能なレベルの搬送車両まで後送する。もし搬送に同行できるなら、素早く二次評価を行う。搬送中の治療方針は、低体温を予防し復温することである。濡れた服を脱がせ、頭頸部を覆い、さらに熱を奪われないようにする。傷病者に意識がありシバリングをしているようならば、熱傷に気をつけて、鼠径や腋窩、頸部にカイロをおく。心室細動のリスクを減らすために、傷病者を丁寧に扱う。中等症や重症の低体温症は、所属機関のプロトコールに従って治療を行う。心拍と呼吸がない場合は、所属機関のプロトコールに従って蘇生を行う。

局所寒冷傷害

局所寒冷傷害のほとんどが四肢や耳、鼻、頬、指趾などの外にさらされている部分である（図 22-4）。寒冷による局所の傷害を凍傷と呼ぶ。凍傷は虚血による傷害であり、組織の壊死が起きているか否かにより、浅在性または深在性に分類される。

非常に軽症の凍傷は浅在性凍傷（frostnip）と呼ばれ、ほとんどの場合は緩徐に発症し、あまり痛みがないので気づかないこともある。浅在性凍傷は鼻や耳などの患部に温かい手をあてるか、指の場合には腋窩に挟んで温めるだけで容易に治癒する。浅在性凍傷の患部に温かさが戻ると、赤みやしびれが生じる。手を体の脇で伸ばして、すばやく風車のように回す（図 22-5）。この方法で血液を冷たい手に送ることができる。

深在性凍傷は組織が凍り、氷点よりはるかに低い環境で起こる。細胞は主に水でできているので、氷点より十分に低い温度にさらされると、細胞内の水は氷の結晶となり、細胞に傷害や破壊をもたらす。

凍傷の危険因子

凍傷になりやすい要因は以下のとおりである。
- 寒く風の強い日に手袋や帽子を着用せず外出する。
- 四肢の循環障害。
  - きつい手袋や靴、靴下の重ね履き。
  - ブーツ紐の締めすぎと長時間の窮屈な姿勢。
  - 伸縮性のないビニール製の長靴。濡れると膨張するフェルトの裏地の長靴が好ましい。
  - 血管を収縮させる喫煙とカフェインの摂取。

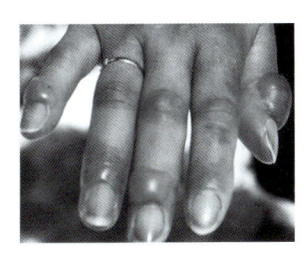

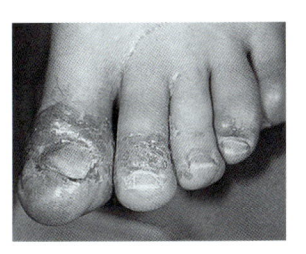

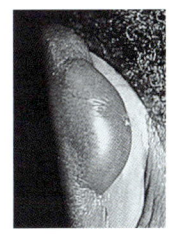

図 22-4 四肢や耳、鼻、顔はとくに凍傷を受けやすい。

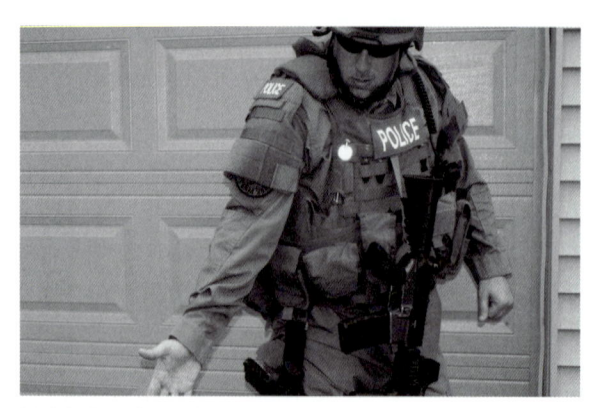

図22-5 手を風車のように回すことにより冷たい手に血液を送る。

- アルコール摂取。判断を鈍くし、末梢血管が拡張することで体温が奪われ、低体温症のリスクが増加。
- 疲労、脱水、空腹の状態での外出。
- 冷たい物体との直接の接触と水濡れ。
- 血液流量を減少させる脱水状態。
- 冷たい風への吹きさらし。局所寒冷傷害は低体温症があると改善しない。

局所寒冷傷害を避けるためには、以上のことを避ける。風による冷却に注意し、長時間外出する際には顔面を覆う。4枚重ねの服は局所寒冷傷害を防ぐ（第4章「事態対処医療要員の装備」参照）。足を温かく乾いた状態とし、首を覆ってリハビリ基地で身体を温め、寒い日には服の選択に気をつける。

塹壕足炎

塹壕足炎（trench foot）は凍傷と似ているが、16℃で起こりうる。冷たく湿った状態に長くさらされると生じる。その受傷機転は熱伝導で説明される。濡れている足は乾いた足の25倍の早さで熱を失う。血管収縮や虚血の進行は凍傷と似ている。足を乾かし温かくすることが最善の治療である。清潔で乾いた靴下の予備を持っていき、足が濡れたときは靴下を履き替えて、可能な限り靴を乾かす。

浅在性凍傷

凍傷のもっとも典型的な症状は、麻痺やしびれ、熱感などの感覚変化である。皮膚は白く、ろう様の外観である。皮膚は凍っているので触れると硬いが、皮下組織はまだ軟らかい。解凍が起きると、患部はチアノーゼになり、熱く刺されるような感覚になる。患部は腫脹する。鈍くズキズキした痛みが数日〜数週間持続する。

浅在性凍傷の治療は、深在性と比べてまったく異なるので、2つを区別することが非常に重要である。初見では創部の深さを決定することはしばしば難しく、浅い凍傷でも凍って硬くなっているように見える。皮膚を圧迫し、皮下組織が軟らかければ、おそらく凍傷は表面だけである。疑わしい場合は、深在性凍傷として治療する。

軽症の凍傷に対する治療は通常、適切な創傷被覆、安静、食事、できるだけ冷たいものへの接触を避ける。浅在性凍傷と診断したら、寒い場所から移動させる。傷病者を温かい屋内や救急車の中へ移動させると、深部に滞留していた温かい血液が、急速に必要とされる末梢のほうへ流れる。毛布で傷病者を包み、頭頸部を服や毛布で覆う。傷病者を温かい場所で横にするか座らせ、体温が上がるようにシバリングをさせる。温かい飲み物を与えるが、コーヒー、茶、チョコレート、カフェイン飲料は避ける。

浅在性凍傷では身体の熱で患部を温める。耳、鼻、足であれば、温かい手をあてる。手は脇の下に挟んで動かさない。患部の感覚がないときには熱で温めない。温める熱の加減がわからないからである。患部をこすったりマッサージしたりしない。マッサージは患部にさらなる損傷を与えることがある。水疱を形成している場合は穿刺せず、乾いた滅菌被覆材で覆い、傷つかぬよう保護する。すぐに後送・搬送し、搬送中は患部を高くし冷たくならないようにする。

深在性凍傷

深在性凍傷は手や足によく起こり、耳や鼻にはあまり起こらない。凍った四肢は白や黄色みがかった白、まだらに青白く見え、冷たく硬くなり感覚がない（**図22-6**）。組織の傷害は凍結によって起こるのではなく、組織が解凍されるとき、とくに徐々に解凍が起こるときに生じる。ゆっくり組織が解凍されるとき、融けた水の再凍結が部分的に起きる。新しい氷の結晶は、初めの凍結時より大きくなるので、組織により大きな障害を与えることになる。融解が起きると患部は紫色になり、凍っていた神経終末が再び活動し激痛となる。壊死（不可逆的な細胞死）が数日以内に起こり、

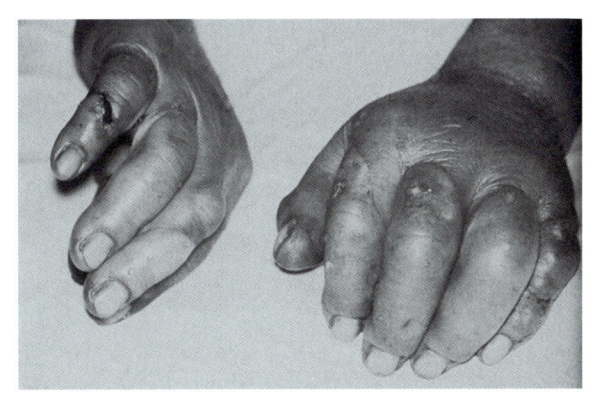

図 22-6 凍傷部位は硬く、触れるとろう様である。

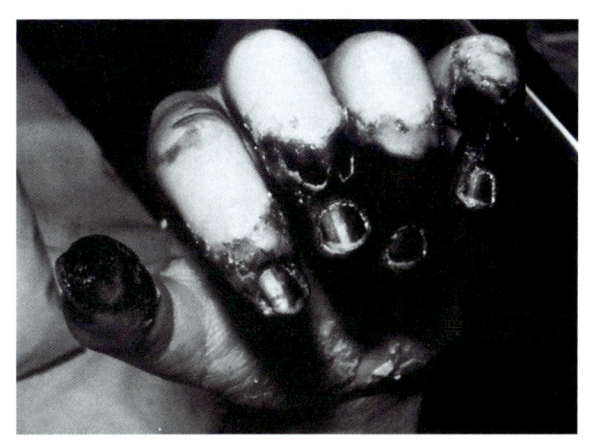

図 22-7 組織が凍り細胞内で化学変化を起こすと壊死が生じる。

患肢の一部または全部の切断が必要になることがある（**図 22-7**）。

搬送中に患肢が再凍結する可能性がない場合は、四肢を温めはじめる。しかし、搬送中に傷病者が歩かなければならないような厳しい環境や、再び氷点下にさらされる可能性がある場合には、患肢を温めようとしてはならない。もっとも大事なことは、搬送中に再氷結の可能性がある場合は、患部を融かさないことである。傷病者を救急車に乗せたら、患肢にさらなる外傷から組織を守るため当てものをし、ヒーターやあらゆる熱源から遠ざける。細胞がすべて氷結している場合、マッサージは氷の結晶で組織が傷害されるため、行ってはならない。

搬送に時間がかかるようであれば、メディカルコントロールと現場での復温について話し合う。許可が出れば、搬送前または搬送中に患肢の復温を行う。そのためには湯が必要で、患肢を沈めても容器の壁や底につかないような大きく清潔な容器を用いる。水は別の容器で温め、40〜42℃の温度になったら注ぎ込む。水を温めているとき、所属機関のプロトコルで認められているなら、ALSレベルの事態対処医療要員がフェンタニルやモルヒネなどの鎮痛薬を静注する。患肢を融かすと傷病者は非常に強い痛みを感じるが、疼痛緩和により軽快する。

湯が適切な温度に達すると、ゆっくりと患肢を沈める。温度計は湯につけたままにしておく。水温が40℃を下回ったら、一時的に患肢を湯から出し、追加で湯をつぎ足す。湯をかき回しながら適切な温度になるまで、湯を足し続ける。そして再び患肢をつける。

復温には通常15〜30分ほど要する。患部が温かくなり深紅か青みがかった色（湯から出したときは赤いまま）になれば完了である。復温の過程で可能ならば、室内で傷病者自身も服や毛布で温める。ニコチンやカフェインは血管を収縮させ患部への血流が減少するので、喫煙やカフェイン飲料は許可しない。復温が終わったら、患肢をきれいに乾かし、滅菌被覆材でやさしく覆う。滅菌ガーゼを用いて患部の指趾を一本ずつ保護し、早急に傷病者を病院へ搬送する。

高温への曝露

正常な体温は37℃である。複雑な調節機序により、環境温によらず深部体温が一定に維持されている。高温下や激しい活動中、身体は余分な熱を逃がそうとする。もっとも効果的な2つの方法は、汗（扇風機や空調設備によって汗が蒸発する）と、皮膚血管の拡張による皮膚からの放射である。さらに高体温の傷病者は服を脱がせて涼しい環境を探す。

通常、体温の調節機構が働き、かなりの温度変化に耐えられる。喪失した熱よりも多い熱にさらされたり発生したりすると高体温症になる。高体温症とは通常、深部体温が38.3℃以上と定義される。

高体温症は、体温の調節機構が破綻するときに発症

> **安全のために**
>
> 激しい任務や高温下ではとくに、任務中に脱水状態にならないようにすることは非常に大事である。激しい活動や暑い時期には、最低でも1日3Lの水を摂取する。尿の色と頻度は、身体の水分の状態を反映する（通常、脱水では濃くなる）。

> **考慮すべき集団**
>
> 小児と高齢者は熱中症のもっとも高リスク群である。高齢者と乳幼児は、体温調節が未熟である。乳幼児は厚着をさせられ、脱げないことが原因になることがある。

する。環境温が高いと放射による熱喪失が起きづらくなり、湿度が高いと気化による熱喪失が起きにくくなる。高温に順応できないことは危険因子である。ほかの危険因子は激しい運動があり、1時間に1L以上汗をかく場合は、水分と電解質の異常をきたす。

高温への曝露による疾患は以下のように分類される。
- 熱痙攣
- 熱疲労
- 熱射病

熱疲労は、治療しなければ熱射病へと進行することから、1人の傷病者にすべての病態が起こりうる。熱射病は、生命を脅かす救急疾患である。

※訳者注：わが国では熱中症をⅠ度～Ⅲ度に分類しており、熱痙攣、熱疲労、熱射病などの用語は用いられなくなっている。

熱痙攣

熱痙攣は、大量の汗とそれによって起こるナトリウムの喪失が原因で生じ、急性の不随意の痛みは通常、下肢や腹部またはその両方に起こる。暑い日のトレーニングや長い任務で起きやすく、SWAT隊員の能力に影響を与えるほど重症である。塩分喪失、脱水、筋疲労の三要素が熱痙攣の原因となる。熱痙攣は多くの場合、例えばSWAT隊員、アスリート、兵士、肉体労働者など体力のある人に起きる。暑い環境で働く人は、のどが乾き水分を摂取する。しかし、暑さに順応できなかったり、たくさん汗をかいたりすると、水分と塩分を皮膚から失う。水だけを飲んでいるとしたら、汗による塩分の喪失は補えない。

熱痙攣は、活発な、あるいは長時間の、あるいはその両方の要素のある身体活動中に突然起こる。わずかな腹部の痙攣だけ、もしくは四肢のしびれだけのこともある。しかし、腹部や四肢に活動できないほどの強い痛みが生じることが多い。吐き気を催したりする

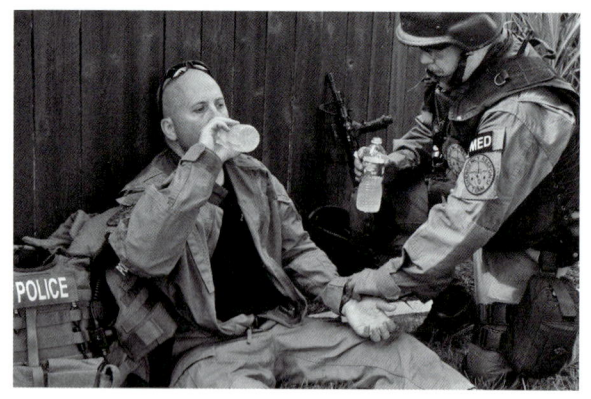

図22-8 熱痙攣の傷病者は涼しい環境に移動させ、経口で水分を摂取させる。

が、意識は清明である。脈は早く皮膚は蒼白で湿潤があり、皮膚温は正常である。

熱痙攣の治療は、高温を避け、失われた塩分と水分を補充することが目標である。放射熱の熱源となる日射などの高温環境から傷病者を退避させる。服をすべて緩める。可能ならば酸素を投与し、痙攣している筋肉を安静にする。痙攣が治まるまで、座らせるか横にさせる。水を飲ませる（**図22-8**）。水または電解質の補正された（半分の濃さに薄めた）スポーツドリンクなどの飲料を使う。多くの場合、何も入っていない水が役に立つ。塩のタブレットや高張食塩水を飲ませてはならない。傷病者がすでに適切な量の電解質を与えられている場合は、これを乱してはならない。休息と水分補充で電解質の分配が正常になると、熱痙攣は消失する。温かい水のスプレー（冷たいものではいけない）や、手動または自動の送風機を使い対流により身体を冷却する。

熱痙攣が治まれば傷病者は活動を再開できる。例えばSWAT隊員の場合は、熱痙攣が治まれば任務に戻ることができるが、大量の発汗により熱痙攣は再発する。もっとも適切な治療および予防法は、十分な量の水分と電解質を経口で摂取することである。

この方法でも熱痙攣が治まらない場合は、傷病者を

> **現場では**
>
> SWAT隊員にとってもっとも優れた飲み物は、オレンジジュースと氷水を1対1で混ぜたものである。この飲み物を訓練中や任務中のリハビリ基地で用意すべきである。

病院に搬送する。もし傷病者の痙攣の原因がわからない、もしくは普通ではないことがあれば、メディカルコントロールに連絡するか病院に搬送する。

熱疲労

熱疲労は、重症化すると熱射病になるが軽症の段階である。特徴は水分不足と熱性ストレスである。昔は水分不足と塩分不足の２つの型があるといわれていた。水分不足の熱疲労は暑い環境で水分を補わなかったSWAT隊員やアスリートに生じる。塩分不足の熱疲労は水分だけを補い塩分を補わなかった場合に汗により多量の塩分が失われ、数時間～数日かけて生じる。

熱疲労の症状は、頭痛、倦怠感、めまい、嘔気、嘔吐、腹痛などである。傷病者は普通、多量の発汗があり、皮膚は青ざめて湿っている。わずかに見当識障害があることもある。心拍は速く、呼吸は浅く速く、体温は正常か少し高い（40℃以下）。

熱疲労の治療は、傷病者を高温環境から退避させ、水分と塩分のバランスを調整するのが目標である。とくに頭部と頸部の余計な服は脱がせ、暑いところから移動させ、できれば温度調節の効いた救急車などがよい。屋外であれば、直射日光があたらないところへ移動させる。可能ならば酸素投与を行う。体温が上がっていれば、身体に温水を吹きかける。冷水は血管を収縮させ、皮膚の表面での熱交換を減らしてしまう。傷病者に臥位になり足をあげるよう指示する。きつい服を緩め、冷却のために風を送る。

傷病者が完全に覚醒しているときは、嘔気がなければ座って１Lの水をゆっくり飲むよう指示する。意識レベルの悪い場合や横になったまま水を飲むと、誤嚥してしまうため飲ませてはならない。嘔気がある場合は傷病者が固定されているのをよく確かめて、側臥位で移動させる。

多くの場合、症状は改善し30分以内に気分がよくなる。しかし次のような場合は、輸液療法や綿密な監視など、より積極的な治療のため病院に搬送する準備をすべきである。

- 症状が素早く消失しない
- 意識レベルの低下
- 体温が下がらない
- 小児や高齢者、糖尿病や心疾患など基礎疾患をもつ傷病者

熱射病

熱射病はもっともまれだが最重症であり、身体が許容以上の高温に曝露し、余分な熱を逃す機序が破綻したときに起きる。体温は細胞が破壊される温度まで急速に上昇する。熱射病は治療しないと死に至る。

熱射病は激しい運動をしている最中や、空調設備のない小さな家やアパートなどの暑く閉ざされて換気のない湿度の高い場所にいるときに起こる。熱射病の傷病者の多くは、発汗の機序が破綻しているので、熱く乾燥し紅潮した皮膚をしている。しかし、活動中に起きる熱射病では、初めのうちは皮膚が湿潤であることもある。まだ汗をかいていても熱射病の可能性があることを覚えておかなければならない。熱射病の傷病者では体温が急激に上昇し、41℃もしくはそれ以上に上昇する。深部体温が上昇するにつれて、意識レベルは下がり、最終的に意識消失する。

熱射病の最初の症候として、行動異常がしばしばみられる。しかし急速に意識がなくなったり、痙攣が起こったりする。心拍は、初めは速く強いが、意識レベルが悪くなるに連れて、血圧は下がり弱くなる。呼吸数は代償性に増える。覚えておかなければならない症候の１つは、汗が止まったときである。これは体温の調節機構が失われたことを意味するからである。自分が発汗する環境であれば、傷病者も同じく発汗するはずである。

熱射病の評価と応急処置

熱射病の症候はSWAT隊員がリハビリ基地にいるときに観察できる。休憩所にいるSWAT隊員であれ、非常に暑い部屋にいる人質であれ、傷病者を安全と判断される場所あるいは比較的安全な場所に連れてきたら、評価を始めなくてはならない。CAB'Nの順に評価をし、生命を脅かす異常がないかチェックする。循環は脈を触知して評価し、灌流と出血を評価する。皮膚

現場では

長時間にわたる任務では、リハビリ基地での休憩中にSWAT隊員の体温と行動に気をつける。SWAT隊員に症状を思い出させ、熱疲労と熱射病の症状がないかどうか互いに観察させる。

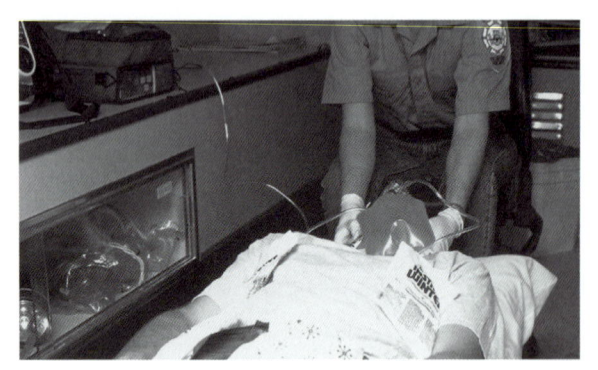

図22-9 氷嚢を頸部や鼠径、腋窩にあて気化により冷却する。

の状態と体温の評価では皮膚の状態は様々であるが、ほとんどの人は屋外では熱く乾燥した皮膚である。ショックがあれば暑い場所から遠ざけ、積極的に治療する。

気道と呼吸を評価し、生命を脅かす異常があれば治療を行う。傷病者の意識がある限り、気道は開放されているが、嘔気や嘔吐などが生じることがある。必要があれば気道確保の体位をとる。呼吸数は深部体温に依存して速くなるが、適切な速さにすべきである。もし意識がなければ、挿管を行いバッグマスクで換気を行う。もしくは許可されれば、高度な気道確保を考慮する。熱射病の症候が何かあれば（高体温、赤く乾燥した皮膚、意識の変容、頻脈、低灌流）、遅滞なく搬送する。

傷病者が涼しい場所に移動したら脱衣を行う。10分ごとに直腸温を測定する。39℃に下がるまで、冷却を続ける。もっとも迅速な方法で可能な限り早く冷却する。ぬるま湯を傷病者に散布し、気化するよう送風する。このため救急車は夏には扇風機を搭載すべきである。氷嚢を頸部や鼠径、腋窩にあて冷却する（**図22-9**）。長時間の搬送や搬送が遅くなる場合は、氷水に浸したタオルでマッサージする。

気道には十分注意を払う。痙攣を見逃さず、過冷却を防ぐために深部体温をモニタリングする。39℃まで戻ったら、温度調節を普通にして送風をやめる。長く冷やし続けると、深部体温が低くなりすぎ、低体温症と合併症を引き起こす。

もしも搬送に付き添えるのならば、静脈路を確保し生理食塩水を投与し、血糖を測定する。多くの傷病者は脱水の状態で、大量の生理食塩水の輸液を必要としている。生理食塩水に加え、事態対処医療要員はとくに小児の大量輸液による低血糖を防ぐため、許可されていればデキストロース（グルコース）の輸液を検討する。冷却は血管を収縮させ、血圧を上昇させる。心拍をモニターする。所属機関のプロトコルに従い、抗痙攣薬（ロラゼパム、ミダゾラム、またはジアゼパム）で痙攣を止める準備をする。

落雷

米国国立気象局によれば、米国では年間2,500万回もの落雷が起きている。平均すると、落雷による死者は年間60～70人である。傷病者は報告されたものだけで年間300人程度であるが、報告されていないものを含めるとそれ以上である。落雷は自然現象が原因の死因として第3位である。

SWATユニットはどんな天候でも屋外で訓練を行い、たとえ嵐でも被疑者の家の周囲に配置されることから、SWAT隊員は雷に打たれる可能性が高いといえる。SWAT隊員を広大な屋外にさらすような活動はいずれも、落雷にあう可能性が高い。

落雷により負傷または死亡するか否かは、人間が電流の通り道になったかどうかで決まる。落雷による電流は地面へと流れる。直接落雷にあい負傷または死亡することもあるが、木のような物に雷が落ちその周辺の多くの人が間接的に落雷にあうこともある（スプラッシュ効果）。

落雷でもっとも損傷を受けるのは、心血管系と神経系である。そのため呼吸停止または心停止が落雷による死因の第1位である。落雷による組織の損傷は他の電撃傷とは異なる。なぜならば組織の損傷経路が身体の中を通過するのではなく、皮膚の上を通過するからである。評価のときには入口創を探すだけではなく出口創も探さなければならない。出口創は身体の同じ側にはできない。多くの落雷による傷病者は、皮膚に数本の赤い線条がある以外は、何も所見がないことがある。落雷は一瞬なので、皮膚の熱傷は表面だけである。

安全のために

高温障害の初期症状である、頭痛、嘔気、痙攣、めまいなどに気をつける。もしも自分や仲間のSWAT隊員がこれらの症状を経験したら、すぐに高温環境を避け治療を受ける。

Ⅲ度熱傷はほとんどない。落雷による損傷は、軽症、中等症、重症と3種類である。

- 軽症：意識消失、健忘、混乱、しびれ、その他の非特異的な症状。熱傷があれば典型的には表面のみである。
- 中等症：痙攣、自然に再開する心停止、表在性熱傷。
- 重症：心肺停止。

応急処置

安全が第一である。落雷が続いているならば、落雷に合わないようにする。雷は、俗説に反して同じ場所に二度落ちることもあるため、傷病者を安全な場所に離脱させる。できれば雨をしのげる避難所が好ましい。

もしも屋外にいて避難できる場所がなければ、落雷が差し迫る徴候を認識し、自分自身を守る緊急避難策をとることが重要である。突然しびれを感じたり、髪の先が逆立ったりしたら、周囲が電荷をもっているということであり、差し迫った落雷の徴候である。自分自身を標的として小さくするため、しゃがんで丸くなり、足以外では地面に触れてはならない。木や高いもののそばにいるときはできる限り早く逃げ、できれば低平地が好ましい。雷は地面から突き出ているものに非常に落ちやすい（例えば木、フェンス、建物）。

落雷による多数傷病者事案のトリアージは、一般的なトリアージの方法と異なる。落雷にあい心肺停止になると、傷病者は地面に倒れ、数秒間の痙攣のような動作のあと無反応になる。落雷にあったあとに意識があり従命できる傷病者は、そのあとに心肺停止になることはほとんどなく生存可能である。したがって心肺停止で倒れている人に力を注ぐべきである。これはリバーストリアージと呼ばれるが、本来はこのような傷病者は死亡と分類されるので、通常のトリアージとは異なる。

落雷を受けると大きな直流電流を受け、長幹骨や椎体骨の骨折をきたすような激しい筋肉の痙攣を起こす。まず頭を正中位に保ち、下顎挙上し気道を開通させる。脈はあるが呼吸停止している場合は、使用可能ならば100％酸素を用いてバッグマスクで換気し、誰かに自動体外式除細動器（automated external defibrillator；AED）を取りに行かせる。脈がない場合はできる限り早くAEDをつけ、適応があれば除細動を行う。大量出血がある場合は、すぐに止血をする。

全脊柱固定を行い、直近の適切な医療施設へ搬送する。もし搬送に同行可能ならば、CPRを行いながら必要に応じて人工呼吸をする。ほかに救急医療サービス（emergency medical services；EMS）隊員がいれば、CPRと人工呼吸をさせ、点滴を行い、二次評価を行う。病院へ搬送中、ほかの創傷を処置し（例えば骨折に対する副子固定、熱傷に対する創処置）、モニタリングを行う。

毒咬傷

本節では、クモ、ハチ類（ミツバチやスズメバチ）、ヘビ、サソリ、ダニによる刺咬傷について述べる。

クモ咬傷

クモは米国内に非常に多く広範囲に生息している。多くの種が咬むが、そのなかで、メスのクロゴケグモとドクイトグモだけが、生命を脅かすような重症になりうる。咬傷の傷病者を治療するときは、このクモまたは似たクモがその地域にいる可能性に注意しなければならない。治療者である事態対処医療要員の安全が最優先である。

クロゴケグモ

メスのクロゴケグモ（*Latrodectus*）は比較的大きく、足を伸ばすと約2インチ（5 cm）ほどある。腹部に砂時計の形をした独特の鮮やかな赤みがかったオレンジの目印がある（図22-10）。メスはオスより大きく毒性も強い。クロゴケグモは

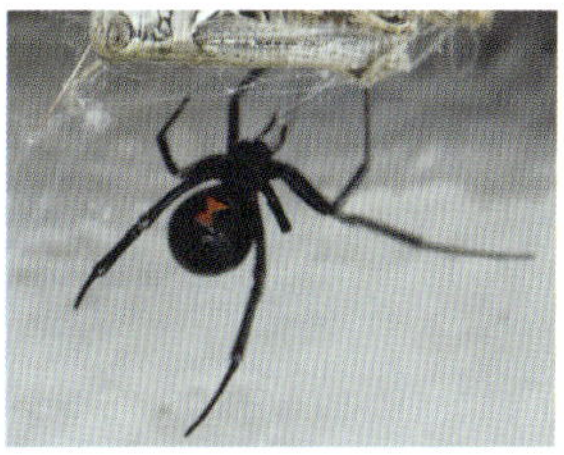

図22-10 クロゴケグモは光沢のある黒色で、腹部にある砂時計の形をした赤みがかったオレンジ色の目印で見分けられる。

現場では

落雷による心肺停止傷病者が複数いる場合は、現場に追加の資器材が届くまで人工呼吸をしながら心拍が安定することを期待して、複数の救助者が心肺蘇生を開始する。

アラスカ以外のすべての州で生息している。建物の周囲や材木の山、瓦礫の中など乾燥した薄暗い場所を好む。

クロゴケグモによる咬傷はしばしば見逃される。患部の麻痺がすぐになくなれば、傷病者は咬まれたことを思い出せないこともある。しかし多くのクロゴケグモは局所の疼痛や、かなりの苦痛を伴う筋肉の痙攣などさまざまな症状を引き起こす。腹部を咬まれると、筋の収縮が激しく急性腹症と間違えられるような場合もある。しかし、もっとも恐ろしいのはクロゴケグモの毒の神経組織に対する毒性である。ほかの全身症状はめまい、発汗、嘔気、嘔吐、発疹などである。胸部圧迫感や呼吸困難は、腹部の痙攣による板状硬とともに24時間以内に発症し、48時間以上持続する。

必要があれば、毒素を無効にする抗体を含む抗毒素血清を投与するが、副作用の頻度が高いので、高齢者、病弱者、5歳未満の小児で重症者に限られる。重症の筋肉の痙攣に対しては、ジアゼパム（Valium®）やロラゼパム（Ativan®）などのベンゾジアゼピン系の注射が院内では用いられる。

ほとんどの場合、事態対処現場におけるクロゴケグモ咬傷の治療は、気道と呼吸を安定させることである。高流量酸素を投与し、傷病者の搬送に同行可能で、訓練を受けていれば静脈路確保を行う。オピオイドやベンゾジアゼピンなどを投与し、筋肉の痙攣の痛みを緩和する。創処置も行う（第21章「軟部組織の損傷」参照）。

ドクイトグモ

ドクイトグモ（*Loxosceles*）は光沢のない茶色で、クロゴケグモより小さく1インチほどである（図22-11）。短い毛の生えた体には、背部に黒色のバイオリン形の目印がある。ドクイトグモはほとんどが米国の中央部から南部にかけて生息しており、アメリカ大陸全域にみられる。ドクイトグモは古く使用されてない建物の隅や岩の下、材木の山などの閉鎖空間で、暗い場所に生息することが多く、名前はそこから来ている（訳者注：ドクイトグモの英名はBrown Recluse Spiderでrecluseはひきこもりという意味）。寒冷地では、クローゼットや箪笥、地下室、服の中など屋内に移動する。

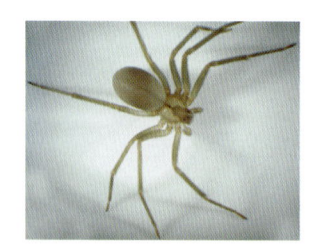

図22-11 ドクイトグモは光沢のない茶色で、背部に黒いバイオリン形の目印がある。

クロゴケグモの毒と比べて、ドクイトグモの毒は神経毒性ではなく細胞毒性のため、局所の組織破壊は高度である。典型的には、初めは痛みがないが数時間以内に痛みが出現する。患部は腫脹し触れると痛みがあり、蒼白・まだらで中心部はチアノーゼがみられ、小さな水疱となっていることもある（図22-12）。その後数日、壊死した皮膚や脂肪の組織片が大きく深くなり、大きな潰瘍を形成する。潰瘍は1週間ほど進行する。SWAT隊員がドクイトグモに咬まれたとしても、クモに気づかず小さな針で刺されたような感覚しか感じない。多くの傷病者は12～24時間までほとんど自覚症状がない。さらなる評価と治療のためかかりつけ医に引き継ぎ、その後数週間にわたって、重症感染、筋病変、その他の合併症などの有無をモニターしてもらう。

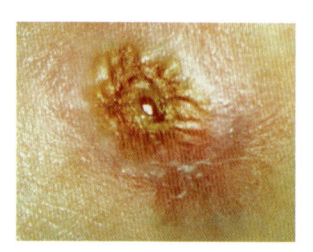

図22-12 ドクイトグモ咬傷では腫脹、圧痛があり、蒼白・まだらで中心部にはチアノーゼがみられる。小さな水疱となっていることもある。

ドクイトグモ咬傷によって緊急搬送が必要になることはほとんどない。もしも全身症状がみられる場合は、病院までの搬送中に、気道、呼吸、循環の安定化を行う。

ハチ刺傷

一般的にハチ類（ミツバチ、スズメバチ、アリ）による刺傷は痛いが、救急疾患ではない（図22-13）。傷病者が毒に対してアレルギーをもっているときは、アナフィラキシーになり死に至ることもある。アナフィラキシーの症状は、皮膚の紅潮、めまい、失神、低血圧、呼吸困難であり、これは気道が反応してヒューヒューと音をたてたり、重症の場合は音が小さくなったり消失したりする。咽頭や舌も腫脹する。これは非常な緊急事態であり、早く気づいて治療を開始しなければ死に至る。傷病者は刺された部位の周囲や体幹部に蕁麻疹が出る。このようなアナフィラキシー反応を治療しないと急速に死に至る。実際にアナフィラキシーで死亡した傷病者の2/3以上は最初の30分で

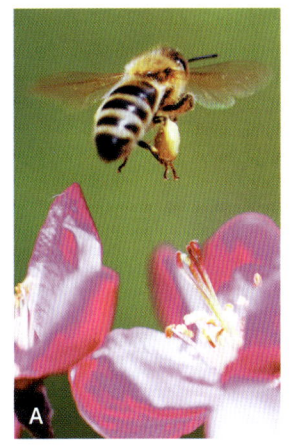

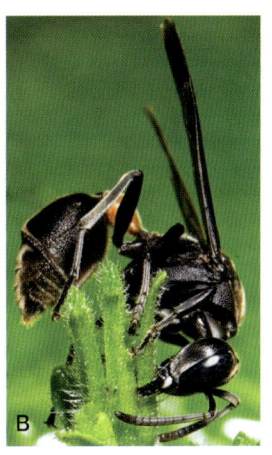

図22-13 A：ミツバチの針にはとげがあり、一度刺すと引き抜くことができない。B：スズメバチの針はとげがないので、何度も刺されることがある。

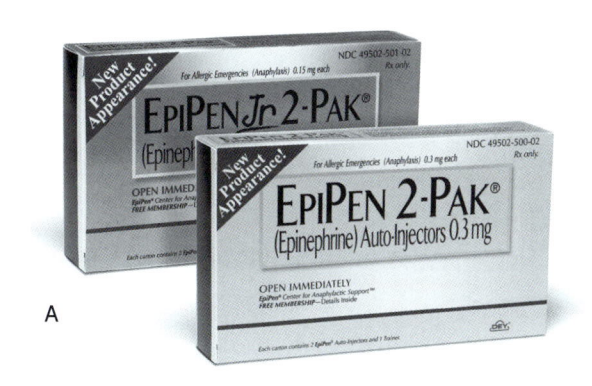

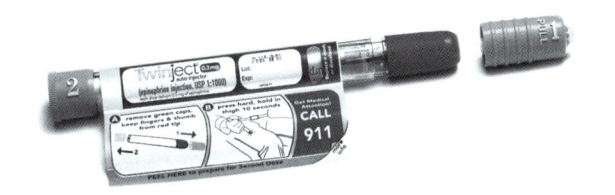

図22-14 重症のアレルギー反応をきたす傷病者は、自動注射器か標準的なシリンジに詰められているアドレナリンを携帯していることがある。A：エピペン®自動注射器、B：ツインジェクト（Twinject®）自動注射器

何もしていなかった。スピードこそが大事である。

アナフィラキシーを起こさないハチ刺傷には、主に鎮痛と感染のリスクを減らすようにする。ミツバチの場合は、針と毒液嚢がまだ皮膚についていないか確認する。ほかのハチ刺傷でも針が残らないようにする。もし残っていたら、クレジットカードなどの固い縁やメスの刃で、傷から針と毒液嚢をやさしく削りとるようにする。決して指やピンセット、鉗子で針を引き抜こうとしてはならない。もし、針または毒液嚢を強く握ると、傷に毒を押し込んでしまう。針を抜いたあと、石鹸と水またはポビドンヨードなどの消毒液で傷を消毒する。鎮痛のために冷却パックを患部にあてる。

ハチ刺傷にアレルギーがあるとわかっている場合は、筋注用のアドレナリンを含むエピペン®自動注射器やツインジェクト（Twinject®）自動注射器（未承認薬）などの市販のハチ刺傷のキットを持っていく（図22-14）。エピペン®やツインジェクトでアドレナリンを投与するのを補助するときは、まず標準予防策を行い、薬が傷病者に処方されたものであること、薬が変色していないこと、期限切れでないことを確認する。

自己注射を補助するため、自動注射器の安全キャップを外し、大腿を素早く消毒する。大腿の外側に注射器の先をあて、注射器を大腿に強く押しつけてすべての薬液が注入されるまでそのままにする。もし10分以内に最初の量で症状が緩和されなければ、別の部位にもう1回注射することを考慮する。所属機関のプロトコールに従う。

傷病者がツインジェクト自動注射器を用いるときは、容器から注射器を出す。アルコール綿で注射する場所を消毒する。「1」と書いてある緑のふたを取ると、赤い丸い先端が現れる。手で赤い先端を覆ってはならない。「2」と表示された緑のキャップをとる。丸い赤い先端を大腿の外側に当てる。状況によっては服の上からでも注射することができる。針が皮膚に刺さったら、10秒間強く押す。ツインジェクトを抜き、針が見えていることを確認する。針が見えない場合は薬液が注射されていないので、前に述べた方法をもう一度繰り返す。10分以内に症状が再発したり、改善しない場合は、同じ量を繰り返す。赤い先端のふたを、気をつけて外し取り除く。青いプラスチックを持って、針に触ることなくシリンジを筒から取り出す。プランジャ（押子）を引っ張らないようにして、黄色い固定具をプランジャから外す。針を大腿の皮膚に刺し、プラン

論点

MAST（ショックパンツ）は、脚と骨盤を加圧するために膨らませる空気注入式の資器材であり、心臓への血液還流を増加させ血圧を上昇させる。MASTを使用して血圧が改善したという報告がある。この資器材を用いる場合は、所属機関のプロトコールに従う。

ジャを押す。

アドレナリンは血管を収縮させるので、心拍数が上昇し、不安、不整脈、頻脈、蒼白、胸痛、頭痛、嘔気、嘔吐などを引き起こす。生命を脅かすような状況では、投与は副作用のリスクを上回る。気道狭窄、呼吸異常、低血圧を認めない傷病者に対してはアドレナリンを投与すべきではない。救急処置を行ったのちに、傷病者を搬送のため後送する。搬送に同行することができればバイタルサインをこまめに監視し、高流量で高濃度酸素を投与する。

アナフィラキシーに対する対応

アナフィラキシー反応は生命を脅かす救急疾患であり、そのように対応しなければならない。高度な治療を要するロード＆ゴーの傷病者である。もしも二次救命処置が行えなければ、応援を要請することを考慮する。

精神的なサポートもきわめて重要である。アナフィラキシーは急速に進行し、生命を脅かす可能性がある。傷病者には必要な処置を行いながら安心させることが必要になる。

傷病者の気道、呼吸、循環を管理し、積極的な気道管理と酸素投与を行う。傷病者の呼吸状態をみてバッグマスクが必要かどうか評価する。

等張液（乳酸リンゲル液または生理食塩水）を投与するために、最低でも1本、太い針で静脈路を確保し、全開で投与して循環を安定させる。理想的には静脈路を2本確保する。アレルギー反応を止めるためにアドレナリンを投与する。アドレナリンを成人に静注するときは0.1 mg（1/10,000の溶液1 mL）を3～5分かけて投与する。アドレナリンの静注は1～4 μg/分（250 mLの生理食塩水に1 mgの濃度）で行う。アドレナリンを投与したら、副作用がないかこまめにモニタリングする。頻回にバイタルサインをチェックする。

アナフィラキシーショックの傷病者には、アドレナリンに続きジフェンヒドラミンなどの抗ヒスタミン薬も投与する。成人の一般的な量は50 mgを筋注するか、1分以上かけて静注する（訳者注：わが国での用法および用量は、成人1回10～30 mgを、皮下または筋肉内注射する）。

副腎皮質ホルモンは速効性はないが、遅発性のアナフィラキシーを予防するには有用であり、治療の初期に投与すべきである。通常、メチルプレドニゾロン（Solu-Medrol®）、ヒドロコルチゾン（Solu-Cortef®）、デキサメタゾン（Decadron®）を用いる。グルカゴンも、とくにアドレナリンに効果がない傷病者やβ遮断薬を内服しているアナフィラキシー傷病者に適応がある。通常、1～2 mgを5分おきに静注または筋注する。

低血圧に対して輸液に反応がなければ、ドパミンまたはレボフェド（Levophed®、ノルアドレナリン）などの昇圧薬を検討する。

気管支攣縮があれば、アルブテロールなどの吸入βアドレナリン作動薬も治療の1つである。使用可能な薬剤の法令に従って行う。

ヘビ咬傷

米国では年間4～5万件のヘビ咬傷が報告されており、そのうち7,000件が毒ヘビによるものである。しかし、ヘビ咬傷による死亡はきわめてまれであり、全米で年間15人ほどである。米国には約115種類のヘビが生息しており、19種類が毒をもつ。これには、ガラガラヘビ（Crotalus）、アメリカマムシ（Agkistrodon

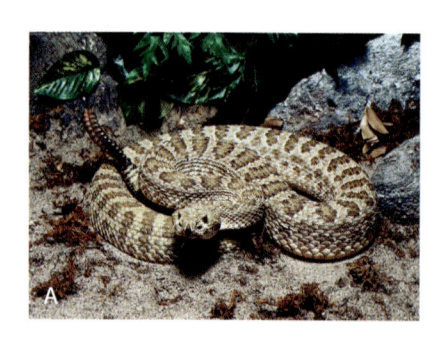

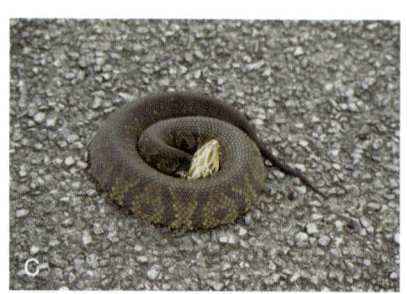

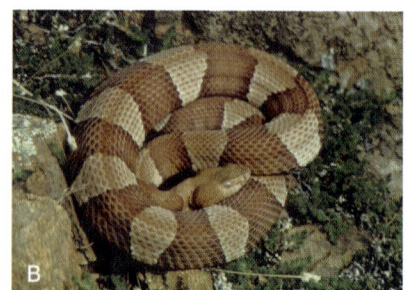

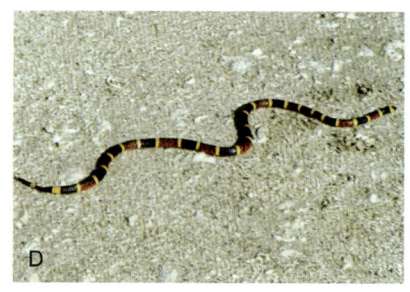

図22-15 a：ガラガラヘビ、B：アメリカマムシ、C：ヌママムシ、D：サンゴヘビ

contortrix）、ヌママムシまたはウォーターモカシン（*Agkistrodon piscivorus*）、サンゴヘビ（*Micrurus* および *Micruroides*）が含まれる（**図 22-15**）。

アラスカ州、ハワイ州、メイン州以外の州では、最低でも1種類以上のこれらの毒ヘビが生息している。一般的には、ヘビは臆病である。ヘビは踏むなど刺激したり偶然傷つけたりしない限り、咬まない。例外があり、ヌママムシはしばしば攻撃的でガラガラヘビは容易に腹を立てる。対照的にサンゴヘビはつかまれたときだけ咬みつく。

ほとんどのヘビ咬傷は4月から10月の動物の活動期間に起こる。テキサス州でもっとも多く報告されている。ほかにヘビ咬傷が多発しているのは、ルイジアナ州、ジョージア州、オクラホマ州、ノースカロライナ州、アーカンソー州、ウェストバージニア州、ミシシッピ州である。これらの地域で活動するならば、ヘビ咬傷の救急処置を熟知しておくべきである。ヘビ咬傷を治療するときはいつも、そこにまだヘビがいて二次被害を生じるかもしれないことを覚えておく。細心の注意を払う。

一般的に、ヘビ咬傷の1/3は、局所または全身の著しい創傷を伴う。近年、ヘビはほかの動物を襲うこともあり、毒をすでに使い果たしていたり、毒なしで防御をしたりするので、毒注入はそれほど起こらない。これを「dry strike（から打ち）」や「dry bite（から咬み）」と呼ぶ。

サンゴヘビは例外で米国に生息するサンゴヘビは、上顎に穴のある牙があり、後頭部にある2つの袋から毒を出す。したがって典型的な毒ヘビの咬傷でみられるように2つの傷があり、多くは0.5インチ（1cm）離れて変色し腫脹しており、傷病者は傷の周りの痛みを訴える（**図 22-16**）。無毒のヘビも咬傷を起こすが、普通は馬蹄型の歯形を残す。しかし毒ヘビのなかには歯も牙ももつものがいて、歯形からではどちらか区別することはできないことがある。逆にいえば、牙の跡は毒ヘビの明らかな証拠である。

マムシ

ガラガラヘビやアメリカマムシ、ヌママムシはすべてマムシ亜科（pit viper）で、三角形で平たい頭をもつ（**図 22-17**）。鼻孔のすぐ後ろ、眼の前にある一対の小さい穴（pit）が名前の由来である。この穴は熱を

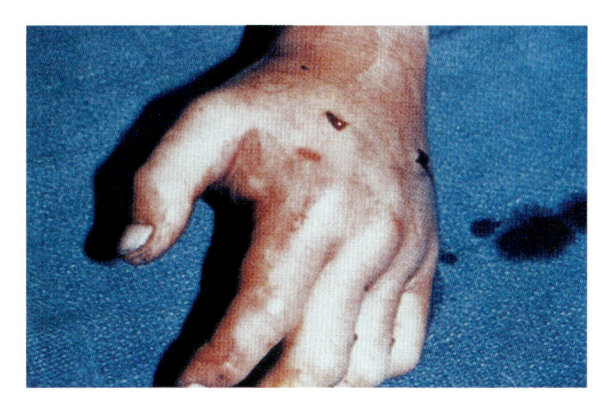

図 22-16 毒ヘビによるヘビ咬傷には特徴的な跡がある。約1cm離れた2つの傷は変色し腫脹している。

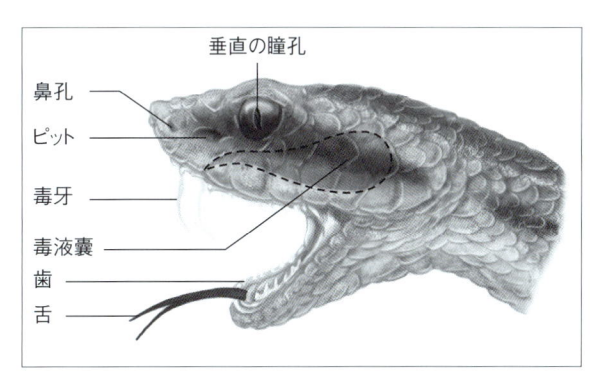

図 22-17 マムシは眼の前部に熱を感知する器官（ピット）をもち、暗闇の中でも温かい獲物を捕まえる。

感知する器官であり、縦長でスリット状の瞳孔では見えない暗闇の中で、温かい獲物を正確に捕まえるためにある。

マムシの牙は、普通は上顎に対して平坦になっているが、口を開けると丁つがいで前後に振れるようになっている。ヘビが咬むとき、口を大きく開け牙を伸ばす。このようにして咬むときに牙が突き刺さる。牙は実際には特別な穴のある歯で、皮下注射器のような役割を果たす。これは毒を貯蔵している袋（毒液嚢）とつながっており、この袋は毒を分泌する腺に付いている。腺自体は唾液腺が特別に変化したもので、組織を消化し破壊する酵素を産生する。毒の本来の目的は、小さな動物を殺し、嚥下する前の消化過程である。

米国でもっとも一般的にみられるマムシはガラガラヘビである。数種類のガラガラヘビは、尾で発する音で見分けられる。脱皮による乾いた表皮が尾の端にある小さい隆起によって支えられて剥がれず、たくさんの層を形成することで音が出る。ガラガラヘビには多くの色柄があり、ダイヤモンド柄が多い。成長すると6フィート（約2m）以上になる。

アメリカマムシはガラガラヘビより小さく2〜3フィート（60〜90 cm）で、赤銅色に茶または赤の帯模様がある。普通は材木の山や空き家などに住んでおり、人間の居住地の近くでよくみられる。米国東部のヘビ咬傷のほとんどを占めるが、たいていは致死的にはならない。しかし毒によって手足を失うことがある。

ヌママムシは成長すると4フィート（約1.2 m）になる。ウォーターモカシンとも呼ばれ、オリーブ色か茶色で黒の網模様があり腹側は黄色である。水蛇であり、攻撃的な行動をとる。咬まれて死に至ることはまれだが、毒による組織破壊は重症である。

マムシによる毒注入の症候は、創部の強い熱感を伴う痛みであり、その後に腫脹し、皮膚の色が薄い人では皮下血腫が青く変色して見える（斑状出血）。

これらの症候は受傷後5〜10分するとよりわかるようになり、36時間かけて広がっていく。局所の組織破壊に加え、マムシの毒は凝固の機序を妨げるため離れた他部位にも出血をきたす。この毒素は全身の神経系にも影響する。ほかの全身症状として、衰弱、嘔気、嘔吐、発汗、痙攣、失神、視覚異常、意識レベルの変化、ショックが起こることがある。腫脹が生じた場合は、皮膚にその範囲を印しておく。何がいつ起きたのかを医師がより正確に評価できる。受傷1時間後に局所に何も起きなければ、毒注入は起こらなかったと考えても大丈夫である。

注入された毒の量によって咬傷の毒性は決まる。小児は成人に比べて身体が小さいので、より影響を受けやすい。これは身体の小さい大人にも同じことがいえる。

時に、ヘビ咬傷の傷病者は恐怖で失神することがある。仰臥位にするとすぐに意識を回復する。失神をショックと混同してはならない。ショックが起こるのはさらに時間が経ってからである。

マムシ咬傷を治療する際、傷病者を病院に搬送するには以下の手順に従う。

1. 傷病者を落ち着かせる。毒ヘビ咬傷によって死亡することはほとんどないと傷病者を安心させる。傷病者を仰臥位にし、安静にしていれば毒が回るのも遅くなると説明する。およその受傷時刻を確認し、搬送中にその時間を記録する。受傷から治療開始までの時間は、重症度の指標となり、投与する抗毒素血清の量を決める基準の1つとなる。
2. 受傷部を探す。石鹸と水で丁寧に洗うか、軽く消毒をする。患部を氷で冷やしてはならない。所属機関のプロトコールで必要とされていれば、駆血帯を患部の4〜6インチ（10〜15 cm）上で巻く。駆血帯の下に指が2本入る程度にする。毒が局所に溜まってしまうので、駆血帯を用いないよう定めている機関もある。局所に対してより大きな損傷を与えてしまう可能性がある。
3. もし受傷部位が腕や脚の場合は、動かさないように副木固定をする。毒が心臓に戻らないようにするため、可能であれば患肢は心臓よりも低い位置にする。
4. 嘔吐に気をつける。毒による作用というよりも、不安の症候である。
5. 傷病者にいかなるものも経口で与えてはならない。
6. まれなことだが、もし体幹部を受傷したら、仰臥位で安静にし、できる限り早く搬送する。
7. バイタルサインをモニターし、腫脹している範囲をペンで印をつける。もし腫脹が広がれば記録する。
8. ショックの症候があれば治療する。
9. よくあることだが、ヘビが死んでいれば、容器に入れて持っていく。医師がヘビの種類を同定し、適切な抗毒素血清を投与できる。
10. ヘビ咬傷の傷病者を搬送していることを病院に知らせる。ヘビの種類がわかれば伝える。
11. 迅速に傷病者を病院へ搬送する。ヘビ咬傷が疑われる傷病者は、毒注入の症候があろうとなかろうと、必ず救急外来へ連れて行く。

搬送に同行することが可能ならば、必要に応じて気道と呼吸を安定させ、受傷部を滅菌ガーゼで覆い、患部が動かないよう固定する。感染を防ぐため、どんな深さの傷でも治療する（第21章「軟部組織の損傷」参照）。

毒ヘビが生息しているとわかっている地域で活動するときは、ヘビ咬傷をどのように扱うのか所属機関のプロトコールを知っている必要がある。抗毒素血清が手に入る直近の施設の住所も知っておかなければならない。近くの動物園、地域または国の保健所、地域の

中核病院などに行けば入手できる可能性がある。

サンゴヘビ

サンゴヘビは鮮やかで全周性の赤、黄、黒の帯がある小型のヘビである。多くの無害なヘビが同じような色をしているが、サンゴヘビだけは赤と黄色が隣合っている。韻を踏んだ覚え方がある。"Red on yellow will kill a fellow；red on black, venom will lack."（赤に黄色が人殺す。赤に黒なら毒はない。）

サンゴヘビはコブラ科に属し、ほとんど南部か南西部に生息しており珍しいヘビである。小さな牙をもち、咬む動作でその牙から毒素を注射し、1〜数個の刺し傷かひっかき傷のような跡を残す。小さい口と歯で顎の開きが限られるので、指や爪先など身体の小さい部分を咬むことが多い。

サンゴヘビの毒は神経系を麻痺させる強い毒である。受傷後数時間のうちに、傷病者は奇妙な行動をとり、眼球運動と呼吸の麻痺が進行してくる。局所の症状は通常はない。

緊急および長期の治療がうまくいくか否かは、ヘビの種類を正しく認識し、呼吸の補助を行えるかどうかにかかっている。抗毒素血清はあるが、多くの病院では在庫がない。可能な限り早く病院にサンゴヘビの抗毒素血清が必要なことを知らせなければならない。サンゴヘビ咬傷の応急処置の手順は以下のとおりである。

1. すぐに安静にさせ安心させる。
2. 患部を1〜2Lの温かい石鹸水で洗い流し、皮膚の表面に残っている毒素を洗い流す。患部を氷で冷やしてはならない。
3. 患肢を動かさないように毒が全身に広がらないように副木固定をする。
4. 傷病者のバイタルサインをチェックし、モニタリングを続ける。
5. ショックを防ぐため傷病者を保温する。
6. 必要に応じて酸素を投与する。
7. すぐに傷病者を搬送できるよう後送する。サンゴヘビに咬まれたことを病院に知らせる。
8. 搬送中は、傷病者に経口で何も与えてはならない。

サソリ刺傷

サソリは8本脚の蜘蛛形類動物であり、尾の先端に毒の腺と針をもつクモ綱に分類される（**図22-18**）。サソリは珍しく、主に米国の南西部と砂漠に生息している。サソリ刺傷は非常に痛いが危険ではなく、局所の腫脹と変色を生じる。ただしアリゾナバークサソリ（*Centruroides sculpturatus*）は例外で、アリゾナ州、ニューメキシコ州、テキサス州の一部、カルフォルニア州、ネバダ州でみられ、毒は重症の全身反応を起こし、循環不全、筋収縮、唾液過剰分泌、高血圧、痙攣、心不全などを引き起こす。抗毒素血清は手に入るが、医師が投与しなければならない。アリゾナバークサソリに刺されたことを疑ったら、できる限り早くメディカルコントロールに知らせ、気道と呼吸を補助する。傷病者をできる限り早く搬送できるよう後送する。搬送に付き添える場合は、所属機関のプロトコールに従い、また適切な訓練を受けたことがあれば、鎮痛薬を投与する。

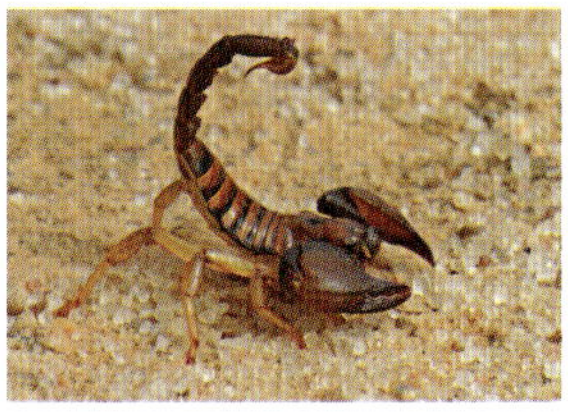

図22-18 サソリ刺傷は危険ではないが痛みが強く、局所の腫脹と変色を起こす。

ダニ咬傷

茂みや低木、木、砂丘でよく発見されるほか、ほかの動物の皮膚に直接付いている（**図22-19**）。1インチの数分の1（数mm）なので、小さな患部が痛くないときには、そばかすやしみと間違えられる。ダニ咬傷は咬傷それ自体が危険なのではなく、ダニが運ぶ微生物が問題となる。ダニはロッキー山紅斑熱とライム病を媒介する。どちらもダニに刺されるとき唾液を介して

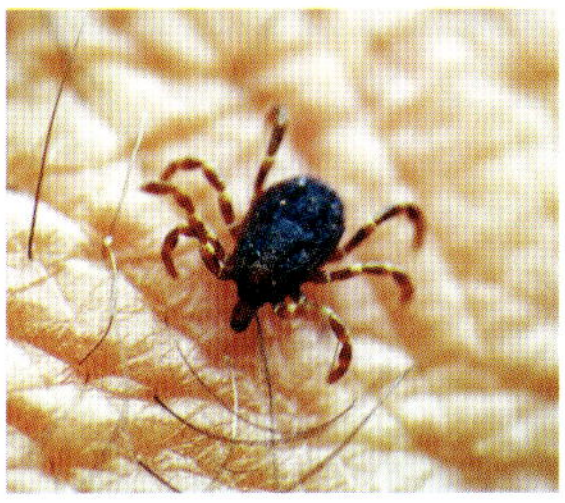

図22-19 ダニは概して皮膚に直接付いている。

> **安全のために**
>
> 刺咬傷を予防することは重要である。ロングライフルの狙撃員には、身を隠す場所でまずヘビ、クモ、ハチ類がいないかを確認させる。ペルメトリンやディートによって蚊に刺される頻度は減少し、SWAT隊員は、蚊をたたくのではなく、任務に集中することができる。

高高度への派遣と急性高山病

山岳地帯への派遣や高い高度に順応していないSWAT隊員は、急に高度が上がるとさまざまな種類の高山病の危険が増す。急性高山病はもっとも多い高度障害である。急性高山病は生命を脅かすことはないが、SWAT隊員には嘔気、嘔吐、めまい、倦怠感、不快感、頭痛などの症状が到着後12〜24時間以内に生じ、活動を著しく低下させる。適切な順応には5〜7日を要するが、通常SWATユニットにその時間はない。事態対処医療（tactical emergency medical support；TEMS）ユニットに所属する医師がアセタゾラミド（ダイアモックス®）125 mgを6時間おきに投与するか、事前にメディカルディレクターに処方してもらっておく。500 mg徐放剤は副作用に眠気と嘔気があるため避けるべきである。激しい頭痛、呼吸苦、息切れ、咳嗽の訴えが続くときは、医師による精査と加療のためすぐに病院へ搬送する。

医療装備

水上や水辺での任務の可能性があるならば、すべてのSWAT隊員やTEMS要員は適切なサイズのライフジャケットを着てテストしておくべきである。安全な環境で行う訓練中に、浮揚装置の正浮力で完全装備のSWAT隊員を実際に浮かせられるかダブルチェックを行っておく。

広がっていく。ロッキー山紅斑熱はロッキー山脈で起こるとは限らず、感染したダニに刺されてから7〜10日以内に発症する。症状は、嘔気、嘔吐、頭痛、衰弱、麻痺などで、循環呼吸不全になることもある。

ライム病は広範囲に発症することが知られている。初めはコネチカット州であったが、現在では35州で報告されている。多くは東北部、五大湖周辺地域、太平洋岸北西部であるが、ニューヨーク州でもっとも多く発生している。刺されてから約3日後に発症する。最初の症状は発疹が広がっていき、最終的に1/3の傷病者で「ウシの眼」のようになる（図22-20）。さらに数日〜数週間かけて、関節の腫脹と疼痛がとくに膝に生じる。ライム病は関節リウマチと間違えられることがある。関節リウマチと同様に不可逆的な障害を残すが、診断後すぐに抗菌薬で治療をすれば、完全に治癒する。

ダニ咬傷は一般的に夏季に森や野原など屋外で起こる（図22-21）。ダニからヒトへの感染は少なくとも12時間かかるので、もしダニの駆除について相談を受けたら、時間をかけて注意深く経過観察すべきである。ガソリンやワセリンでダニを窒息させたりマッチで火をつけたりしてはならない。傷病者を火傷させるだけである。代わりにピンセットを用いてダニの体をつかんで、やさしくしかし強くまっすぐ引っ張ると皮膚が引っ張られる。ダニが離れるまでそのままにする。ダニの一部が皮膚の中に残ってしまっても、微生物を含む部分は取り除かれている。消毒薬で消毒し、ダニはガラス瓶などの容器に入れて種類がわかるよう

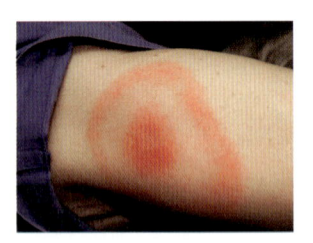

図22-20　ライム病では特徴的な「ウシの眼」様の発疹が現れる。

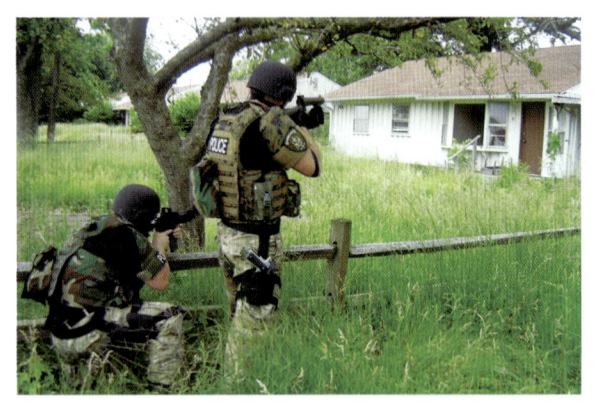

図22-21　背の高い草地はダニの危険地帯である。

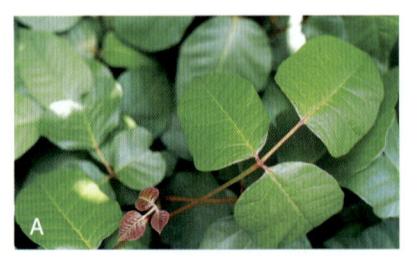

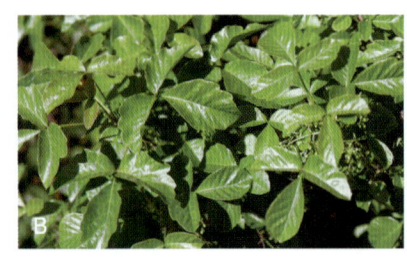

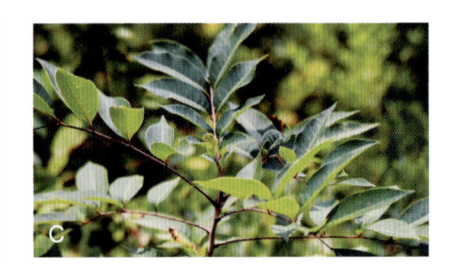

図22-22　A：ツタウルシ、B：アメリカツタウルシ、C：ドクウルシ

第 22 章　環境による緊急症　293

安全のために

　湖、河川や海などの近くの保養地で任務を行うときは、水難救助の計画を事前に調整しておくべきである。この計画には、現地で水難救助の訓練を受け技術をもつ民間人との連絡・協力も含まれる。このような民間人は水難救助のプロトコールを開発するのに有用である。水難救助の成功は、傷病者をいかに早く水中から救出して呼吸を開始させるかにかかっているので、救命胴衣とその他の救助に必要な資器材の迅速な入手法を知っておく必要がある。傷病者が水中に沈んでいる時間が長いほど、急激に救命率は下がっていく。冷水での溺水のほうが救命率はいくらか高い。換気とCPRは救命に不可欠である。

　水難救助を始める前に救助者が安全かどうか確かめなければならない。もしも傷病者がまだ水中にいて意識があれば、水難救助を行うべきである。「手を伸ばし、ロープを投げ、漕いでもだめなら、初めて飛び込む」という決まり文句を肝に銘じる。この言葉は水難救助の基本的なルールを要約している。まずは手が届くか試してみる。もしうまくいかなければ、ロープか救命胴衣、何か浮くものを傷病者に投げる。次にボートが使えれば用いる。適切な方法を訓練または経験していなければ、水泳による救助は試してはならない。たとえヘルメットと救命胴衣を身につけていたとしても行ってはならない。水泳による救助を試みて、いままでに数多くの善意ある人々が犠牲になっている。

潜水障害

　海岸や河川、湖が近くにある地域のSWAT隊員は潜水を行うことがある。事態対処潜水チームは、ひそかに目標地点へ近づき、近くで目標を観察するために潜水を行う。また水中で回収や救出などの任務も可能である。こうした任務の多くは深く潜水するため、減圧症（ベンズ）のリスクがある。しかし10～20フィート（3～6m）の深さでさえ減圧症は起こりうる。事態対処潜水チームを支援するTEMSユニットは、潜水障害とその応急処置について熟知しておく必要がある。
- 気胸（空気が胸腔に入り肺を圧迫する）
- 縦隔気腫（空気が縦隔に入る）
- 空気塞栓（空気が血流に入り血管内で気泡を形成する）
- 減圧症

さらに直近の高圧酸素療法ができる施設を把握しておくべきである。

にする。指でダニを扱ってはならない。必要な救急処置を行い、病院へと搬送する。

有毒植物

　ツタウルシ、アメリカツタウルシ、ドクウルシは、軽症から重症までの掻痒感と皮膚の敏感な人には発疹を起こす。野原や森へ行くSWAT隊員はそれらを見て識別し避けることができるようにする（**図22-22**）。これらの植物に触れてしまったら、皮膚に発疹ができるまでの20分間で洗い落とす。

　有毒植物による発疹の治療に使われるのは主に3つの薬である。炎症を抑えるステロイド、局所ステロイドクリーム、ジフェンヒドラミンである。ジフェンヒドラミンンは眠気と思考力の低下を起こすため実弾を用いた訓練中や任務中は避けなければならない。痒みが強い場合は、鎮静作用の少ない抗ヒスタミン薬を用いる。所属機関のプロトコールに従う。

まとめ

確認事項

- 体温調節機構により体温は37℃前後の非常に狭い幅に管理されている。体温は伝導、対流、気化、放射、呼吸によって外界へ熱を喪失することで調節される。
- 低体温症を治療するポイントは、主要臓器の機能を安定させ、さらなる熱の喪失を防ぐことである。中等症から重症の低体温症では、粗雑に扱ったり突然ゆすられたりすると致死的不整脈へ移行する危険性がある。そのため離脱させ後送する際には特別な注意を要する。
- 冷水の中に突然入って冷却された傷病者は、脈も呼吸もなくても、正しい蘇生と復温によってはまだ生存できるかもしれず復温して死亡を確認するまでは、死亡していると判断してはならない。
- 局所寒冷障害には、凍傷、塹壕足炎がある。凍傷は組織が凍っているので重症である。これらを発症した場合には、低温になる物を取り除き、さらに低温になることを防ぐ。
- 熱中症には、熱痙攣、熱疲労、熱射病の3つの型がある。
- 熱痙攣は痛みを伴う筋肉の痙攣で、激しい運動に伴って起こる。治療は傷病者を暑い場所から移動させ、痙攣した筋肉を安静にし、失った水分を補給する。
- 熱疲労は本質的には脱水による循環血液量減少性ショックの一種である。症候は冷汗湿潤の皮膚、衰弱、頭痛、頻脈である。体温は高く、汗はかいていたりかいていなかったりする。治療は暑い場所から移動させ、軽度の循環血液量減少性ショックに対する治療を行う。
- 熱射病は生命の危機のある救急疾患で、治療しなければ死に至る。熱射病の傷病者は皮膚が乾燥し、体温は非常に高い。精神状態の変化は熱射病の顕著な特徴であり、混乱、痙攣、異常な意識変容、昏睡などが起こる。現場で即座に体温に下げることがきわめて重要である。
- 毒グモにはクロゴケグモとドクイトグモがある。
- 毒ヘビにはマムシとサンゴヘビがある。
- マムシ咬傷では緊急搬送が必要である。創部を消毒し、毒が広がるのを遅らせるため傷病者を安静にさせる。
- サンゴヘビ咬傷では、病院にできるだけ早く知らせる。毒により神経系が麻痺する可能性があるが、多くの病院では抗毒素血清をもっていない。
- ダニ咬傷では、ロッキー山紅斑熱かライム病になる可能性があるので、2～3日以内に抗菌薬による治療のため受診する。ピンセットを用いてダニを取り除き、同定のため保存しておく。

まとめ

重要語句

アナフィラキシー
生命を脅かす究極の全身のアレルギー反応で、ショックと呼吸不全をきたす。

環境温
周囲の環境の温度。

気化
水や他の液体が気体になる現象。

減圧症
急浮上したダイバーにみられる疼痛で、とくに窒素が血管内と組織で泡を形成する。"ベンズ"とも呼ばれる。

高体温症
深部体温が38.3℃以上の状態。

抗毒素血清
動物や昆虫の毒の影響を中和する血清。

呼吸
肺の温かい空気が大気に放出され冷たい空気が取り入れられることによる熱の喪失。

塹壕足炎
16℃以下の冷たく湿った状態に長くさらされることによる凍傷と似た寒冷傷害。

深部体温
身体の中心部の温度（例えば心臓、肺、主要臓器）。

対流
空気の移動による熱の喪失（例えば身体に風が吹きつける）。

低体温症
寒冷環境にさらされて深部体温が35.0℃以下の状態。

伝導
直接接することによる熱の喪失（例えば身体の一部が冷たい物質に触れる）。

凍傷
低温に曝露した結果の組織損傷で、身体の一部が凍結する。

熱痙攣
高温下における激しい運動に関連して起こる、疼痛を伴う筋肉の痙攣。

熱射病
自然または人工の熱にさらされた結果、生命を脅かすような高体温となった状態で、温かく乾燥した皮膚が特徴。意識の変容となり、不可逆的な昏睡になることもある。

熱疲労
大量の発汗により多量の水分と電解質を失った高温障害の一種。熱虚弱や熱虚脱ともいわれる。

ハチ類
ミツバチ、スズメバチ、アリなどの昆虫の種。

放射
放射エネルギーによる冷たいものへの熱の移動（例えば火による加温）。

リバーストリアージ
心肺停止となった傷病者に重点的に取り組むトリアージの手法であり、心肺停止を死亡と分類する標準的なトリアージとは異なる。落雷による電撃傷で、多数傷病者をトリアージするのに用いられる。

第23章

事態対処現場での投薬治療

学習目標

- 事態対処現場での薬剤投与を考慮する際の2つの重要な留意事項について説明することができる。
- 薬剤投与における5つの「適切さ(right)」をあげることができる。
- 事態対処現場での市販薬の投与について説明することができる。
- 事態対処現場での処方薬の投与について説明することができる。
- 事態対処現場でのメロキシカム、アセトアミノフェン、イブプロフェンの投与について説明することができる。
- 事態対処現場での鎮痛薬投与について説明することができる。
- 事態対処現場での抗菌薬投与について説明することができる。
- 事態対処現場でのモルヒネ投与について説明することができる。
- 事態対処現場でのフェンタニルの投与について説明することができる。

はじめに

権限を与えられた医療従事者のみが薬物を投与すべきである。救急医療サービス（emergency medical service；EMS）および事態対処医療（tactical emergency medical support；TEMS）ユニットにおけるプロトコールで、誰が直接に薬剤投与できるのかを定めておく。医師の指示や処方箋が必要な薬剤は、機関の方針で認められる場合に限り、傷病者に与える。

薬剤投与が認められているすべてのTEMS要員は、所属ユニットが保持しているすべての薬剤について、安全に関する事項や効果的な使用法について完全に理解しておく必要がある。というのもパラメディック（日本にはない高度な救急救命士）が、通常のEMS出動で薬剤に関して疑問がある場合は、メディカルコントロールに相談できる。しかし、TEMSユニットでは必ずしもそのようにはできないからである。時間や通信手段がそれを許さないことがあり、直ちに薬剤投与が必要な状況も起こりうる。

薬剤投与が認められているすべてのTEMS要員は、所属機関のプロトコールを理解し、投薬の適用量や適応、禁忌、副作用についても知っておくことが必要である。

薬剤投与を考えるとき

それぞれの所属機関のプロトコールで、誰に薬剤投与の権限があり、どのような事態対処現場でどの薬剤をどういう方法で投与できるかを細かく決めておく。薬剤の適応と禁忌についても同様にプロトコールで取り扱っておく。薬剤投与が行われる前に、事態対処における傷病者評価（Call A CAB'N Go）および二次評価を行っておく必要がある。

事態対処現場における薬剤使用を考える際の重要な留意事項は、以下のとおりである。

1. 薬剤に反応するしないにかかわらず、すべての重篤な徴候および症状は二次評価を通じて経過観察しなければならない。例えば、胸焼けのような胸痛を訴えているSWAT（Special Weapons and Tactics、特殊火器戦術部隊）隊員には制酸薬が与えられることがある。このSWAT隊員に対しては、心臓発作などのもっと深刻な状況を示唆するような付随徴候や所見がないか、十分な二次評価をしなければならない。

> **現場では**
>
> 訓練や出動の際、SWAT隊員に、迅速な救命、四肢温存のための処置と外傷による痛みを軽減させることができる事態対処医療要員がそばにいると知らせておくことは、彼らに安心をもたらす。

2. 意識の変容や傾眠を引き起こしたり、任務遂行能力を下げたりする可能性がある薬剤投与はすべて、進行中の事態対処任務を負っているSWAT隊員に対しては避ける。

薬剤投与における5つの「適切さ（right）」

どんな薬剤でも投与に先立って、次の薬剤投与における5つの「適切さ（right）」を確認しなければならない。

1. **適切な傷病者**：傷病者確認を行う。また、傷病者において投与薬剤に対する禁忌事項がないことを確認する。
2. **適切な薬剤**：投与しようとしている薬剤が正しいかどうか確認する。
3. **適切な量**：錠剤の大きさ、量や薬液の濃度を確認する。
4. **適切な時間**：傷病者を病院へ搬送するための救急車に後送するのにどれくらいかかるのかを考慮し、ほかに投与する薬剤がないか考慮する。
5. **適切な経路**：経口、筋肉内、舌下、経皮、骨髄内、静脈内のどの経路で投与すべきか確認する。

事態対処現場での薬剤管理

市販薬

市販薬は処方箋なしで購入できる。市販薬はSWAT隊員が直面する多くの一般的な症状を和らげることができる。TEMSのメディカルディレクターとプロトコールは、どのようなときにどうやって市販薬を扱うかを定めておかねばならない。例えば、あるTEMSユニットは、緊急車両の棚に市販薬を常備し、SWAT隊員のためにすぐに市販薬を扱えるようにし

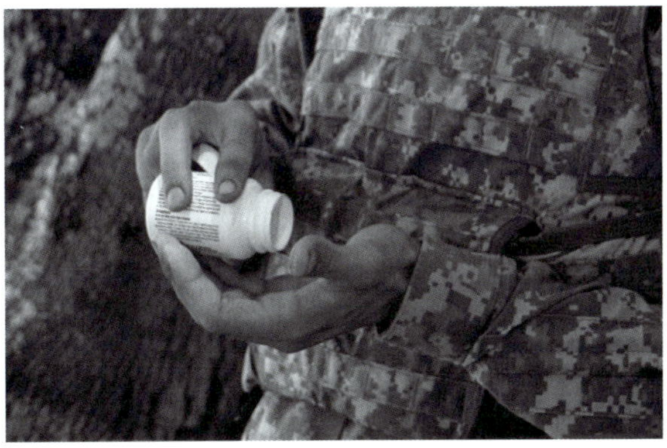

図23-1 SWAT隊員は、軽い症状に対しては自ら市販薬を内服することが許可されることもある。

ている（**図23-1**）。その一方で、ほかのTEMSユニットは、投与のためには事態対処医療要員（Tactical Medical Provider；TMP）を必要としている。軽症の病気に関しては、所属機関の市販薬使用プロトコールに従う。

処方薬

処方薬は、事態対処医療要員により所属機関のプロトコールに示された適応に従ってSWAT隊員に投与される。もしSWAT隊員が、自身のかかりつけ医から鎮静薬以外の毎日内服する薬（例えば降圧薬）の処方箋をもらっていれば、任務遂行能力や意識状態に影響を及ぼさない限り内服できる。各SWAT隊員には、それぞれのかかりつけ医にそういった副作用が起こらないか確認しておく義務があり、もしあれば、その薬剤は回避する必要がある。処方薬やその効果に関連した疑問がある場合には、TEMSのメディカルディレクターはかかりつけ医に相談し、隊員が一緒に働くための最良の解決策を見つけなければならない。長期の任務で、SWAT隊員が降圧薬のような毎日の内服薬を持参し忘れた場合、TEMSユニットのリーダーは隊員の体調に応じて、隊員のかかりつけ医やTEMSのメディカルディレクターを交えて、処方薬を手に入れるようにする。

指揮官への薬剤使用の報告

訓練や出動の間、市販薬や処方薬を内服する必要性を感じたら、SWAT隊員は事態対処医療要員に報告する必要があることを認識していなければならない。内服する理由、例えば頭痛、胸痛などの症状が傷病者

評価につながるからである。傷病者評価の結果、かかりつけ医への照会や、救急室への搬送が必要なこともある。こむら返りや歯痛など増悪していく症状も、SWAT隊員の能力を低下させるので、事態対処医療要員およびSWAT隊員により指揮官へ報告されるべきで、対処法を決めなければならない。SWATユニットの作戦が健康状態で混乱させられてはならない。

鎮痛薬

混乱を極めた事態対処現場にあっても、適切に傷病者の痛みを制御するために努力する。早期の鎮痛は、苦痛を和らげるとともに傷病者の予後をよくする可能性があるからである。傷病者が、つらさを訴えたり、明らかにつらそうにしている徴候がみられるとき、例えば、銃で下腿を撃たれたSWAT隊員が痛みで顔をゆがめている際には、適切な鎮痛薬が適応となる（**図23-2**）。加えて、薬剤を投与する際には、痛がっている傷病者を安心させる。小さな挫傷や骨折はアセトアミノフェンやイブプロフェンで適切に対処でき、大きな脱臼や脱臼骨折では、モルヒネやフェンタニルなどの麻薬が必要となる。

二次評価を通じて、傷病者の症状および痛みの程度を評価する。例えば、「考えうる最大の痛みを10としたら今はいくつですか」と質問し、10段階で評価する。ほかには1から10の数字が一直線に印刷された痛みスケールを用いて、傷病者の現在の痛みのレベルがどこになるかを指してもらう方法もある。

病院への搬送が必要であるような重大な問題はない

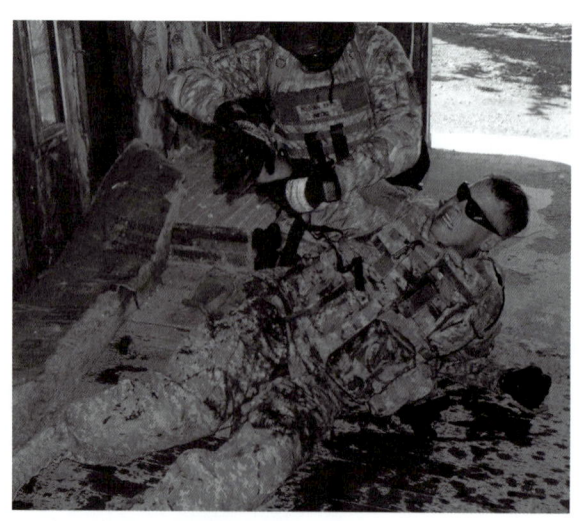

図23-2　傷病者の表情から痛みを読みとる。

> **医療装備**
>
> 戦場で使用されてきた薬品にフェンタニルキャンディがある（フェンタニルロリポップとして知られる）。フェンタニルキャンディは基本的には小さい柄のついた甘いキャンディで、200〜1,600μgのフェンタニル（モルヒネの一種）を含有している。戦場においては、痛みを伴う損傷を負った兵士にこの薬剤をテープで手にとめて与える。兵士には、キャンディを噛み砕いたりせず、口の中で溶けるにまかせ、痛みが緩和したら、口から出すように説明する。意識が落ちて上肢が弛緩すればフェンタニルキャンディが口から自然に出されるというわけである。これを投与された傷病者は15分おきに再評価され、呼吸抑制が起きていないかチェックする。

と判断した場合、傷病者に自身で服用するアセトアミノフェンやイブプロフェンなどの非麻薬性の鎮痛薬を与えたり、自身での服用を許可する。

重篤な痛みには、所属機関のプロトコールに従って、モルヒネ、フェンタニル、その他の麻薬の投与を考慮する。鎮痛薬の詳細については本章の後半で述べる。

抗菌薬

もしSWATユニットが2〜3時間の短い任務にある場合、そしてその任務が予定時間内に終了した場合、膝の大きな擦過傷などの生命を脅かさない傷は現場での洗浄と被覆でよい。治療と抗菌薬投与の必要性は傷病者が救急室に到着したときに決定する。長期にわたる、遠隔地での、多機関が出動している、というような任務では、後送が遅れうる。そのような場合、筋および関節の深い切創、大きな穿通創、そして汚染創などの感染のリスクの高いひどい損傷に対しては抗菌薬の投与が必要である。所属機関のプロトコールに従う。

> **安全のために**
>
> フェンタニルキャンディは、子どもに開けられないような包装がなされ、開封には、はさみやナイフが必要である。子どもの手の届く範囲から厳重に遠ざける。さもないと、子どもがこれを口にしたら容易に呼吸停止により死亡するからである。

> **現場では**
>
> もし時間と状況がゆるせば、モルヒネなどの調整が必要な薬剤を投与する前に尿と血液を採取する。検体は中毒スクリーニングに送り（もし部署の方針がそうであれば）、精神荒廃をきたす薬物を使用しているかどうかを調べる。

> **医療装備**
>
> 通常の SWAT の出動ではまれであるが、長期にわたる交戦や任務がある場合、それぞれ所属機関のプロトコールと TEMS のメディカルディレクターに従って抗菌薬の経口および注射剤〔セファロスポリン、バクトリム DS、ケフレックス〕などをストックしておくと有用である。

事態対処現場での鎮痛薬

メロキシカム、アセトアミノフェン、イブプロフェン

適 応

メロキシカム（Mobic®）、アセトアミノフェン（Tylenol®）、イブプロフェン（Advil®、Motrin®）などの鎮痛薬は、SWAT 隊員が訓練や任務を継続するために軽度から中等度の痛みに対して使用できる。これらの薬剤に鎮静効果はない。

副作用

メロキシカムとイブプロフェンは、高用量の投与や胃粘膜に対する強い刺激を緩衝するための食事をせずに摂取した場合、胃腸炎や胃の痛みを引き起こす。アセトアミノフェンは長期間の高用量投与で肝障害をきたす。しかし、1 日 4,000 mg 未満の量ではほとんど起こらない。

投与経路

メロキシカムは 1 日 15 mg を経口摂取する。イブプロフェンは 6 時間ごとに 600 mg、8 時間ごとであれば 800 mg を経口摂取する。イブプロフェンの最大投与量は 1 日 2,400 mg である。アセトアミノフェンは 1,000〜1,300 mg を 6 時間ごとに経口摂取する。毎回の投与量を記録する。傷病者には、必要であれば次回どれくらいの量を摂取できるか説明する。所属機関が自己内服を認めているのであれば、事態対処医療要員は市販薬の情報も一緒に記録保管しなければならない。

モルヒネ

モルヒネは、安価で、安心して鎮痛に使える優れた麻薬である。

適 応

モルヒネは以下の傷病者に役立つ。
- 重度の損傷を負っている
- 強い痛みがある
- 後送に長時間かかる

禁忌および副作用

モルヒネには重篤な副作用があり、頭部外傷傷病者には慎重投与が必要である。モルヒネの投与で頭蓋内圧が上昇する可能性があり嘔吐を誘発しうる。また縮瞳を起こし、瞳孔反応を阻害するため、モルヒネ投与後は重症もしくは増悪する頭部外傷傷病者に対しては瞳孔の正確な評価ができなくなる。

また、モルヒネは強力な鎮痛薬であるが、呼吸を抑制する。しかし重篤な痛みにある傷病者においては、痛み自体がモルヒネの呼吸抑制作用を抑制するため、ほとんど問題にはならない。次のような問題がある弱い痛みの傷病者においては、呼吸を常にモニタリングする。

- 上気道閉塞
- 気道熱傷
- 咽頭、鼻腔、口腔、顎の外傷
- 気管支喘息
- 重篤な胸部外傷
- 意識の変容（モルヒネは精神状態を混乱させうるため、正確な評価の妨げになる）
- ショック（モルヒネは血圧を下げ、ショックを助長する）
- 既知のモルヒネアレルギー

モルヒネの副作用は以下のとおり。

- 鎮静（モルヒネは看過できない昏迷をきたすことがあり、歩行可能な傷病者や覚醒している必要がある傷病者には投与すべきでない）
- 悪心、嘔吐、便秘
- 皮膚瘙痒や注射部位近傍の発疹

投与経路

モルヒネ製剤にはさまざまな濃度があり、投与経路もさまざまである。伝統的な筋注よりもより迅速な鎮痛効果が得られる静注が推奨される。

静注投与量

多くの機関では、著しい苦痛（10段階評価で4か5以上）には、2〜6 mgの硫酸モルヒネを緩徐に静注する方法が活用されている。この方法は、必要であれば、収縮期血圧が100 mmHg以上あることを条件に、5分ごとに繰り返し投与が可能である。総投与量は10 mgかそれ以上である。鎮痛が得られる量を正確に投与するため、静注する場合は滅菌水もしくは生理食塩水で希釈する。より多い投与が必要な場合もあるが、ほとんどの成人は総投与量10〜20 mgで強力な鎮痛が得られる。多くの機関では投与量が15 mgに達し、患者がまだ痛みを訴えている場合にはメディカルディレクターに相談することになっている例が多い。所属機関のプロトコールに従う。

副作用が出現していないか厳重に傷病者をモニターする。頻度の高い副作用は悪心と瘙痒である。Benadryl®（ジフェンヒドラミン）を25〜50 mg緩徐に静注することで緩和できるが、モルヒネもBenadryl®も傷病者の覚醒レベルを落とす可能性がある。

筋注投与量

モルヒネがあらかじめ入っている既製のカートリッジ（通常は5 mgか10 mg、**図23-3**）を注入注射器にセットする。もし10 mgのすべてを投与するつもりでない場合、投与前に不用な分量を可能であれば別のシリンジに移し、ラベルをし、安全に保管しておく。これは1時間もしくは2時間以内に追加投与のために使用できるが、不用な場合は、信頼できる証人とともに破棄し、その旨を適切に記録しておく。事態対処現場でも決して医療資材を無駄にしてはならない。

傷病者に筋注したら、注射部位、量、時間、施行者を記録する。副作用が発生していないかモニターする。鎮痛が得られなければ追加投与を準備しておく。目標は4以下の痛みにすることである。

フェンタニル

適応

重篤な痛みがあり、本薬剤にアレルギーをもっていない傷病者に適応がある。フェンタニルは麻薬であり、静脈内、皮下、筋肉内投与ができ、外用パッチやフェンタニルキャンディ（**図23-4**）などでは緩徐に投与できる。長所は、軽く、持ち運びしやすく、水をはじき、長持ちし、使用期限も長く、事態対処現場でも簡単に投与できることである。

禁忌

投与禁忌はフェンタニルに対するアレルギーを有する場合であるが、すでにモルヒネやベンゾジアゼピンを投与されたことがある傷病者に対しては、効果が増強する可能性があるので注意を要する。フェンタニルや他の麻薬は呼吸抑制や他の有害な副作用の可能性があるため、組み合わせて投与するときはとくに注意を要する。

投与経路

フェンタニルキャンディによる経口投与は、事態対

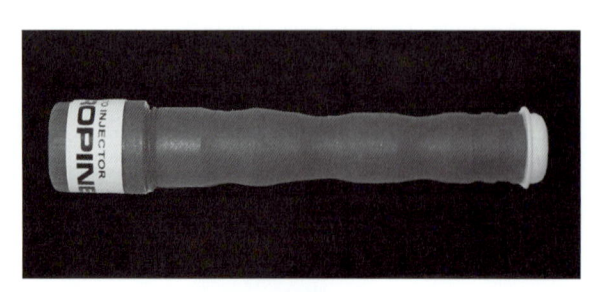

図23-3 モルヒネ注入注射器

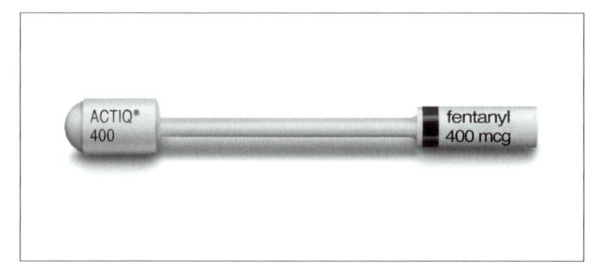

図23-4 フェンタニルキャンディ

処現場ではもっとも効率的な投与方法といってよいかもしれない。フェンタニルキャンディを投与する際は手袋をつけ、不潔にしないようにする。フェンタニルキャンディは6種類の異なる濃度で生産されており、200〜1600μgまである。事態対処現場では800μgのフェンタニルキャンディがもっとも一般的な量である。所属機関のプロトコールに従う。傷病者には、効果が軽減してしまうので、キャンディをすべて噛み砕いて飲み込まないように説明する。理想的にはキャンディを15分以上溶かした段階で効果が得られはじめる。

15分ごとに傷病者を評価する。とくに呼吸抑制が起きていないかモニターする。もしあれば、ナルカンを所属機関のプロトコールに従って投与し、換気補助を行う。もし、悪心や嘔吐が起これば、ゾフラン（Zofran®）や他の制吐薬を所属機関のプロトコールに従って投与する。

薬剤の保管方法

米国では麻薬中毒が蔓延しており、薬剤は適切な環境条件のもとに二重施錠で保管されなければならない。麻薬投与の許可を与えられているすべてのTEMS要員が、台帳を用いた管理責任を負っている。麻薬保管・投与に関連する食品医薬品局（Food and Drug Administration；FDA）、麻薬取締局（Drug Enforcement Agency；DEA）の各局および各州の法規を遵守しなければならない。

備蓄品が盗難の対象にならないよう厳重に信頼できる場所に麻薬を保管する。もし、盗難が起きたら、もしくは、出納台帳上に食い違いがあった場合、TEMSおよびEMSのメディカルディレクターにすぐに報告しなければならない。

医療従事者および法執行官は、管理薬剤にアクセスでき、それらを不適切に扱うことも可能であるため、彼ら全員に中毒スクリーニングを行うよう指針を整備する。指針は連邦法、州法、地方条例を考慮に入れる。可能であれば、雇用者援助プログラムに相談する。

まとめ

確認事項

- 権限を与えられた医療従事者のみが薬品を使用できる。常にそれぞれ所属機関のプロトコールに従う。
- 事態対処現場で薬剤を準備するときには、2つの重要な留意事項がある。
    - 薬剤に反応するかどうかにかかわらず、すべての重症な徴候および症状は二次評価でフォローする。
    - 覚醒させたり、鎮静させたり、パフォーマンスを下げる可能性がある薬剤の投与は、進行中の事態対処任務の責を負っているSWAT隊員には避ける。
- 薬剤投与に先立ち、5つの「適切さ（right）」を確認する。
    - 適切な傷病者：right patient
    - 適切な薬剤：right medication
    - 適切な量：right dosage
    - 適切な時間：right time
    - 適切な経路：right route
- TEMSのメディカルディレクターと所属機関のプロトコールで、どんなときにどのように市販薬を扱うのかを定めておく。
- もし、SWAT隊員がかかりつけ医からの処方箋を持っていて、それらの薬が任務遂行能力を下げることのない、降圧薬のような鎮静薬以外の薬剤であれば、TEMSメディカルディレクターの承認があれば服用することができる。
- 訓練や出動の間、SWAT隊員は市販薬であれ処方薬であれ、服用の必要性を感じたら、事態対処医療要員に報告する必要があることを認識しておく。状況によっては市販薬の自己内服の方針を使用する。
- 多忙な事態対処現場においても、傷病者の痛みを制御するよう努力する。早期の鎮痛は、苦痛を和らげるとともに傷病者の予後をよくする可能性があるからである。
- 米国では麻薬中毒が蔓延しており、薬剤は適切な環境条件のもとに二重施錠で保管されなければならない。管理薬物を不適切に使用した法執行官、医療従事者を特定し、対処するための指針を整備する。

重要語句

市販薬
医師の処方箋がいらない薬。

処方薬
医師の処方がいる薬。

第24章 大量破壊兵器

学習目標

- 事態対処医療要員（TMP）は、大量破壊兵器が使われた現場で自らの身をいかに守るかを説明することができる。
- 4種類の主要な化学剤の分類を挙げることができる。
- 化学剤の身体影響を知り、事態対処医療要員が行う安定化処置を説明することができる。
- 3種類の主要な生物兵器の分類を挙げることができる。
- 生物兵器の身体への影響を知り、事態対処医療要員が行う安定化処置を説明することができる。
- 放射性物質の線源やその散布方法を説明することができる。
- 事態対処医療要員が放射線被ばくに対して行う、安定化処置を説明することができる。
- 事態対処医療要員が被ばくからどのように防護するのかを説明することができる。
- 自爆テロの現場で、事態対処医療要員がどのように身を守るのかを説明することができる。

はじめに

2001年9月11日の同時多発テロ以来、米国の治安関連当局では、世界的なテロの脅威の増大に痛烈に気づかされることになった。この脅威の増大には、通常兵器ではない、大量破壊兵器の脅威も含まれる。現時点で世界でもっとも多いタイプのテロ攻撃は、通常兵器によるもの、主に爆発物による爆発や火器を使ったものである。しかし、化学テロ、生物テロ、放射性物質によるテロ、核攻撃の脅威は確実に存在する。このため、SWAT（Special Weapons and Tactics、特殊火器戦術部隊）、事態対処医療（tactical emergency medical support；TEMS）ユニットは、通常兵器に対しても非通常兵器に対しても備えておかねばならない。

化学、生物、放射線、核の脅威

CBRNは、化学（chemical）、生物（biologic）、放射線（radiologic）、核（nuclear）による脅威をさす。SWAT、TEMSユニットはともに、悪意に満ちた殺戮や社会の混乱や破壊を目的にしたCBRN事案に対応しなければならない。証拠保全や犯人逮捕においてもCBRNは、重要な問題である。

CBRNの脅威は、まれな事例であること、しばしば同定が難しいこと、理解し被害を軽減化するために特別な教育が必要なこと、市民に不安を与えうること、などの特徴をもつ。実際に使用された場合はもちろん、使用の脅威だけでも市民を十二分におびえさせることができ、これはテロリストにとってまさに思う壺である。また、CBRNによる障害はふだんあまりみられないものであるがゆえに治療が困難である。CBRNはまれに起こりうる事象ではあるが、周到に計画を練り時機を選んで行われた場合、無実の何千もの人々を殺戮し、数百万人に影響を与えることも可能となる。

化学テロ/化学戦

化学剤は、生物に壊滅的な被害をもたらす。化学剤は液体、粉、気体など、曝露や散布の経路を考慮した形状がとられる。第一次世界大戦中に開発され、以来研究が重ねられてきた。当初から戦場で使われてきたが、市民を標的にしたテロリズムとして使われることもある。化学剤には以下の種類がある。①びらん剤、②窒息剤、③神経剤、④代謝剤（血液剤）である。

生物テロ/生物戦

　生物剤とは病気を起こす病原体や毒素である。ほとんどが自然界に存在するものであるが、テロリストによって研究室で培養されたり、合成したり、変異させたり、政府の備蓄されているものが非合法に盗まれてしまうこともある。生物剤の兵器化にあたっては、人工的に細菌に曝露させる標的の数を最大限にするように行われる。こうしてテロリストは、最大限の人々に感染させ、彼らの望む結果を得ることになる。生物剤の基本的な種類には3つある。①ウイルス、②細菌、③毒素である。

核テロ/放射性物質テロ

　核兵器が実際に人類に対して使われたのは2回のみで、第二次世界大戦中の広島、長崎における米軍の原子爆弾投下による壊滅的被害である。これにより第二次世界大戦は終結し、その後、未来にわたる核戦争の抑止力となっている。

　いくつかの国家はテロリスト集団と関係をもっており（国家テロリズム）、核に関してもある程度の能力をもっている。そのようなテロリスト集団には、放射性物質や放射性廃棄物をテロに使うことも可能である。核爆弾に比べれば、そういった物質を入手することははるかに容易である。例えば、古いX線撮影機や核医学研究所や工場などから入手した放射性物質は、ダイナマイトやその他の爆発物と一緒にすれば、いわゆる「ダーティボム（汚い爆弾）」、放射性物質散布装置（radiologic dispersal device；RDD）ができる。ダーティボムには生物剤や化学剤で作られる可能性もある。

事態対処医療要員にとっての現場の安全

　大量破壊兵器からの最大の防護は、触らないことである。大量破壊兵器による攻撃でもっとも避けなければならないのが、汚染と交叉汚染である。汚染は直接接触したかそれに曝露した際に生じる。交叉汚染は除染を受けていない汚染した人と接触すると起こる。

二次爆発装置と二次攻撃（現場の安全の再確認）

　テロリストはいったん爆発を起こしたあとに再び爆発を起こすことが知られている。この種の二次爆発装置は、主には救助要員を傷つけ、それを報道機関に報道させる目的がある。最初の爆発のあとまさに現場に報道関係者がひととおり到着した頃に起こる。自分の安全に関しては、他人を信じてはならない。継続的に現場の安全を確認、再確認するのは自分自身である。治療中に、床にある怪しい包みを見過ごしてしまうことは容易に起こる。常に注意しておかねばならない。ちょっとした風向きの変化や、汚染した被害者の増加によって、危険にさらされるかもしれない。周りを見回す余裕をもって、任務に携わり、現場の安全を確認する。

化学兵器

　化学剤は、液体もしくはガスを散布して症状を生じさせたり死に至らしめたりする。

　近代的な化学剤は第一次世界大戦、第二次世界大戦の間に開発され、冷戦中には、多くの化学剤がより改良され、備蓄されてきた。米国は長い間、化学兵器使用を放棄してきたが、ほかの多くの国では、化学兵器を開発、製造し備蓄している。これらの化学剤がテロリストの手に渡ったり、彼らが製造するようになった場合、それは致死的でありかつ重大な脅威となる。

　化学兵器にはいくつかの分類がある。それぞれの液体、ガス、あるいは固体の特性を以下に記載する。持続性と揮発性は、その剤が揮発してしまう前にどれだけの時間がかかるかということである。持続性、もしくは非揮発性とは、通常24時間以上散布表面に残るという意味である。非持続性剤もしくは揮発剤とは、通常の温度下では比較的早期に揮発するという意味である。高度な持続性をもった剤（例えばVX剤、油っぽい液体の神経剤）は、数週間も数カ月も環境中に残る

安全のために

　自分が被災者になったら、市民を助けられなくなる。ましてや自分が被災者になることは、同僚や対応要員にとって余計な仕事が増えるだけである。助けを呼ばれたら、慌てて対応する前に、まず、周囲の安全を十分に確認すること。慌てて救助に向かわないこと（視野狭窄にならない）。生命を危険にさらさないこと。決して自ら被災者となってはならない。

現場では

多数傷病者事案発生の場合、被災者と頻回に意思疎通を図ることは重要である。被災者は何が起こったのかまったくわからず、怯えていることを覚えておく。事態対処医療要員の行っていることや被災者を待たせることがあることを説明すれば、被災者を安心させることができるであろう。

また、必要であれば建物の一部やバックボード、防水シートなどで、さらなる被害から被災者の防護を考えること。

のに対し、高度な揮発性をもった剤（例えばサリン、同じく神経剤）は、数分から数秒以内に揮発する。

曝露経路は、いかに体内に化学剤が入っていくかを示す。化学剤はガスでも直接の接触でも作用を発現する。蒸気ハザードは呼吸によって曝露されるし、接触（皮膚）ハザードはほとんど気体にならず、皮膚を通じて体内に入る。化学剤は被害者の呼吸器に多大な影響を与えるので、気道と呼吸を安定化させることは、循環管理の前に行われるべきである。

びらん剤

びらん剤の主な曝露経路は皮膚（接触）であるが、剤が皮膚に残っている場合や、被服の袖が長い場合、散布された場所に近い場合には、蒸気を発生し、呼吸器系に入ってくることになる。びらん剤は熱傷のような水疱を皮膚にも気道（口、鼻、喉、食道、肺）にもつくる。びらん剤には硫黄マスタード（H）、ルイサイト（L）、ホスゲンオキシム（CX）などがあり、H、L、CXなどの記号は軍で使われているものである。びらん剤は湿潤な場所に影響を与えやすく、腋窩、会陰部、眼、気道において化学反応は強くなる。

硫黄マスタード（H）は、褐黄色の油っぽい物質で、一般的に非常に持続性であると考えられている。散布されると、ニンニク臭、マスタード臭といわれる独特のにおいがし、急速に皮膚や粘膜から吸収される。その過程で非可逆的に細胞を障害する。皮膚や粘膜からの吸収は数秒以内に起こり、細胞への障害は1〜2分のうちに起こる（図24-1）。20分以内に除染しなければ、重篤なびらんや非可逆的な障害が起こる。20分経っても痛みや灼熱感が出てこなければ、4時間ほど症状出現に時間がかかる。硫黄マスタードは突然変異原であり、突然変異を起こすことによって細胞内の構造が破壊され、最終的には細胞死に至る。

被害者は剤に曝露した場所に進行する発赤をきたし、大きな水疱を形成する。水疱の形と外見は、Ⅱ度熱傷の水疱によく似ている。水疱の中の液体には剤は含まれない。しかし、皮膚表面は熟練した者が除染しない限り剤は残っているものと考える。

硫黄マスタードはまた、骨髄も標的とするため白血球の生産が行われなくなる。水疱形成した皮膚病変には二次感染が問題となる。初期の皮膚病変を生き延びても、その後の白血球減少に伴う易感染性が問題となる。

硫黄マスタードは、持続性であるとされるが、気化して肺に吸入される。これにより、上気道・下気道に病変を生じる。そうして最終的には気道が損傷され、浮腫を起こす。当然、呼吸器に病変があれば、より重症となる。

ルイサイト（L）とホスゲンオキシム（CX）は、マスタードと同様のびらんを形成する。両剤は揮発性が高く、より重症化しやすく、死に至りやすい。硫黄マスタードに比べて発症が早く、接触すれば即時に痛み、違和感を生じる。剤で汚染された皮膚の部位は灰色に変色し、その部位から皮膚組織の損傷が進む。眼に付着しても当然、痛みを生じ、一時的もしくは恒久的な失明をきたす。

びらん剤の治療

硫黄マスタードやホスゲンオキシム（CX）に関して特異的解毒剤はないが、BAL（British anti-lewisite、英国抗ルイサイト）は、ルイサイトに対して、治療に使われる。BALによって、内部臓器の障害を軽減するが、皮膚、眼、気道の損傷を食い止めることはできな

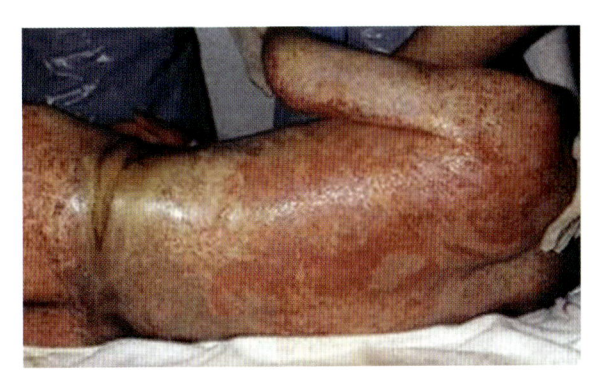

図 24-1 硫黄マスタード（H 剤）による皮膚病変

い。通常 BAL は、事態対処医療要員（tactical medical provider；TMP）や民間の緊急医療サービス（emergency medical service；EMS）では、携行されない。ABC（airway 気道、breathing 呼吸、circulation 循環）を安定化させる前に、被害者が除染されていることを確認する必要がある。もしも剤を吸入しているのなら直ちに気道確保を行わなければならないが、除染したあとの話である。静脈路確保は、二次救命処置ができる者により、一刻も早く行われるべきである。搬送は可及的速やかに行うべきで、とくに熱傷センターは創の処置やその後の感染管理に長けている点においてもっとも望ましい搬送先である。どの医療施設に搬送すべきかは所属機関のプロトコールに従う。

窒息剤

窒息剤は直ちに障害をきたすガスもしくは蒸気である。主な曝露経路は呼吸器系であり、吸入したり蒸気にさらされて障害を受ける。いったん呼吸器系に吸入されれば、肺組織を障害し、肺の中に水分が滲出する。肺水腫になると呼吸困難が出てくる。この剤には、塩素（CL）やホスゲンが含まれる。

塩素（CL）は、戦争に使われた最初の化学剤である。塩素は漂白剤のにおいで、ガスとして放出された場合、緑色になる。当初、塩素は気道系の刺激と窒息感を示す。塩素は家庭用洗剤の混合によって毎年数百人の被害者を出している。塩素は社会で広く使われており、ほとんどすべての地域で塩素は、水道水の品質を確保するために添加する目的で大きな貯蔵タンクに貯められている。鉄路や道路でも大量の塩素が輸送されており、事故もしくは故意に放出されることがあれば、被害者や死者を出すことになる。気道系の刺激のあと、以下の徴候・症状が出る。

- 息切れ
- 胸部絞扼感
- 気管攣縮
- 喘鳴
- 上気道の狭窄による嗄声と吸気性喘鳴
- 喘ぎ、咳

重度の曝露では、肺水腫、窒息をきたし、死に至る。

ホスゲンを、びらん剤であるホスゲンオキシムと混同してはならない。ホスゲンは化学兵器として生産されるが、織物工場や一般家庭の火災、金属工場やフロン（冷蔵に冷媒として使われる液体）が燃焼しても生じる。空気よりも重いので、戦場においては塹壕や掩蔽壕など低所に停留する。平時の火災では、地下室や貯蔵庫で停留する。

ホスゲンは通常数時間後に始まる遅発性の症状をきたす。塩素と違って、重度の気道の刺激症状がないので、曝露されている環境にそのまま居続ける危険性がある。においは新鮮な干し草、まぐさのにおいがする。それでも気づかないうちに曝露される危険性がある。軽度曝露の症状は以下の通りである。

- 吐き気
- 胸部絞扼感
- 重い咳
- 労作時の呼吸困難

重度の曝露では、安静時の呼吸困難、過度の肺水腫（被害者は大量の喀痰を排出する）をきたす。それは、あまりにも大量であるため、循環血液量は減り、低血圧に至る。

窒息剤への治療

窒息剤に曝露された際の最初の治療は、曝露されている環境から救出することである。この救出は、訓練を積んだ個人防護具（personal protective equipment；PPE））を装着した要員により行われるべきである。積極的な気道、呼吸、循環管理を開始し、とくに酸素化、換気と吸引を必要に応じて積極的に行い、安静にさせる。運動させると症状の進行が早いとされる。窒息剤には解毒剤はない。ABC を安定化させ、頭部挙上し、楽な体位をとらせ、安静を保たせて、二次救命処置を行える者が静脈路確保を行い、速やかに病院に搬送することが最初の目標といえる。

神経剤

神経剤はもっとも致死的な化学剤である。当初は殺虫剤として開発されたが、少ない量で多数の人間を殺戮できることが注目された。神経剤は曝露後、数秒〜数分で心停止に至る。神経剤は戦争で使われ、現在までテロリストによって大量殺戮に使用されて成功した唯一の化学剤であるとみなされている。神経剤は高性能の殺虫剤である有機リン農薬の開発中に見出され、兵器として使われる神経剤よりもずっと弱い作用をもった家庭用殺虫スプレー、農薬、工業製品として今

も存在する。

G剤は、初期の神経剤であり、第一次大戦から第二次大戦にかけてドイツ人German研究者により開発されたので、G剤と呼ばれるようになった。一般的に3つのG剤が知られている。これらは、基本的な化学構造は同じで、わずかな違いにより特性が異なり、致死率や揮発性が異なる。以下、G剤を揮発性の高いものから挙げる。

- サリン（GB）：揮発性が高く、無色、無臭の液体である。室温で数秒から数分で気化する。サリンは蒸気の状態が危険である。本剤はオフィスビルやショッピングセンターや地下鉄車両などの閉鎖空間でとくに、危険である。いったん皮膚に付着すると急速に吸収される。剤は衣服にも吸着され、のちに時間をかけて脱ガスされ、いわば香水のように揮発する。したがって、被害者自身はもちろん、被害者の衣服も汚染されている。1995年3月20日、日本のカルト集団であるオウム真理教が地下鉄構内にサリンを散布し、5,000人以上の被害者が医療機関に治療を求め、12人が亡くなった（訳者注：日本での公式発表では死者は13人である）。被害者の10％は、救急隊員やその他の初動対応要員であり、彼らはだれも個人防護衣を装着しておらず、その大部分は交叉汚染によるものであった。
- ソマン（GD）：サリンの2倍の持続性があり、致死率はサリンの5倍である。ソマンに使われたアルコールの種類により、果実臭がし、一般的に無色である。ソマンは、接触および吸入により体内に入り、経皮的・経気道的に作用する。
- タブン（GA）：タブンの致死率はサリンの約半分であるが、持続性はサリンの36倍ある。通常の条件下では数日、散布場所にとどまる。果実臭があり、外観はサリンと同じである。タブンの材料は一般的な物質であり、入手しやすく、比較的製造しやすいのが特徴である。タブンは接触および吸入により体内に入り、経皮的・経気道的に作用する。
- VX剤：透明な油っぽい液体で、においはなく、ちょうどベビーオイルのようである。VX剤は第二次大戦後に英国でつくられ、G剤と似た特性をもつ。サリンの100倍致死率が高く、極端に持続性が高い（図24-2）。VX剤は持続性という意味では、通常の条件下では数週間から数カ月間、散布場所にとどまる。そのため、接触曝露がほとんどで、吸入曝露はほとんどありえない。皮膚から吸収されやすく、油っぽいので除染はきわめて困難である。毒性はきわめて高く、皮膚に半滴で死に至らしめる。したがって、個人防護具を装着することがきわめて重要である。

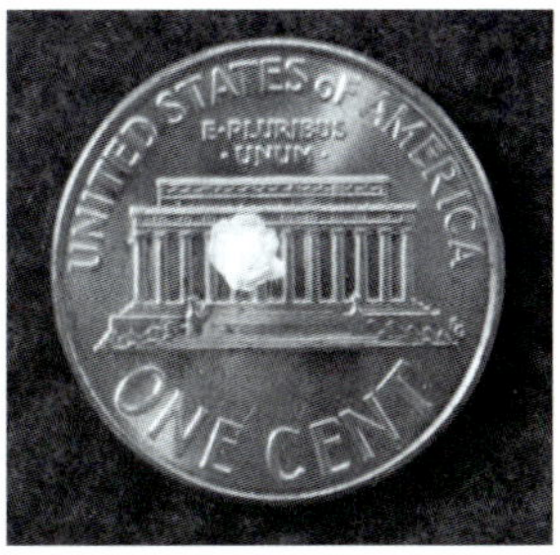

図24-2 VX剤は今までつくられた化学剤のなかでもっとも毒性が高く、写真にあるように1セント硬貨上に示されたほんのわずかな量で死に至らしめる。

神経剤は同様の症状を示すが、曝露経路によって違いが出てくる。剤によって致死率や揮発性が異なり、いくつかの剤は直ちにガス化するようにしたもの（非持続性、揮発性）で、そうでないものはその場所で作用をもち続ける（持続性、非揮発性）。いったん経皮的・経気道的に体内に入ると、さまざまなよく知られた症状を呈することになる。ほかの化学剤と同様、重症度は曝露経路と曝露量によって規定される。症状は、軍隊では、SLUDGEMという語呂合わせで知られており、医学的にはDUMBELSという語呂合わせが有名である（**表24-1**）。SLUDGEMやDUMBELSは神経剤による症状の組み合わせであり、DUMBELSの医学的な語呂合わせのほうが、より重症の症状を網羅しているという意味で有用である。

両眼に縮瞳をきたす医学的状況は、神経剤曝露によるもの以外にはごく少数しかない。つまり脳血管疾患や薬物中毒などである。そのため、SLUDGEMやDUMBELSを使い神経剤曝露の徴候や症状を積極的に探して鑑別診断すべきである。

縮瞳は神経剤曝露のもっとも一般的な症状であるが、数日から数週間持続する。縮瞳に伴う症状のリストを**表24-1**に示す。これにより、神経剤曝露を早期に認識できる。神経剤曝露により痙攣が起こるが、痙攣の既往がない者では痙攣を起こすことは、ほとんどない。神経剤の解毒剤〔Mark 1™キットや神経剤解毒薬キット（nerve agent antidode kit：NAAK）〕が投与されなければ、痙攣は死に至るまで続く。

表 24-1　神経剤曝露の症状

軍隊の語呂合わせ：SLUDGEM	医学的な語呂合わせ：DUMBELS
salivation（唾液分泌）、sweating（発汗）	diarrhea（下痢）
lacrimation（流涙）	urination（排尿）
urination（排尿）	miosis（縮瞳）
defecation（排便）、drooling（流涎）、diarrhea（下痢）	bradycardia（徐脈）、bronchospasm（気管攣縮）
gastric upset and cramps（胃痛）	emesis（嘔吐）
emesis（嘔吐）	lacrimation（流涙）
muscle twitching（筋肉痙攣）、miosis（縮瞳）	seizures（痙攣）、salivation（唾液分泌）、sweating（発汗）

神経剤の治療

　神経剤曝露で死に至るのは、呼吸器症状が進行して呼吸停止が起こるためである。事態対処医療要員は被害者の除染が済みしだい、積極的に治療を行うべきである。気道確保と呼吸補助という単純な手技で被害者の生存の可能性を上げる。ほかの救急疾患と同様、ABC の安定化はもっとも大切で重要な処置である。しばしば被害者は止まることのない痙攣に苛まれる。こういった患者には ABC の安定化に加え、神経剤解毒薬キット（NAAK）の投与が必要となる。

　もっとも一般的な神経剤の解毒剤は、Mark 1™神経剤解毒薬キット（以下、Mark 1™キット）である。Mark 1™キットは、アトロピン 2 mg と 600 mg の塩化プラリドキシム（2-PAM）の 2 本の別の自動注射器からなる。改良版の Mark 1™キットは、DuoDote® という自動注射器で 1 本の自動注射器に 2.1 mg のアトロピンと 600 mg の 2-PAM が含有されている。したがって、1 回の注射で解毒剤投与ができる。

　いくつかの地域では、Mark 1™キットや DuoDote®キットを救急車に配備している。事態対処医療要員は、救急隊員自身や被害者にこれらの神経剤解毒薬キットを使うために呼ばれるかもしれない。打ち方は、エピペン®自動注射器と同じ方法である。複数回打たねばならないかもしれない。忘れてはならないのは、打ったあとの自動注射器を捨てる適切な医療廃棄物の容器を用意すべきことである。いくつかの機関では、多数傷病者事案発生時には準備しておくことになっているが、いずれにしても所属機関のプロトコールに従うべきである。

　神経剤の解毒剤は、肺への大量の滲出液など危険な症状を止めるためのものである。神経剤が体内に入ると、アセチルコリンエステラーゼ（AChE）と結合し、正常に機能させなくする。通常、AChE はアセチルコリンを直ちに不活化する。アセチルコリンは、筋肉を動かし、唾液の分泌や粘液の分泌、排尿、排便、その他の身体機能を調整する働きがある。神経剤中毒では、神経剤が AChE と結合してアセチルコリンの過剰分泌を生じ、過刺激な状態となり、いわゆるコリン作動性症候群をきたし、前述した SLUDGEM、DUMBELS の症状を示す。アセチルコリンの過剰分泌は、筋肉の収縮や、気管支攣縮、過分泌をきたし、結果として低酸素状態、排尿、排便、意識の変容、痙攣、筋肉麻痺、昏睡、そして死に至る。死因は、呼吸器症状によるものと筋麻痺の 2 つが多い。

　神経剤の治療は、解毒剤の 2 つの薬剤と痙攣を予防し、治療する 3 番目の薬剤である。1 番目の薬剤であるアトロピンは、アセチルコリンの受容体をブロックすることによって、過刺激の状態を改善させる。アトロピンは、口腔内、気道の過剰分泌が止まるまで繰り返し投与される。2 番目の薬剤はプラリドキシム（2-PAM）であり、部分的に神経剤と AChE の結合を阻害する。そうして AChE の機能を再活性化する。3 番目の薬剤であるジアゼパム（Valium®）は痙攣を予防するのに使われる。ジアゼパムは、神経剤による痙攣に対する解毒薬（convulsive antidote for nerve agent；CANA）といわれる自動注射器もあり、重篤な神経剤曝露において痙攣を予防するために使われる。いったん痙攣が起きはじめると止めるのは困難であるが、治療にも使用される。いくつかの神経剤は即効性で非可逆的な作用を示すため、必要となれば数分のうちに解毒剤が投与されることが望まれる。**表24-2** に早見表と各神経剤の比較を示す。

代謝剤（シアン化合物）

　シアン化水素（AC）とシアン化塩素（CK）は、ともに体内酸素利用に影響を及ぼす化学剤である。シアン化合物は、無色のガスで、アーモンド臭をもつ。シアン化合物の作用は、細胞レベルで始まり、非常に早く酸素利用系に影響を及ぼす。神経剤とともに代謝剤

表 24-2　神経剤

名　称	軍隊における略号	におい	特記事項	症状の出現	揮発性	曝露経路
タブン	GA	果実臭	製造が容易	即時	低い	接触、経気道
サリン	GB	（純品なら）なし、または臭気	被害者の衣服から揮発	即時	高い	一義的には経気道、接触した場合にはきわめて致死性高し
ソマン	GD	果実臭	すぐに古くなり取り扱い困難	即時	中程度	接触。経気道曝露は限定的
V剤	VX	なし	もっとも致死性の高い化学剤で除染困難	即時	非常に低い	接触。経気道曝露はエアロゾル化されていない限りなし

は数秒から数分の単位で死に至らしめる。とはいえ、神経剤と違ってシアン化合物は工業界で一般的なものである。米国では毎年膨大な量のシアン化合物が、金、銀の採掘や写真工業、薬殺剤生産、プラスチック工業などの工業界で生産、使用されている。布地やプラスチック工場の火災で発生したり、一般家庭の火事で建材が燃えると発生する。また、さまざまな果物の種にも微量ながら存在する。

　ACとCKの臨床上の症状にはほとんど違いがない。両剤とも低濃度では浮動性めまい、意識もうろう、頭痛、嘔吐を起こす。高濃度では、以下の症状を起こす。

- 息切れ、喘ぎ呼吸
- 頻呼吸
- 鮮紅色の皮膚
- 頻脈
- 意識の変容
- 痙攣
- 昏睡
- 無呼吸
- 心停止

大量のシアン化合物を吸入した場合には、数分で症状を呈する。治療が適切に行われなければ死に至る可能性が高い。

シアン化合物の治療

　シアン化合物は細胞内での酸素利用を阻害する。いくつかの解毒剤があるが、大部分のTEMSユニットやEMSは携行していない。訓練を受け、適切な個人防護具（PPE）を装着した要員が被害者を汚染源から救出したら、液滴汚染がなかったとしても救急車内で衣服からシアン化合物が揮発しないように、直ちに被害者

医療装備

　化学テロ対応には、フィルター式呼吸防護具（air-purifying respirator；APR）、電動ファン付き呼吸防護具（Powered Air-Purifying Respirator；PAPR）などの呼吸防護具や、ニトリル手袋、足の防護具、除染用フード付き防水スーツ、手首・足首をテープで巻いて密閉した防護衣等の装備が必要となる。APRやPAPRは使われた剤や粒子の大きさに適応したものでなければならない。

　多くのTEMSユニットはすべての生物剤や放射性物質に対応したN100のマスクと化学剤を吸着するフィルターを持っているが、環境中の酸素濃度が十分維持されている環境でなければ使えない。

の衣服を脱衣させる。PPEを装着した訓練された要員が、治療を始める前にすべての液滴汚染を受けた被害者を除染しなければならない。そうしたうえで被害者のABCの安定化に努める。軽症の傷病者であれば、汚染源から避難させて、補助的に酸素を投与するだけで徐々に回復する。重症であれば、積極的な酸素化が必要で、場合によって挿管して換気しなければならない。口対口人工呼吸、口対マスク人工呼吸では容易に剤が被害者から移されるので、十分に注意する。直ちに二次救命処置レベルの搬送を行い、心電図モニター下に静脈路確保を開始する。輸液、薬剤の投与については所属機関のプロトコールに従う。解毒薬キットが救急車内にある場合も所属機関のプロトコールに従う。

　解毒薬剤は2種類あり、シアン中毒解毒薬キット（Cyanide Antidote Kit；CAK）とシアノキット®である。CAKには亜硝酸アミルのカプセルと亜硝酸ナトリウム、チオ硫酸ナトリウムが含まれる。シアノキット®にはヒドロキシコバラミンが入っている。ヒドロ

表24-3 化学剤まとめ

名称	軍隊における略号	におい	致死性	症状の出現	揮発性	主たる曝露経路
神経剤	タブン（GA） サリン（GB） ソマン（GD） VX剤（VX）	果実臭または無臭	もっとも致死性の高い化学剤で数分のうちに死に至らしめるが、解毒剤が有効	即時	中程度（GA、GD） 非常に高い（GB） 低い（VX）	GA：接触＋経気道 GB：経気道 GD：接触＋経気道 VX：接触
びらん剤	硫黄マスタード（H） ルイサイト（L） ホスゲンオキシム（CX）	にんにく臭（H） ゼラニウム臭（L）	大きな水疱をつくる。経気道的に曝露されれば上気道に重度の損傷。接触部位は重度で激しい痛みを伴い、灰色に皮膚が変色（L、CX）	遅発性（H） 即時（L、CX）	非常に低い（H、L） 中程度（CX）	接触が主で経気道も関与
窒息剤	塩素（CL） ホスゲン（CG）	漂白剤（CL） 干し草（CG）	刺激性あり、窒息（CL） 重度の肺水腫（CG）	即時（CL） 遅発（CG）	非常に高い	経気道
シアン化合物	シアン化水素（AC） シアン化塩素（CK）	アーモンド臭（AC） 刺激（CK）	高い致死性の化学剤で数分で死に至らしめるが、解毒剤が有効	即時	非常に高い	経気道

キシコバラミンはシアン化合物と結合してビタミンB_{12}となり、害を与えず腎経由で排泄される。いくつかの研究では、別の静脈路からチオ硫酸ナトリウムを同時投与すると治療効果が上がるという。以上、これらの薬剤の使用においては副作用も知られているので、薬剤の使用説明書や所属機関のプロトコルに従う。

表24-3に化学剤をまとめた。それぞれの剤のにおいは参考までに記載した。においは化学剤が使われているかどうかの判断にはあまり役に立たない。多くの人間は剤のにおいを感じることができず、別の発臭源によっても影響される。この情報は、被災者が例えば漂白剤やニンニクのにおいがしたと訴えてきた場合に役立つ。間違っても、自ら危険区域に入り込んでにおいをかいで、化学剤が使われているかどうかを判断してはならない。

生物剤

生物剤は大量破壊兵器として用いられるとさまざまな問題を引き起こす。生物剤はほとんど検知できない。生物剤にはウイルス、細菌、神経毒などがあり、さまざまな方法で散布される。散布とはテロリストが剤を撒くことで、例えば水源に混入するとか、ビルの換気システムにエアロゾルとして循環散布することである。病原媒介生物とは、ある動物が感染し別の動物に感染伝播することである。例えばペストはネズミにより広がり、天然痘はヒトからヒトへ感染する。ヒトからヒトへのうつりやすさは、感染力という。天然痘のように感染力が高ければ、ヒトは感染性とみなされる。

潜伏期間は、病原体に曝露されてから症状が発現するまでの時間のことである。潜伏期間という概念は重要である。目の前の傷病者に徴候や症状がなくても、感染性をもっているかもしれないのである。

生物剤は呼吸器系に重大な影響を及ぼすので、気道の確保と呼吸管理が循環管理に優先される。

ウイルス

ウイルスとは、増殖して生き続けるために宿主を必要とする病原体である。ウイルスは単純な病原体であり、生きている宿主の外では生きていくことができない。ひとたび体内に入れば、健康な細胞に侵入して自己増殖を繰り返し宿主の体内で広がる。ウイルスが増殖すると病態が出現する。

ウイルスはバイオテロ攻撃に使われうるが、これは医療従事者、とくにEMSにとって重大な問題となる。一部のウイルスにはワクチンや抗ウイルス薬があるが、治療が確立していないものもある。以下のウイルスがその特性からテロに使用されるものと考えられている。

第 24 章　大量破壊兵器

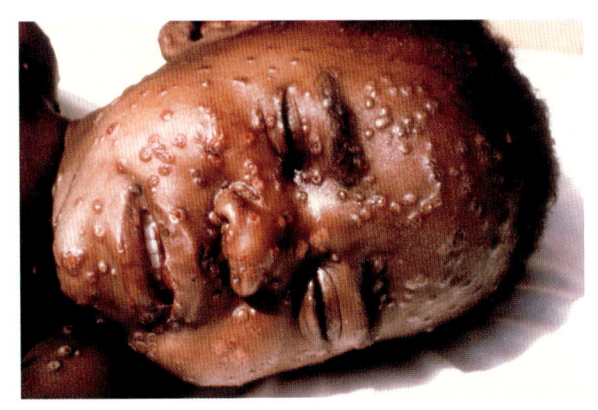

図 24-3　天然痘ではすべての皮膚病変の過程が同じ段階にあり、他の皮膚疾患では進行から治癒に至るさまざまな過程の皮膚病変がみられる。

表 24-4　天然痘の特徴

散布	戦時にもしくはテロリストによってエアロゾルとして散布
感染力	感染者やその身の回りの物（感染者に使った毛布など）では高い。ヒト対ヒト感染も起こる
曝露経路	咳の飛沫の吸入や水疱のある皮膚への接触
徴候と症状	高い熱、倦怠、身体の痛み、頭痛、皮膚の小さな水疱、皮膚や粘膜からの出血、潜伏期は10～12日、有症期間は4週間
医療処置	標準予防策。治療法はない。感染者はABCを維持する対症的治療を行うべき

天然痘

天然痘は、非常に感染性の高い疾患である。あらゆる標準予防策をとり、交叉汚染を防ぐ。単純に診察用手袋、HEPAフィルターのマスク、眼球防護具さえあれば感染のリスクを軽減することができる。天然痘の最後の自然発生例は1977年にみられた。天然痘では、発疹や水疱がみられる前に高熱と身体の節々の痛みと頭痛を呈する。傷病者の体温は38～40℃の範囲を推移する。

天然痘と他の発疹性疾患との簡単な鑑別は、発疹の大きさ、かたち、分布を観察する。天然痘では、すべての発疹が同じ状態にあるのが特徴である。他の発疹性疾患では、発疹の進行と治癒のさまざまな過程がみられる。天然痘の水疱は顔や四肢から始まり、その後しだいに胸部や腹部に広がる。もっとも感染性が強いのは水疱ができはじめる頃で（図24-3）、無防備に水疱に触れると感染する。天然痘を予防するワクチンはあるが、副作用があり、まれには死に至る（表24-4）。アウトブレイクが起これば、米国では全国民にワクチンを打つことになっている。

ウイルス性出血熱

ウイルス性出血熱には、エボラ出血熱、リフトバレー熱、黄熱病などが含まれる。この種のウイルスには、組織や血管から血が滲み出す作用がある（図24-4）。当初は感冒様症状を呈するが、しだいに全身に内出血・外出血をきたす。アフリカや南アメリカではアウトブレイクは珍しくないが、米国ではきわめてまれ

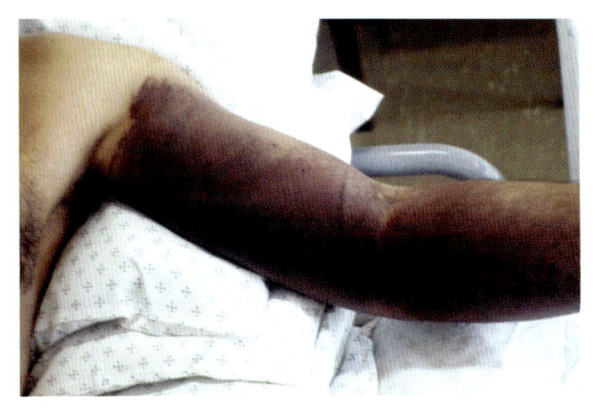

図 24-4　ウイルス性出血熱では血管や組織から血液が滲み出す。クリミア・コンゴ出血熱傷病者の重度の皮膚変色は、内出血を示す。

表 24-5　ウイルス性出血熱の特徴

散布	感染者の体液との直接的な接触。テロ攻撃にあたっては、エアロゾル散布も行われる
感染力	ヒト対ヒト感染や汚染された物品の感染力は中程度
曝露経路	感染者の体液との直接的な接触
徴候と症状	突然の発熱、だるさ、筋肉痛、頭痛、咽頭痛をきたし、その後、嘔吐、内出血、外出血をきたす
医療処置	標準予防策。治療法はない。感染者はABCを維持する対症的治療を行うべきで、ショック状態となれば、その治療

である。治療にはすべての標準予防策をとる。ウイルスの種類や年齢、健康状態、近代的医療を受けられるかどうかによって、死亡率は5～90％までの幅がある（表24-5）。

細菌

ウイルスと違って細菌は増殖するのに宿主を必要と

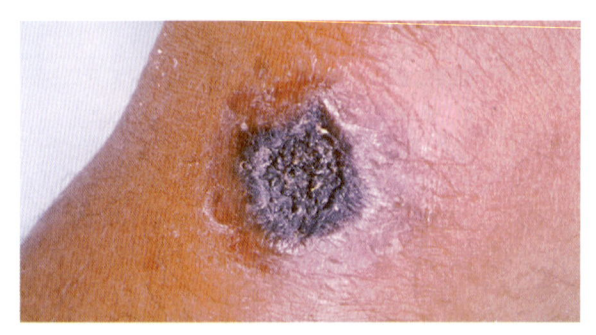

図 24-5　皮膚炭疽

表 24-6　炭疽菌の特徴

散布	エアロゾル
感染力	皮膚炭疽のみにあり（まれ）
曝露経路	芽胞の吸入、皮膚病変への直接接触（皮膚炭疽）
徴候と症状	感冒様症状、発熱、頻脈を伴う呼吸困難、ショック、肺水腫と感冒様症状発症後3〜5日で呼吸不全
医療処置	肺炭疽・吸入炭疽 　標準予防策、酸素投与。肺水腫や呼吸不全、搬送時には人工呼吸補助 皮膚炭疽 　標準予防策、間違って傷や体液に接触しないように皮膚病変は乾燥した滅菌ガーゼで覆う

しない。もっとも大きなウイルスに比べて100倍の大きさで、より複雑な病原体である。細菌は通常細胞がもつ細胞の構造はすべてもっていて、基本的に自己完結した生物である。もっとも大切なことは、細菌感染に対しては抗菌薬を使って戦うことができる点である。

多くの細菌感染は感冒様症状で始まり、単なるかぜか生物剤の攻撃を受けているのか区別がつきにくい。

吸入炭疽、皮膚炭疽（炭疽菌）

炭疽は芽胞という防御性の高い殻に眠っている致死性の高い細菌である。温度と湿度の条件が整うと、芽胞から成長する。曝露経路は吸入、接触、経口摂取（汚染食品）である（図 24-5）。

吸入炭疽、肺炭疽はもっとも致死率が高く、しばしば重篤な肺炎を起こす。もしも治療を受けなければ死亡率は90%に至る。抗菌薬を使って炭疽菌の治療は成功裏に行いうる。炭疽菌感染を予防するワクチンもある（表 24-6）。

ペスト（腺ペスト、肺ペスト）

感染症のなかで、ペストほど死亡者を多く出した感染症はない。14世紀、ペストはアジア、中東、ヨーロッパを席巻し、黒死病といわれ、3,300万人から4,200万人の死者を出した。19世紀初頭には2,000万人がインドと中国で亡くなった。齧歯（げっし）類やノミが病気を媒介する。感染したノミに刺されたり、感染した齧歯類やその排泄物に触れたりすると、腺ペストを起こす。

腺ペストは、リンパ液の循環をつかさどり、免疫機能にも関係するリンパ系に感染する。傷病者のリンパ腺では、免疫系細胞がペスト菌と戦い、腫大する。リンパ節はテニスボール大にまで増大し、丸い横痃（よこね）を形成する（図 24-6）。無治療の場合は全身に広がり、敗血症をきたして死に至る。この型のペストは接触感染性がないのでバイオテロに使われることは考えにくい。

肺ペストは肺の感染症で、ペスト菌を吸入することによって肺炎を起こす。この型のペストは、感染性があり、腺ペストよりも死亡率が高い。肺ペストはエアロゾルとして散布しやすく、高い死亡率で感染しやすい（表 24-7）。

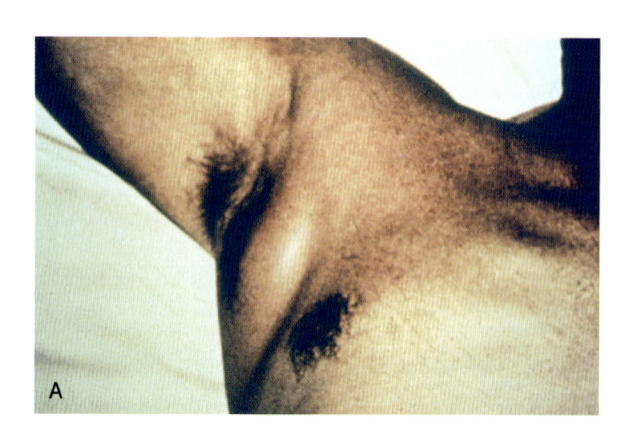

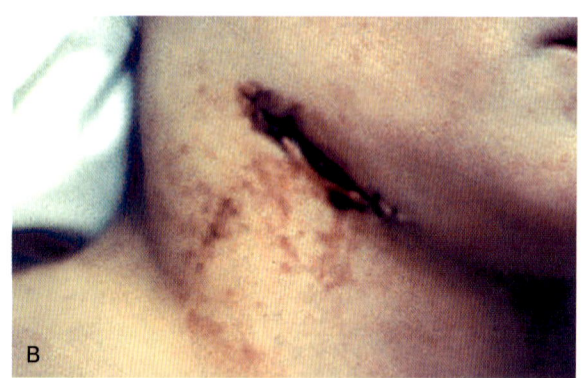

図 24-6　A：腋窩の腺ペストのリンパ節腫脹　B：頸部の腺ペストのリンパ節腫脹

表24-7 ペストの特徴

散布	エアロゾル
感染力	腺ペスト 　低い。リンパ節からの液体に接触した場合のみ感染 肺ペスト 　高い。ヒト対ヒト感染あり
曝露経路	経口摂取、吸入、皮膚接触
徴候と症状	発熱、頭痛、筋肉痛、局所の痛み、肺炎、息切れ、リンパ節の著しい痛みと腫脹（腺ペスト）
医療処置	標準予防策、ABC、可及的速やかに酸素投与して搬送

医療装備

概して、感染性の病原体からの汚染を防ぐためには標準予防策で十分である。N95マスク（いわゆる結核対応のマスク）やさらにはN100マスクであれば、あらゆる感染性の細菌や芽胞により有効であることを再度確認しておきたい（**図24-7**）。標準予防策と並んで、これらの装備は、TEMSユニットやSWATユニットをほとんどすべてのバイオテロから守るために十分なものである。

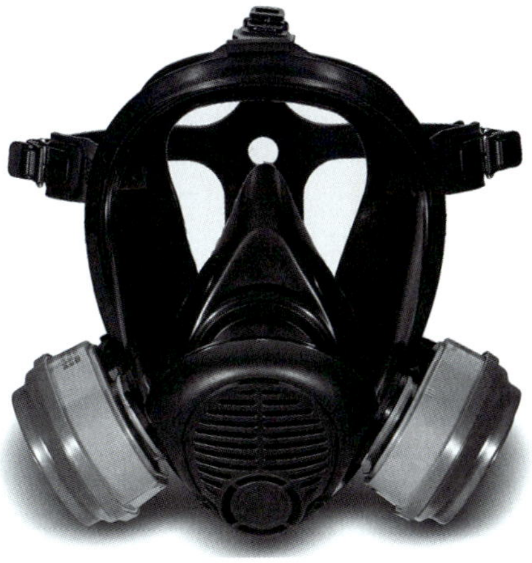

図24-7 フィルター式呼吸防護具は、あらゆる感染性の微生物や芽胞への曝露を減らすのに有効である。

表24-8 ボツリヌス毒素の特徴

散布	エアロゾルか食物混入。故意の破壊活動か注射投与
感染力	なし
曝露経路	経口摂取、消化管
徴候と症状	口腔の乾き、腸閉塞、尿貯留、便秘、吐気、嘔吐、散瞳、目のかすみ、複視、眼瞼下垂、嚥下困難、発語障害、麻痺の結果としての呼吸不全
医療処置	ABC、可及的速やかに酸素投与して搬送。搬送中には呼吸筋麻痺のために人工呼吸が必要になる場合がある。ワクチンあり

野兎病

野兎病は、野兎病菌（*Francisella tularensis*）によって起こされる感染症で、野生の齧歯類に多くみられる。ヒトには感染した動物からダニやサシバエや蚊を介して感染する。症状は悪寒、発熱、頭痛、筋肉痛、関節痛、赤い点状紅斑、さらには咽頭に潰瘍をつくって咽頭痛を呈し、重症化した場合、息切れや体重減少をきたす。エアロゾルとして散布され、曝露後2～10日後に発症する。治療は抗菌薬（ストレプトマイシン、ゲンタマイシン、フルロキノロン）を投与する。

神経毒

神経毒はヒトにとってもっとも毒性の高い物質である。もっとも強力な神経毒はVX剤の1万5,000倍、サリンの10万倍の致死性をもつ。これらの毒は植物や海洋生物や糸状菌や細菌によって産生される。曝露経路は、経口摂取、エアロゾルの吸入、注射等が考えられる。ウイルスや細菌と違って神経毒には感染性はない。神経毒は甚大な被害をもたらす可能性があるが、今までのところ、大量破壊兵器としての使用には成功していない。

ボツリヌス毒素

もっとも使われる可能性のある神経毒が、細菌により産生されるボツリヌス毒素である。体内に摂取されれば、神経組織の機能に影響する。毒素が広まるにつれて随意筋の調整がうまくいかなくなる。毒素により、筋麻痺が頭部、顔面からしだいに体幹に上から下へと進行する（**表24-8**）。

曝露は、兵器化されれば食物経由の経口摂取でもエアロゾル吸入でも成立しうる。ボツリヌス毒素へのグロブリンや抗毒素が症状を緩解するのに役立つので、これらの薬剤は2007年に米国戦略備蓄薬剤となっている。

その他の生物毒素

リシン

ボツリヌス毒素ほどでないにしろ、リシンはVX剤

の5倍の致死性がある。ヒマの種をすりつぶしたものから得られる(**図24-8**)。体内に摂取されるとリシンは肺水腫や呼吸不全、循環不全を起こし、死に至る(**表24-9**)。

臨床像は曝露経路によるが、吸入曝露を含む曝露経路にかかわらず、毒素は安定しており、非常に毒性が高い。1～3mgがリシンの成人致死量であり、ヒマの種1つで小児は致死量に達する。ヒマのすべての部分に毒素は含まれているが、とくに種の毒性がもっとも強い。ヒマの種を摂取した場合、早期に吐気、嘔吐、腹痛、激しい下痢をきたし、循環虚脱に至る。適切な治療をしなければ3日ほどで死に至る。

リシンを経口摂取した場合には毒性は低く、これは消化管からの吸収が悪いからであるとされ、早期から嘔吐が激しく、毒素が排出されるためでもある。摂取により局所の出血や壊死が肝臓、脾臓、腎臓、消化管に起こる。徴候や症状は曝露後4～8時間で出てくる。リシン摂取の徴候や症状は以下のとおりである。

- 発熱
- 悪寒
- 頭痛
- 筋肉痛
- 吐気
- 嘔吐
- 下痢
- 激しい腹痛
- 脱水

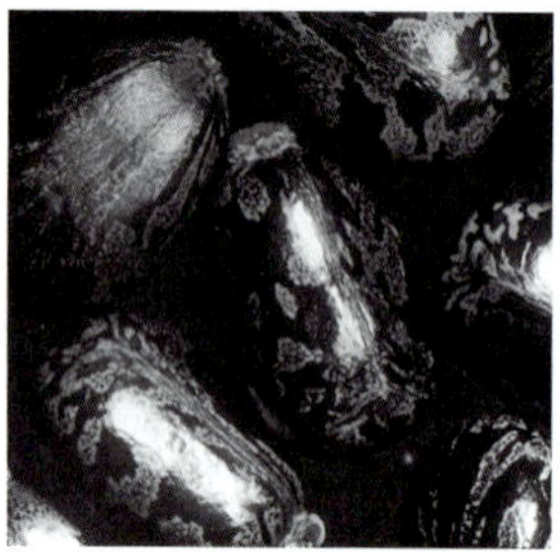

リシンを吸入した場合には、非特異的なだるさ、咳、発熱、低体温症、低血圧を起こす。症状は吸入量にもよるが吸入曝露後4～8時間で出てくる。おびただしい量の発汗が症状の終わりに出てくる。リシン吸入の徴候や症状は以下のごとくである。

- 発熱
- 悪寒
- 吐気
- 眼、鼻、喉の局所的な刺激症状
- おびただしい量の発汗
- 頭痛
- 筋肉痛
- 乾性咳嗽
- 胸痛
- 呼吸困難
- チアノーゼ
- 痙攣

表24-10に生物剤のまとめを記載した。

核兵器

放射線とは何か

電離放射線とは、線や粒子のかたちで放射されるエネルギーのことで、岩石や金属などの放射性物質から発せられる。放射性物質とは放射線を発するあらゆる物質で、不安定なため、時間をかけて崩壊し安定化する。これを放射性崩壊と呼ぶ。放射性物質は放射線を出しながら放射性崩壊をきたしてより安定な物質となる。数分から数十億年かけて放射性崩壊を起こし、その間、放射線が出続けることになる。

強力な放射線源から発する放射線には、α線、β線、γ線(X線)、中性子線がある。α線はもっとも危険性の低い、速度の遅い線で、あらゆる物で遮られてしまう。事実、紙1枚、皮膚1枚で容易に止められる。β線はα線よりももう少し強く、衣服で遮られる程度である。γ線はα線やβ線よりも速く強い線なので、容易にヒトの身体を通り抜ける。これを防ぐためには数インチ(1インチ=約2.5cm)の厚さの鉛の板かコンクリートが必要になる。中性子線は放射線のなかでももっとも速くて強い線で、鉛の板を容易に突き抜け、防護するには数フィート(1フィート=約30cm)の厚さほどのコンクリートが必要となる(**図24-9**)。

図24-8 これらの無害に見えるヒマの種はリシンを含む。これは人類に対してもっとも強力な毒の一つである。

表24-9 リシンの特徴

散布	エアロゾルまたは故意の破壊活動として食物や水源に混入
感染力	なし
曝露経路	吸入、経口摂取、注射投与
徴候と症状	吸入 　咳、呼吸困難、胸部絞扼感、吐気、筋肉痛、肺水腫、低酸素血症 経口摂取 　吐気、嘔吐、内出血、そして死 注射 　注射部位の腫脹、そして死
医療処置	ABC。治療法なし、ワクチンなし

表 24-10　生物剤まとめ

疾患	ヒト対ヒト感染	潜伏期間	罹患期間	死亡率
吸入炭疽	なし	1～6日	3～5日 無治療で死	高い
肺ペスト	高い	2～3日	1～6日 通常致死的	12～24時間以内に治療しなければ高い
天然痘	高い	7～17日（平均12日）	4週間	高いか中等度
ウイルス性出血熱	中等度	4～21日	7～16日で死に至る	高いか中等度、病原体の種類による
ボツリヌス症	なし	1～5日	24～72時間で死に至る。数カ月の場合もある	呼吸補助なければ高い
リシン中毒	なし	18～24時間	数日間。経口摂取では10～12日で死に至る	高い

放射性物質

地球上には数千の放射性物質がある。これらの放射性物質は、医薬品や食物の殺菌照射、建設業、原子力発電所などで人類のために利用されている。ひとたび放射性物質が利用されれば、放射性廃棄物となる。放射性廃棄物は放射線を発しているがすでに役に立たなくなった物質である。放射性廃棄物は以下の場所でみられる。

- 病院
- 大学
- 化学工場、一般工場、原子力発電所

すべての放射線物質が厳重に管理されているわけではなく、放射性廃棄物はしばしば管理が悪い。

核エネルギー

核エネルギーでは、放射性原子の核分裂のエネルギーを利用して電力を産生する。核エネルギーとはとてつもなく膨大なエネルギーである。そのエネルギーの多くは熱のかたちをとる。熱は蒸気を発生させ、蒸気タービンを回すことによってタービンに付けられた電磁石が電気を起こす。核物質は、医学、武器、船舶、発電所で使われる。盗まれたり、悪意をもって破壊されることを防ぐためにそのほとんどが高いセキュリティシステムと警備員によって守られている。

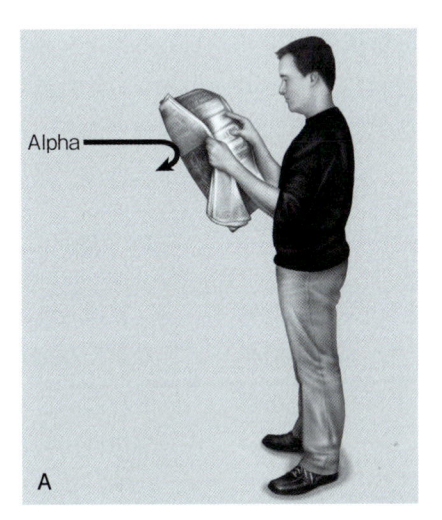

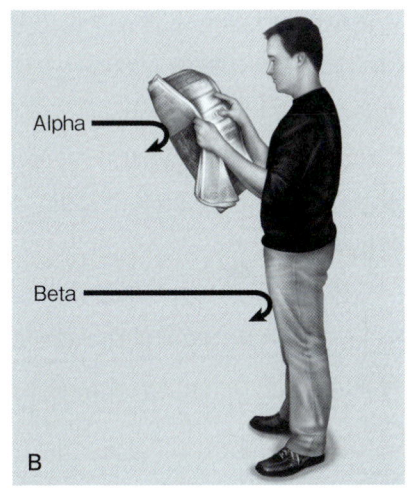

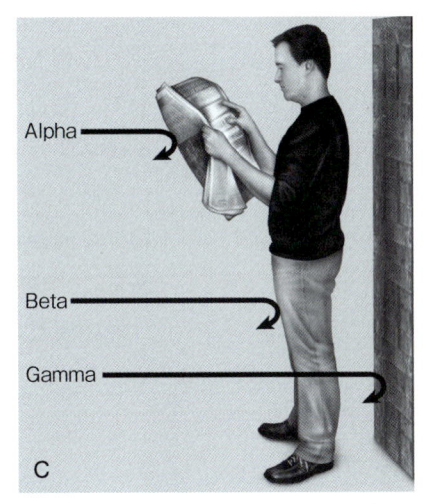

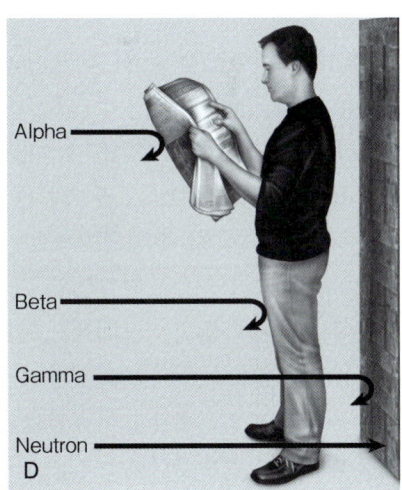

図 24-9　放射線の貫通力。A：α線、B：β線、C：γ線、D：中性子線

核兵器

核爆発の破壊的なエネルギーは他の武器とはまったく異なるため、世界中で、厳重な保管施設の中で管理されている。テロリストの核兵器製造に手を貸そうという国もいくつかあるが、幸いにして現時点では成功

していない。

核攻撃のリスクは低いが、もし米国国内で核爆発が起これば周辺の地域はもちろん、国全体に影響が及ぶ。

核爆発が起これば、数秒のうちにとてつもなく広い地域を破壊する。核爆発は火球を生み、放射性粉塵がキノコ雲を形成する。火球は数百万℃に達し、衝撃波は地震規模で起こり、稲妻様の光線を発し、電磁波エネルギーが放射され、火災を起こし人々を殺し被曝させる。圧縮空気の衝撃波ととてつもない熱は、核爆弾の大きさとタイプに応じて1マイル（約1,600 m）四方以上の地域を破壊する。

核爆弾の大きさとタイプに応じて、核爆発の半径0.5〜1マイル（800〜1,600 m）の地域ではほとんどの生命が死滅する。核爆弾は第二次世界大戦を終わらせたが、広島では13万5,000人、長崎では6万4,000人が亡くなり、そのほとんどは爆心地より1マイル以内の範囲であった。

核爆発が起きたあとは最低でも半径50マイル（約80 km）の地域に放射性降下物が降ってくる。放射性物質は長期的な発がん率を高めさまざまな合併症を起こす。

放射性物質拡散装置

放射性物質拡散装置（radiologic dispersion device；RDD、ダーティボムもこれに含まれる）は、核攻撃よりも蓋然性が高いものと専門家は考えている。RDDは、爆発物〔トリニトロトルエン（TNT）、プラスチック爆弾、手製爆弾など〕と病院のX線装置などから盗んできた放射性物質とを組み合わせたものである。最初の爆発では即死したり爆傷に倒れるものこそ少ないが、放射性物質が拡散して生存者や救急隊員を汚染させてしまう。生存者は放射性物質を除染してから爆傷治療を受けることになる。

RDD攻撃のもたらす影響の1つが心理的効果である。一般市民は放射線や被ばくをとても恐れる。一般市民は自分たちが住んでいる街に放射性物質が撒き散らされたと知ると、見えない脅威でパニックを起こしかねない。市民の多くは救急車を呼び、病院に殺到する。また、その後年を経るに従い、がんやその他の疾病で亡くなる率が平均に比べて高くなるであろう。教育、準備、防護具の使用、そして被ばく患者の取り扱いの原則を守ることによって、SWATおよびTEMSユニットはその能力を維持できる。

被ばくが身体に及ぼす影響

放射線被ばくの影響は被ばく量によって変わってくる。人体への放射線被ばくはレムという単位を使う。胸部X線写真1枚の影響は0.03〜0.05レムである。平均的な環境での放射線被ばくは、0.36レムである。30〜70レムの被ばくで急性放射線症候群（急性放射線症）を起こす。急性放射線症候群では、主に、血液学的、中枢神経系、消化管に影響が出る。しかし、これらの症状発現には数日かかり、SWATやTEMSユニットが傷病者と接触した際には明らかでないであろう。急性放射線障害の一般的な症状は吐気、嘔吐、下痢である。爆発に付随して、熱傷、爆傷、飛来物によるけが、眼外傷などが起こる。

対　応

被ばく患者の対応はそれがRDDによるものであろうが、核爆発によるものであろうが、対応の原則は変わらない。まず現場の安全確認が問題となる。最優先事項は、放射性物質の経口摂取、吸入、放射性粉塵や粒子に汚染されないことである。γ線やX線による被ばくも避けなければならない。理想的には公安職員はすべて個人線量計を持っておかねばならない（図24-10）。最近の個人線量計は放射線を検知してアラームを鳴らすうえ、累積線量がわかる装置もある。一般的に100ミリレム被ばくしたのであれば、その者は放射線発生源から離れ、その日の被ばく量を抑える必要がある。

対応要員が爆発現場で必要とされない場合は、被ばくを避け汚染した傷病者との接触を避けるようにす

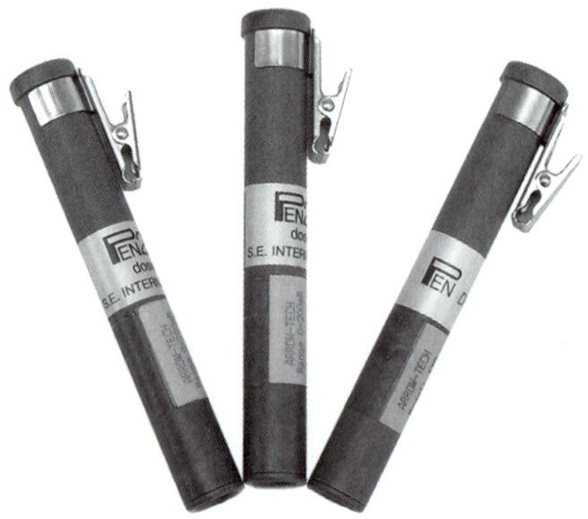

図24-10　個人線量計

る。放射性物質を吸入したり、飲み込んだりした場合、γ線、中性子線、α線やβ線によってヒトの細胞のDNAが、イオン化によって損傷される。イオン化によって、細胞内DNAが損傷し突然変異を起こし、これががん化やその他の病態に至る。

RDDの場合、放射性物質への曝露を減らす方策がとられる。眼のゴーグルやN95マスク（もしくはフィルター式呼吸防護具）で放射性粉塵を封じ、放射線への曝露を軽減することができる。ほかにもスタッフをローテーションさせたり、除染を積極的に行ったりする。所属する機関でも、このような事態に備えるべく方針を決め手順を明確化すべきである。

医療処置

放射線に被ばくしたからといって傷病者が汚染されたり、放射線を出したりはしていない。しかしながらダーティボムのような爆弾により汚染され、散布された微細な放射線源を体表にもっていた場合には、医療処置の前に除染を受けなければならない。ひとたび除染をすれば、脅威はなくなるので、ABCの安定や熱傷、外傷の治療に専念する。

自爆テロ

爆発物は大量破壊兵器として使われることもある。生命を賭けて攻撃する場合、自爆攻撃もしくは殺人爆弾攻撃といわれる。自爆攻撃とは大義のため、他人を殺傷し、喜んで生命をささげるものである。自爆攻撃者の目的は政治的主張、イデオロギー、宗教的信念にある。決死攻撃なので逃走計画も立てていない。

自爆攻撃の場合、爆発物は実行犯自身が持っていたり、車両に積んだりする。攻撃目標を定めることもあれば、反対に無差別に攻撃することもある。無辜のバイスタンダーへの配慮はなく、より大きな虐殺をしていかにメディアで大きく取り上げられ、いかに大きな恐怖を標的とする人々に与えられるかを考えている。

自爆攻撃は、大きさや複雑性に限界がある。自爆テロの多くは自らの身体にベストやベルトで爆弾を巻きつけ、それを隠すためにゆったりとした服を着る。とはいえ、服の一部が突き出したり、その場にそぐわない服装であったり（夏の長いコートなど）して発見されることもある。

安全のために

爆弾のカモフラージュには、軍隊の制服やガードマンの制服を使ったり、妊婦のふりをしたり、バックパック、ノート型パソコンやラジオなどが使われることがある。

テロリストのなかには、より洗練された高性能爆薬を持つ組織がある。一方、パイプ爆弾のような自家製の単純な爆発物が使われることもある。自爆テロでは、しばしば金属板、ビー玉、ボールベアリング、ナット、ボルトや釘など鋭利な物体を爆発物に入れる。爆弾を隠さなければならないので、自ずと携行する爆発物の量には限界がある。しかし、30ポンド（約14 kg）であれば、身に着けたりブリーフケースやバックパックに詰めたりできる。また、爆発物の量が少なくても人が密集している場所では効果をあげることができる。

車両を使うのであれば、数百ポンドから数千ポンド（1ポンド＝約0.5 kg）まで爆発物を積載できる。1995年のオクラホマシティ連邦政府ビル爆破では、硝酸アンモニウム・ニトロメタン・雷管などで作った即席の爆弾をレンタルしたトラックに載せて爆発させた。1993年のワールドトレードセンター爆破事件では、1,500ポンド（約680 kg）の硝酸尿素と水素ガスで6人の死亡者と1,000人以上の負傷者を出した。

二次爆発装置と二次自爆は、自爆テロにおいては考慮に入れておかねばならない。二次爆発装置とは、さらに被害を起こし、警察、EMS、消防職員などの初動対応要員を殺戮しようという意図である。爆発物を隠していたり、車両爆弾が使われたりする。

安全のために

自爆テロにおける二次爆発装置の危険性は非常に高い。いかなる場合も、その場になじまない不審人物が近づいてくれば、注意する。救急車がきてEMT（emergency medical technician、いわゆる救急隊員）やその他の救助要員が集まってきた際、不審な車両や普通でない制服を見たら怪しいと考えて直ちに対処する必要がある。女性の場合、妊婦を装い腹部に大量の爆発物を隠し持った自爆テロリストにも注意する。突然の不規則な動き、不審車両が急に近づいてくるような場合や場違いなものごとには注意を喚起し、安全な区域に退避し、SWAT隊員がそれらの脅威を除去するなど、即応すべきである。

対 応

　車両爆弾を防ぐのにもっとも有効な方法は、事件が起こる前から、地元の関係対応機関によってあらかじめ想定された標的となりうる場所にある、所属がわからない不審な車両を排除することである。車両の中に爆発物が見つかれば、直ちに5,000～7,000フィート（約1,500～2,100 m）の範囲を規制しその外側へ市民を避難させる。この避難は爆発物処理班によって爆発物が処理されるまで続けられる。

　もし、SWATユニットが爆発現場に招集される場合には、まずは、ほかの疑わしい車両や爆発物を無力化し、同時に、近くに狙撃手やテロリストがいるかどうかの捜索が必要になる。EMSや消防士は治療すべき被害者がいないかどうかを探すが、彼らは、安全が確認されたエリアにしか入れない。事態対処医療要員は被害者の初期の安定化（第17章「銃創、爆傷、低致死性兵器による損傷」参照）に不可欠となる。また、事件現場へ入ることを許されたEMSや消防士と協力して現場活動を行う。

まとめ

確認事項

- CBRN事案では、人を殺し傷つけ、社会を混乱させる悪意に満ちた意思をもって行われているものとして対応する。証拠の保全、実行犯逮捕は重大な意義をもつ。
- 二次爆発装置は、事件現場に初動対応要員やメディアの人間が集まってきたところで爆発する。常に現場の安全性を評価し続けること。
- 化学剤は生物に甚大なる被害を与えうる人工の物質である。
- 曝露経路とは、どのようにして剤が身体に入っていったかということをさす。
- 生物剤は病気を起こす病原体のことである。
- 生物剤には、天然痘やウイルス性出血熱などのウイルス、炭疽菌やペストなどの細菌、ボツリヌス毒素やリシンなどの神経毒が含まれる。
- 核、放射性物質による武器はとてつもない規模の破壊をもたらす。
- 電離放射線は、ヒトの身体にそれが及ぶと傷害をきたすエネルギーである。

まとめ

重要語句

α 線
　強い放射線源から放射されるエネルギーの一種で、もっとも貫通しにくく、もっとも速度が遅く、およそすべての物体を貫通しない。

β 線
　強い放射線源から放射されるエネルギーの一種で、α線より貫通しやすく、布1枚で止まる。

γ 線（X 線）
　強い放射線源から放射されるエネルギーの一種で、α線やβ線よりも早くて強いもの。簡単に人体を貫通し、貫通を防ぐには、何インチ（1インチ＝約2.5 cm）かの厚さの鉛板か、コンクリートが必要となる。

CBRN
　chemical（化学）、biologic（生物）、radiologic（放射線）、nuclear（核）による脅威を頭文字でつないだもの。

VX 剤
　G剤のうちの1つ。透明な油っぽい液体でにおいはなく、ちょうどベビーオイルのようである。サリンの100倍致死率が高く、極端に持続性が高い。

硫黄マスタード（H）
　びらん剤の1つ。褐黄色の油っぽい物質で、一般的に非常に持続性であると考えられている。散布されると、ニンニク臭、マスタード臭といわれる独特のにおいがし、皮膚や粘膜から急速に吸収される。その過程で非可逆的に細胞を障害する。

ウイルス
　増殖して生きていくために、宿主を必要とする微生物。

ウイルス性出血熱
　ウイルス性出血熱には、エボラ出血熱、リフトバレー熱、黄熱病などが含まれる。この種のウイルスは、組織や血管から血が滲み出す作用がある。

塩　素
　戦争で最初に使われた化学剤。ガスとして撒布されると漂白剤のにおいのする緑色の煙となる。当初、上気道の刺激と窒息感を生じる。

感染性
　感染した傷病者が感染力をもつ場合をいう。

感染力
　いかにヒトからヒトに病気が移りやすいかの程度。

揮発性
　化学剤が散布された表面から気化する性質。

急性放射線症候群（急性放射線症）
　放射線源に曝露して数時間で発症する。症状は吐気、嘔吐、下痢、倦怠感、発熱、頭痛。長期的な症状は、被ばく量に応じた造血系、消化管系の症状である。

交叉汚染
　ある人が汚染のある他人からの剤に汚染されること。

国家テロリズム
　テロリストグループと関係のある国家から資金や援助を受けているテロ。

細　菌
　2つに倍々に分裂して増えてゆく微生物。このようにして増殖するが、一部は芽胞をつくって（被囊変異）、厳しい環境条件で生き延びる。

サリン（GB）
　G剤のうちの1つ。非常に揮発しやすく、無色無臭の液体で、室温では数秒から数分で気化する。

散　布
　テロリストがある剤をばら撒く方法。例えば水源に毒を混入する、または空気中やビルの換気中にエアロゾルとして散布するなど。

シアン化合物
　身体が酸素を利用する能力に影響する剤。無色のガスでアーモンド臭がする。細胞レベルで効果が始まるが、瞬く間に臓器レベルの傷害をきたす。

G 剤
　第一次世界大戦から第二次世界大戦までの間にドイツの科学者によって開発された初期の神経剤。サリン、ソマン、タブンなど。

持続性
　化学剤が気化する前に散布された表面にどれだけの間存在しうるかを示す言葉。

蒸気ハザード
　身体に気道を通じて入ってくる剤。

神経剤
　有機リン剤の一種で、神経系の重要な酵素をブロックして臓器を過刺激の状態にさせ、いわば燃え尽きさせる。

まとめ

神経毒
　ヒトに対してもっとも有毒であるとされる生物由来の毒素で、ボツリヌス毒素やリシンがある。

接触ハザード
　危険な物体がきわめて気化しにくいか気化しない場合、主たる曝露経路は皮膚となる。皮膚ハザードともいう。

潜伏期間
　ある病気に曝露して発症するまでの期間。

腺ペスト
　中世にはヨーロッパ中で流行し、2,500万人の死者を出したという。黒死病とも呼ばれ、ノミによって媒介され、急性の倦怠感、熱と圧痛を伴う大きく腫れたリンパ節、いわゆる横痃（よこね）と呼ばれる特徴的な病変を呈する。

ソマン（GD）
　G剤のうちの1つ。サリンの2倍の持続性があり、致死率はサリンの5倍である。ソマンに使われたアルコールの種類により果実臭がし、一般的に無色である。ソマンは、接触および吸入により体内に入り、経皮的・経気道的に作用する。

大量破壊兵器
　大量殺人、大量に死傷者を出す剤、あるいは社会の財産や橋、トンネル、空港、港などのインフラを大規模に破壊する兵器。

脱ガス
　曝露後に剤が放たれること。例えば、剤に曝露された衣服からガスが放出されること。

タブン（GA）
　G剤のうちの1つ。タブンは、持続性はサリンの36倍あるが、致死率はサリンの約半分である。通常の条件下では、数日間散布場所にとどまる。果実臭があり、タブンの材料は一般的な物質で入手しやすく、比較的製造しやすいのが特徴である。タブンは接触および吸入により体内に入り、経皮的・経気道的に作用する。

炭疽
　致死性は高い。炭疽菌の多くは芽胞（身体を守るための殻）のかたちで存在し、適切な温度と湿度の環境下で菌が現れる。曝露経路は吸入、経皮、消化管系（芽胞を含んだ食物の摂取）。

中性子線
　強い放射線源から放射されるエネルギーの一種で、中性子の速度はもっとも早くもっとも強い。中性子は簡単に鉛を貫通し、数フィート（1フィート＝約30cm）の厚さのコンクリート壁でないと止められない。

天然痘
　非常に感染性の高い病気で、水疱の出はじめがもっとも感染性が高い。

電離放射線
　線や粒子のかたちをとって放出されるエネルギー。

突然変異原
　突然変異させ、損傷させ、身体のDNAの構造を変える物質。

二次爆発装置
　テロリストに使われる副次的な爆発物で、最初の爆発があったあとに時間をおいて爆発するようにセットされる。

肺ペスト
　ペスト菌を吸入した結果、ペスト肺炎として知られる肺の感染症を起こしたもの。

曝露経路
　毒性物質が身体に入る方法。

病原媒介生物
　病気を広げる動物。ある動物の個体が感染すると別の同じ動物の個体が感染する。

兵器化
　自然界に存在する生物剤から兵器をつくり出すこと。培養して、合成して、標的となる集団に細菌の効果を最大限にするために突然変異させたりする。

崩壊
　不安定な放射性物質がより安定になるためにその構造を変える自然な過程。

放射性物質
　放射線を放つすべての物質。

放射性物質散布装置（radiologic dispersal device；RDD）
　放射性物質を拡散させるために設計された放射性物質を格納する装置。

ホスゲン
　燃焼により生じる窒息剤。布地の工場や家庭の火事や金属工場、フロンガスの燃焼などにおいて生じる。

ホスゲンオキシム（CX）
　発症が早いびらん剤で、接触すると直ちに激しい痛みと不快感を生じる。

まとめ

ボツリヌス毒素
　ボツリヌス菌によって産生される非常に強力な毒素。体内に入ると神経系の機能に影響を及ぼす神経毒で、ボツリヌス中毒を発症する。

野兎病
　野兎病は、野兎病菌（*Francisella tularensis*）によって起こされる感染症で、野生の齧歯類に多くみられる感染症である。

横痃（よこね）
　テニスボール大に至る腫脹したリンパ節。腺ペストに特徴的な所見である。

リシン
　ヒマの種をすりつぶしたものから得られる神経毒。肺水腫や呼吸不全、循環不全を起こし、死に至る。

ルイサイト（L）
　発症が早いびらん剤で、接触すると直ちに激しい痛みと不快感を生ずる。

レム
　人体が曝露した放射線量を定量的に示す単位。

第25章 危険物および不法薬物密造所

学習目標

- 事態対処医療要員（TMP）が使用する危険物事案用の個人防護具のレベルを説明することができる。
- 不法薬物密造所に対応する場合の事態対処医療要員が行うべき予防策を説明することができる。
- 迅速除染の方法について説明することができる。

はじめに

　事態対処医療要員（tactical medical provider；TMP）は、危険物事案にかかわることがあり、自分自身やSWAT（Special Weapons and Tactics、特殊火器戦術部隊）ユニットが危険な有毒化学物質や剤によって傷害を引き起こしたり、死亡するような危険に直接さらされる可能性がある。危険物とは、取り扱い、貯蔵、製造、加工、梱包、使用、廃棄、輸送において適切な管理がなされていない場合に、人体、財産、環境に被害や傷害を与える危険のあるすべての物質である。毎年、米国では数千トンもの化学物質が産業用に使用、輸送されているため、危険物が地域社会や公安職員にリスクをもたらしている。

　産業用でのリスクに加え、有毒化学物質を保持する不法薬物密造所の増加傾向により、SWATユニットや事態対処医療（tactical emergency medical support；TEMS）ユニットが危険物に曝露するリスクが明らかに高まっている。さらに、意図的に危険物事案を起こそうとするテロリスト集団の危険は常に存在する。このような要因から、自分自身と自分のユニットの安全を守るための準備、学習、装備が必要となる。所属機関のプロトコル、またはこれまでに受けた危険物訓練のレベルによっては、さらなる高度な危険物訓練と認証が必要となる場合がある。

危険物

　SWATユニットは、常に危険物に遭遇する可能性がある。危険性の高い逮捕や捜査令状の執行が、化学工場、違法な覚醒剤密造所、化学物質倉庫に及ぶことが明らかな場合には、インシデントコマンダーは、消防隊または危険物処理班のどちらかまたは双方に連絡し、助言を受け可能な対応を聞く。危険物事案の脅威が十分に高ければ、事態対処運用リーダーは、令状を執行したり任務を実行する前に、危険物処理班を手配して、数ブロック離れた場所に待機させるという判断をすることもある。化学物質の流出や放出によってSWAT隊員が汚染を受けた場合には、危険物処理班は直ちに事態に対処することによって、被害を軽減し、生命を救うことができる。

　危険物事案は、人質救出中に発見された農舎内の覚醒剤密造所など、予期せぬ現場で起こることがある。このような場合には、TEMSユニットの迅速な行動が必要である。SWAT隊員から人質に至るまで、曝露した傷病者はすべて即時の除染が必要である。あらゆる事態に対処できる

> **安全のために**
> 死んだ動物、変色した道路、枯れ草、目に見える蒸気や水たまり、危険物の存在を示す容器ラベルなどは、危険物事案の可能性を示す。

よう、危険物事案用の個人防護具はいつも使用可能にしておき、またTEMSユニットは現場での緊急除染に備えた行動計画を定め、備品を用意しておく必要がある。どの任務においても迅速除染ができるよう準備しておかなければならない。

危険物の分類

全米防火協会（National Fire Protection Association；NFPA）が策定したNFPA 704危険物分類基準では、危険物を健康障害性または毒性レベル、可燃性、化学的不安定性、および特別危険物（放射性物質や酸など）によって分類し、決められた施設に危険物を保管している。また、毒性防護レベルも、必要とされる個人防護レベルで分類されている。安全のため、健康障害性、可燃性、化学的不安定性を有する物質の近くで作業するために必要な防護措置の種類と程度を知っておく必要がある。

毒性レベル

毒性レベルは、その物質に接触した人に生じる健康リスクを示す。毒性レベルは0、1、2、3、4の5段階である。以下に示すように、数字が大きいほど、毒性が強い。

- レベル0は、接触によって健康障害が起きるとしてもごくわずかな物質。
- レベル1は、接触によって炎症を引き起こすが、治療をしなかったとしても軽度の後遺症程度の物質である。
- レベル2は、迅速な医療処置がなされないと、一時的な障害または後遺症が起こる物質である。レベル1と2は軽度危険とみなされるが、接触する場合には自給式呼吸装置（self-contained breathing apparatus；SCBA）の使用が必要である。
- レベル3は、健康に大きな障害を起こす物質である。これらの物質と接触する場合は、完全防護服

表25-1　危険物の毒性レベル

レベル	健康に対する危険度	必要な防護
0	無害またはごくわずか	不要
1	軽度の危険	SCBA（レベルC防護服）のみ
2	軽度の危険	SCBA（レベルC防護服）のみ
3	非常に危険	皮膚露出のない完全防護服（レベルAまたはB防護服）
4	わずかな曝露で死亡	特殊仕様危険物防護服（レベルA防護服）

SCBA：自給式呼吸装置

を使用し、皮膚表面を露出させてはならない。
- レベル4は、非常に危険で、わずかな接触が死亡の原因となる物質である。レベル4の物質に対しては、危険の種類に応じた防護ができるようにつくられた特別な防護服が必要である。

レベル0以外の物質は、すべて、救急車が標準装備していない呼吸装置や化学防護服を必要とすることに注意する。このような装備を使用するには、専門的な訓練が必要である。表25-1に、毒性レベルの5段階をまとめてある。

危険物事案のための防護具

いかなる作戦・任務においても、危険物に遭遇する可能性はある。武装した重大犯罪被疑者がいる不法薬物密造所内での電池用希硫酸による仕掛け爆弾や爆発の場合、SWATユニットやTEMSユニットによる迅速かつ適切な対応が必要である。そのため、危険物事案での安全確保に必要な個人防護具は、急襲用バンや医療支援車両の中に常に準備しておかなければならない（図25-1）。

個人防護具のレベルは、特殊な物質からの傷害を防ぐために必要な防護用具の種類を示している。危険物用の個人防護具は、A、B、C、Dの4つのレベルに分かれる。事態対処医療要員は主にレベルCまたはDを使用し、危険物取り扱いの適切な訓練を受けた消防士や上級事態対処医療要員は、レベルAまたはBを使用する。

- レベルA：これはもっとも防護の高いレベルであり、主に、危険物処理班に所属し危険物の専門訓練を受けた消防士が着用する（図25-2A）。レベ

ルAは、全身を守る完全密閉の耐薬品性防護服で、SCBAをつけ、特別に密閉された装備である。この装備の着脱には、補助が必要である。

- レベルB：レベルBおよびレベルAでは、加圧型SCBAタンクから供給される空気を使用する。レベルBでは、エアーホースからフェイスマスクに空気を供給する場合もあるが、これは病院外ではあまり使われない。レベルBの個人防護具は完全密閉ではなく、フェイスマスクを装着した顔の周囲を除いて他の部分はすべて密閉され被包された防護服を使用する。特定の危険物に対する特別仕様のものもある（図25-2B）。このような防護服は、限られた量の水分と蒸気だけを通し（不透過）、ほとんどの化学薬品から防護することができる素材でつくられている。

- レベルC：レベルCとレベルDは、空気供給機能はなく、代わりに空気フィルター付きフェイスマスクを使用する。レベルB同様、レベルCの個人防護具は完全密閉ではなく、フェイスマスクを装着した顔の周囲以外が密閉された防護服を使用する。フェイスマスクは、簡素なガスマスク様のフィルター式呼吸防護具（air-purifying respirator：APR）から、電動ファン付き呼吸防護具（powered air-purifying respirator：PAPR）まで各種ある（図25-2C）。PAPRは、バッテリー駆動送風機を使用して、外気をフィルターシステムに通し、低圧ホース経由でマスクやフード内へ送る。この装備は、多くのSWATユニット、TEMSユニットが使用しており、バッテリーが続く限り使用できる（リチウム電池1個で8時間以上）。

- レベルD：レベルDは、医療従事者や、埃や生物学的物質を除去する必要がある職業につく者が一般的に着用する。保護のための防水性や耐水性のあるカバーオールのような上着を、HEPA N-95またはN-100タイプのフェイスマスクとともに使う（図25-2D）。

- すべてのレベルで、眼球防護具と手袋を使用する必要がある。外側の手袋が破損した場合の保護のため、また、汚染された防護服や機材を取り外す

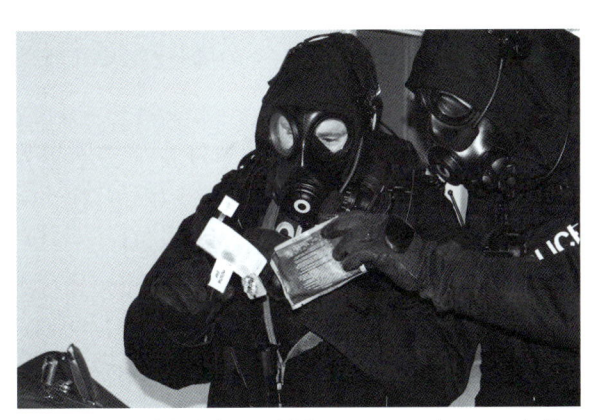

図25-1　危険物事案への対応では、目、鼻、口、皮膚、肺を個人防護具で保護する必要がある。

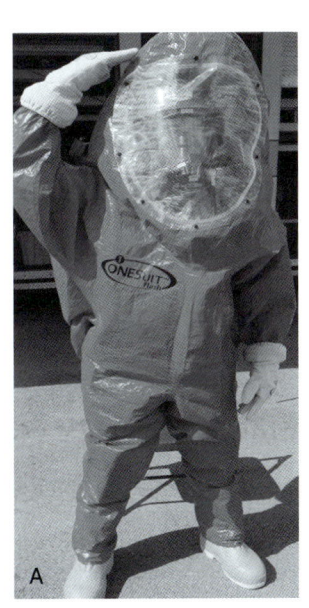

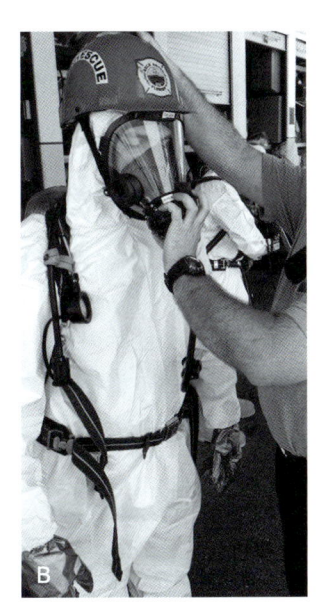

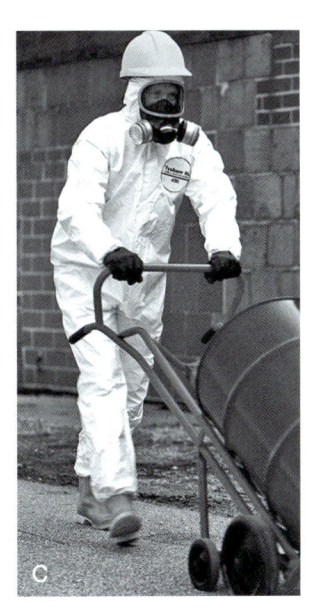

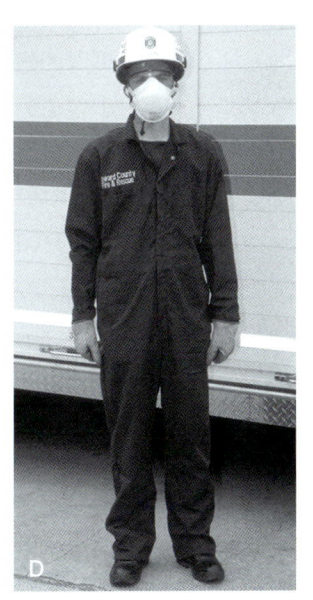

図25-2　防護の4レベル。A：レベルA防護、B：レベルB防護、C：レベルC防護、D：レベルD防護。危険物によるもっとも深刻な傷害や死亡は、気道や呼吸関連によるものである。（Cの写真はデュポン社提供）

> **安全のために**
> 化学剤の識別装置とキットは、危険物事案時に便利なツールである。

際の安全性を高めるために、耐薬品性ゴム手袋（ニトリルなど）を2枚重ねて着用する必要がある。

SWATユニットは危険物事案の現場で機能する防護ユニフォームを、選択することができる。標準の通気性炭素材スーツは、活性炭が使われていて化学汚染物質を吸収するとともに、涼しく保てるため、過熱から守られる。防水スーツはSWAT隊員とTEMS要員の皮膚を液体汚染から防護するが、熱がこもりやすく、熱による傷害につながりやすい。SWATユニットの多くは、迷彩布でつくられた通気性炭素材スーツを着用することを選択する。それが機能的で、静かで（動いても衣ずれの音が少ない）、脱水症状を減らし、突入などのSWATの作戦行動にとって適切な防護となるからである。

このレベルの防護服は、涼しいときは通常のユニフォームの上に、暖かいときには単独で着用する。防弾ベストやヘルメットは、ユニフォームの上に着ける。SWATやTEMSの装備が汚染された場合、あとから特別な中和剤や洗浄剤で除染することができる。SWATユニットの多くはレベルBまたはレベルCの防護服を着けた隊員を配備する能力をもっている。

事態対処医療要員は、危険物への曝露リスクが高い現場では何を着用すべきか。TEMSユニットの配備に適切な危険物用の個人防護具は、軍用のAPR（M-40またはそれと同等のもの）と適切なフィルター（ケミカルバイオロジックN-100フィルターなど）の組み合わせか、防水ブチルゴムフード付きPAPRとケミカルバイオロジックN-100フィルターを、防護レベルCのフード付き化学カバーオールタイプスーツとともに使う。水を使った迅速除染を行う場合は、通気性炭素材スーツよりも、縫い目を密閉した耐水または防水のレベルCユニフォームのほうが好ましい。さらに、ダクトテープなどの耐水テープで手首と足首を密閉したニトリルなどの耐ケミカル製手袋とブーツを着用する。

自給式呼吸装置（SCBA）と事態対処現場

エリア内に既知の危険物がある場合、医療における脅威評価（medical threat assessment；MTA）の際には、除染を実施または補助するための危険物処理班の配備を手配するべきである。危険物処理班は、毒性の高い物質や蒸気を防御できるレベルAまたはレベルBの個人防護具を用意する。有毒な蒸気の脅威に対しては、危険物対処要員は供給空気を使用する必要があるので、SCBAの高圧エアタンクまたはエアサプライホースとマスクを使う。SCBAタンク内の圧力は、1平方インチあたり3,200ポンドスクエアインチ（psi、約217気圧）以上であることが多い。旧型SCBAタンクは弾丸や金属片に当たると爆発するが、新型タンクは多層構造なので、タンクが破断しても爆発しない（図25-3）。MTAの際には、SCBA着用者および周囲の者が死亡するようなタンクの爆発がないように配慮しなければならない。

大部分の任務では、単に、適切なAPRを着用すれば十分な防護となる。しかし、呼吸が困難になり、十分な酸素が周囲にあるのか不明な場合には、SCBAの使い方の適切な訓練を受けた事態対処医療要員だけがSCBAを身に着け、残りの任務を行う。これをチェックするため、消防隊と法執行機関の不法薬物密造所への突入チームは、通常、酸素濃度計を持っている。このような酸素の少ない状況での検査や作業は、所属機関のプロトコールに従って行う。

不法薬物密造所

不法薬物密造所での任務は、特別に考慮すべき事項や脅威が多くあり、全国的に増えている。これらの違法な薬物製造所による脅威には、薬物の製造に使われるエーテルその他の爆発性化学物質による爆発や熱傷のリスク、覚せい剤を密造する際の前駆体と副産物による直接的な毒性と発がん性（がんの原因となる）がある。密造所の10％以上が、仕掛け爆弾、完全自動兵器を備えている。そして、不幸なことに、子どもたちが敷地内で発見されることも多い（図25-4）。

SWATユニットは急襲前に覚せい剤密造所の存在を知っていることが多い。しかしSWATユニットが危険性の高い令状執行に従事するときや、爆発の現場

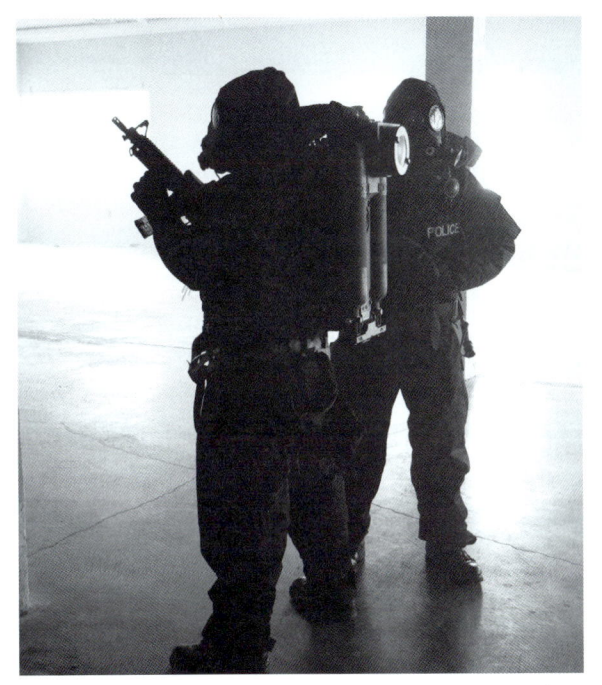

図 25-3 電池式 PAPR システムのツインタンク高圧 SCBA では、必要に応じ、外気、フィルターを通した空気のどちらも供給できる。

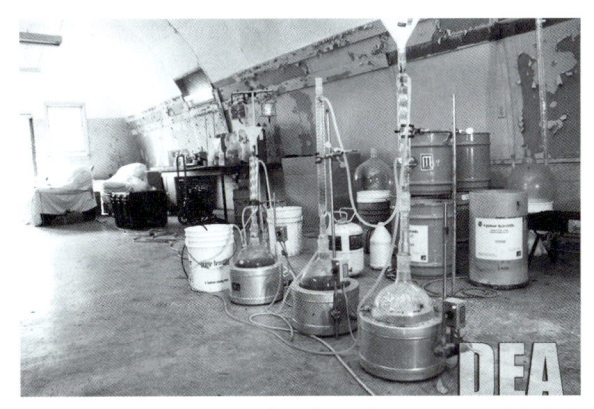

図 25-4 廃墟ビルはしばしば密造者によって不法薬物密造所として覚せい剤製造に使われる。

に行った際に、思いがけず、建物内に危険な化学物質のある覚せい剤密造所を発見することもある。

不法薬物密造所で配慮すべきこと

不法薬物密造所に入る際には、特別な予防策が必要である。予防策には、次のようなものがある。

1. 任務にかかわる建物の内部について不明な点がある場合は、地元の危険物処理班と連絡する必要がある。TEMS 要員と SWAT 隊員は、適切なレベルの危険物対応の個人防護具を携行し使用可能にしておく。建物内で低酸素や化学物質の高濃度蒸気が疑われる場合には、所属機関のプロトコルと SWAT および TEMS ユニットの訓練のレベルによっては、SCBA を使用することもある。

2. 迅速な現場除染が必要な場合、TEMS ユニットは、出動前に除染装備を準備する必要がある。準備には、周辺の排水口や注水管を厳重に閉じておく作業が含まれることもある。

3. 応援や協力を得るため、適切な当局に通知する。必要があれば、消防隊に連絡し、消火および危険物の処理のために待機してもらう。麻薬取締局（Drug Enforcement Administration; DEA）は、不法薬物密造所の停止、捜査、制圧に携わるので、事前に連絡し、地元の法執行機関の方針に基づき協力を求めるのが望ましい。

4. 任務終了後、手、装具、服を丁寧に洗浄する。曝露したすべての SWAT 資器材が決められた方法に従って洗浄されているか、危険物の曝露や病気の徴候がないか、SWAT 隊員を観察する。

5. 不法薬物密造所に入る必要がなく、適切なレベルの訓練を受けていないのであれば、入ってはならない。不法薬物密造所に入るにはレベル A の個人防護具が望ましいが、用意できるものがレベル C 程度しかない場合もあるため、所属機関のプロトコルに従う。

6. 不法薬物密造所内で発見した物に触る、においをかぐ、食べるなどしてはならない。喫煙や飲食は、作戦と除染の終了までしてはならない。防護されていない皮膚に手で触れてはならない。

7. 不法薬物密造所の外部、内部の仕掛け爆弾に警戒する。仕掛け爆弾を爆発させる仕掛け線がないか注意する。爆発物と接続されている場合があるため、スイッチを入れたり冷蔵庫のドアを開けたりしてはならない。よくある簡易な武器には、仕掛け線がついた手製パイプショットガン、地面に掘った穴の底に鋭い金属や木製の釘をばらまいたもの（プンギースティック）、上向きの釘がついた、ぐらぐらする板、火薬を詰めた電球を取り付けた天井や冷蔵庫の照明、爆発する懐中電灯などがある。不法薬物密造所に入る際には、猜疑心を強くもつことが求められる。

8. SWAT隊員が化学物質や体液に曝露した場合は、直ちに迅速な現場除染を行う。危険物を洗い流すため、大量の水を使用してSWAT隊員を洗浄する。SWAT隊員が明らかに症状を示したり、危険な化学物質に曝露した可能性がある場合、精査のために病院への迅速な搬送を手配する。
9. 不法薬物密造所は非常に有毒である。任務のブリーフィングの際に、現場にある化学物質の多くは発がん性が知られており、避けなければならないということを、SWATユニットに注意喚起する。

不幸なことに、不法薬物密造所の建物に家族で住む者もあり、そのなかには子どももいる。そのような子どもたちは、病気になったり、化学物質の毒が服についたり、毒素を摂取または吸入したり、虐待や育児放棄にあうといったリスクが高い。児童保護施設に連絡し、現場に来てもらうべきである。これらの子どもたちには、迅速な現場除染を効果的で安全な方法で行う必要がある。汚染された建物内からのものではない新しい服を使い、子どもたちの服を取り換える。子どもたちの着ていた服は、証拠収集のため安全に保管する。除染後、子どもたちを保護し、そのような子どもたちを評価できる経験豊富な医師のもとに送る。

迅速除染

危険物対応を含む出動になると事前にわかるなら、消防隊と危険物処理班または除染を支援する適切な機関の参加を得ることは得策である。正式な除染シャワーとそれを扱う複数の職員を確保し、汚染された職員や傷病者を扱うときにできれば温水を使えるようにする。

> **訓練**
> 麻薬取締局は、訓練が必要な職員のために、不法薬物密造所対策の1週間無料のコースをバージニア州クアンティコのキャンプアップシュアーで提供している。

> **安全のために**
> 任務の前、途中、後で、SWAT隊員が十分に水分を補給できるよう準備する。SWAT隊員の熱疲労や熱射病がないよう観察する。化学防護服や重い事態対処服を着用していると、涼しい環境下でも発症することがある。

予定外の出動によって、SWATユニットは、例えば立てこもり事案で予期せぬ有毒化学物質がSWATユニットに散布されるような困難な事態に追い込まれるかもしれない。このようなタイプの緊急事態では、迅速除染を使って対処する必要がある。急いで傷病者の服を取り去り、低圧大量の水で、可能なら石鹸を使って洗浄する。そのような場所には正式な除染設備や職員はいない。基本的に1人か2人の事態対処医療要員または任命された仲間のSWAT隊員がホースで水をかける。

TEMSユニットは、最寄りの消火栓を使って迅速除染所を準備するために、最低でも、園芸用ホース、消火栓アダプタ、レンチを、事態対処車両に保管しておく必要がある。使い捨ての手術着セットまたは使い捨て衣類があれば、除染された者は清潔な衣服に交換することができる。時間が許せば、プライバシー保護の仕切りを用意するか、または迅速除染所を数台の大きな車両で囲めば、露出を最小限に抑えることができる。

園芸用ホースや消火栓が利用できない場合、静脈注射用輸液バッグ、またはウォータークーラーや水筒、キャメルバック®（Camelbak®）式水筒などの水を使って、目や小さな部分の曝露を洗浄する。人里離れた環境では、水供給源が限られるので、特殊活性炭や他の中和剤を使った軍用の除染方法が求められる。軍では、機器についた危険物を除去する場合は5%の塩素系漂白剤溶液を使用し、皮膚から危険物を除去する場合は0.5%の塩素系漂白剤溶液を使用するよう隊員を訓練している。十分な水や漂白剤がない場合には、乾燥した不活性粉末（石灰および酸化マグネシウム）および樹脂を使用するいくつかの除染キットがある。これらのキットは、脅威が予想される場合には価値がある。

まとめ

確認事項

- TEMSユニットは、TEMSユニット、SWATユニット双方を危険な有毒化学物質や化学剤による傷害または死亡の直接的危険にさらすような危険物事案にかかわる可能性がある。
- 所属機関のプロトコールや、これまでに受けた危険物対応訓練のレベルによっては、さらなる高度な危険物対応訓練と認証を受けることが必要となる場合がある。
- 危険物事案の脅威が非常に大きければ、事態対処運用リーダーは、令状執行や作戦を実行する前に、危険物処理班を手配して、数ブロック離れた場所に待機させるという判断をすることもある。
- 危険物事案での安全確保に必要な個人防護具は、急襲用バンや事態対処医療支援車両の中に常に準備しておかなければならない。
- 事態対処医療要員は、主にレベルCまたはDの個人防護具を使用する。一方、危険物取り扱いの適切な訓練を受けた消防士や上級事態対処医療要員は、レベルAまたはBを使用する。
- 不法薬物密造所によってもたらされる脅威には、薬剤の製造に使われるエーテルその他の爆発性化学物質による爆発や火傷のリスクのほか、覚醒剤を密造する際の前駆体と副産物による直接的な毒性と発がん性がある。
- 危険物への予期せぬ曝露に対しては、迅速除染が必要である。傷病者はその衣服を取り除き、低圧の水で、可能なら石鹸を使って、急いで洗い流す。

まとめ

重要語句

危険物
　有毒、有害、放射性、可燃性、感染性、爆発性をもち、曝露によって病気、傷害、死亡を引き起こす物質。

危険物事案
　危険物が、適切に格納、隔離されていない状態での出動事案。

個人防護具のレベル
　個人が危険物に曝露したときの傷害を避けるために必要な防護具の程度と種類の基準。

自給式呼吸装置（self-contained breathing apparatus；SCBA）
　有毒な、あるいはその他の危険な空間内に入る消防士が使用する、独立した空気供給をもつ呼吸マスク。

迅速除染
　正式な除染装置が利用できないときに、衣類を除去し、その場の水で被害者を洗浄するプロセス。

電動ファン付き呼吸防護具（powered air-purifying respirator；PAPR）
　汚染物質を除去し、濾過された空気を着用者に供給する、バッテリー駆動エアフィルター装置。

毒性レベル
　危険物が、曝露した個々人の健康に生じさせるリスクの尺度。

第26章 事態対処医療における諸問題

学習目標

- 拘束下にある傷病者に安全に対応する方法を説明することができる。
- 興奮性せん妄症候群の傷病者の徴候と症状を説明することができる。
- 現場での被疑者に対するスクリーニング検査がどのように行われるかを説明することができる。
- 傷病者に処置を行っている際の犯罪現場の保全に寄与する方法を説明することができる。
- 証拠保全の一貫性を維持するための事態対処医療要員（TMP）の役割を説明することができる。

はじめに

あらゆる緊急医療行為は静かな、温度・湿度とも快適で明るい環境で、恐怖を感じることなく行われるのが理想である。しかし、事態対処現場で、事態対処医療要員（tactical medical provider；TMP）は拘束下にある傷病者を評価し安定化させるよう要求される。拘束は傷病者による自傷行為や他害行為を抑制するために行われる。犯罪現場では、事態対処医療要員は傷病者に対して救護を行いながら、同時に証拠保全も求められるかもしれない。本章では、事態対処現場で救護を行う際に直面する多くの問題について述べる。

拘束下にある傷病者の対応

事態対処現場において拘束下にある傷病者を十分に評価するのは困難に挑むことである。拘束下にある傷病者は逮捕されたのかもしれないし、単に身元や犯罪への関与が確認されるまでの間、一時的に身柄を確保されているだけかもしれない。通常、被疑者は事態対処医療要員が接触し評価をはじめるまで、何らかの方法で拘束されている（図26-1）。

SWAT隊員が使用している身体拘束器具にはいくつかの種類がある。これらには、鎖・蝶番・金属の棒・その他固い器具で互いを接続した金属製の手錠がある。腰のところで装着する鎖は、手錠につないで腕の動きを制限することができる。足かせlegcuffは足首に装着する金属製の拘束器具である。手や足に使うプラスチック製の使い捨て拘束器具も数

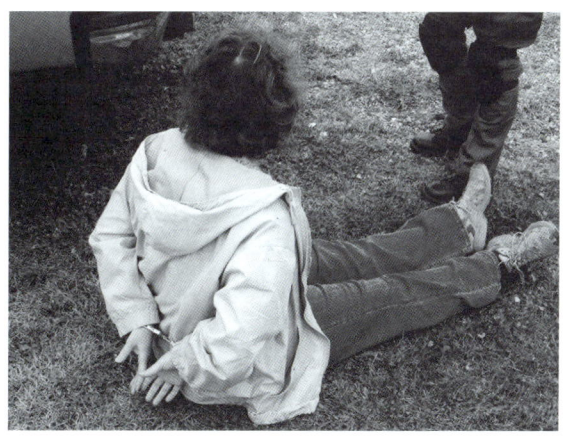

図26-1 被疑者は事態対処医療要員が接触し評価を開始する前に、拘束されていなければならない。

種類ある（**図26-2**）。傷病者が拘束下にある場合、血圧の測定や静脈路確保は制限される。

身体の前方で手錠をかけられている被疑者は、より自由に自分の手を使うことができる。背後で手錠をかけられている場合は、被疑者は動きが制限され、つかんだり殴ったり攻撃する能力は低下している。しかし、背部の低い位置で手錠を正しく固定した被疑者であっても脅威は残存するので、蹴られたり、頭突きをされたり、噛まれたり、つばを吐きかけられることに対して油断してはならない。被疑者がつばを吐くか、またはその恐れがある場合にはフェイスマスクを使用する必要がある。被疑者は鍵・紙クリップ・その他の隠し持った道具を取り出して手錠を外し、急に両手を自由に使って攻撃してくるかもしれない。十分に警戒体制を維持しながら、準備しなければならない。ただ単に被疑者に手錠がかけられているという理由だけで、ほんのわずかでも気を抜くようなことがあってはならない。

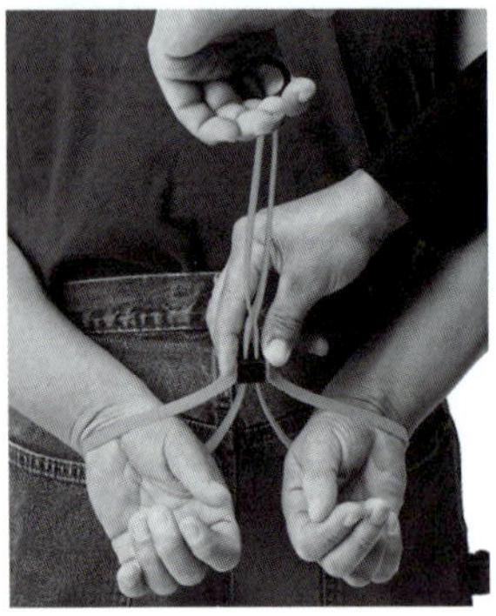

もし、足かせや手錠が装着され、手錠と皮膚の隙間や血の巡りをきちんと観察し、ダブルロック（一度固定したら、外されることもなくまたそれ以上きつく締まることもない）されているなら、拘束下にある傷病者は故意であっても偶然であっても手錠をさらに強く締めて四肢の血流を途絶させることはできない。傷病者を評価する前に、手錠がきちんと装着されダブルロックされていることをSWAT隊員と一緒に確認するべきである。

小指の先端で手錠や足かせと手首や足首との隙間を

図26-2 被疑者を拘束するために手や足に対して使い捨てのプラスチック製拘束器具が使われる場合がある。

安全のために

ほとんどの法執行機関には、拘束方法に関する指針を示した実力行使の方針がある。理想的には、抵抗を示すあらゆる被疑者に対して、適正かつ客観的に合理性のある実力を行使し警察が拘束することである。手錠をかけた場合は、被疑者は、立ったままか、上体を起こしているか、側臥位とするべきである。

安全のために

手錠をかけたり外したりする際、閉じずにぶらぶらしている手錠は、被疑者が振り回せば破壊力のある凶器となる可能性がある。

計るのが確認法の1つである。その指は鍵のかかった手錠と皮膚の間にかろうじて入るくらいがよい。

手錠の装着とともに、必ず被疑者の身体検査を適切に行わなければならない。とくに、被疑者が手錠を外せる鍵やクリップのような金属の器具を隠していないかを捜すべきである。一般的に、接触する者と援護する者の2人で、身柄確保した傷病者を評価するのはよい考えである。事態対処医療要員が医療行為を行う際に、被疑者が逃走や攻撃を企てようとするならば、武装したSWAT隊員もしくは法執行官が援護担当にまわり、必要に応じて被疑者に警告を発し、武力を行使することができる。犯罪者のなかには、外から触ってもほとんどわからないように着衣の裾に小さな鍵や紙クリップを縫い付けている者もいるので、携帯型の金属探知機が有用となる（**図26-3**）。事態対処医療要員に援助や監視をしてもらいながら、SWAT隊員や法執行官が厳密に身体検査するのが理想的である。自分の目で確かめない限り、傷病者は身体検査を完全に終了していないと思うべきである。被疑者のポケットの中には、針やそのほか鋭利なものが入っている可能性があるということを忘れてはならない。

拘束下にある傷病者を正しく評価し、処置するためには、傷病者を拘束する体位が重要である。傷病者を仰臥位にして片方の手に手錠をかけ、頸部か頭部近傍

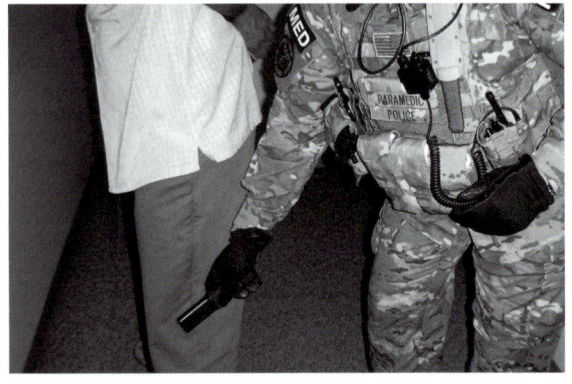

図26-3 被疑者の手錠を外す道具を探すために携帯型の金属探知機が使われる。

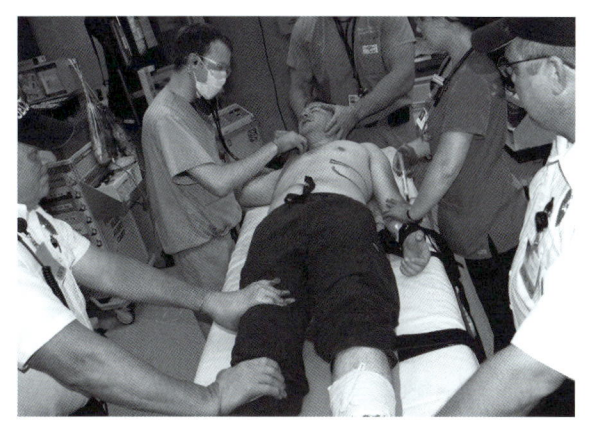

図26-4 傷病者を仰臥位にして片方の手に手錠をかけ、頸部か頭部近傍の高さでバックボードやスクープストレッチャーに、反対側の腰の高さでもう片方の手首をバックボードやスクープストレッチャーに慎重に固定する。

> **論 点**
>
> 興奮性せん妄症候群の治療は、推測だが、合意に基づいたものがほとんどである。多くの専門家はいったん身柄を確保したら、薬物による積極的な鎮静が第一選択であると考えている。常に、それぞれの所属機関のプロトコールに従う。このような傷病者は、可能な限り回復体位に保つべきである。抑制中にあってもこの体位で横隔膜をより広げられる。また、もし傷病者が嘔吐したとしても気道確保に役立つ。

の高さでバックボードやスクープストレッチャーに固定し、反対側の腰の高さでもう片方の手首をバックボードやスクープストレッチャーに慎重に固定する（**図26-4**）。この体位にしておくことで、気道確保やそれぞれの腕に対して静脈路確保を行う際に、傷病者が起き上がるのを防ぐことができる。脚は傷病者の状態に合わせて、可能な限り効果的な方法でボードに拘束するべきである。嘔吐した場合でも、拘束下にある傷病者をすぐに横に向けることができる。可能であれば、傷病者の状態を考慮し、傷病者の関節・神経・血管・皮膚に障害を与えないようにクッションを当て体位をとる。

興奮性せん妄

米国救急医学会（American College of Emergency Physicians；ACEP）は2009年10月に、**興奮性せん妄症候群（excited delirium syndrome；ExDS）**を1つの独立した症候群として正式に認めた。今日、興奮性せん妄症候群が認識され、より特異的に治療されていることは重要である。研究はさらに進展しており、興奮性せん妄症候群の傷病者に対する適切な治療と予防に関する知見がより得られるであろう。

従来、興奮性せん妄症候群を呈する傷病者といえば、40歳以下の男性の急性薬物中毒者であった。興奮性せん妄症候群を呈する傷病者は、突然の予期せぬ心停止や死亡の危険性が高い。こういった傷病者は精神疾患の既往があるかもしれないし、処方された精神科治療薬を服用していないかもしれない。興奮性せん妄症候群を呈する傷病者が破壊的であったり、異常に攻撃的であったり、常軌を逸した行動をしたり、見当識障害があるような場合には、SWATユニットが動員される。興奮性せん妄症候群を呈する傷病者は痛みを感じなくなっており、きわめて凶暴な者もいる。全裸になり、公衆の面前で歩き回る者もいる。興奮性せん妄症候群のその他の症状としては、支離滅裂な言葉を発する、絶えず活発である、せん妄状態、多量の発汗、呼吸促迫、警官の存在に気づかないことがあげられる。

このような傷病者はきわめて危険である。身体抑制や薬物による抑制は、通常はうまくいかない。電気的制圧器具の使用が必要になる。

いったん対象者を管理下に置き、身体拘束を行い、武装を解除し、身体検査が完了したら、二次救命処置が可能なレベルの事態対処医療要員が事態対処における傷病者評価を開始しなければならない。傷病者を評価し、CAB（循環-気道-呼吸）を安定化させなければならない。過度の身体運動や極度の筋活動が、高体温・脱水・乳酸アシドーシスなど有害な影響を与える原因になる。傷病者が、熱があると感じたり、実際に

> **警官を利用した自殺**
>
> **警官を利用した自殺**（suicide-by-cop）は米国のメディアでよく使われる用語である。それは、法執行官が自分や社会を守るために、ある個人を殺害しなければならないように、その個人が仕向けるようにふるまう危機的状況を言い表している。このような事件は、かかわった人たちに心的外傷を引き起こす。惨事ストレスマネジメント（critical incident stress management；CISM）チームはグループデブリーフィングを行い、法執行官とマンツーマンで対応する。

発熱していたら身体の冷却を始める（第22章「環境による緊急症」参照）。もしまだ興奮し続けていたら、さらに暴力をふるう可能性があるので用心しなければならない。興奮性せん妄症候群の可能性がある傷病者を、精査し治療するために後送し病院へ搬送するときには、SWAT隊員や法執行官と一緒に行動する。

興奮性せん妄症候群を呈する傷病者の搬送には、SWAT隊員か法執行官の少なくとも1人が随伴し、病院で医学的評価を行っている間も傷病者について残っているべきである。

状況が許すなら、二次救命処置を行える事態対処医療要員が搬送に同行し、二次評価を行い、詳細な観察と医学的処置を続けるべきである。興奮性せん妄症候群を呈する傷病者は、安全な方法で拘束を続けるべきである。傷病者のバイタルサイン、脈のリズム、血中酸素飽和度を詳細に監視しなければならない。酸素投与を行い、安全に施行できるならば静脈路を確保し、血糖を測定する。低血糖であれば所属機関のプロトコールに従って対応する。プロトコールが許せば、鎮静薬の使用も考慮する。使用可能な薬物はいくつかあるが、最近好んで使われるのはケタミンである。これは解離性麻酔薬であり、特に筋肉注射で投与した際に、ベンゾジアゼピンや抗精神薬のハロペリドールよりも即効性がある。さらにケタミンは呼吸抑制がない（ベンゾジアゼピンでは時にみられる）。そしてQT延長のような心伝導への作用がない（抗精神病薬で認められる）。搬送中に傷病者が高体温〔触って熱く感じるか、体温が38.6℃（101.5°F）以上〕であれば、身体の冷却を続けるべきである。両側腋窩・鼠径部・頸部に氷嚢を置き、体表面に水を吹きかけ風を送り、気化による冷却の効果を最大限にする（図26-5）。病院までの搬送中は5分毎にバイタルサインを繰り返し評価する。

現場での被疑者に対するスクリーニング検査

任務が完遂され、被疑者が実力行使を必要とせず逮捕され、武装が解除され、外表上に明らかな損傷があれば出動となる。被疑者の精神状態が正常で、医学的に安定しており、また身体のことで何も訴えがなければ近くの拘置所に移送され、所属機関のプロトコールに則って収監されることになる。拘置所では通常、被疑者は収監される前に医療スタッフによる診察を受けることになる。事態対処医療要員はこのような場面では、被疑者の評価に関与する必要はない。

それぞれの法執行機関で定められているプロトコールでは、すべての被疑者が、拘置所に移送される前に現場で事態対応医療要員や民間の救急医療サービス（emergency medical service；EMS）などの医療者によって評価されることになっている。被疑者の訴えや明らかな損傷があれば、指揮官から現場で被疑者を評価するためのスクリーニング検査を依頼される。スクリーニング検査では、傷病者のABC（気道・呼吸・循環）をチェックし、病歴を聴取し、素早く身体所見を評価するといった標準的な方法で行う。

スクリーニング検査とクリアランス検査の違いをはっきりさせることは重要である。クリアランス検査は事態対処医療要員ではなく保護観察局によるもので、管理された場所でより徹底的な検査を行う。スクリーニング検査は、直ちに医療介入を要する状態かどうかを評価するにすぎない。拘置所周辺の医療対応能力と、どの時間帯でも利用可能な病院を知っておかなければならない。そのときの状況や利用可能な医療資源しだいであるが、スクリーニング検査は病院で緊急処置や精神科的評価をさらに行うべきかどうかの決定に役立つ。

病歴、バイタルサイン、身体所見が基本的に正常であるか、医学的問題がほとんどないことが明らかになった場合、所属機関のプロトコールで権限が与えられているなら、事態対応医療要員は被疑者が医学的に安定していると宣言してよい。足首捻挫ぐらいの軽度

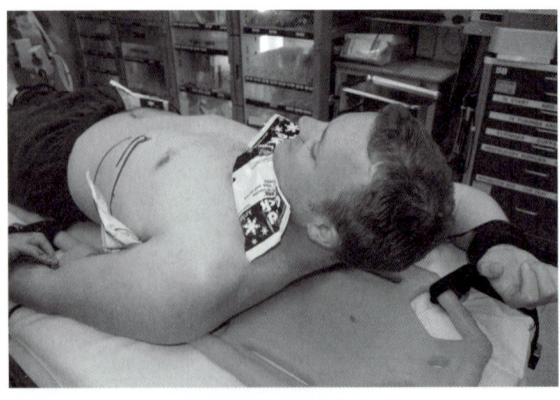

図26-5 適切な冷却方法は両側腋窩・鼠径部・頸部に氷嚢をおき、体表面に水を吹きかけ風を送り、気化による冷却の効果を最大限にする。

の損傷や疾患に対しては、事態対処医療（tactical emergency medical support；TEMS）ユニット、拘置所の医療施設、病院の救急部が治療を行ってもよい。被疑者に発作性疾患などの重大な医学的問題や重篤な症状（胸痛、強い腹痛など）があれば、事態対処医療要員とSWAT隊員の双方が共に救急車に同乗して、被疑者を最寄りの最適な病院へ搬送するべきである。用心に越したことはなく、疑わしいときは、病院でさらなる詳しい検査が受けられるよう手配しなければならない。

　被疑者が逮捕されるときに抵抗し、手・足や低致死性の武器で殴られたような場合は必ず精査しなければならない。警棒・墜落・ビーンバッグ弾による衝撃は、脾あるいは肝破裂のような内臓損傷の原因になりうるが、診断が困難で時に致死的となる。スタンガン（テーザー銃）の矢の除去はプロトコールに従うべきであり、もし鼠径部・眼球・首その他のデリケートな部分が含まれていれば、精査して矢を除去するために被疑者を病院に搬送しなければならない。手首と足首に手錠による圧迫損傷がないかを診察すべきであり、その部分に十分な血流があることと、手錠がダブルロックされていることを記録しなくてはならない。

　被疑者のなかには薬物やアルコールの影響のある者や頭部外傷を受傷している者もいるので、精神状態を慎重に評価するべきである。一般的に被疑者は、精神状態が変貌したふり（眠そうにしたり、意識を失ったふり）をしたり、隙あらば逃亡しようと策略を企ててくる。きわめて危険な状況なので、被疑者にはいかなるときも強い疑いをもって接する。どのようなときでも、自分を守る適正な予防策を講じる。

　被疑者は違法薬物を密輸したり警察から隠したりするためにそれらを飲み込んでしまう可能性がある。これもよくある策略の1つである。薬物が漏れ出たり、包装が破れたりしたら突然中毒症状が現れ、死に至るかもしれない。違法薬物を隠すまた別の策略として、薬物を詰めたゴム風船を直腸や腟内に挿入する場合がある。時に、これらの包装が破損して、容疑者の体内に致死量の違法薬物が流れ出すことがある。違法薬物過量摂取の徴候や症状が出る可能性に注意し、必要に応じて所属機関のプロトコールに従って安定化処置を行う。

　用心しながらこういった被疑者を注意深く詳細に観察し、バイタルサインのモニターや記録、そして適切な診察を継続的に行う。被疑者は、信憑性のある病歴を語らない可能性があることを忘れてはならない。正当な理由があれば、すべて体腔を検索する適応となる。少しでも疑いがあれば、慎重になりすぎるくらいに慎重になって被疑者を徹底的に評価するため病院に移送しなければならない。所属機関のプロトコールに従う。

犯罪現場で考慮すべきこと

証拠保全

　一般的に、証拠には2種類ある。証言と物的証拠である。証言は、事実の目撃者による言葉を記録したものである。物的証拠は被疑者あるいは被害者と犯罪に結びつけ、血液や他の体液・物品・痕跡が含まれる。

　いったん傷病者のそばに近づいたなら、できるだけ現場の状況を変えないように努めなければならない。薬莢・凶器・血しぶき・血溜まりに注意する（図26-6）。可能な限り、物的証拠を踏んだり動かしたりしてはならない（図26-7）。どんなときでも、できるだけそのような証拠を避けて歩く。銃の口径の決定に必要な使用済みの薬莢を拾い上げてはならない。傷口を露出するために脱衣する場合は、弾丸による穴・ナイフの切り口やちぎれた部分をできるだけ避けて着衣を裁断する。重要な微かな証拠や貴重品がポケットから床に落ちてしまう可能性があるので、脱がせた服は静かに置く。交叉汚染を防ぐために、各々の物品を1つひとつ紙袋に入れておく。暴行事件の被害にあった傷病者の手には紙袋をかけておくようにする。彼らの手に硝煙反応を認めたり、爪の間に暴漢のDNAが残されている可能性がある。

　犯罪現場で見聞きしたことに関して、裁判で証言を求められる可能性がある。刑事事件は1年かそれ以上の間、裁判が開始されないかもしれないので、見聞きした出来事はぜひとも正確に記録しておかなくてはならない。専門職として事態対処医療要員は完全で正確な報告書を作成できなければならない。理想的にはTEMSユニットは傷病者の診療記録とは別に、出動後に完成させるような出動記録用紙をもつべきである。

　記録には、現場の状況に関しても記載されるべきで

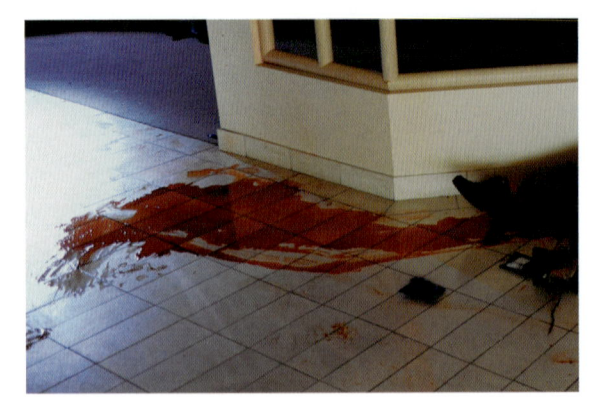

図 26-6 犯罪現場は可能な限り乱してはならない。

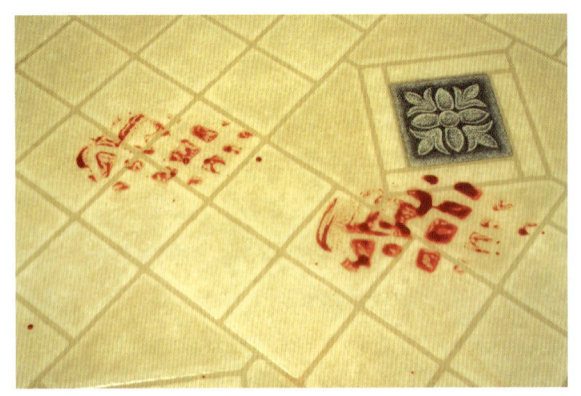

図 26-7 血液による足跡などの証拠は簡単に崩れてしまう。

ある。傷病者は何人か、被害者は仰臥位であったか・腹臥位であったか、凶器はどこにあったか、犯罪現場の特徴に注目すべきことがあったかについて、判断を記入してはならない。報告書には、推測ではなく事実を記すべきである。

医療機関へ搬送される途中での、傷病者のあらゆる発言を記録するべきである。何が起こったのかを知ることが傷病者や他の者の医学的処置に関連しないのであれば、傷病者に問い質すことは事態対処医療要員の任務ではない。「これは誰にやられたのですか？」と尋ねてはならない。しかし、傷病者が特定の人名や詳細事項に言及していれば、その情報は記録しておく。とくに傷病者が死亡した場合には、これらの供述が起訴するための重要な証拠となるかもしれない。

証拠保全の一貫性

証拠保全の一貫性は第一発見者から始まる。多くの場合、医療処置を行う事態対処医療要員、すなわち、あなたかもしれない。傷病者が身につけていたあらゆる凶器、薬物、その他の物品を傷病者の診療記録に正確に記録しなければならない。あらゆる証拠品は近くにいるSWAT隊員に直接手渡すか、SWAT隊員が直接管理できる近くの場所に保管しなければならない。もしSWAT隊員や法執行官に依頼できない状況であれば、証拠品は一時的に自分自身で管理することになる場合もある。証拠保全の一貫性を保つため、適切なときに、署名したうえで証拠品を捜査官に手渡すべきである。自分の記録に、証拠品を手渡した捜査官の氏名とその日時を記載しなければならない。

最終的に、証拠品は当局の方針に従って捜査を行う刑事が収集し、正確なラベルを貼り、改ざんできないように封印された容器（生物検体を入れるための紙袋）に適切に保管されることになっている。

医学的処置を行った場合、喉頭鏡やガーゼなどのような現場に残された、あらゆる装備は犯罪現場の証拠品と考えられ、おそらく公判または刑事の捜査が終了するまでは証拠品の保管庫に収蔵されることになる。それは、数日からもしかすると数年間になるかもしれない。傷病者の処置をしているときはいつでも、必要な装備は自分のすぐ近くに置いておく。現場から離れる前に素早く自分の装備を集め、後送や搬送中も携行する。

死亡時の身体所見

事態対処医療要員として事態対応に挑む際、生命を守るために、適切な医療水準の処置を忠実に実行し、合理的に良識をもって取り組む責任がある。致死的な損傷がなく、生存のチャンスが少しでもあれば蘇生術が試みられるべきである。しかし、死が明らかでどんな蘇生法も適応とならない状況もある。

- 高度な脳損傷を伴う壊滅的な頭部外傷
- 死後硬直
- 死斑の出現（**図 26-8**）

現場では

安全と傷病者の処置を優先するが、現場で証拠を保全するためにできることも考慮するべきである。証拠物品が刑事事件の起訴のために決定的に重要であるかもしれない。紙袋、油性マーカーやそのほかにも現場で証拠を保全するために必要となりそうな物品を携行する。

- 頸部切断
- 体幹離断（身体が半分に切断された状態）
- 腐敗

多数傷病者が存在していて、トリアージの結果、他の傷病者に医療資源を使うほうがより有益であると判断できる場合には、蘇生を制限もしくは断念するべきである。

誰が、いつ、どこで死亡宣告を判断するかは州によって異なる。所属機関のプロトコールや手続きをよく知っておくべきである。犯罪に巻き込まれた、あるいはその可能性がある犠牲者が死亡している場合、現場を犯罪現場と判断し、その場所を乱すことは最小限にとどめ、犠牲者を現状のままにしておくべきである。多くの州では医師しか死亡宣告が許されていない。しかし、EMS要員（多くの事態対処医療要員を含む）は現場での蘇生術の終了に対する服務規程があり、また、いつ医療行為を中止するかの判断を仰いだり検死官に連絡するためにメディカルコントロールに相談することもできる。いったん死亡宣告がなされたら検死官が現場の責任を引き受け、現場に残されたすべてを引き継ぐ。

> **現場では**
>
> 心停止して間もない徴候を示す傷病者に関して特記すべきことは、明らかに妊娠しているとわかる女性に対する蘇生術である。妊娠22～24週の胎児は生存可能である。CPRを継続し、胎児の血液循環を改善するために、傷病者を左側に傾けるようにタオルなどをバックボードの右側に差し込まなければならない。帝王切開ができる救急病院に搬送する。

特記事項

SWAT隊員が現場で重傷を負ったら、生存の見込みが低いかまったくないとしても、積極的蘇生術と搬送が直ちに開始される。これは状況が許せば、期待されることでもあり許容されることでもある。SWATユニットは仲間の隊員に対して最大限の医療行為が行われることを希望するからである。これが最大限の医療行為でなければ、生き残ったSWAT隊員たちは後悔の念にかられることになろう。しかし、この当然の傾向は他の状況では控えるべきである。無意味な救助や蘇生を行う間に、他の生命を危険にさらしたり、失ったりするリスクは受け入れられないからである。例えば、武装して立てこもっている被疑者にSWAT隊員が大口径のライフルにより頭を撃たれ、まったく動かず呼吸努力も認めずに倒れていたら、そしてそれが被疑者から丸見えの場所であったなら、予後が期待できる可能性はきわめて低いかまったくない隊員を他の生命を危険にさらしてまで直ちに救出しようと試みることはしないだろう。普段どおり、所属機関の方針と手順に従うべきである。

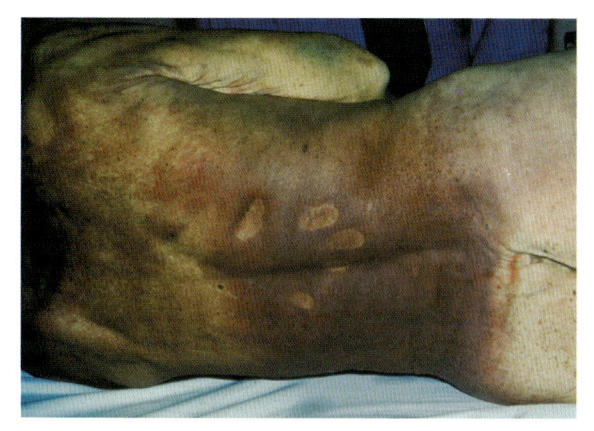

図26-8　死斑は、身体の下方の部分に血液が溜まって変色することにより生じる死の明らかな徴候である。

まとめ

確認事項

- 被疑者は、事態対処医療要員が接触し関与するまでにある程度、制圧され拘束されていなければならない。脚も拘束しておくべきである。もし可能であれば、傷病者の状態を考慮し、傷病者の関節・神経・血管・皮膚に障害を与えないようにクッションをあて体位をとる。
- 傷病者を仰臥位にして片方の手に手錠をかけ、頸部か頭部近傍の高さでバックボードやスクープストレッチャーに固定し、反対側の腰の高さでもう片方の手首をバックボードやスクープストレッチャーに慎重に固定する。もし、傷病者の医学的状態が許せば正式な評価の前に、凶器や手錠の鍵を持っていないかどうかを調べる。
- 興奮性せん妄症候群を呈する傷病者は痛みを感じなくなっており、きわめて凶暴であるかもしれない。その他の症状としては、支離滅裂な言葉を発する、絶えず活発である、せん妄状態、多量の発汗、呼吸促迫、警官の存在に気づかないことがあげられる。
- スクリーニング検査では、傷病者のABC（気道・呼吸・循環）をチェックし、病歴を聴取し、素早く身体所見を評価するといった標準的な方法を行う。
- 犯罪現場で傷病者に処置を行う際、証拠に気を配り、それに変化を加えたり、損壊させたりしないようにする。
- 傷病者が身につけていたあらゆる凶器、薬物、その他の物品を傷病者の診療記録に正確に記録しなければならない。
- あらゆる証拠品は近くにいるSWAT隊員に直接手渡すか、SWAT隊員が直接管理できる近くの場所に保管しなければならない。
- もしSWAT隊員や法執行官に依頼できない状況であれば、証拠品は一時的に事態対処医療要員自身で管理することになる場合もある。
- SWAT隊員が現場で重傷を負ったら、生存の見込みが低いかまったくないとしても、積極的蘇生術と搬送が直ちに開始される。もし無意味な救助や蘇生にとりかかることによって、さらに生命を失う者や傷病者が出たりするならば、この一連の行動はもう一度考え直すべきである。

重要語句

興奮性せん妄症候群（excited delirium syndrome；ExDS）
　異常に攻撃的であったり、凶暴な態度を示す症候群。症状には、呼吸促迫・多量の発汗・せん妄が含まれる。

証　言
　目撃者によって語られた事実の記録。

スクリーニング検査
　被疑者を拘置所に移送すべきか、さらなる検査や処置のために病院に搬送すべきかを決定するために現場で行う評価。

物的証拠
　血液、物品、圧痕など、被疑者もしくは被害者と犯罪を結びつける証拠。

付録 A

警察犬の管理

警察犬の緊急医療装備

　多くのSWAT（Special Weapons and Tactics、特殊火器戦術部隊）チームは任務中に警察犬と警察犬を取り扱う警官（以下、K-9隊員）を使う。SWATの任務中に、警察犬とK-9隊員からなるK-9ユニットは、逃げている被疑者をつかまえるのを手伝うために、外側警戒線を引き、規制を行う。しばしば、警察犬は隠れている被疑者の居場所を突き止めるために、非常に危険な市街地へ最初に送り込まれる。警察犬はまた、特別に訓練されて、違法薬物を検出し、爆薬を識別するために使われる。

　概して、警察犬は法執行機関の非常に有益な一員である。多くの州で、警察犬は警察官であると考えられており、警察犬を撃つことは、人間の警察官を撃つことと等しい重罪犯罪と考えられる。訓練された警察犬には1万5,000～4万ドルの費用がかかっている。したがって、警察犬は貴重で、有益な動物である（**図A-1**）。

　任務の特性から、警察犬はけがをする大きな危険にさらされている。被疑者は警察犬を殴り、蹴り、突き刺し、毒殺するか、撃つであろう。さらに、極限の高温や寒冷な環境は傷害を与えるかもしれない。週末や夜は、警察犬を処置するために獣医を見つけることは難しいかもしれない。遠隔地でのSWATの出動では、傷ついた警察犬を動物病院に搬送するのに長い搬送時間がかかるであろう。事態対処医療要員（tactical medical provider；TMP）として、警察犬に救急処置を提供できるように訓練し、準備しておくべきである。幸運にも、評価手順、投薬、診療手技および蘇生の原則の多くは人間のためのものと非常に類似している。

> **現場では**
>
> 　近隣の獣医病院の名前、数、および位置は収集すべき医療情報の一部である。近くの動物病院の連絡先と診察時間を把握し、とくに24時間治療を受けられる病院の情報を得ておくべきである。さらに、使用されている警察犬の種類、その体重、特徴的な医学的問題を知り、イヌの安定化処置に必要な医療資器材の取り扱いに慣れておくべきである。

警察犬の緊急事態ための準備

　訓練や出動の間、警察犬を診る獣医がいつも居合わせているように手配することはきわめて難しい。

　K-9隊員は、基本的なイヌの医学的な緊急事態に対応する訓練を終了し、医療キットと基本的なイヌの獣医学的管理技術を身につけているK-9隊員とともに、SWAT車両、K-9パトカー、および事態対処医療（tactical emergency medical support；TEMS）のバックパックの中に、イヌのための医療キットを配備しておく。

イヌの事態対処評価

Call-A

　Call-A-CAB'N Go（召集-脅威の排除-循環・気道・

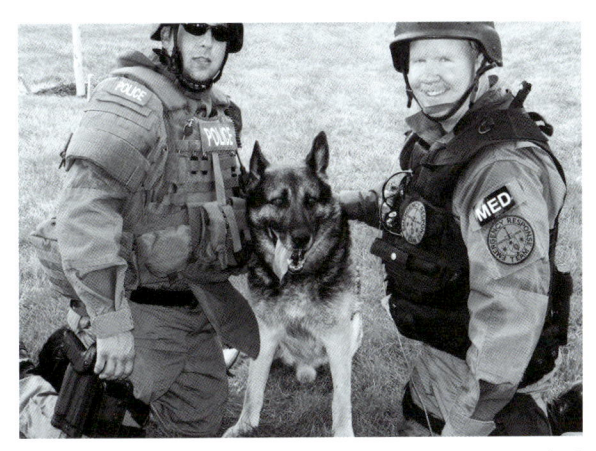

図A-1 警察犬は、法執行機関やSWATユニットの貴重な資産である。

呼吸-神経学的徴候-搬送）の事態対処評価は警察犬にも同様にあてはまる。負傷したら、大声で呼びかけて、仲間と隊長に知らせる。脅威の排除に努めながら助けを求める。傷ついたイヌの動きは予測不可能である。警察犬は非常に聡明であるけれども、傷つけられると混乱し、苦しみもがく。結果として、傷ついた警察犬はK-9隊員の命令に反応しないかもしれない。

　傷ついたイヌの最初の本能は、動き、隠れることであり、助けようとしていることを理解しないかもしれない。痛みにより傷ついた犬は、防御反射として接近する人に噛みつこうとすることが多い。警察犬を静かにかつ慎重に束縛し口輪をして、この危険を適切に排除する。傷ついた警察犬に近づくときには、柔らかに話し、ゆっくり近づく。決して突然動いたりしてはならない。数フィート手前で、近づくのをやめる。近い方の腕を延ばして、上向きにこぶしでこつんと打ってみる。攻撃がないならば、イヌをなでてから口輪をはめる。口輪は、頭部の後ろでストラップを使って、警察犬の長い鼻と口にぴったりと合わせる（図A-2）。

　口輪は通常、革で作られていて、それが入手可能でないならば、医療用のガーゼを巻いて応急の口輪としてもよい。慣れた隊員が、イヌが落ち着くように穏やかに、静かに話しかけてやる。

　警察犬が攻撃的すぎて安全に近づけない場合は、イヌをコントロールするために、こちら側と反対側でK-9隊員またはSWAT隊員がイヌの首のまわりにロープを二重にかけて押さえる必要がある。極限的な状況においては、催涙スプレーまたはスタンガンの使用が、傷ついた警察犬を静かにさせるために適応されるであろう。

　時には、警察犬とK-9隊員の双方が負傷することを念頭におき、事態対処医療要員だけで傷ついた警察犬を扱う心構えをしておかなければならない。警察犬とK-9隊員が双方とも負傷した場合、K-9隊員を最初に治療し安定化させることが優先されるが、警察犬は時に、負傷したK-9隊員を守ろうと防御するように行動するかもしれないことを覚えておく。このような場合、安全に警察犬を静めて、口輪をはめ、それからK-9隊員を治療する。現場の他のK-9隊員またはSWAT隊員は傷ついたイヌを知っており、補助することができるであろう。

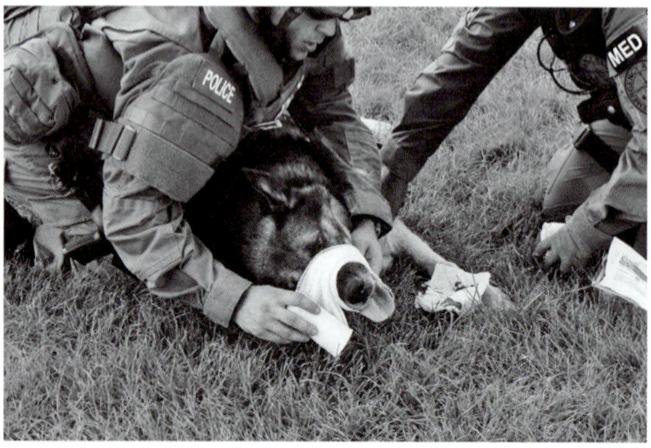

循　環

　イヌの循環を評価し、安定させて、出血を止めることは重要である。前足または後足の上部内側を押して脈拍を評価する。事態対処医療要員は、イヌの動脈がどこにあるかを学ぶために、正常な状態の健康な警察犬で通常の訓練中に練習すべきである。脈拍が、細く、弱いならば、傷ついたイヌはおそらくショック状態であろう。心音は、聴診器を左肩すぐ後ろの胸部中下部に当てるか、あるいは音を聞くために直接耳を胸につけることで、聴取可能である。

　四肢からの大出血は止血帯によって止血するべきである。標準の止血帯がうまくいかなければ、少なくとも1〜2インチ（約2.5〜5 cm）の幅の入手可能なものを使って代用する。緊急事態のときに止血帯を使用できるように、訓練中に健康で機嫌のよい警察犬で練習する（図A-3）。

　警察犬に胴体、首、または頭部への穿通損傷があるなら、出血部位を直接圧迫し、ロード＆ゴー状況と判断する。直ちに、イヌを後送し搬送する。傷ついたイヌを後送するのに、何人かのSWAT隊員またはK-9隊員が必要かもしれない。イヌは苦しみ、混乱し、じっとしていられないかもしれない。

気道と呼吸

　イヌは、口対鼻で息を吹き込むことによって、呼吸させることができる。イヌに人工呼吸をするためには、以下の手順に従う。

1. イヌのすぐそばに位置どり、慎重に頭部と頸部の位置をまっすぐに合わせる。
2. イヌの口を開き、咽頭を塞がないように、舌を前に引く。

図A-2　さらなる評価や治療の前に口輪が必要である。

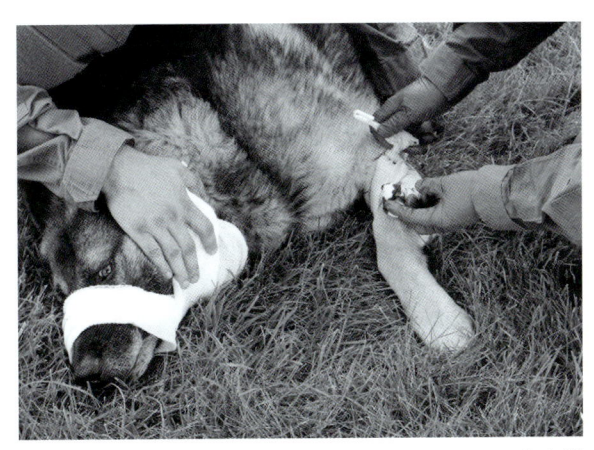

図 A-3 イヌの脚の止血は、ヒトと同様に行う。止血帯は、イヌの脚の小さい直径に適合するように、調整が必要かもしれない。

3. イヌの口を閉じて、口輪をはめる。
4. 息を吸ってイヌの鼻をきちんと密封するように口で覆う。イヌの鼻と肺の中に息を吐き出す。口をイヌから離し、息をする。
5. おおむね6〜7秒に1回（1分あたり10〜15回）繰り返す。
6. イヌの歯茎の色が改善し、イヌが、この手順に抵抗し始めるならば、イヌの呼吸は改善している。

長時間、イヌを補助呼吸する必要があるならば、9〜12 mm の気管チューブと3番または4番のミラー喉頭鏡ブレードによってイヌに挿管することがもっともよい。これは2名必要な技術であり、一般にイヌを腹臥位にして行う。1人が3番または4番のミラー喉頭鏡ブレードの補助によって気管チューブを挿管する間、もう1人の人員が上あごを保持する。解剖学はヒトに類似していて、声帯を通してのチューブの挿入と ET カフの膨らみによって肺が膨らめば、両側の呼吸音が聞けるようになる。ヒトの傷病者への挿管を認められているのでなければ、行ってはならない。

バッグマスクはその後穏やかにイヌを呼吸させるために使用される。

ロード＆ゴー

イヌのためのロード＆ゴー適応はヒトと同様に、頭部・首・胴体への穿通外傷、重症熱傷、明らかな高所からの落下、重篤な脱水、意識の変容、疑わしいまたは証明された毒物による中毒または経口摂取などが含まれる。可能ならば、病院のスタッフが適正に準備できるように、到着に先がけて獣医または動物病院に連絡する。

警察犬がロード＆ゴーの外傷をおっているかどうかを判断することはより難しいかもしれない。分厚い毛で穿通外傷の発見が制限されることもある。

疼痛管理

イヌは高い疼痛耐性をもっているが、痛みと鎮静の医薬品は獣医のプロトコールに従って携行し投与されるべきである。疼痛の制御のためにもっとも効果的な薬の1つはモルヒネであり、体重1ポンド（約450 g）あたり 0.05〜0.12 mg、または体重1 kg あたり 0.25 mg を筋肉内注射または静脈内注射で投与する。必要に応じて、おおむね15〜30分ごと、その後は2〜4時間ごとに、繰り返し投与する。

赤味がかった発疹や瘙痒をきたすイヌもいる。そうなった場合はベナドリル（Benadryl®）を 1 mg/kg 投与する。

フェンタニルなどは、体重1 kg あたりヒトと同じ投薬量で投与する。

骨　折

脚の骨折はイヌにとってもっとも一般的な骨折である。副木固定の過程は少しの例外を除いてヒトの場合に類似している。副木を適用するために、以下の手順に従う。

1. 脚に副木固定や整復を行う前に、適切な時期に鎮痛薬と鎮静薬を投与する。所属機関の獣医のプロトコールに従う。
2. 副木固定時に、骨折部位を最初に優しく覆うために、薄くやわらかい素材のものを使う。骨折の近くに出血があれば、開放骨折と考え滅菌した包帯を用いる。
3. 骨折部位の上下にまたがって脚の横に副木をあてるために、サムスプリント®など堅くてまっすぐな素材を使う。副木を保持し、脚の整復を試みるには、適所にテープまたは圧迫包帯を用いる。
4. 末梢部の脈をチェックし、副木があまりきつく当たらないようにする。

5. イヌを歩かせないようにする。搬送のためイヌを後送する。
6. イヌに継続的に鎮静薬と鎮痛薬を投与する。状況が許せば、搬送中に静脈輸液を開始する。適切な獣医に相談する。複雑骨折や他の負傷があれば、処置のため地域の獣医センターへの搬送を必要とするかもしれないことに注意する。

医療装備

実際は事態対処医療要員の携行するあらゆる救急処置資器材と医薬品が、イヌの負傷を治療するときにも使用される。しかし、イヌの脚の直径が相対的に小さいため、イヌの脚用止血帯は前もって準備するべきである。K-9ユニットと活動する際は、口輪と小さな使い捨てのカミソリを資器材の中に入れておく。

高温による緊急事態

熱射病や他の高温による緊急事態は暑い天候においてリスクである。イヌは汗腺をもっていないので、自身を冷却するためにあえぎ、鼻から呼吸することができるだけである。

直射日光の下から空調設備のある場所に過熱したイヌを移動させる。水でイヌを冷却し、蒸発を促進するためにあおぐ。氷嚢を首、鼠径部、および頭部に当てる。

イヌが昏睡または意識の変容をきたして横になったり、あるいは口渇や脱水の様子、または120回/分を超える心拍数などの重症熱射病の徴候を示すならば、直ちに獣医に搬送する。

可能ならば、通常の生理食塩水または乳酸リンゲル液の静脈輸液を始めて、20～30分で15 mL/kgの輸液を行う。続いて、最初の1時間、必要な輸液を追加し、それから再評価する。利尿が不十分であるか、引き続き脱水の徴候が認められるならば、追加の静脈輸液を考慮する。

静脈輸液をイヌに始めるときに、腕頭静脈は獣医によるもっとも一般的に使われる静脈である。前脚の肘関節の直下に駆血帯を巻いた後、正面の毛を剃り、骨の前で皮膚の下に静脈を識別し、それから静脈に20ゲージまたは18ゲージの針を留置する。駆血帯を緩めると、静脈輸液を注入できる。この静脈輸液が片脚でできないなら、反対側を使うか後脚の下部側腹の伏在静脈を使う。静脈が見えにくいときは、静脈ルート確保に先立ち毛を刈る。

脱水のイヌ（およびショックのイヌ）では、静脈ルートによる輸液はしばしば困難である。脱水のイヌには皮下への投与もまた行われる。肩甲骨の先端の直上で皮下に16ゲージカテーテルを挿入し、迅速に、15 mL/kg輸液ボーラスを注入する。骨髄輸液（IO）ラインを使うことを考慮する。IOラインはヒトと同様に脛骨の近位側に留置することができる。IOラインをイヌにとるには、以下の手順に従う。

1. 鎮痛薬を投与する。
2. 骨折していない脚を選ぶ。脛骨の膝関節から1横指上方の中央部分の穿刺部位を剃毛して準備する。時間が許せば、1%のリドカインを数mL皮下注射する。
3. ジャムシディ（Jamshidi®）骨髄針（または他の骨髄針）を使って、交互に左右に回して圧力をかけることによって、針先端を強く押しつけ、骨髄に穴を開ける。抵抗が急に減少したら、回転を止める。
4. 1 mLの短い血液吸引によって位置をチェックし、IOルートを直ちにフラッシュしてから、輸液に接続する。
5. できるだけ安全にIOルートを保ち搬送する。

中 毒

イヌへの毒物混入は意図的にまたは偶然に起こるかもしれない。駆鼠剤（殺鼠剤）の経口摂取はもっとも一般的である。この場合、毒物を吸着・吸収させて、それが血流に吸収されることを防止するために活性炭を飲ませる。中毒が既知であるか疑われているならば、シャンペーンアーバナ（Champain-Urbana）大学獣医学科の国立動物中毒事故管理センターに連絡する（1-800-548-2423）。

付録 B

事態対処医療（TEMS）記入用紙

個人医療情報記入用紙

日付：＿＿＿＿＿＿＿＿＿＿＿＿＿＿＿＿＿＿
所属機関・雇用主：＿＿＿＿＿＿＿＿＿＿＿＿＿＿＿＿＿＿＿　階級・職名：＿＿＿＿＿＿＿＿＿＿＿＿
ID 番号＿＿＿＿＿＿＿＿＿＿＿＿＿　機関の所在地：＿＿＿＿＿＿＿＿＿＿＿＿＿＿＿＿＿＿＿＿＿

個人情報
氏名：＿＿
年齢：＿＿＿＿＿＿　性別：男・女　生年月日：＿＿＿＿＿＿＿＿
自宅電話番号：＿＿＿＿＿＿＿＿＿＿＿＿＿＿＿＿　職場電話番号：＿＿＿＿＿＿＿＿＿＿＿＿＿＿＿＿
携帯電話番号：＿＿＿＿＿＿＿＿＿＿＿＿＿＿＿＿

医療情報
身長：＿＿＿＿＿＿　体重：＿＿＿＿＿＿　血液型：＿＿＿＿＿＿＿＿＿＿＿＿＿＿＿＿＿＿＿
主治医：＿＿＿＿＿＿＿＿＿＿＿＿＿＿＿　電話番号：＿＿＿＿＿＿＿＿＿＿＿＿＿＿＿＿＿＿
最終診察日：＿＿＿＿＿＿＿＿＿＿＿＿　医師名/住所：＿＿＿＿＿＿＿＿＿＿＿＿＿＿＿＿＿＿
内服薬（種類と量）：＿＿＿＿＿＿＿＿＿＿＿＿＿＿＿＿＿＿＿＿＿＿＿＿＿＿＿＿＿＿＿＿＿＿＿
＿＿

免疫状態（最終更新日/検査日）：
　ツベルクリン反応：＿＿＿＿＿＿＿＿＿＿＿＿＿＿＿＿
　破傷風：＿＿＿＿＿＿＿＿＿＿＿＿＿＿＿＿＿＿＿
　B型肝炎：最終予防接種：＿＿＿＿＿＿＿＿＿＿＿＿＿
　B型肝炎：最終検査：＿＿＿＿＿＿＿＿＿＿＿＿＿

アレルギー（有の場合は、すべてのアレルギーを列挙すること）
　薬品　　　　　　無・有　＿＿＿＿＿＿＿＿＿＿＿＿＿＿＿＿＿＿＿＿＿＿＿＿＿＿＿＿＿＿＿＿
　造影剤・ヨード　無・有　＿＿＿＿＿＿＿＿＿＿＿＿＿＿＿＿＿＿＿＿＿＿＿＿＿＿＿＿＿＿＿＿
　食物　　　　　　無・有　＿＿＿＿＿＿＿＿＿＿＿＿＿＿＿＿＿＿＿＿＿＿＿＿＿＿＿＿＿＿＿＿
　他にアレルギーがあれば列挙すること：＿＿＿＿＿＿＿＿＿＿＿＿＿＿＿＿＿＿＿＿＿＿＿＿＿

眼鏡：無・有　　　コンタクトレンズ：無・有
手術の既往：＿＿＿＿＿＿＿＿＿＿＿＿＿＿＿＿＿＿＿＿＿＿＿＿＿＿＿＿＿＿＿＿＿＿＿＿＿＿
自分もしくは血縁関係のある家族の中に、麻酔や手術で重篤な副作用を起こした人がいるか：無・有
有の場合は、詳細を書くこと：＿＿＿＿＿＿＿＿＿＿＿＿＿＿＿＿＿＿＿＿＿＿＿＿＿＿＿＿＿＿
＿＿

医学的な問題があれば列挙すること：＿＿＿＿＿＿＿＿＿＿＿＿＿＿＿＿＿＿＿＿＿＿＿＿＿＿＿
臓器提供に関する意思：無・有
有の場合はドナーカードの場所とリビングウィルについて書くこと：＿＿＿＿＿＿＿＿＿＿＿＿
＿＿

緊急連絡先
　氏名：＿＿
　続柄：＿＿
　住所：＿＿
　電話番号：＿＿＿＿＿＿＿＿＿＿＿＿＿＿＿＿＿＿＿＿＿＿＿＿＿＿＿＿＿＿＿＿＿＿＿＿＿＿

医療における脅威に関する評価表

病院		
病院		
医療センター	所在地：	電話番号：
外傷・熱傷センター		
医療センター	所在地：	電話番号：
医療搬送		
航空搬送	担当者名：	着陸位置： GPS座標：

支援サービス		
危険物処理班	担当者名：	電話番号：
消防	担当者名：	電話番号：
救急	担当者名：	電話番号：
災害医療本部	担当者名：	電話番号：
毒物管理	担当者名：	電話番号：
児童相談所	担当者名：	電話番号：
社会福祉	担当者名：	電話番号：
動物	担当者名：	電話番号：
食糧支援・赤十字	担当者名：	電話番号：
下水・ポータブルトイレ	担当者名：	電話番号：

公益事業体		
電力会社	担当者名：	電話番号：
水道局	担当者名：	電話番号：

環境因子		
予想気温：		
降水確率：		
寒冷装備：	熱暑装備：	防水装備：
マダニ生息地域：	ヘビ生息地域：	昆虫・蚊生息地域：

リハビリ基地		
熱源		
給水・冷却装備		

犬		
警察犬：	警察犬を取り扱う警官：	獣医・動物病院：

作戦行動の分類		
他の脅威：		
他に必要な資器材：		

重要語句

2-クロロベンザルマロノニトリル（2-chlorbenzal-malononitrile；CS）催涙ガス
強力な催涙・刺激性の化学剤である。細かな黄色の粉状で、刺激的な胡椒のようなにおいがする。

9の法則
体幹部が全体表面積のおよそ9％に相当する面積の部位に分けられ、熱傷の体表面積を計算することができる。

α線
強い放射線源から放射されるエネルギーの一種で、もっとも貫通しにくく、もっとも速度が遅く、およそすべての物体を貫通しない。

β線
強い放射線源から放射されるエネルギーの一種で、α線より貫通しやすく、布1枚で止まる。

γ線（X線）
強い放射線源から放射されるエネルギーの一種で、α線やβ線よりも早くて強いもの。簡単に人体を貫通し、貫通を防ぐには、何インチ（1インチ＝約2.5 cm）かの厚さの鉛板か、コンクリートが必要となる。

AEMT（advanced emergency medical technician、いわゆる救急救命士）
静脈ライン確保や一定の救急薬剤の投与など、とくに二次救命処置の観点からトレーニングを受けたもの。

AVPUスケール
意識がある、声かけに対して反応する、痛み刺激に反応する、反応しない、の4項目のどれに傷病者の意識レベルがあてはまるかを迅速に評価する方法であり、主に評価の初期で用いられる。

CBRN
chemical（化学）、biologic（生物）、radiologic（放射線）、nuclear（核）による脅威を頭文字でつないだもの。

Class 1 歯牙破折
エナメル質のみの損傷。

Class 2 歯牙破折
エナメル質と象牙質の損傷はあるが、歯髄の損傷はない。

Class 3 歯牙破折
エナメル質、象牙質、歯髄腔に及ぶ損傷。

Class 4 歯牙破折
歯根部の損傷で歯牙が動揺する。

CPRマスク（cardiopulmonary resuscitation mask）
携帯式のマスクで、傷病者に対して人工呼吸を行う際の標準予防策として使用する。

EMR（emergency medical responder、いわゆる消防隊員）
巡査、消防士、ライフガードや他の救援者であって研修を受け最初に緊急の現場に到着し、初期医療補助を施す個人。

EMT（emergency medical technician、いわゆる救急隊員）
自動体外式除細動器、呼吸補助器具やいくつかの医薬品補助を含むBLSの研修を受けた個人。

G剤
第一次世界大戦から第二次世界大戦までの間にドイツの科学者によって開発された初期の神経剤。サリン、ソマン、タブンなど。

HIV（human immunodeficiency virus、ヒト免疫不全ウイルス）
エイズはHIVによって引き起こされ、身体の免疫システムの細胞を損傷し、感染やある種のがんに対抗できなくなる。

JumpSTARTトリアージ
8歳以下か、もしくは体重が100ポンド（約45 kg）に満たないと思われる小児の選別システムである。独歩できない幼児にも適応される。

Lund & Browderチャート
9の法則よりも詳細な公式で、成長に伴う体表面積の変化を考慮にいれている。

N-ペラルゴニルバニリルアミド（pelargonyl vanillyamide；PAVA）カプサイシンⅡ
刺激性の粉で、法執行機関において被疑者を命令に従わせるのに使われる。

SAMPLE 法による病歴聴収
症状/症候、アレルギー、服用薬、既往歴、最終食事摂取、病気やけがを負った出来事から判断する簡便な病歴聴取である。

START トリアージ
Simple Triage and Rapid Treatment の略語で、歩行の可否、呼吸状態、循環状態、意識レベルといった限られた評価手段を使用する、選別方法である。

SWAT（Special Weapons and Tactics、特殊火器戦術部隊）ユニット
凶悪被疑者の立てこもり、人質救出、軍事兵器を所持する被疑者、組織的な犯罪、化学物質や爆発物を含む不法物質、テロ行為、爆発物の脅威、要人警護、暴動などの種々のクリティカルインシデントに対処する法執行機関の特殊部隊。

SWAT 隊員データカード
事態対処医療要員とSWATユニットのリーダーが持つカードで、受傷時に備え、各SWAT隊員の重要な医療情報と個人情報が記録されている。

VX 剤
G剤のうちの1つ。透明な油っぽい液体でにおいはなく、ちょうどベビーオイルのようである。サリンの100倍致死率が高く、極端に持続性が高い。

足白癬
足の水虫ともいわれる。よくある表在性皮膚感染である。

圧外傷
体表の圧の不均衡から生じる外傷、例えば肺への過度の加圧。

圧縮空気技術
口径 .68 のペイントボール用の銃を使い、さまざまな内容を詰めた弾を撃つもの。もっとも多く使われているのがオレオレジンカプシカム（OC）で、粉状もしくは液状の刺激物で被疑者の動きを止めたり後退させたりする。

アナフィラキシー
生命を脅かす究極の全身のアレルギー反応で、ショックと呼吸不全をきたす。

アンカー睡眠
シフトローテーション時に、当番・非番の日にかかわらず、必ず特定の時間に最低4時間の睡眠をとること。

暗視装置
夜間での視力を確保するための道具。赤外線は、かすかな光があれば数百ヤード（2～300 m）離れていても、対象や人物を特定できる。

硫黄マスタード（H）
びらん剤の1つ。褐黄色の油っぽい物質で、一般的に非常に持続性であると考えられている。散布されると、ニンニク臭、マスタード臭といわれる独特のにおいがし、皮膚や粘膜から急速に吸収される。その過程で非可逆的に細胞を障害する。

一次高性能爆薬
衝撃、摩擦、熱、静電気、または電磁放射線などの刺激にきわめて感度の高い爆薬。爆発を引き起こすために、しばしば使われる。

一過性聴覚消失
一時的な聴覚機能の低下、危機に直面した際にストレス反応として現れる、闘争・逃走反応の一つ。ただ生きのびることに集中するために、余計な背景の雑音が聞こえないようになる。

胃の膨張
胃が空気で満たされた状態、しばしば人工呼吸の際の多量で高圧な換気の結果生じる。

医療計画
SWAT ユニット内、および周辺医療コミュニティ内で活用できるものを含む、すべての医療施設・人材を調整する医療の事前配備計画。

医療情報収集
事態対処医療と意思決定に影響を与えうる潜在的傷病者と任務状況に関するデータと医療情報を収集すること。

医療における脅威評価（medical threat assessment；MTA）
SWAT および TEMS ユニットの生理的・精神的な健康と能力に影響を与えうる脅威を特定する評価。

インシデントコマンダー
インシデントコマンドセンターから全体の事態対処運用を監督する上位の法執行官。

重要語句

インジデントコマンドセンター
指揮、連携、統制、通信が集中し現場指揮を置く緊急現場の中心。

咽頭
口腔と食道を繋ぐ空間。

咽頭反射
吐き気を催す正常な反射メカニズムを指す。軟口蓋あるいは喉の奥に触れることによって発現する。

ウイルス
増殖して生きていくために、宿主を必要とする微生物。

ウイルス性出血熱
ウイルス性出血熱には、エボラ出血熱、リフトバレー熱、黄熱病などが含まれる。この種のウイルスは、組織や血管から血が滲み出す作用がある。

内側警戒線区域
作戦時にもっとも危険な区域で、被疑者が攻撃をしてきたり、武器によって死傷者が発生する恐れがある。

運動エネルギー
運動によるエネルギー。このエネルギーは、発射体が接触するものすべてに転送される。

遠隔からの傷病者評価
安全な離れた場所から傷病者を視診で評価して、生死を判断することを目的とする。

塩化フェナシル（phenacyl chloride；CN）催涙ガス
催涙ガスの一種で、エアロゾルとして手榴弾や発射体として用いられる。指示に従わない被疑者に対して確実に効果がある。

塩素
戦争で最初に使われた化学剤。ガスとして撒布されると漂白剤のにおいのする緑色の煙となる。当初、上気道の刺激と窒息感を生じる。

横紋筋融解症
カリウムやミオグロビンの放出につながる筋組織の崩壊であり、カリウムやミオグロビンは血中や尿中に蓄積され腎での濾過機能を障害する。しばしばクラッシュシンドロームに伴って生じる。

汚染
病原微生物あるいは土砂、砂利、金属などの異物が存在すること。

オレオレジンカプシカム（oleoresin capsicum；OC）スプレー
カイエンペッパーの派生物で炎症剤に分類される。被疑者を命令に従わせるために使う。

音響閃光弾（noise-flash distraction devices；NFDD）
閃光性火薬で閃光と大きな音を生じることによって、被疑者の動きを止め、気を散らせ、方角をわからなくさせてしまう。その間に突入チームの隊員を危険にさらすことなく安全に室内に突入させ事態に対処することができる。しばしば、フラッシュバングとも、閃光音響弾（FSDD）とも呼ばれる。

開窓術
圧を下げるために小さな穴を開けること。

改訂外傷スコア
グラスゴーコーマスケール、収縮期血圧、呼吸数を検討して、それぞれの点数から次の計算式で計算して得られる数値であり、0から7.8648の値となる。外傷を評価するスコアシステムである。改訂外傷スコア＝0.9368×（グラスゴーコーマスケールの点数）＋0.7326×（収縮期血圧の点数）＋0.2908×（呼吸数の点数）

外部弾道学
武器から標的までの発射体の軌跡と速度に関する研究。これは速度、軌道、および他の多くの要因を含む。

開放性気胸
皮膚表面から胸腔内まで及んでいる損傷。臓器損傷を伴い、深部組織の汚染を伴うことがある。

開放性胸部創
胸部開放、あるいは穿通創で空気が吸入、呼気時に創を通過するときに音が生じる。開放性気胸を参照のこと。

開放性腹部損傷
皮膚や粘膜が損傷し、深部の組織が露出して、汚染の可能性のある損傷。

開放創
皮膚組織の連続性が保たれていない創で、深部組織における感染の危険性がより高まる。

火炎瓶（モロトフカクテル）
ガラス瓶にガソリンを充填し、布切れを芯に使って発火させる即席の武器。

下顎挙上法
下顎角の後方に指をかけてあごを前方に引き出すこ

とにより気道を開放させる方法。頸椎外傷の可能性のある負傷者に対して行う。

ガスマン
狙撃や化学剤を建物の中に投下することによって、被疑者が建物の外に出るように強いるSWAT隊員。

肝炎
通常はウイルス感染によって引き起こされ、発熱、食欲不振、黄疸、疲労、肝機能の変化をきたす肝臓の炎症。

環境温
周囲の環境の温度。

感染性
感染した傷病者が感染力をもつ場合をいう。

感染力
いかにヒトからヒトに病気が移りやすいかの程度。

気化
水や他の液体が気体になる現象。

気管
肺へ気流を通す主要なパイプ。

気管挿管
気道を維持確保するために、喉頭経由で声帯間から気管にチューブを留置すること。

気管チューブ
気管に挿入されたチューブ。遠位カフ、近位の膨張孔、15/22 mmアダプター、側面にcmの標示がある。

気胸
胸腔内に空気が貯留すること。

危険性の高い受刑者の移送時の医療
事態対処医療要員が危険性の高い受刑者を移送する警護官に同行する任務。

危険物
有毒、有害、放射性、可燃性、感染性、爆発性をもち、曝露によって病気、傷害、死亡を引き起こす物質。

危険物事案
危険物が、適切に格納、隔離されていない状態での出動事案。

気道の開放
開放された障害物のない清浄な気道の状態。

揮発性
化学剤が散布された表面から気化する性質。

救 出
自動車事故や建物倒壊、爆発の瓦礫に閉じ込められた傷病者を安全に助け出す過程。

救急医療サービス（emergency medical services；EMS）
傷病者に病院前救急診療を施すいくつかの職種や機関の統合された多機関システム。

救出チーム
最初に突入する突入チームを援護、補佐する準備をして待機しているSWAT隊員のチーム。

急性放射線症候群（急性放射線症）
放射線源に曝露して数時間で発症する。症状は吐気、嘔吐、下痢、倦怠感、発熱、頭痛。長期的な症状は、被ばく量に応じた造血系、消化管系の症状である。

強行突入
突入チームによる迅速な事件現場への進入。内部の敵を圧倒するように計画する。

緊急対処訓練（immediate action drill；IAD）
状況対処法で、演習としてSWATユニットにより計画、訓練され、出動の際に必要があれば、円滑かつ効果的に実行できるようにしたもの。

緊急対処チーム
5～7名のSWAT隊員と少なくとも2名の事態対処医療要員のグループで、SWATユニット全体の詳細な戦術計画が発動した際に、迅速に対応できるように準備する。

筋挫傷
筋肉の伸展や裂傷で、肉離れとも呼ばれる。

緊張性気胸
胸腔内に空気が貯留し致死的な状態となる。患側の肺は容量、圧ともに虚脱し、健側へ縦隔が偏位する。

クイックピーク（一瞥）
露出を最小限にとどめながら特定の事象を観察する手法。

空洞形成
皮膚やその他の臓器を外側へ引っ張ることで、弾丸による圧力波が形成する一時的な空洞。

クッシング反射
徐脈、血圧上昇、不規則な呼吸パターンの組み合わせ。頭部外傷の負傷者にとって深刻な徴候である。

グラスゴーコーマスケール
意識レベルを判断するのに用いられる評価方法で、開眼、言語・運動反応でそれぞれ点数を計測して、スコアを割り当てて評価し、合算する。傷病者の予後を

予測するのに有用である。

クラッシュシンドローム
四肢が押しつぶされたり身体の一部が長い間挟まったままの状態で生じる重篤な代謝障害。腎不全や死をもたらしうる。

クリティカルインシデント
緊急対応を行う職員が現場で直面したり、またはその後に体験する事柄のうち、自らの中でうまく処理することができず、自身または他人に対して、きわめて強い感情反応を抱くようになる出来事。

グレン
弾丸重量を測る単位。弾丸が重くなればなるほど、グレンの数字は大きくなる。

警戒警備チーム
被疑者が逃亡したり現場に居合わせた人が捜査現場に入ったりしないように、外側警戒線区域の安全を提供する制服の巡査や秘密捜査官。

経口エアウエイ（oropharyngeal airway：OPA）
舌が上気道を閉塞させないように、そして気道吸引が容易に行えるように口に挿入するエアウエイ。

経口気管挿管
口から気管チューブを挿入すること。

警察犬を取り扱う警官（K-9隊員）
警察犬を訓練し派遣する法執行官。

経鼻エアウエイ（nasopharyngeal airway：NPA）
意識はあるが自分では気道の開放を保てない負傷者の鼻孔に挿入するエアウエイ。

経皮的喉頭カテーテル換気
用針喉頭穿刺により高圧ジェット換気装置を用いて、カテーテルの基部に空気を送気して、酸素化と一時換気を行う方法。

警棒
法執行官が被疑者を従わせるのに使うプラスチックもしくは木製の棒。

血液由来病原体
ヒト血液に存在し病気を引き起こす病原体。B型肝炎ウイルスやHIVなどが含まれるが、これだけではない。

血気胸
胸腔内に空気と血液が貯留すること。

血胸
胸壁内の血液貯留。

減圧症
急浮上したダイバーにみられる疼痛で、とくに窒素が血管内と組織で泡を形成する。"ベンズ"とも呼ばれる。

拳銃
片手で持って操作できるよう設計された火器。

高カリウム血症
血中のカリウム濃度が異常に上昇すること。

口径
口径とは、火器の銃身の内径である。口径を表示する際はインチの百分率かmmでも表現される。

交叉汚染
ある人が汚染のある他人からの剤に汚染されること。

交渉チーム
重大局面での交渉や心理学の特殊研修を受けた法執行官ら。

後送
遮蔽物から搬送車両まで、傷病者を適時に効率的に移動させること。

高体温症
深部体温が38.3℃以上の状態。

抗毒素血清
動物や昆虫の毒の影響を中和する血清。

興奮性せん妄症候群（excited delirium syndrome；ExDS）
異常に攻撃的であったり、凶暴な態度を示す症候群。症状には、呼吸促迫・多量の発汗・せん妄が含まれる。

後方警戒員
突入チームの背後の安全を確保するSWAT隊員。

誤嚥
気道に関する文脈においては、吐物や異物が肺に入ること。

呼吸
肺の温かい空気が大気に放出され冷たい空気が取り入れられることによる熱の喪失。

個人防護具（personal protective equipment；PPE）
労働安全衛生庁（Occupational Safety & Health Administration）が求めるPPEを隊員に配布する。感染の危険がある場合に、PPEは感染物質が体内に入るのを防いでくれる。

個人防護具のレベル
個人が危険物に曝露したときの傷害を避けるために必要な防護具の程度と種類の基準。

個人用ファーストエイドキット（individual first aid kit：IFAK）
SWATや事態対処医療要員が使用する応急救護資材。ベストやパンツのポケットの常に同じ場所に装備する。

国家テロリズム
テロリスト集団と関係のある国家から資金や援助を受けているテロ。

骨髄輸液
骨髄腔内に輸液・薬剤を投与すること。

股部白癬
鼠径部の水虫ともいわれる。陰嚢と大腿部の間の皮膚に広がるリング状の病変。

鼓膜
耳小骨によって音波振動を内耳に送る、中耳の中の薄く半透明の膜。

コンパートメント症候群
限られた空間に危険なほど高い圧力が生じる腫脹。血流を途絶させたり、損傷しやすい組織を傷つける可能性があり、子どもの肘や膝より遠位の骨折でしばしばみられる。

コンビチューブ™
2つの孔、2つのバルーン、2つの換気ポート、1本のチューブからなる多孔の気道確保用器具であり、気管挿管が失敗したりできない場合の代替器具。

サーモグラフィー
赤外線エネルギーに基づいて、温度差を検出し画像化する装置。通常視界がはっきりしない環境において、被害者や被疑者の位置を特定するために用いる。

細菌
2つに倍々に分裂して増えてゆく微生物。このようにして増殖するが、一部は芽胞をつくって（被嚢変異）、厳しい環境条件で生き延びる。

作戦・技能・手順（tactics, techniques, and procedures；TTP）
任務を遂行するために事態対処医療要員とSWAT隊員によって活用される医療や他の手順に関する独特の方法、資器材と記述。

擦過傷
皮膚が硬い表面に接触したり、こすられたりした結果生じる、表皮の一部の欠損もしくは損傷。

サリン（GB）
G剤のうちの1つ。非常に揮発しやすく、無色無臭の液体で、室温では数秒から数分で気化する。

塹壕足炎
16℃以下の冷たく湿った状態に長くさらされることによる凍傷と似た寒冷傷害。

惨事ストレスデブリーフィング（critical incident stress debriefing；CISD）
特別に訓練を受けたチームが主導し、外傷事案や凄惨な現場に出動したメンバーとともに仲間うちで行うディスカッション。

惨事ストレスマネジメント（critical incident stress management；CISM）
惨事ストレス反応に向き合い、反応を和らげ、心と身体の安らぎを取り戻す過程。

散布
テロリストがある剤をばら撒く方法。例えば水源に毒を混入する、または空気中やビルの換気中にエアロゾルとして散布するなど。

シアン化合物
身体が酸素を利用する能力に影響する剤。無色のガスでアーモンド臭がする。細胞レベルで効果が始まるが、瞬く間に臓器レベルの傷害をきたす。

自給式呼吸装置（self-contained breathing apparatus；SCBA）
有毒な、あるいはその他の危険な空間内に入る消防士が使用する、独立した空気供給をもつ呼吸マスク。

止血剤
止血剤は、凝血塊を形成して止血効果を高める。顆粒状のもの、小袋に入ったもの、ガーゼ等の被覆材などがあり、人体の凝血機能を促進する特殊な化学物質が塗布または配合されている。

事後検証
事後に事案に対する対応を検証し、その事案から得られた教訓を生かして、その後の対応を改善するために行う。

持続性
化学剤が気化する前に散布された表面にどれだけの間存在しうるかを示す言葉。

重要語句

事態対処医療（tactical emergency medical support；TEMS）

SWAT隊員の安全、健康と総体的に良好な活動を保持するために必要とされるサービスであり、緊急医療支援である。特殊武器や戦術の訓練や事態対処遂行中の病院前救急診療。

事態対処医療要員（tactical medical provider；TMP）

SWAT隊員の健康を支援し、事態対処現場では区別なく必要に応じて救急医療処置を行うことを任された医学的に訓練された隊員。

事態対処ウォームゾーン

内側警戒線と外側警戒線に挟まれる地域で、脅威とリスクは高くなっているが、ホットゾーン内にとどめられている被疑者からの直接の脅威はない。

事態対処運用センター（tactical operations center；TOC）

SWATユニットを含むクリティカルインシデントの現場でSWAT隊員やユニットリーダーが会合し、作戦を立て準備する場所。

事態対処運用リーダー

インシデントコマンドセンターや事態対処運用センターから出動の詳細を指図する。

事態対処用圧迫包帯

緊縛用の器具が付いている伸縮包帯があらかじめガーゼに装着されている。真空パックされており、滅菌済みで、軽く、簡便に使用できる。

事態対処用個人防護具

事態対処用個人防護具は事態対処現場において、医療的な脅威と暴力的な脅威の双方から事態対処医療要員を守る。透明なゴーグル、防護マスク、ニトリル手袋、頭部から足先までの防護具が含まれる。

事態対処用止血帯

四肢（上肢と下肢）からの動脈性および静脈性出血を止血するために用いる。止血帯は血管を圧迫し、血流を遮断する。そのため出血は著しく減少するか止まる。

市販薬

医師の処方箋がいらない薬。

視野狭窄

一時的な視野の削減。危機に直面した際に闘争・逃走反応の一つとして生起する。

射撃技術

射撃技術とは、火器を射撃する際に、弾丸または発射体を標的に正確に命中させるために必要とされる技術である。

受傷機転（mechanism of injury；MOI）

どのようにして受傷したのか、どれくらいのエネルギーがどのように人体に作用したのかという受傷のプロセス。

出血

毛細血管や静脈、動脈から血球成分と血漿成分が漏出すること。

循環血液量減少

循環血液量の減少した状態。

循環血液量減少性ショック

体内または体外への出血、体液の大量喪失により循環血液量が減少し、組織への十分な血流が得られなくなる状態。

蒸気ハザード

身体に気道を通じて入ってくる剤。

衝撃波

2,000フィート（約610メートル）/秒以上の銃口速度による圧力の波で、銃弾に先行し、銃弾の前と周囲にある組織を圧縮する。衝撃波は200気圧以上の圧力に達することがある。

証言

目撃者によって語られた事実の記録。

情緒不安定者（emotionally disturbed persons；EDP）

精神、行動、身体または情緒面の障害により正常な機能が損なわれている人。

傷病者集積地点（casualty collection point；CCP）

緊急医療サービス（EMS）が、傷病者と事態対処医療要員に接触し病院搬送を開始する外側警戒線区域の地点。

静脈輸液

静脈内への直接の薬剤投与。

照明弾

高輝度で燃焼する明かりである。信号や照明に用いられる。ショットガンや自己位置を標示するためのサバイバル用の信号ピストルによって使用される。

処方薬

医師の処方がいる薬。

信管
装薬や機械を起動（爆発）させるために用いられる機械的または電気的装置。

心筋挫傷
心筋の打撲傷。

神経剤
有機リン剤の一種で、神経系の重要な酵素をブロックして臓器を過刺激の状態にさせ、いわば燃え尽きさせる。

神経毒
ヒトに対してもっとも有毒であるとされる生物由来の毒素で、ボツリヌス毒素やリシンがある。

伸縮警棒
ASPとして知られている。低致死性の携帯用武器。

迅速気管挿管（rapid-sequence intubation；RSI）
鎮静、弛緩を行い素早く気管挿管を行う一連の特別な手技。

迅速除染
正式な除染装置が利用できないときに、衣類を除去し、その場の水で被害者を洗浄するプロセス。

深達性II度熱傷
蒸気、熱い油類、火炎との接触によって引き起こされることが多く、真皮のより深層に損傷が及ぶ。皮膚の水疱形成を認めるが炭化はなく、疼痛を伴う。

心タンポナーデ
心臓を取り巻く心嚢に液体が貯留した結果、右心室が十分に拡張しなくなり、心拍出量が減少する状態。

心的外傷後ストレス障害（post-traumatic stress disorder；PTSD）
ある事案を原因として生じる遅延性ストレス反応。遅延性のストレス反応は、ある出来事に関するさまざまな問題が処理しきれていために生じる。問題が解決できないままでいると仕事の効率は低下し、家庭生活にも支障をきたすなど、短期のみならず長期にわたる障害を生じる。

心嚢穿刺
心嚢を穿刺して、液体を除去することで心タンポナーデの状態を解放する処置行為。

深部体温
身体の中心部の温度（例えば心臓、肺、主要臓器）。

睡眠不足
1日の睡眠時間が4〜6時間の状態が数日続くと生じる。睡眠不足は、仕事の効率低下、運転中の居眠り、記憶力低下、感染、健康障害、睡眠障害などを引き起こす危険性を増加させる。

スクリーニング検査
被疑者を拘置所に移送すべきか、さらなる検査や処置のために病院に搬送すべきかを決定するために現場で行う評価。

スラッグ弾
ショットガンに特有の大きな発射体。鹿などの大型獣猟に好んで使用される。

声門下領域
声帯より下の気管内。

赤外線ライト
赤外線を発するライトで、人間には見えない。400ヤード（約360 m）以上離れたところから照射して、SWAT隊員や事態対処医療要員が対象物や人物を識別できる。

接触性皮膚炎
刺激物やアレルゲンに曝露されることによる皮膚の炎症。

接触ハザード
危険な物体がきわめて気化しにくいか気化しない場合、主たる曝露経路は皮膚となる。皮膚ハザードともいう。

切創
辺縁整の直線状の創。

切断
身体の一部が完全に切断された損傷。

セリック法
輪状軟骨を圧迫して胃の膨張を防ぐのに用いられる技法。輪状軟骨圧迫法も参照すること。

浅達性II度熱傷
表皮および真皮の一部に及ぶ熱傷であるが、真皮の深部にまでは熱傷は及ばない。

先頭隊員（ポイントマン）
突入チームを出撃エリアへ誘導し、最初に建物や構造物に突入するSWAT隊員。

潜入
突入チームがゆっくりと静かに現場に進入するもので、多くは急を要さない場合に行われる。

潜伏期間
ある病気に曝露して発症するまでの期間。

重要語句

腺ペスト
　中世にはヨーロッパ中で流行し、2,500万人の死者を出したという。黒死病とも呼ばれ、ノミによって媒介され、急性の倦怠感、熱と圧痛を伴う大きく腫れたリンパ節、いわゆる横痃と呼ばれる特徴的な病変を呈する。

爪下血腫
　指あるいは足の爪に対する圧迫が突然加わったことによる爪下の出血に伴う爪下の血液貯留。開窓術による治療が行われる。

相互援助協定
　TEMSユニット等の医療要員のグループが他の公安機関や政府機関に対して医療支援を施すために締結された協定。

装弾
　ショットガン用の実包を「装弾」と呼ぶ。円筒形の薬莢の中に、弾丸の代わりに「ショット」と呼ばれる散弾や、「スラッグ」と呼ばれる発射体を収めている。

速度
　位置または速度の変化率。一般的にメートル/秒（m/s）またはフィート/秒（fps）において測定される。

狙撃員
　正確で長距離の射撃で脅威の非武力化を行うSWAT隊員。

狙撃監視員
　狙撃員を援助し、エリアの安全を提供するSWAT職員。

外側警戒線区域
　作戦時において、武器その他の暴力からは安全と考えられる場所であり、バイスタンダーの立ち入りを防ぎ、また疑わしい人物を警戒し逮捕するため、その境界は巡査によって規制される。

ソマン（GD）
　G剤のうちの1つ。サリンの2倍の持続性があり、致死率はサリンの5倍である。ソマンに使われたアルコールの種類により果実臭がし、一般的に無色である。ソマンは、接触および吸入により体内に入り、経皮的・経気道的に作用する。

体内弾道学
　発射体とそれらの人体組織への影響の研究。

体部白癬
　水虫ともいわれる。辺縁が明瞭で、時として膨隆を伴う。

代用ナイフ
　木、金属、プラスチック、ガラス片その他のさまざまな原料から作られた間に合わせのナイフ。

対流
　空気の移動による熱の喪失（例えば身体に風が吹きつける）。

大量破壊兵器
　大量殺人、大量に死傷者を出す剤、あるいは社会の財産や橋、トンネル、空港、港などのインフラを大規模に破壊する兵器。

脱ガス
　曝露後に剤が放たれること。例えば、剤に曝露された衣服からガスが放出されること。

脱臼損傷
　通常前方からの打撃により歯牙が歯槽の中で変位すること。

立てこもり事案
　罪を犯しているとは考えられないものの、法執行機関が正式に介入する事案。しばしば精神疾患を伴い、自殺をほのめかしたり、自己破滅的行動をとる者が多い。

立てこもり犯
　警察がすぐにはアクセスできないような、物理的に構造物や車両や要塞化された場所にとどまり、そこから出てくるようにとの警察の説得にも従わない犯罪被疑者。しばしば武装し、もしくは武装しているものと考えられるか、武器にアクセスできる場所にいるか、武器の所持が不明な場合もある。

タブン（GA）
　G剤のうちの1つ。タブンは、持続性はサリンの36倍あるが、致死率はサリンの約半分である。通常の条件下では、数日間散布場所にとどまる。果実臭があり、タブンの材料は一般的な物質で入手しやすく、比較的製造しやすいのが特徴である。タブンは接触および吸入により体内に入り、経皮的・経気道的に作用する。

打撲痕
　皮膚の損傷はないが、表皮下での出血に伴う損傷。

炭疽
　致死性は高い。炭疽菌の多くは芽胞（身体を守るための殻）のかたちで存在し、適切な温度と湿度の環境下で菌が現れる。曝露経路は吸入、経皮、消化管系（芽

胞を含んだ食物の摂取）。

弾薬
　完成された実包のこと。薬莢に発射薬、雷管、弾丸が組みつけられた発射可能な銃弾。

チームリーダー
　多くは突入チームの中央に配置され、建物への突入の際に個々にSWAT隊員に指図する。

知覚の刈り込み
　危機に直面した際に闘争・逃走反応の一つとして生起する高次の脳中枢の感覚情報処理過程の一時的な減少。ヒトが生きのびることに集中できるよう、単純な決断をしやすくするために生じる。

中性子線
　強い放射線源から放射されるエネルギーの一種で、中性子の速度はもっとも早くもっとも強い。中性子は簡単に鉛を貫通し、数フィート（1フィート＝約30 cm）の厚さのコンクリート壁でないと止められない。

直撃-反衝損傷
　脳が頭蓋骨に2回ぶつかって生じる損傷。直撃損傷は打撲部位の直下に生じる。反衝損傷は脳がリバウンドすることにより打撲部位の反対側に生じる。

低血圧容認管理
　出血の助長を防ぐことを目的として、輸液を制限して収縮期血圧を90 mmHg以下に保ち、橈骨動脈が触知可能であり、かつ意識状態が正常に保たれる程度の低血圧を維持すること。

低体温症
　寒冷環境にさらされて深部体温が35.0℃以下の状態。

低致死性武器
　望ましくない状況に隊員をさらす危険を低減しつつ敵を無力化するように設計された武器。通常使用においては、TASER®などのスタンガンより飛ばした釣り針型の電極によるものを除けば、穿通外傷は生じない。

デリンジャー
　小さく、隠し持って携行することが容易な、銃身を1本または2本備えたピストルである。通常、銃身の最後尾の蝶番（ちょうつがい）部分で銃身が折れ、そこに現れる最後尾の薬室に弾薬が装填される構造をしている。19世紀の有名な懐中ピストルメーカーであるHenry Deringerにちなんで名づけられた。

伝導
　直接接することによる熱の喪失（例えば身体の一部が冷たい物質に触れる）。

電動ファン付き呼吸防護具（powered air-purifying respirator；PAPR）
　汚染物質を除去し、濾過された空気を着用者に供給する、バッテリー駆動エアフィルター装置。

天然痘
　非常に感染性の高い病気で、水疱の出はじめがもっとも感染性が高い。

電離放射線
　線や粒子のかたちをとって放出されるエネルギー。

凍傷
　低温に曝露した結果の組織損傷で、身体の一部が凍結する。

闘争・逃走反応
　交感神経系は恐怖に対して自動的に反応する。ストレスホルモンが放出され、骨格筋内の血流が一時的に増加する。このことにより、戦ったり、逃げたりする身体能力が向上し、気持ちは生きのびることのみに集中するようになる。

頭部後屈あご先挙上法
　額を背屈させるように傾けてあご先を持ち上げる2つの動きの連携を指す。外傷のある負傷者に行ってはならない。

毒性レベル
　危険物が、曝露した個々人の健康に生じさせるリスクの尺度。

吐血
　血を吐くこと。

突然変異原
　突然変異させ、損傷させ、身体のDNAの構造を変える物質。

突入隊形
　SWAT隊員が迅速な突入と戦力で圧倒するように一列縦隊の隊形をとるもの。突入時に用いる。

突入チーム
　被疑者の発見、拘束や建物の無力化に一義的に責任のある4〜8名のSWAT隊員。

トリアージ
　外傷の重症度や医療の必要性に基づいて診療や搬送の優先度を決める手順である。

軟性防弾衣
　防弾性のあるポリエチレン繊維でできており、制服

の下に隠して着用するか制服の上から着用する。

二系統の指揮構造
　現場での法執行機関の指揮系統と、任務遂行中に遠隔で与えられる医学的な TEMS ユニット用の指揮系統。

二次救命処置（advanced life support；ALS）
　心電図、輸液・薬剤投与、高度な気道確保といった二次的救命行為。

二次爆発装置
　テロリストに使われる副次的な爆発物で、最初の爆発があったあとに時間をおいて爆発するようにセットされる。

二次爆発物
　低感度で取り扱いでき、爆発を起こすにはより多くのエネルギーを必要とする爆発性化合物。

ニトリル手袋
　内側に装着するラテックス類似物質でつくられた手袋。ゴム手袋よりも丈夫で、化学物質に対する耐性にも優れており、ラテックスアレルギーを引き起こさない。

熱痙攣
　高温下における激しい運動に関連して起こる、疼痛を伴う筋肉の痙攣。

熱射病
　自然または人工の熱にさらされた結果、生命を脅かすような高体温となった状態で、温かく乾燥した皮膚が特徴。意識の変容となり、不可逆的な昏睡になることもある。

熱疲労
　大量の発汗により多量の水分と電解質を失った高温障害の一種。熱虚弱や熱虚脱ともいわれる。

捻挫
　関節の損傷のことであり、関節を支える靱帯の損傷や、時には亜脱臼や骨端の一時的な位置異常を含む。

脳脊髄液（cerebrospinal fluid：CSF）
　脳室で産生される液体であり、くも膜下腔に流れ硬膜内を浸している。

脳浮腫
　脳のむくみ。

囊胞
　液体を含む膨隆性病変。

パークランドの公式（Baxter の公式）
　乳酸リンゲル液もしくは代替として生理食塩水を 4 mL/kg×熱傷面積（%）［mL］投与することを勧める公式である。長時間の搬送の際に必要な輸液量を計算するのに使われることがある。

肺挫傷
　重度の肺への鈍的損傷で肺組織に腫脹と出血を引き起こす。

肺ペスト
　ペスト菌を吸入した結果、ペスト肺炎として知られる肺の感染症を起こしたもの。

破壊員
　ドアや壁を破壊するために金属製の重量のあるラムなどを所持した SWAT 隊員。

爆傷肺
　高性能爆薬の爆発に、近距離で曝露した際の肺外傷。

爆発物処理探索（explosive ordnance disposal ［EOD］ search）
　特別に訓練されたエキスパートが用いる爆弾の捜索、無害化、爆発防止を行うための手法と手技。

爆発物処理班
　特殊な器材と防護装備を着用し、爆発物の探索と処理を行う特別に訓練を受けた警察官と専門家。

曝露経路
　毒性物質が身体に入る方法。

ハチ類
　ミツバチ、スズメバチ、アリなどの昆虫の種。

発煙弾
　ヘキサクロロエタン（HC）は、様々な色に着色された固体である。煙のような臭いで、煙幕として使われ、作戦行動の目隠しとなる。

抜管
　気管チューブを気管内に留置後抜くこと。

バッグマスク
　換気バッグに一方弁と顔を覆うマスクが取り付けられた器具。

バラクラバ
　黒、または目立たない色の目出し帽。眼・鼻・口以外をカバーする。

パラメディック（日本にはない高度な救急救命士）
　気管挿管、緊急薬剤、心臓モニタリングや他の高度な評価や治療技術を含む、高度救命処置の広範なト

レーニングを受けた個人。

番径（ゲージ）
　ショットガンの口径。

鼻咽頭エアウエイ
　傷病者の鼻孔から挿入し気道を確保するための呼吸補助器具。

ビーンバッグ弾
　鉛の小さな粒を包んだ袋の弾。指示に従わない被疑者に向けて撃ち、痛みや打ち身を生じさせ、被疑者を逮捕し、困難な状況を打開する。

比較的安全な場所
　外側警戒線区域か事態対処ウォームゾーン内で事態対処医療要員がより安全に安定化の医療行為を実施できる場所。

皮下組織にまで及ぶ熱傷
　筋肉、骨、大血管、神経などの皮膚深部の組織にまで熱傷が及ぶ全層性の、重症度が高く、生命にかかわる熱傷である。

ピストル
　回転するシリンダーに弾薬を収める構造ではない拳銃。

鼻中隔
　鼻の正中にある仕切り。

皮膚真皮に達する熱傷
　表皮および真皮の一部は損傷を受けるが、汗腺、皮脂腺、毛包などを含む真皮の深部には損傷は及ばない。皮膚はまだら様に白色もしくは赤色を呈し、水疱形成を伴うことが多い。

皮膚全層熱傷
　皮下脂肪組織にまで及ぶ皮膚全層に損傷が及ぶ。熱傷部位では、神経根を含むすべての表皮・真皮の構造物が破壊され、その結果、血流が途絶した、白色で無痛性の、部分的炭化を伴った皮膚所見がみられる。

皮膚剥離
　皮膚片が部分的に、あるいは完全に剥離した損傷。

病原媒介生物
　病気を広げる動物。ある動物の個体が感染すると別の同じ動物の個体が感染する。

表在性熱傷
　表皮のみの損傷。皮膚は赤色を呈しているが、水疱形成はなく、実際に熱傷そのものもない場合がある。

標準予防策
　すべての体液は潜在的な感染源であると仮定する感染制御の概念と実践。

フィルター式呼吸防護具（air-purifying respirator；APR）
　空気中の有害物質や汚染物を除去できるフィルターの着いたガスマスク。

物的証拠
　血液、物品、圧痕など、被疑者もしくは被害者と犯罪を結びつける証拠。

フレイルチェスト
　2本以上の肋骨が2カ所以上あるいは胸骨骨折を伴っている状態で、胸壁の一部分が残りの胸郭から分離している。

フレシェット弾
　鉄製で先端と後端が尖った、飛翔時に安定するよう、矢のような外観をもつ発射体で、ショットガンもしくはその他の火器から発射され、軍隊で使用される。

兵器化
　自然界に存在する生物剤から兵器をつくり出すこと。培養して、合成して、標的となる集団に細菌の効果を最大限にするために突然変異させたりする。

米国危機管理システム（National Incident Management System；NIMS）
　国家、州、地域の行政府、私的機関、非政府組織が効果的、効率的に理由、規模、事態の複雑さにかかわらず、国内事案の予防、対応、回復に対しての準備を可能にする国家安全保障省のシステム。

米国における医療保険の相互運用と説明責任に関する法律（Health Insurance Portability and Accountability Act；HIPAA）
　1996年に成立した連邦法。EMSが関連するところでは、傷病者の医療情報の利用を制限し、傷病者の個人情報を侵害した場合には処罰を科すことを規定する法律。

閉鎖性腹部損傷
　皮膚所見はないが、体内の軟部組織損傷を起こしている損傷。

閉鎖創
　皮膚の下あるいは粘膜における損傷はあるが、表皮自体への損傷はない創。

ベックの3徴
心タンポナーデに伴う脈圧の狭小化、心音減弱、頸静脈怒張。穿通性胸部外傷で起こることが多い。

崩壊
不安定な放射性物質がより安定になるためにその構造を変える自然な過程。

防護資材
弁付きポケットマスクのような防護具であり、負傷者の体液に曝露することを防ぐもの。

法執行官
犯罪行為を予防、防御、抽出、捜査、告訴するなどの任務を遂行する状況下で、武装し、交渉や一定の条件下での実力行使を行える職員。

放射
放射エネルギーによる冷たいものへの熱の移動（例えば火による加温）。

放射性物質
放射線を放つすべての物質。

放射性物質散布装置（radiologic dispersal device；RDD）
放射性物質を拡散させるために設計された放射性物質を格納する装置。

防刃ベスト
ナイフや代用ナイフなど鋭利なものや尖ったものを防げるように設計されている。

防弾板
鋼鉄、セラミック、アルミまたはチタン製の板を、軟性防弾衣の前面に差し込んで防護力を高める。対脅威レベルⅢまたはⅣで用いる。

防弾ベスト
弾丸や危険な飛散物を防ぎ、尖ったものが刺さらないようにつくられている。他の防護装備の下に隠して着用する。

暴動
無秩序な群衆による公共の場での暴力行為、または集団的暴力を伴う混乱状態。

ホスゲン
燃焼により生じる窒息剤。布地の工場や家庭の火事や金属工場、フロンガスの燃焼などにおいて生じる。

ホスゲンオキシム（CX）
発症が早いびらん剤で、接触すると直ちに激しい痛みと不快感を生じる。

ボツリヌス毒素
ボツリヌス菌によって産生される非常に強力な毒素。体内に入ると神経系の機能に影響を及ぼす神経毒で、ボツリヌス中毒を発症する。

マスギャザリング
事前に計画されたイベントのため、1カ所に1,000人以上が集まること。

マルチルーメンエアウエイ
食道気管コンビチューブ™や咽頭気管ルーメンエアウエイのように換気を助ける多数のチューブがあり、気管に入っても食道に入っても機能する高度な気道器具。

ミオグロビン
心筋や骨格筋に高濃度で存在する、酸素運搬に関係する蛋白質。

無呼吸
呼吸をしていないこと。

メディカルコントロール
無線や携帯電話（オンライン/直接）で直接的に、あるいはプロトコールやガイドライン（オフライン/間接）で間接的に行われるメディカルディレクターが認証した医療的指導。

メディカルディレクター
事態対処現場で医療処置を提供する権限を与えられた事態対処医療要員を認証する代表者の医師。

野兎病
野兎病は、野兎病菌（*Francisella tularensis*）によって起こされる感染症で、野生の齧歯類に多くみられる感染症である。

要人警護
いわゆるVIPの個人警護。富、権力、名声を有するとくに重要な人物およびその家族に対する暴力や誘拐の脅威を緩和するために用いられる手技と戦術。

要人警護専従班
とくに重要な人物やその家族を危害や誘拐から守る仕事を職務とする専門家集団。

横痃（よこね）
テニスボール大に至る腫脹したリンパ節。腺ペストに特徴的な所見である。

ライフル
銃を肩に固定して両手で操作して射撃するようにデザインされた火器。弾丸の飛翔を正確にするため、銃

身の内側には螺旋状の腔線と呼ばれる溝が彫られている。

ラム

硬化鋼製で側部にハンドルがあり、ドアを開けたり壁を壊す際に用いられる道具。大型のものは4名、小型のものは1～2名で使用する。

ラリンゲアルチューブ（King LT™）

気管、マスク換気に代わって用いられる声門上エアウエイ。

ラリンゲアルマスク（laryngeal mask airway；LMA）

盲目的に口腔内に挿入して、喉頭を隔離して直接換気を行う高度な気道器具である。チューブ、喉頭の開口部を塞ぐカフからなる。

リシン

ヒマの種をすりつぶしたものから得られる神経毒。肺水腫や呼吸不全、循環不全を起こし、死に至る。

離脱

傷病者を負傷した地点から比較的安全な地点へと移す過程。

リバーストリアージ

心肺停止となった傷病者に重点的に取り組むトリアージの手法であり、心肺停止を死亡と分類する標準的なトリアージとは異なる。落雷による電撃傷で、多数傷病者をトリアージするのに用いられる。

リハビリ基地

長期間の出動や過酷な訓練中、SWAT隊員と事態対処医療要員が短時間休息し、体力を回復し、医療チェックを受けるための外側警戒線区域に位置する保護区域。

リボルバー

回転するシリンダーに穿たれた穴に弾薬を収める構造の拳銃。

輪状甲状間膜

喉頭を形成し、甲状腺、輪状軟骨につながる薄い筋膜。

輪状甲状靱帯切開

外科的輪状甲状靱帯切開術と同様に緊急処置である。輪状甲状間膜をメスで切開し、気管チューブや気管切開チューブを気管の声門下領域に挿入すること。

輪状甲状靱帯穿刺

14～16ゲージのオーバーザニードル静脈内カテーテルを輪状甲状軟骨から気管に刺入すること。

輪状軟骨圧迫法

輪状軟骨を圧迫すること。意識のない負傷者の胃の膨張や吐物の逆流を防ぐために食道を閉塞させることとなる。

ルイサイト（L）

発症が早いびらん剤で、接触すると直ちに激しい痛みと不快感を生ずる。

裂創

ジグザグ様の開放創。

レム

人体が曝露した放射線量を定量的に示す単位。

索　引

数　字

2、3語の呼吸困難　140
2-chlorbenzalmalononitrile　34
2-クロロベンザルマロノニトリル　34, 47
　　──催涙ガス　223
2点拘束法　100
2人の救援者による搬送　209
4点拘束法　100
4レベルシステム　48
6つのP　256
8個のP　191
9の法則　262
10のシステム要素　4
12ゲージショットガン　34

ギリシャ文字

$α$ 線　314
$β$ 線　314
$γ$ 線　314

A

A　134, 135
ACEP　333
ACS™　53
ActCel　161
advanced emergency medical technician
　→AEMT
advanced life support
　→ALS
AED　54, 285
　　──装着　267
AEMT　4
air-purifying respirator
　→APR
ALS　4, 175
ambulance corps　3
American College of Emergency Physicians
　→ACEP
APR　47, 123, 309, 325
AR-15カービン銃　65
ASP　32, 69, 101
automated external defibrillator
　→AED
AVPUスケール　140

B

basic life support
　→BLS
battle dress uniform
　→BDU
Baxterの公式　265
BB　66
BB銃　78
BDU　38
BIG　200
BLS　4, 51
　　──外傷キット　51
Bone Injection Gun
　→BIG

C

CAB　134, 137
CAK　309
Call　134, 135
Call-A-CAB'N Go　134
Camelbak　328
CANA　308
cardiopulmonary resuscitation
　→CPR
cardiopulmonary resuscitation mask
　48
casualty collection point
　→CCP
CAT　52, 158
　　──使用方法　159
CBRN　303
　　──の脅威　303
CCP　89, 203
CDC　18
Centers for Disease Control and Prevention
　→CDC
cerebrospinal fluid　165
CISD　25
CISM　24, 333
Clara Barton　3
CN　34
　　──剤　34
CO_2駆動空気銃　78
Committee on Tactical Combat Casualty Care　160
convulsive antidote for nerve agent
　→CANA

CPR

CPR　267, 278, 285
　　──マスク　48, 205
critical incident stress debriefing
　→CISD
critical incident stress management
　→CISM
CS　34, 47
CSF　165
Cyanide Antidote Kit
　→CAK

D

DEA　301, 327
DEET　86
Delta Force　3
Dominique Jean Larrey　3
Drug Enforcement Administration（DEA）　327
Drug Enforcement Agency（DEA）　301
dry bite　289
dry strike　289
D-Start　161
DUMBELS　307, 308

E

ECクランプ法　169, 170
EDP　90, 119
emergency medical responder
　→EMR
emergency medical service(s)
　→EMS
emergency medical technician
　→EMT
emergency response team
　→ERT
emotionally disturbed persons
　→EDP
EMR　4
EMS　2, 4, 109
　　──システム　4
　　──と病院の連絡　210
　　──臨時待機エリア　89
EMT　4
EOD　125
ERT　2
evacuation　203
excited delirium syndrome　333
ExDS　333

索　引

explosive ordnance disposal search　125
extraction　203
EZ-IO　200

F

FBI　5, 41
FDA　301
Federal Bureau of Investigation
　→FBI
flash-sound diversionary device
　→FSDD
Food and Drug Administration
　→FDA
frostnip　279
FSDD　34

G

G剤　307
GCS　144, 145, 241
Go　135, 141
GPS　128, 211
GSG9　3

H

hazmat　11
HC　34, 35
Health Insurance Portability and Accountability Act
　→HIPAA
hexachloroethane　35
high-risk prisoner transport medicine　127
HIPAA　26, 88, 115, 128
HIV　12
human immunodeficiency virus
　→HIV

I

IAD　107, 135
IED　30
IFAK　49, 205
immediate action drill
　→IAD
immediate reaction team
　→IRT
Immigration and Naturalization Service
　→INS
improvised explosive devices
　→IED
individual first aid kit
　→IFAK

INS　127
IRT　122

J

Jチューブ　166
JPATS　127
JumpSTARTトリアージ　149
Justice Prisoner and Alien Transportation System
　→JPATS

K

K-9隊員　6, 88, 339
K-9パトカー　339
K-9ユニット　339
King LT
　→ラリンゲアルチューブ

L

landing zone officer
　→LZO
laryngeal mask airway
　→LMO
Law Enforcement Incident Management System　9
LIMS　9
LMA　176, 183
Lund & Browderチャート　262, 263
LZO　212

M

M-4カービン銃　65
M16ライフル　43
Mark 1キット　307
MASHユニット　3
MAT　52
mechanism of injury
　→MOI
medical threat assessment
　→MTA
metabolic ice box　278
methicillin-resistant *Staphylococcus aureus*
　→MRSA
mob hit　127
Mobile Army Surgical Hospital　3
MOI　153, 239, 261
MP5サブマシンガン　41
MRSA　53, 272
MTA　83, 85, 89, 106, 119, 123, 326
　──に記載される情報　90

　──ブリーフィング　90

N

'N　134
N-ペラルゴニルバニリルアミド　33
N-ペラルゴニルバニリルアミドカプサイシンⅡ　223
NAAK　307
nasopharyngeal airway
　→NPA
National Fire Protection Association
　→NFPA
National Incident Management System
　→NIMS
National Institute of Justice
　→NIJ
NATO　52
　──第1標準弾　65
nerve agent antidode kit
　→NAAK
NFDD　33, 43, 223
NFPA　324
NIJ　41
NIMS　9, 86, 114
noise-flash distraction devices
　→NFDD
NPA　165

O

OC　33, 34, 47, 101
　──スプレー　101
Occupational Safety and Health Association
　→OSHA
oleoresin capsicum
　→OC
OPA　166
oropharyngeal airway
　→OPA
OSHA　44

P

PAPR　309, 325
PAVA　33
pelargonyl vanillyamide
　→PAVA
personal protective equipment
　→PPE
PETN　78
phenacyl chloride　34
post-traumatic stress disorder
　→PTSD

powered air-purifying respirator
　→PAPR
PPE　45
PTSD　24

R

radiologic dispersal（dispersion）device
　→RDD
rapid-sequence intubation
　→RSI
RDD　304, 316
RDX　78
Revised Trauma Score
　→RTS
RICE 法　223, 258, 267
RSI　186, 191
RTS　144

S

SAMPLE 法　142, 210
SCBA　324, 326
SEAL　3
self contained breathing apparatus
　→SCBA
SKED ストレッチャー　207
SLUDGEM　307, 308
SOF タクティカルターニケット　52, 158
SOFTT　52, 158
　──使用方法　159
SOG　127
Special Operations Group
　→SOG
special response team
　→SRT
Special Weapons and Tactics
　→SWAT
Spetsnaz　3
SRT　2
START トリアージ　148
suicide-by-cop　333
SWAT　2
　──出動の種類　118
SWAT 隊員　2, 8, 70, 71, 93
　──データカード　106
　──の武器を取り除く方法　71
　──の優先順位　133
　　重症を負った──　71
　　負傷した──　70, 93
SWAT 評価トリアージ　150
SWAT ユニット　2, 5, 28
　──各種活動　28
　──健康維持　17

　──使命　28
　──車両　126
　──出動　104
　──隊員　2
　──役割　5
　──歴史　5

T

tactical combat casualty care
　→TC3
tactical emergency medical support
　→TEMS
tactical medical provider
　→TMP
tactical operations center
　→TOC
tactical personal protective equipment
　→TPPE
tactics, techniques, and procedures
　→TTP
TC3　48, 146, 147
TCCC（TC3）　48, 146, 147
TEMS　2
　──実技　112
　──と EMS の引き継ぎ　210
TEMS ユニット　100, 105
　──健康維持　17
　──出動　105
　──配置　108
　──武器　100
TEMS ユニットリーダー　88
TMP　2
　──の任務　2
TNT　78
TOC　6, 105, 119
TPPE　40, 41
Trauma Dex　161
trench foot　280
TTP　9

U

urban search and rescue
　→USAR
USAISR 10 の法則　265
USAR　204

V

V 剤　309
VX 剤　304, 307, 310

W

wifey　77

X

X 線　314

Z

Zofran　301

あ

アーマライト 15　43
相棒　107
アウトブレイク　311
赤タグ　149
アキレス腱　258
悪性腫瘍　22
足かせ　331
足白癬　272
アセチルコリンエステラーゼ　308
アセトアミノフェン　298, 299
圧外傷　189
圧挫された四肢　255
アジ化鉛　78
アッシャーマンチェストシール　53
圧縮空気技術　33, 223
アドレナリン　98
アトロピン　308
アナフィラキシー　89, 286
　　──に対する対応　288
油っぽい液体の神経剤　304
アメリカツタウルシ　272, 293
アメリカマムシ　288, 290
アリゾナバークサソリ　291
アルコール依存　22
アルコール摂取　18
アルブテロール　288
アレルギー　89
アロンアルファ　248
アンカー睡眠　21
暗号　114
アンジオカット　189
暗視ゴーグル　47
暗視双眼鏡　47
暗視装置　47
暗視単眼鏡　47
安全担当官　84
安全な訓練　83
鞍鼻変形　247

索引

い

硫黄マスタード　305
異常肢位　243
イスラエルコンバット包帯　52, 157, 158
イソジン　271
一次救命処置　4, 51
一次高性能爆薬　78
一次爆傷　220
一方向弁が付いたプラスチックシールド　168
一方向弁が付いたポケットマスク　168
一過性聴覚消失　99
一般的な護身具　32
移動式陸軍外科病院　3
移動射撃訓練　70
イヌ咬傷　269
胃の膨張　170
いびき様呼吸　162
異物除去　175
イブプロフェン　298, 299
移民帰化局　127
イヤーマフ　44
医療記録　88
　　——の作成　88
医療計画　89
医療資源情報　90
医療情報収集　89
医療装備　48, 84
医療データベース　90
医療における脅威評価　83, 85, 89, 106, 109, 119, 123, 326
医療用気道確保バッグ　168
医療用バックパック　48, 51, 124
医療用ベスト　49
医療用防護具　45
インシデントコマンダー　6, 85, 88, 145
インシデントコマンドセンター　6
咽頭　166
　　——後壁　162
　　——反射　165
インシュリン　91
インプルーブドシリンダーチョーク　65
インプルーブドモディファイドチョーク　65

う

ヴァリウム　308
ウイルス　310
ウイルス性出血熱　311, 315
　　——の特徴　311
ウエイトトレーニング　18
ウォータークーラー　328
ウォーターモカシン　289

ウシの眼　292
後ろ肘打ち　96
うつ病　22
運動エネルギー　216

え

エアソフトガン　83
エアーバンデージ　157
エアロゾル　34
英国抗ルイサイト　305
エイスプ　101
衛生部隊　3
栄養　87, 88
鋭利な刃物　77
腋窩動脈　138
エキスパンダー　66
エクストラフルチョーク　65
壊死　280
エピペン　287, 308
遠隔からの傷病者評価　145
塩化フェナシル　34
　　——催涙ガス　223
遠距離銃創　218
援護射撃　107
塩素　306
塩素系漂白剤溶液　328
炎天下の訓練　84
エンドトロールチューブ　186
掩蔽　112

お

横痃　312
嘔吐　196
黄熱病　311
横紋筋融解症　255
オーバーザニードル静脈内カテーテル　189
オープンチョーク　64
汚染　268
音と光の規制　113
オピオイド　286
オプサイト　45
おもちゃのピストル　77
オラエス　52, 157
オラエス包帯　157
　　——セット　158
折り畳み式ナイフ　102
オレオレジンカプシカム　33, 34, 47, 101
　　——スプレー　34, 223
オレンジ色に塗装されたピストル　77
音響閃光弾　33, 43, 71, 223

か

加圧型 SCBA タンク　325
カービン銃　30, 63, 64
カイエンペッパー　34
開胸心マッサージ　233
外出血　137, 153, 154
外傷基本キット　48
外傷スコアシステム　144
開窓術　271
外側警戒線区域　93, 108
階段戦術　110
懐中電灯　47
改訂外傷スコア　144
　　——の要素　145
外部弾道学　216
開放骨折　153, 254
　　——に対する安定化処置　254
開放性気胸　227
開放性頭蓋骨骨折　240
開放性穿通創　225
開放性腹部損傷　235
開放創　268
開放弁付きの密閉被覆材　53
カウボーイ拳銃　61
火炎瓶　124
下顎　142
下顎挙上法　162, 164, 178
化学剤　303, 310
　　低致死性——　34, 223
化学性ガスの手榴弾　136
化学テロ/化学戦　303
化学熱傷　246
化学兵器　304
蚊が媒介する疾病　85
火器　60, 78, 101
　　——の安全化　70
　　——の脅威　70
　　——の口径　65
火器取り扱い　60
　　——における5つの安全規則　60
核エネルギー　315
核攻撃　316
隠された武器　136
核テロ/放射性物質テロ　304
核爆発　316
核兵器　314, 315
角膜異物　247
角膜剥離　247
過剰輸液　227
ガス弾　71
ガスマスク　47
ガスマン　6
カテコラミン　98
カフェイン　46

索　引

カフテスト　183
カプサイシンⅡ　33
カミアリ咬傷　86
仮眠　21
火薬熱傷　218
火薬粒陥入　218
火薬粒点刻　218
から打ち　289
から咬み　289
ガラガラヘビ　288, 289
カラビナ　208
空薬莢　71
簡易カイロ　45
肝炎　12, 45
換気　167
眼球破裂　245
眼球防護　42
眼球保護具　45
環境温　281
環境脅威　90
眼瞼下垂　243
患者プライバシー規則　128
感染性　310
感染防護手袋　49
感染防護ニトリル手袋　48
感染力　310
ガンパウダー　66
顔面骨骨折　162
寒冷傷害　84
寒冷地の服装　39
寒冷曝露　276
寒冷被害　87
寒冷への配慮　84

き

奇異運動　232
気化　276
機関拳銃　63
気管挿管　4, 176
　　──の手順　177
　　経口──　176
　　子どもへの──　180
　　迅速──　186, 191
　　直視下──　177
気管チューブ　176
気胸　221, 227
危険因子　16
危険性の高い受刑者の移送時の医療　127
危険と脅威の認知　112
危険な捜査　29
危険物　11, 323
　　──事案　323
　　──処理班　326
　　──で負傷するリスクの排除　136

──の毒性レベル　324
──の分類　324
希死念慮　25
記者専用バス　126
徽章　39
傷の重症度　217
黄タグ　149
気道　139
気道確保　175
　　──の資器材　176
　　外科的──　187
　　高度な──　176
　　声門上──　176
　　用手的──　163
気道管理　162
　　──資器材　53
気道吸引　171
機動部隊　88
気道閉塞　162
気道補助器具　165
キトサン成分　160
起爆剤　79
基本射撃課程　69
キャメルバック式水筒　46, 87, 328
ギャングの殺し　127
吸引カテーテル　171
吸引の適応　171
救援者の原則　205
救急医療サービス　2, 4, 109
　　──システム　4, 109
救急救命士　4
救急隊員　4
救急包帯　157
急襲用バン　83
救出　204
救出チーム　7
給水装備　46
急性放射線症　316
急性放射線症候群　316
休息時間　22
吸入胸部創　227
吸入炭疽　312, 315
吸入βアドレナリン作動薬　288
脅威の排除　134, 135, 136
脅威評価　83, 85, 89, 106, 109, 119, 123, 326
胸腔ドレーン挿入　230
胸腔内減圧具　53
狂犬病　85, 269, 271
　　──ウイルス感染　271
強行突入　109
　　──器具　30
　　──行動　108
凝固障害　227
頬骨　142

胸痛　234
脅迫的言動　120
胸部外傷　225, 226
　　重度鈍的──　225
　　鈍的──　226
　　ロード＆ゴーの──　225, 226
胸部苦悶感　234
胸部穿通創　226
胸部補助筋　139
凶暴性の強い受刑者　127
業務上騒音曝露　44
局所寒冷傷害　279
緊急医療行為　331
緊急医療サービス搬送エリア　122
緊急開胸術　233
緊急対応チーム　2
緊急対処訓練　107, 135, 204
緊急対処チーム　6, 122
緊急超音波検査　56
緊急治療群　148, 149
緊急薬剤　4
近距離攻撃用武器　32
近距離攻撃用兵器　223
近距離銃創　218
筋挫傷　258
　　──の治療　258
　　ハムストリングの──　258
近接戦闘術　93
金属探知機　56, 136
緊張性気胸　180, 221, 227, 228
勤務シフトローテーション　20

く

クイッククロットコンバットガーゼ　160
クイックピーク　111, 113
空気封入型副子　157
空洞形成　217
クーリング　334
口対口人工呼吸　168
口対マスク人工呼吸　168
靴カバー　45
クッシング反射　240
クモ咬傷　285
曇り止め剤　43
グラスゴーコーマスケール　144, 145, 241
クラッシュ（圧挫）症候群　31
クラッシュシンドローム　255
クリアランス検査　334
クリティカルインシデント　2, 23
グループデブリーフィング　333
グルコース　98, 284
グルコン酸カルシウム　255
グレネード　34

索引

グレネードランチャー　33
グレン　68
グローバルポジショニングシステム　128
クロゴケグモ　285
　　——咬傷　85
クロスフィンガー法　167, 172
黒タグ　149
群衆騒動　123
郡保安官　5
軍用爆弾　79
訓練　70
訓練現場の評価　90
訓練中の負傷と死亡　84

け

警戒警備チーム　7
警官を利用した自殺　333
経口エアウエイ　166
経口気管挿管　176
警護対象者　125
警護特殊任務部隊　125
警察犬　88, 339
　　——ロード＆ゴー　341
　　——を取り扱う警官　6, 88, 339
警察心理学　26
刑事　5
携帯型金属探知機　57, 76, 332
携帯型パルスオキシメータ　179
携帯スプレー　34
頸椎カラー　139
頸椎保護　139
頸静脈怒張　142
頸動脈　138
経鼻エアウエイ　165
経鼻挿管　186
経皮的喉頭カテーテル換気　187, 189
頸部外傷の安定化　242
頸部穿通性外傷　242
警棒　101
痙攣発作　240, 241
ゲージ　65
ケーシング　43
外科器具　56
外科気道セット　53
外科的気道確保　187
外科的輪状甲状靭帯切開　187
ケタミン　334
血液喪失　145
血液由来病原体　12
　　——のリスクの排除　136
血管クランプ術　154
血気胸　231
血球　153

血胸　230
血腫　267
血漿成分　153
ケブラー製防弾ベスト　123
ケブラー繊維製防弾ブランケット　121
ケフレックス　299
下痢　99, 196
減圧症　293
牽引　205
　　ストレッチャー——　207
　　単純——　206
　　投げ込みロープによる——　208
減音器　63
健康的栄養摂取方法　17
検死官　337
拳銃　61
　　——の安全な取り扱い　69
倦怠感　87
ケンドリックスプリント　253
現場の安全　304
　　——の再確認　304
現場のデータベース　90
健忘　240

こ

高圧エアランチャー　33
公安職員　8
口咽頭エアウエイ　241
高温による緊急事態イヌ　342
高温への曝露　281
高カリウム血症　255
抗凝固剤　186
抗菌薬　298
航空医療搬送　211
口腔外傷　247
口径　65
後脛骨動脈　138
高血圧　22
咬合阻止器　185
交叉汚染　304
咬傷　269
甲状軟骨　177
交渉チーム　6
公正受刑者・外国人移送システム　127
向精神薬　90
交戦規定　107
腔線　63
後送　203, 210
　　——の配置　109
後送中の傷病者評価　142
拘束下にある傷病者の対応　331
拘束具　100, 112
　　——の使用法　100
高速装弾　217

拘束を行う場合　120
高体温症　281
抗毒素血清　286
喉頭蓋　178
　　——谷　178
喉頭痙攣　180
高度な気道確保手順　176
興奮性せん妄症候群　333
　　——の治療　333
後方警戒員　6
交友関係　22
誤嚥　162, 166
ゴーグル　42
小型携帯型超音波装置　56
小型拳銃　71
呼気終末二酸化炭素分圧モニター　176
呼吸　139
国際クリティカルインシデントストレス財団　24
国立動物中毒事故管理センター　342
個人衛生　19
個人情報保護　26
個人線量計　55, 316
個人防護具　45
　　——のレベル　324
　　事態対処用——　40, 41
個人用ファーストエイドキット　49, 205
護送車　100
国家高速道路安全管理委員会　4
国家的安全保障事案　30
国家テロリズム　304
骨髄腔　200
骨髄輸液　200
骨髄輸液路確保の手順　200
骨髄輸液路確保用骨髄ニードル穿刺システム　200
骨内医薬品注入キット　200
骨盤骨折　236
骨盤固定具　236
股部白癬　272
鼓膜損傷　31
コレステロール　17
コロジオン　45
コンエアー　127
昏睡状態　85
コンタクトレンズ　142
コンパートメント症候群　201, 254, 255, 256
　　——の原因　256
コンビチューブ　180, 181

さ

サーモグラフィー　47, 48

細菌　311
最後尾車両　126
催涙ガス　34
催涙スプレー　33, 136
催涙弾発射筒　71
鎖骨中線　143
サクシニルコリン　191
作戦・技能・手順　9
作戦区域　108
サソリ　291
　　──刺傷　86
擦過傷　268
サップス　32
サバイバル　75
サプレッサー　63
サブマシンガン　30
　　MP-5──　30, 41
サボット　64, 67
サムスプリント　341
サリン　305, 307, 309, 310
塹壕足炎　280
サンゴヘビ　289, 291
惨事ストレスデブリーフィング　25, 115
惨事ストレスマネジメント　23, 24, 333
　　──チーム　24
三次爆傷　220
酸素　98
酸素飽和度　100
　　──モニター　142
酸素ボンベ　54
酸素マスク　53
散弾銃　64
散布　310
三辺テーピング法　53

し

ジアゼパム　286, 308
シアノアクリレート接着剤　270
シアノキット　309
シアン化塩素　308
シアン化合物　308
　　──の治療　309
シアン化水素　80, 308
シアン中毒解毒薬キット　309
ジエチルトルアミド　86
紫外線曝露　262
視界分担　111
鹿撃用散弾　67
仕掛け爆弾　79, 80, 136
歯牙脱落損傷　248
歯牙破折　247, 248
　　──Class 1　247
　　──Class 2　248
　　──Class 3　248

　　──Class 4　248
　　──の分類　247
指揮官への薬剤使用の報告　297
士気の低下　87
識別章　39
自給式呼吸装置　324, 326
止血剤　52, 160
止血帯装着時間記載　159
止血帯の使用目的　158
止血包帯　52
事件現場の医療計画立案　86
事後検証　16, 25
死後硬直　336
自己防衛　93
　　──の原則　93
　　──の先制攻撃　94
　　──のための動作　95
　　──の目標　95
自殺企図　25, 119
四肢外傷　251
　　──の合併症　256
　　ロード＆ゴーの──　251
四肢の運動知覚障害　243
支持搬送　209
持続勃起症　243
耳栓　196
事態対処医療　2
　　──カリキュラム　10
事態対処医療要員　2, 6, 16
　　──訓練　10
　　──制服　38
　　──責任と役割　7
　　──任務　2
　　──役割　125
事態対処ウォームゾーン　108
事態対処運用センター　6, 105, 119
事態対処運用リーダー　6, 8, 107
事態対処計画立案　107
事態対処現場　11, 297
　　──での鎮痛薬　299
　　──での薬剤管理　297
　　──の危険　11
事態対処傷病者評価　134
事態対処用圧迫包帯　49, 52, 205
事態対処用医療資材　51
事態対処要員　2
事態対処用個人防護具　40, 41
事態対処用止血帯　49, 52
事態対処用二次救命処置キット　51
事態対処用バン　324
失禁　243
実質臓器　216
室内掃討　111
疾病　88
自動小銃　41

児童相談所　142
自動血圧計　142
自動体外式除細動器　54, 285
　　──装着　267
児童保護施設　328
死の漏斗　111
自爆攻撃　317
自爆テロ　317
シバリング　277
死斑　336
市販薬　297
シフト性勤務　20
シフト性勤務者の平均寿命　20
死亡が予想される群　149
死亡群　149
死亡時の身体所見　336
脂肪摂取量　17
死亡宣告　337
死亡予想群　148
シミュレーションシナリオ　83
嗜眠状態　85
シムニッション　67, 83
自滅的行為　25
視野狭窄　99
射撃技術　69
射程　68
射入口の形状　220
遮蔽　112
　　──からの移動　113
　　──と掩蔽　112
遮蔽物　93
シャムディ骨髄針　342
車両爆弾　318
シャンペーンアーバナ　342
銃器の選定　69
宗教心　22
銃撃のリスクの排除　135
重傷を負ったＳＷＡＴ隊員　71
囚人空輸　127
銃創のタイプ　218
銃創の評価　218
重大犯罪班車両　126
重度鈍的胸部外傷　225
　　──の合併症　227
重度熱傷　196
重犯罪　28
銃砲所持禁止区域　121
銃乱射事件　29
銃乱射犯　120
シュガーレスガム　19
縮瞳　307
種々の爆傷　220
受傷機転　153, 239, 261
出血　153
　　──における生理的反応　155

索引

――の原因　154
――の制御　52, 153
――の治療　155
出動現場の評価　90
出動時の作戦区域　108
出動隊形　105
出動服　38
趣味　22
手榴弾　34
狩猟用弾丸　218
循環血液量減少　196
循環血液量減少性ショック　195
　　――所見　196
　　――治療　196
巡査　5
巡査部長　5
殉職　75
準接銃創　218
消化管　99
上顎　142
蒸気ハザード　305
衝撃波　218, 316
証言　335
証拠品　336
証拠保全　335
　　――の一貫性　336
硝酸アンモニウム　79
情緒不安定者　90, 119
掌底打ち　95
傷病者集積地点　122, 203
傷病者集積場所　89
消防隊員　4
静脈性出血　154
静脈輸液　4
静脈路確保の手順　198
照明具　47, 101
照明弾　67
睫毛反射　166
ショートライフル　63
上腕二頭筋腱　258
食事と栄養　17
職員車両　126
食中毒　87
食道挿管　180
食品医薬品局　301
食品ピラミッド　17
食物繊維　18
女性に対する蘇生術　337
ショック　264
　　――の管理　195
　　――の治療（小児）　198
ショックパンツ　256
ショットガン　30, 34, 64, 65, 71
　　――に関する専門用語　67
　　――の散弾　218

　　――の番径　67
　　――用弾薬　66
ショットパターン　65
初等警察アカデミー　11
暑熱地の服装　40
暑熱被害　87
暑熱への配慮　84
除脳硬直　241
除皮質硬直　241
処方薬　297
視力障害　240
自力離脱　204
シリンダーチョーク　64
指令部スタッフ　88
歯列の損傷　248
白い三角部　242
人員掌握　106
心音減弱　143, 231
信管　79
真菌感染　271
心筋挫傷　226, 234
シングルアクションリボルバー　61
シングルルーメンエアウエイ　182
神経原性ショックの徴候　244
神経剤　305, 306, 309
　　――解毒薬キット　307
　　――による痙攣に対する解毒薬　308
　　――の治療　308
　　――曝露の症状　307, 308
　　油っぽい液体の――　304
神経毒　313
深在性凍傷　280
心疾患　22
心室細動　279
伸縮警棒　69
伸縮（式）警棒　32, 101
心臓モニタリング　4
迅速気管挿管　186, 191
迅速除染　328
身体的・精神的ストレス因子　16
深達性Ⅱ度熱傷　262
心タンポナーデ　231
心的外傷後ストレス障害　24
心電図モニター　142
震盪グレネード　34
心嚢穿刺　231, 232
深部体温　276, 277, 281
心理カウンセラー　120

す

水晶体の厚みの変化　99
水難救助　293
水分補給　87, 88
水平肘打ち　96

水疱形成　262
睡眠　87
　　――習慣　20
　　――不足　21
水溶性ゲル　187
頭蓋骨　142
スクープ＆ラン　141
スクープストレッチャー　244
スクリーニング検査　334
スクリュードライバー　41
スタイレット　185
スタンガン　30, 32, 71, 102, 120, 335
頭突き　96
ステープル　56, 270
ステリストリップテープ　270
ストレス緩和　22
ストレスホルモン　98
ストレスマネジメント　16, 21
ストレッチャー　55, 203
　　――牽引　207
　　硬性――　207
　　軟性――　207
　　半硬性――　207
スニッフィングポジション　173, 184
スネークショット　68
スプリングフィールド　68
スペクトラ　40
スポーツドリンク　46
スポッティングスコープ　145
スラッグ　64
　　――弾　67
擦り傷　268
スリング　111
スリングリンク　206
　　――システム　207

せ

制御できない出血　155
制御できる出血　155
精神疾患の患者　120
声帯　178
正中位　173
生物剤　304, 310
　　――の兵器化　304
生物テロ/生物戦　304
喘鳴　242
声門下領域　188
声門上気道確保　176
声門上気道器具　54
背負い搬送　209
ゼオライト　160
赤外線マーカー　48
赤外線ライト　48
赤色ライト　114

索　引

脊髄損傷　149
脊椎損傷　243
　　──の安定化　243
セクシャルハラスメント容疑　57
接触銃創　218
接触性皮膚炎　272, 273
接触（皮膚）ハザード　305
切断　251
セファロスポリン　299
セミワッドカッター弾　66
セリック法　170, 177
セルフエイド　156
セロックス　160
閃光音響弾　33
閃光熱傷　262
閃光粉　79
浅在性凍傷　279, 280
全自動ライフル　63
穿刺による脱気手順　229
戦術車両　126
潜水障害　293
浅達性Ⅱ度熱傷　262
全地球測位システム　211
穿通性外傷　134
穿通性眼外傷　245
穿通性損傷　235
　　腹部──　235
穿通創　196, 225
　　──の合併症　227
先導車　126
　　──列車　126
戦闘時の生理学　97
先頭隊員　6
戦闘負傷者医療委員会　160
前投薬　191
潜入　110
潜伏期間　310
全米危機管理システム　86
全米防火協会　324
腺ペスト　312
線量計　136

そ

爪下血腫　271
装甲車　203
相互援助協定　9
捜査官　5
爪床　196
創傷処置　270
　　高度な──　270
装弾　66, 68
　　──ケース　67
装備品　39
瘙痒感　272

即時対応チーム　213
足背動脈　138
狙撃員　6
狙撃監視員　6
ソフトポイント弾　41, 66
ゾフラン　301
ソマン　307, 309, 310
損傷を受けやすい組織　220

た

ダーティボム　55, 304
ダーマボンド　248
隊員同士の誤射　72
体液喪失　195
体温調節　276
体幹損傷　234
　　ロード＆ゴーの──　234
待機治療群　149
耐ケミカル製手袋　326
対光反射　240
代謝剤　308
代謝の冷凍庫　278
大腿骨骨折　196, 252
　　──の安定化処置　252
大腿動脈　138
大腿ポーチ　49
大統領専用救急車　126
大統領府要人警護　126
体内弾道学　216
体部白癬　272
耐薬品性ゴム手袋　326
耐薬品性防護服　325
代用ナイフ　41, 78
代用武器　76
対流　276
大量破壊兵器　303
ダウン　40
ダガー　78
多機能ポーチ　49
ダクトテープ　326
多数傷病者事案　148
戦うか逃げるか　95
脱ガス　307
脱気手順　229
脱臼　259
　　──損傷　248
脱水症　46, 88
脱走犯の捜索　29
立てこもり　147
　　──事案　29
　　──状況　28
　　──犯　29
ダニ　85
　　──咬傷　291

多発肋骨骨折　226
ダブルアクションリボルバー　61, 62
ダブルロック　332
タブン　307, 309, 310
打撲痕　267
ダムダム弾　66
弾丸　65, 68, 217
　　──口径　217
　　──重量　68, 217
　　──の形状　217
　　──の射撃精度　68
　　──の破砕　217
短機関銃　63, 71
炭酸飲料　18
単純牽引　206
炭疽　312
弾倉　62
炭疽菌　312
　　──の特徴　312
弾道学　216
単独救援者による搬送　209
蛋白質　17
単発式ショットガン　65
単発式ライフル銃　64
暖房シェルター　84
弾薬　62, 65

ち

チアノーゼ　196
チームリーダー　6
知覚の刈り込み　99
致死的出血　155
窒息剤　306
　　──への治療　306
着陸地点担当者　212
着陸地点の準備　211
中腋窩線　143
中距離銃創　218
中腔臓器　216
中性子線　314
腸管破裂　31
長管骨　253
腸骨稜　143
聴診器　176
長射程の発射体　33, 223
蝶番　62
チョーク　64, 65
直撃-反衝損傷　240
直視下気管挿管　177
直接圧迫止血　155
直接喉頭鏡　175
直観　75
直感的な本能　75
鎮静誘導薬　192

索 引

つ

鎮痛薬　298

ツインジェクト　287
通気性炭素材スーツ　326
ツタウルシ　272, 293

て

帝王切開　337
低温環境　276
低血圧　242
　――容認管理　197, 231, 233
偵察車　126
低脂肪　17
　――マフィン　18
低体温症　84, 85, 264, 276, 277
　――の症候　277
　――の特徴　278
低致死性化学剤　34, 223
低致死性発射体　33
低致死性武器　11, 30, 31, 32, 101, 104, 120, 136
低致死性兵器　216, 222
テーザー銃　335
デキサメタゾン　288
デキストロース　284
敵対勢力からの暗殺計画　127
てき弾筒　33
てき弾発射筒　71
手信号　212
手製パイプショットガン　327
手製爆弾　30
徹底抗戦　118
手袋　44
デフュージング　24, 25
デブリーフィング　25
デリンジャー　61, 62
テロリスト　30, 136
テロリズム　28
電気的交互脈　231
電気的制圧器（具）　32, 33, 102, 104, 333
デング熱　85
電撃傷　261, 263, 265
　――に対する安定化処置　266
点状出血　221
デンタルフロス　19
伝導　276
電動ファン付き呼吸防護具　309, 325
天然痘　310, 311, 315
　――の特徴　311
電離放射線　314

と

灯火管理　113
導火線　31
瞳孔異常　241
瞳孔の拡大　99
瞳孔不同　240
橈骨動脈　138
凍傷　279
　――の危険因子　279
闘争・逃走反応　98
疼痛部位　155
頭皮裂創　153
東部ウマ脳炎　85
頭部外傷の安定化　241
頭部・頸部・脊柱のロード＆ゴー外傷　239
頭部後屈あご先挙上法　162, 164, 178
逃亡した脱走犯　122
逃亡した被疑者　122
動脈性出血　154
透明フェイスシールド付き防弾ヘルメット　123
同僚　48
ドクイトグモ　85, 286
　――咬傷　85
ドクウルシ　293
毒咬傷　285
特殊運用チーム　5
特殊火器戦術部隊　2, 16, 75, 118, 323
特殊対応チーム　2
特殊部隊　5
毒性レベル　324
特別イベントの計画立案　86
特別危険物　324
吐血　196
都市型捜索救助チーム　204
徒手戦闘術　93
突然変異原　305
突入　109
　――作戦　107
　――隊形　110
突入チーム　6, 31, 107
　――の運用　110
ドラゴンハンドルシステム　206, 207
ドラッグハンドル　55
トリアージ　148
　――エリア　89, 150
　――カテゴリー　149
　――タグ　149, 150
　――の優先度　150
　JumpSTART――　149
　START――　148
　SWAT評価――　150
トリニトロトルエン　78, 316

トリメチレントリニトロアミン　78
努力性呼吸　139
トレブルフック　80
トワロン　41
鈍的外傷　234
鈍的胸部外傷　226

な

内出血　153, 154
内臓脱出　236
内側警戒線　7, 49
　――区域　49, 108, 122
ナイフ　71, 102
投げ込みロープによる牽引　208
軟骨壊死　247
軟性ストレッチャー　207
軟性防弾衣　40
　――タイプⅡ　41
　――タイプⅡA　41
　――タイプⅢ　41
　――タイプⅢA　41
　――タイプⅣ　41
軟部組織損傷　261

に

二系統の指揮構造　8
二次救命処置　4, 175
西ナイル熱　85
二次爆傷　220
二次爆発装置　79, 136, 221, 304
　――と二次攻撃　304
二次爆発のリスクの排除　136
二次爆発物　78
二次評価　142
ニトリル手袋　44, 205
乳酸アシドーシス　333
乳様突起　240
任務後デブリーフィング　115
任務支援業務　125
任務終了後の医療計画立案　91
任務の完了　115

ぬ

ヌママムシ　289, 290

ね

熱痙攣　282
熱射病　283
　――イヌ　342
　――の評価応急処置　283
熱傷　261

――深度　262
――に対する安定化処置　264
――の重症度　262
――のロード＆ゴー　261
――面積　262, 263
熱中症　46, 84
熱の移動　276
熱疲労　283
――の症状　283
――の治療　283
捻挫　257
――の治療　258
捻髪音　143

の

ノイズキャンセリング　44
脳脊髄液　165
脳浮腫　240
脳ヘルニア徴候　241
嚢胞　273
膿瘍　271
ノルアドレナリン　98

は

パークランドの公式　265
バードショット　66, 68
ハーネス　203
肺炎　45, 233
煤煙痕　218
バイオテロ攻撃　310
肺虚脱　227
背筋挫傷　258
肺梗塞　233
肺挫傷　226, 233
肺水腫　221
バイスタンダー　8
肺尖部　143
肺損傷　31
バイタルサイン　100, 142
――の再評価　144
肺底部　143
バイトブロック　185
パイの戦術　111
パイの一切れ　111
パイプ爆弾　79, 80
肺ペスト　312, 315
パイロットバルーン　179
破壊員　6
吐き気　99
爆傷　31, 220
――の評価　221
――のメカニズム　221
一次――　220

三次――　220
種々の――　220
二次――　220
爆傷肺　221
爆弾　136
――処理班　88
――のカモフラージュ　317
バクトリム DS　299
爆発物　7, 29, 30, 31, 78, 125, 222
――処理隊員　222
――処理探索　125
――処理班　7, 222
――による突入　31
――の脅威　30
――の種類　78
――や銃器を持った自殺願望者　29
爆薬　31
曝露経路　305
挟まれた四肢　255
バシトラシン　270
――軟膏　273
破傷風ワクチン　268
ハチ刺傷　286
発煙弾　35, 71
抜管　180
発がん性　326
バックアップのための武器　71
バックショット弾　41, 67, 68
バックパック型水筒　46
バックパック爆弾　79
バックボード　112
バッグマスク　168, 176
――換気（一人法）　169
――換気（二人法）　169
バックル　159
発声困難　242
パッチ　39
バディ　48, 107
――エイド　156
――の安全確保体制　133
バトル徴候　142
バトルライフル　65
ハムストリング　258
バラクラバ　40, 42
パラシュート降下　43
パラメディック　4
パルスオキシメータ　179
携帯型――　179
指先型――　179
ハロペリドール　334
番径　65
瘢痕拘縮　262
犯罪者　136
犯罪の手口　76, 77
犯罪被疑者は武器を隠す　76

半自動式ショットガン　65
半自動式スポーツライフル銃　64
半自動式ピストル　61, 62
半自動ライフル　64
斑状出血　267
搬送　208, 209
航空医療――　211
支持――　209
背負い――　209
単独救援者による――　209
2人の救援者による――　209
用手――　208
搬送具　55

ひ

鼻咽頭エアウエイ　48
ビーンバッグ弾　30, 33, 67, 120
被害者の拘束　111
非開放骨折　257
――の管理　257
皮下気腫　243
比較的安全な場所　108
光照射　21
被疑者　113
――に処置を行うとき　133
――に対するスクリーニング検査　334
――の火器の安全化　71
腓骨神経　101
膝当て　45
膝蹴り　95, 97
肘打ち　95
肘打ち上げ　96
肘打ち下げ　96
ピストル　30, 61, 62, 71
ビタミン　17
鼻中隔　166
必須脂肪酸　17
秘匿信号　114
ヒト咬傷　269
人質　136
――解放　28
――救出チーム　5
――事案　29
ヒト免疫不全ウイルス　12
ヒドロキシコバラミン　309
ヒドロコルチゾン　288
皮膚温　139
皮膚真菌症　271
皮膚真皮に達する熱傷　262
皮膚全層熱傷　262
皮膚炭疽　312
皮膚剥離　269
疲弊　87
秘密通信　114

索　引

評価と危険物除去　8
病原媒介生物　310
表在性熱傷　262
表在皮膚感染　271
標準予防策　12, 190, 268
病歴聴取　142
びらん剤　305
　　──の治療　305
疲労　87
頻脈　155, 195

ふ

ファイアーマンズキャリー　209
ファイアーマンズリフト　244, 245
　　──手順　244
フィルター式呼吸防護具　47, 123, 309, 325
ブービートラップ　79, 80
フェイスシールド　42, 168, 185
フェイスマスク　45
フェンサイクリジン中毒者　119
フェンタニル　298, 300, 341
　　──キャンディ　298
フォースオンフォース　67
フォローアップ　25
不活性粉末　328
武器と器材　30
武器に頼らない防衛術　93
武器の隠蔽　77
武器の危険の排除　136
復温　281
複眼の暗視装置　114
腹腔内出血　31, 196
複合炭水化物　17
複視　240
服従するふり　77
腹部外傷　234
　　閉鎖性──　234
　　ロード＆ゴーの──　234
腹部穿通性損傷　235
浮腫　267
負傷したSWAT隊員　70, 93
負傷したふり　77
負傷者の取り扱い　205
2人の救援者による搬送　209
物的証拠　335
浮動性めまい　309
腐敗　337
不必要な救助の排除　135
不法薬物密造所　326, 327
フライトパラメディック　56
フラグメント弾　66
プラスチックシールド　168
プラスチック製拘束具　111

プラスチック被覆弾　33
フラッシュチャンバー　199
フラッシュパウダー　79
フラッシュバング　33, 43
プラリドキシム　308
ブリーチ弾　67
フリーラジカルスカベンジャー　255
フルチョーク　65
フルメタルケース　66
フルメタルジャケット弾　41, 66, 218
フレイルチェスト　226, 232
フレシェット弾　67
プンギースティック　327
噴霧器　34

へ

ベアキャット　105
米国危機管理システム　9, 114
米国救急医学会　333
米国シークレットサービス　126
米国疾病対策予防センター　18
米国司法省国立研究所　41
米国における医療保険の相互運用と説明
　責任に関する法律　8, 26, 88, 115, 128
米国連邦保安官傘下の特殊部隊　127
閉鎖性腹部外傷　234
閉鎖創　267
ペイントボール　33, 34
ヘキサクロロエタン　34, 35
ペスト　312
　　──の特徴　313
ベタジン　54
ベックの3徴　231
ペッパーボール　33
ベナドリル　341
ヘビ咬傷　85, 288
ヘムコンガーダケア　160
ヘムコンカイトガーゼ　160
ヘムコン止血帯　160
ベルクロ式　39
ベルト　49
ベルトスリングループ　206
ペルメトリン　86
ペレット　66
ベンズ　293
ベンゾジアゼピン　286, 334
ペンタエリスリトールテトラニトラート　78
ペンライト　142

ほ

ポイントマン　6
縫合糸　56

防音　43
防護衣　123
縫合　270
膀胱直腸障害　243
防護資材　168
防護としての車両　112
法執行官　5
法執行機関事案管理システム　9
法執行機関の組織名　107
放射　276
放射性廃棄物　315
放射性物質　136, 314, 315
　　──拡散装置　316
　　──散布装置　304
放射性粉塵　316
放射性崩壊　314
防刃ベスト　41
　　──くぎタイプ用　41
　　──刃物タイプ用　41
防水バッグ　49
防水ブーツ　45
包帯セット　157
防弾衣　41
防弾盾　107, 121, 203
防弾板　41
防弾ブランケット　203
防弾ベスト　40, 219
　　──除去　219
防弾ヘルメット　42
防虫剤　85
暴動　123
暴動、騒乱　29
暴力団の銃のニックネーム　77
飽和脂肪酸　17
ポータブルエコー　232
ポケットマスク　168
ホスゲン　306
　　──オキシム　305, 306
発赤　272
ボツリヌス症　315
ボツリヌス毒素　313
　　──の特徴　313
ボディーチェック　71
ポビドンヨード　271, 273
微笑みながらの死　255
ポリスポリン　270
保留群　149
ボリンチェストシール　53
ボルト式ライフル銃　64
ホローポイント弾　66
ポンプ式ショットガン　65

ま

マークスマンライフル　65

索　引

巻き込まれた市民　136
マギル鉗子　175
マグナム弾　41
摩擦による水疱　273
マスギャザリング　29, 123
マッキントッシュ喉頭鏡　173
マッシュルーミング現象　66
マニトール　255
マムシ　289
麻薬捜査官　107
麻薬取締局　301, 327
麻薬密造所の襲撃　29
マラリア　85
マルチルーメンエアウエイ　180
　　——利点と欠点　181
慢性精神疾患　119
慢性的睡眠不足　20

み

ミオグロビン　255
緑タグ　149
ミトン型手袋　45
ミネラル　17
脈拍　138
　　——を評価する部位　138
ミラー喉頭鏡　173
民間救急車　126

む

無呼吸　167
　　——傷病者　186
無差別銃撃　136
無水アンモニア　114
無線交信　26
無線通信　114
無脈性電気活動　231

め

命中精度　63
メス　56
目出し帽　40
メタンフェタミン中毒者　119
メチシリン耐性黄色ブドウ球菌　53, 272
メチルプレドニゾロン　288
メッサー4　43
メディカルコントロール　9, 120
メディカルディレクター　4
目眩症状　155
メロキシカム　299

も

毛細血管再充満時間　198
毛細血管性出血　154
妄想型統合失調症　119
元警察分隊車両　126
盲目的経鼻挿管　186
モールスキンパッチ　273
木製警棒　32
モディファイドチョーク　65
モルヒネ　298, 299, 341

や

野外用除染具　55
夜間作戦　114
薬剤投与　296
　　——における5つのR　297
　　——を考えるとき　296
薬剤の保管方法　301
薬室　62
矢先の確認　61
野次馬　136
薬莢　62, 65
野兎病　313
野兎病菌　313
ヤンカー吸引管　171

ゆ

有酸素運動　18
優先事項　132
有毒植物　85, 293
輸液投与　197
輸液トラブルの解決策　200
輸液療法　197
指先型パルスオキシメータ　179

よ

用指挿管　184
　　——の欠点　185
　　——の手順　185
用手的気道確保　163
用手搬送　208
　　——分類　209
用手離脱　205
要人警護　28, 29, 124
　　——専従班　125
　　——任務　125
陽動作戦　261
よこね　196
四次爆傷　220

ら

雷管　31, 65
雷酸水銀　78
ライトワンド　180
ライフリング　63
ライフル　30, 61, 63, 64, 65, 71
　　——類　30
　　——スコープ　145
ライム病　85, 292
ラウンドノーズ鉛弾　66
落雷　284
ラップアラウンド　43
ラテックス　273
ラペリング降下　43
ラム　6, 30
ラリンゲアルチューブ　182
ラリンゲアルマスク　176, 183
　　——の挿入　184

り

リザーバーバッグ付きのバッグマスク　169
リシン　313
　　——中毒　315
　　——の特徴　314
リスクの排除　135
離脱　203, 204
リドカイン静注　191
リバーストリアージ　285
リハビリ基地　88, 282
リフトバレー熱　311
リムジン　126
リムファイアロングライフル弾　68
硫化水素　114
緑色ライト　114
輪状甲状間膜　188
輪状甲状靱帯切開　54, 188, 243
　　——の禁忌　188
　　——の手技　188
輪状甲状靱帯穿刺　189
　　——の手技　190
輪状軟骨　177
　　——圧迫法　170
　　——の位置　177

る

ルイサイト　305

れ

冷却用バンダナ　84
レインポンチョ　39

索　引

轢音　236
レーザーポインター　63
レーザールール　60
裂創　268
裂片　269
レバー式ライフル銃　64
レベル1　48, 49
レベル2　48, 49
レベル3　48, 51
レベル4　48, 51
レボフェド　288
連邦矯正施設　127
連邦捜査局　5, 41
連邦犯罪者　127

ろ

労働安全健康協会　44
ロード＆ゴー　141
　——の胸部外傷　225, 226
　——の四肢外傷　251
　——の体幹損傷　234
　——の適応　141, 261
　——の頭部・頸部・脊柱外傷　239
　——の熱傷　261
　——の腹部外傷　234
　警察犬——　341
ロープ　203
ログロール　207, 244

ロケット　64
肋間動静脈　229
ロッキー山紅斑熱　292
ロッド　159
ロラゼパム　286
ロングガン　63

わ

ワッズ　66
ワッドカッター弾　66

| JCOPY | 〈(社)出版者著作権管理機構 委託出版物〉|

> 本書の無断複写は著作権法上での例外を除き禁じられています．
> 複写される場合は，そのつど事前に，下記の許諾を得てください．
> (社)出版者著作権管理機構
> TEL. 03-3513-6969　FAX. 03-3513-6979　e-mail：info@jcopy.or.jp

事態対処医療 Tactical Medicine Essentials

定価（本体価格 10,000 円＋税）

2015 年 6 月 12 日	第 1 版第 1 刷発行
2016 年 4 月 28 日	第 1 版第 2 刷発行
2017 年 7 月 20 日	第 1 版第 3 刷発行

監　訳　事態対処医療研究会
編　集　布施　明・齋藤大蔵
発行者　佐藤　枢
発行所　株式会社　へるす出版
　　　　〒164-0001　東京都中野区中野 2-2-3
　　　　電話　(03)3384-8035(販売)　(03)3384-8177(編集)
　　　　振替　00180-7-175971
印刷所　三報社印刷株式会社

Ⓒ 2015 Printed in Japan　　　　　　　　　　〈検印省略〉
落丁本，乱丁本はお取り替えいたします．
ISBN 978-4-89269-868-2